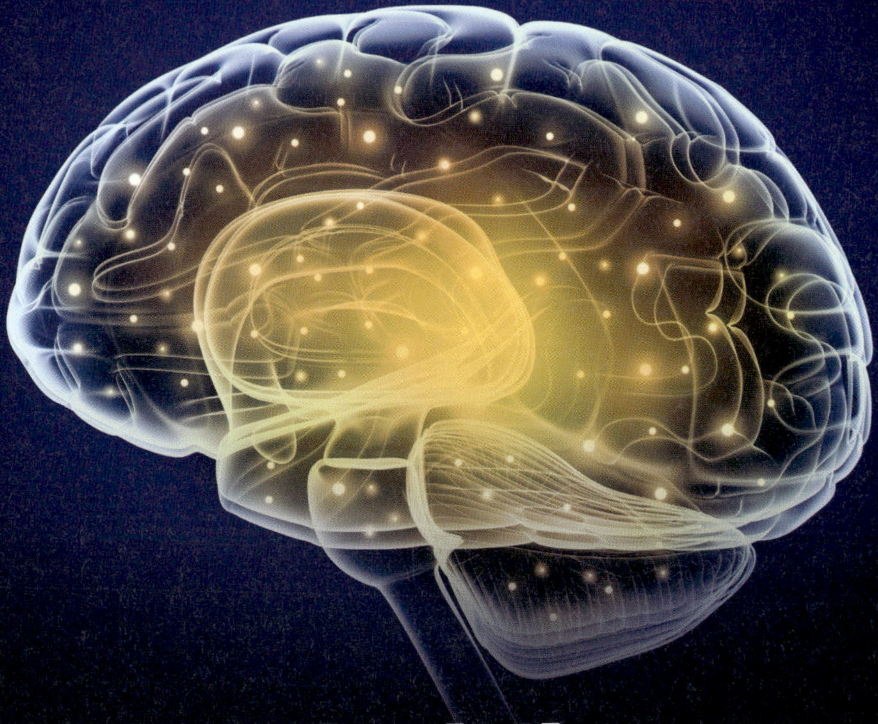

정량뇌파 기반 Z-스코어 뉴로피드백 : 이해와 임상 활용

Z SCORE NEUROFEEDBACK

: CLINICAL APPLICATIONS

Edited by Robert W. Thatcher
and Joel F. Lubar

역자 강형원 · 정문주 · 정수정 · 이도은

정량뇌파 기반 Z 점수 뉴로피드백
: 이해와 임상 활용

첫째판 1쇄 인쇄 | 2025년 4월 18일
첫째판 1쇄 발행 | 2025년 4월 28일

지 은 이 Robert W. Thatcher, Joel F. Lubar
옮 긴 이 강형원, 정문주, 정수정, 이도은
발 행 인 장주연
출 판 기 획 임경수
책 임 편 집 이연성
편집디자인 조원배
표지디자인 김재욱
마 케 팅 박예진
발 행 처 군자출판사(주)
등록 제4-139호(1991. 6. 24)
본사 (10881) **파주출판단지** 경기도 파주시 회동길 338(서패동 474-1)
전화 (031) 943-1888 팩스 (031) 955-9545
홈페이지 | www.koonja.co.kr

ISBN 979-11-7068-249-3

정가 50,000원

정량뇌파 기반 Z 점수 뉴로피드백

: 이해와 임상 활용

Edited by
로버트 테처(Robert W. Thatcher)
조엘 루바(Joel F. Lubar)

목차

제 2 장 네트워크 연결 및 LORETA Z 점수 바이오피드백

ROBERT W. THATCHER, CARL J. BIVER AND DUANE M. NORTH

제 3 장 Z 점수 뉴로피드백의 최적 절차: 표면 및 LORETA 뉴로피드백의 학습 극대화를 위한 전략

JOEL F. LUBAR

제 4 장 표면 및 ROLETA 뉴로피드백을 통한 외상 후 스트레스 장애(PTSD) 치료

DALE S. FOSTER AND ROBERT W. THATCHER

제 5 장 인지기능장애와 우울/불안에 있어서 잠재적 치료로 표준화한 LORETA 뉴로피드백

J. LUCAS KOBERDA

제 6 장 만성 통증과 두통에 LORETA Z 점수 뉴로피드백

J. LUCAS KOBERDA

제 7 장 LORETA Z 점수 뇌파 바이오피드백을 사용한 실행 기능 장애 치료

WILLIAM A. LAMBOS AND REBECCA A. WILLIAMS

제 8 장 LORETA Z 점수 뉴로피드백과 심박변이도 훈련의 결합

MICHAEL THOMPSON, LYNDA THOMPSON AND ANDREA REID-CHUNG

제 9 장 Z 점수 뇌파 뉴로피드백을 사용한 불안 장애 치료

WILLIAM A. LAMBOS AND REBECCA A. WILLIAMS

제 10 장 Z 점수 LORETA 뉴로피드백을 통한 발작 및 뇌전증 치료

J. LUCAS KOBERDA

제 11 장 알코올 사용 장애에서의 LORETA 뉴로피드백: 사례 연구

WESLEY D. CENTER

제 12 장 LORETA와 SPECT 스캔의 상관관계 사례군

PAUL WAND AND GERALD GLUCK

제 13 장 브레인서퍼 및 뇌 컴퓨터 인터페이스 Z 점수 바이오피드백

ROBERT W. THATCHER, CARL J. BIVER, DUAN M. NORTH

제 14 장 ADHD 대학생의 LORETA 뉴로피드백

SCOTT L. DECKER, ALYCIA M. ROBERTS AND JESSICA J. GREEN

제 15 장 학습 장애와 실행기능을 위한 19채널 Z 점수 훈련

RACHAEL M. LITTLE, BRIANNA H. BENDIXSEN AND RICHARD D. ABBEY

부록

역자 명단

강형원

원광대학교 한의과대학 한방신경정신과 교수

정문주

원광대학교 의료상담학과 조교수

정수정

CNS Vital Signs Korea 한국지사장

이도은

원광대학교 장흥통합의료병원 한방신경정신과 전임의

서문

뉴로피드백[1]이라고도 불리는 뇌파 바이오 피드백은 과학 문헌에서 60년의 역사를 가지고 있습니다. 사람을 대상으로 하는 뉴로피드백 방법의 한계는 임상 결과의 개선과 뇌파 변화가 나타나기까지 40-80회에 이르는 많은 회기가 필요하다는 점으로, 이는 시간과 비용 측면에서 비효율적이라는 문제를 안고 있습니다.

많은 수의 세션은 환자의 순응도[2]를 떨어뜨리고 비용이 많이 들기 때문에 더 적은 수의 세션으로 좋은 임상 결과를 얻어야 할 필요성이 절실히 요구되었습니다.

보다 효율적인 바이오 피드백이 생리적 사건의 특이성 증가와 관련이 있다는 최초의 증거는 1960년대에 과학자들의 조작이 단일 뉴런, 뉴런 그룹을 조절하면서, 단 몇 번의 회기를 통해 유발전위[3]를 불러일으켰을 때 입증되었습니다.

인간 뉴로피드백 연구에서 특이성 부족(the lack of specific)은 두피에 임의로 배치된 하나 또는 두 개의 두피 전극을 사용함으로써 분명하게 드러났습니다. 즉, 각 전극이 뇌 내부의 광범위한 전기 소스의 영향을 받기 때문에, 뇌 내부의 브로드만 영역(Brodmann areas)[4]/Brodmann areas과 네트워크에 대해 비구체적이었습니다.

또한 연구자와 임상의는 피드백 신호의 전달 여부를 결정하기 위해 임계값을 선택할 기준이 없었습니다. 예를 들어, 임상의들은 알파 리듬의 임계값을 어떤 임상의는 20 μV로, 다른 임상의는 15 또는 25 μV로 설정하는 등 서로 다른 프로토콜을 주장할 수 있었습니다. 세타(48 Hz)와 같은 리듬을 억제하는 임의의 임계값(예: 임계값 5, 10, 15 μV 등)도 발생했습니다. 더 심각한 문제는 임상의마다 다른 지표를 사용한다는 것이었습니다.

그래서, 어떤 사람은 백분율인 상대 전력을 사용하고, 어떤 사람은 마이크로볼트 단위의 절대 진폭을 사용하고, 어떤 사람은 전력 비율을 사용하고, 어떤 사람은 상대 전력 비율을 사용하고, 다른 사람은 두피 위치나 연령에 따라 임의의 일관성 측정치를 사용하기도 했습니다.

1990년대 후반, 구체성과 통일된 기준이 부족하여 뉴로피드백의 임상 적용이 비효율적이라는 사실이 명백해졌습니다. 그 결과, 1990년대에 로버트 대처(Robert Thatcher)가 제안한 실시간 Z 점수를 사용하여 뉴로 피드백을 단순화하고 표준화하는 아이디어가 2006년에 구현되면서 뉴로 피드백의 효율성이 개선되었습니다.

즉, 좋은 임상 결과는 20 세션에서, 그리고 종종 Z 점수 EEG 바이오피드백을 처음 적용한 직후 10 세션에서 발견되었습니다. 임상 결과가 개선된 이유는 다양한 여러 지표를 하나의 공통 지표, 즉 원래 지표가 무엇이든 상관없이 ±2 또는 3 표준편차 범위의 Z 점수 지표로 축소했기 때문입니다. 또한, Z 점수는 심리적 문제나 임상 장애 병력이 없는 건강한 연령 일치 정상 인구의 중심인 Z = 0 방향으로 특정 뇌파 측정값을 강화하는 것이 목표이므로 임계값에 대한 자의적인 추측을 제거합니다.

Z = 0을 향해 강화하는 것은 뇌 네트워크의 안정성과 효율성을 높이는 방향으로 강화하는 것입니다. 조엘 루바(Joel Lubar) 박사는 Z 점수 뇌파 뉴로피드백 방법을 최초로 수용하고 채택한 사람 중 한 명으로, Z 점수 바이오피드백을 도입하기 전보다 더 적은 세션으로 즉시 향상된 임상결과를 보고했습니다.

또한 1990년대에는 임상의들이 환자의 증상을 환자의 뇌와 연결시키지 않는다는 사실이 드러났습니다. 그 대신 "모든 사람에게 맞는" 접근법이 수십 년 동안 뇌파 뉴로피드백 분야를 지배했습니다. 예를 들어 모든 환자의 양측 측두엽 위치(T3/T4) 또는 정중선 중앙 위치(예: Cz)에 전극을 배치했습니다. 증상 및 임상 병력과 무관하게 말이죠. 결과적으로 "증상 체크리스트"의 원활한 통합이라는 개념이 도입되었습니다. 이를 통해 가설을 세우고 확인하거나 뇌의 어떤 네트워크가 환자의 증상과 관련이 있을 가능성이 있는지 확인할 수 있었습니다. 이는 또 다른 주요한 특이성 증가를 도입했습니다. 오랫동안 "약한" 시스템이라고 불리는 네트워크의 일부에서 조절 장애가 발생하면, 강한 또는 건강한 네트워크가 보상적 활동을 하게 된다는 것이 알려져 왔습니다. '약한weak' 네트워크라고 불리는 네트워크의 일부에서 조절 장애가 발생하면 더 강하거나 더 건강한 네트워크가 보상 활동을 한다는 사실이 오랫동안 알려져 왔기 때문에 특이성이 또 한 번 크게 증가했습니다. 환자의 증상에 가장 큰 영향을 미치는 '약한' 네트워크와 보상 네트워크를 분리하지 않으면 비효율적이며 임상적 개선이 나타나기까지 더 많은 세션이 필요하게 됩니다.

다음 혁신은 2010년 증상 체크리스트와 통합된 실시간 3차원 뇌파 소스 위치파악에 Z 점수를 도입한 것입니다. 이러한 발전은 환자의 증상과 가설 형성으로 시작하여 가설을 확인하거나 거부하기 위한 QEEG 평가와 환자의 증상과 연결된 브로드만 영역(네트워크 노드)과 노드 간의 연결을 대상으로 하는 저해상도 전자기 단층촬영(LORETA) Z 점수 뉴로피드백을 통해 특이성을 더욱 증가시켰습니다. 이를 통해 40분 동안 단일 세션으로 QEEG 평가 치료를 원활하게 통합하여 특이성뿐만 아니라 임상의의 효율성도 높였습니다. 목표는 환자의 증상과 연결된 네트워크 노드 및 연결에서 정보 처리의 안정성과 효율성을 강화하는 것이었습니다. 이 책에서 입증된 바와 같이, 원활한 통합은 증상을 환자 뇌의 조절 장애 네트워크와 연결함으로써 더 적은 세션으로 더 나은 임상 결과를 가져왔으며, 이것이 바로 뇌파 바이오피드백의 궁극적인 목표입니다.

이 책의 주요 주제 중 하나는 연령이 일치하는 참조 정상 인구에 대한 실시간 LORETA 일관성, 위상차, 위상 잠금 및 위상 이동에 의해 증상과 연결된 3차원 신경 네트워크의 기능적 연결성에 대한 바이오 피드백입니다. 증상과 연결된 신경 네트워크의 LORETA 전류 밀도와 결합된 기능적 연결성은 현재 수백 명의 임상의가 사용하는 표준 뇌파 바이오피드백 방법이 되었으며, 이러한 과학적 발전은 앞으로도 계속될 것으로 예상됩니다. 예를 들어, "방향성 연결"이라고도 하는 효과적인 연결성 강화는 현재 개발 중입니다. 뇌파 바이오피드백의 또 다른 최근 과학적 발전은 브레인서퍼(brainsurfer) 장에서 설명한 바와 같이 뇌컴퓨터 인터페이스(BCI) 방법의 도입입니다. BCI는 EEG 바이오피드백과 마찬가지로 증상과 관련된 신경 네트워크의 안정성을 높이기 위한 신경 조절제와 보강을 포함하지만, 환자의 뇌 네트워크 노드와 연결을 실시간으로 시각화하여 지속적인 피드백을 제공한다는 점에서 차이가 있습니다. BCI에서는 DVD나 비디오 또는 신호에 의한 개별적인 피드백이 사용되지 않으며, 대신 환자가 실시간으로 노드와 연결의 변화를 확인하여 뇌의 네트워크를 변화시키기 위한 인지적, 정서적 전략을 사용합니다. 연령에 맞는 정상 기준의 중심을 단순화하고 안내하기 위해 Z 점수를 사용하는 것은 환자의 증상과 연결된 네트워크의 안정성을 강화하기 위해 고안된 핵심 개념입니다. 조엘루바(Joel Lubar) 박사를 비롯한 여러 전문가들의 임상적 효능과 좋은 임상 결과에 대한 중요한 피드백은 Z 점수 바이오피드백 기술을 설계하고 개발하는 데 주요한 요소였습니다.

이 새로운 기술은 1940년대에 발견되어 1960년대에 광범위하게 탐구된 뇌파 작동자 조절의 기본 과학적 원리를 구현하고 준수하는 데 있어 단계적인 개선이 필요했습니다. 이 책에 소개된 과거의 성공 사례를 고려할 때, 가까운 미래에 유사한 기술이 더욱 발전하고 구현될 것으로 예상됩니다. 우리는 뇌파 뉴로피드백 분야의 밝고 성숙한 미래를 보고 있으며, 이 책이 앞으로 성장하는 과학 문헌의 한 예라고 생각합니다.

Robert W. Thatcher 그리고 Joel F. Lubar

역자 서문

뉴로피드백은 뇌파를 실시간으로 측정하고 조절하여 신경 기능을 개선하는 비침습적 치료법으로, 다양한 신경정신과적 질환 치료에 활용됩니다. 특히, 기존의 표준 프로토콜이 가진 한계를 극복하기 위해 Z 점수를 활용한 뉴로피드백(Z Score Neurofeedback)이 도입되었습니다. 이를 통해 뇌 네트워크의 연결성과 조절 기능을 더욱 안정화하고, 환자의 자율 조절 능력을 향상시켜 장기적인 치료 효과를 기대할 수 있습니다. 또한, 개인의 신경학적 상태에 맞춘 맞춤형 피드백 제공이 가능하다는 점에서 임상적으로 중요한 의미를 가집니다. 본서는 뉴로피드백의 개념과 임상적 적용을 체계적으로 정리하며, 주요 내용을 다음과 같이 구성하였습니다. 초기 장(제1~3장)에서는 Z 점수 뉴로피드백의 개념과 역사적 발전 과정을 설명하며, 기존 뉴로피드백 방식의 한계를 극복하기 위해 Z 점수가 어떻게 도입되었는지를 다룹니다. 또한, 뇌 네트워크 연결과 LORETA Z 점수 뉴로피드백의 개념을 통해 뉴로피드백이 기능적 연결성을 평가하고 조절하는 방법을 설명합니다. 아울러, 뉴로피드백을 효과적으로 적용하기 위한 절차와 전략을 분석하며, 강화 일정, 학습 곡선, 피드백 유형 등 핵심 요소를 바탕으로 최적의 학습 방법을 제시합니다. 중반부(제4~11장)에서는 뉴로피드백의 질환별 임상적 활용을 구체적으로 다룹니다. PTSD, 인지기능장애, 우울·불안 장애, 만성 통증, 두통, 집행 기능 장애, 불안 장애, 뇌전증, 알코올 사용 장애 등 다양한 신경정신과적 질환을 대상으로 뉴로피드백이 적용되는 방식과 그 효과를 심층적으로 탐색합니다. 후반부(제12~15장)에서는 뉴로피드백의 확장된 활용 가능성을 다루며, 최신 연구 및 기술적 발전을 소개합니다. SPECT 스캔과의 관계를 분석하고, 뇌컴퓨터 인터페이스(BCI) 기반 브레인서퍼(BrainSurfer) 기술을 활용한 실시간 시각화 뉴로피드백을 설명합니다. 또한, ADHD 대학생을 대상으로 한 연구 결과와 학습 장애 및 실행 기능 개선을 위한 뉴로피드백 적용 사례를 제시하여, 뉴로피드백이 치료뿐만 아니라 인지 기능 향상과 학습 효율 증진에도 기여할 수 있음을 보여줍니다.

이와 같이, 본서는 Z 점수 뉴로피드백의 이론적 기초부터 실질적인 임상 적용까지 폭넓게 다루고 있습니다. 초기 장에서는 뉴로피드백의 개념과 역사적 발전 과정, 뇌 네트워크와의 관계를 설명하며, 뉴로피드백을 효과적으로 적용하기 위한 절차와 전략을 제시합니다. 이어지는 장에서는 다양한 신경정신과적 질환에 대한 뉴로피드백의 임상적 활용 사례를 심층적으로 분석하고, 마지막으로 뉴로피드백 기술의 확장 가능성을 다루며, 최신 연구와 혁신적인 기술의 적용을 소개합니다. 특히, 뇌컴퓨터 인터페이스(BCI)를 기반으로 한 "브레인서퍼(Brain-Surfer)"는 뉴로피드백 기술을 실시간으로 시각화하여 더욱 직관적인 자기 조절 훈련을 가능하게 하는 혁신적인 접근법으로, 향후 임상 및 연구 분야에서 중요한 역할을 할 것으로 기대됩니다. 본서를 통해 독자들이 뉴로피드백의 개념과 원리를 명확히 이해하고, 이를 다양한 치료 환경에서 효과적으로 활용할 수 있기를 바랍니다. 뉴로피드백이 정신 건강뿐만 아니라 인지 기능 향상, 학습 장애 개선, 스트레스 관리 등 다양한 분야에서 기여할 수 있기를 기대하며, 본서가 임상가와 연구자들에게 실질적인 도움을 줄 수 있기를 바랍니다.

마지막으로, 뉴로피드백 기술을 발전시키고 임상적 활용도를 높인 로버트 대처(Robert Thatcher) 박사와 조엘 루바(Dr. Joel Lubar) 박사에게 깊이 감사드립니다.

역자 일동

강형원 · 정문주 · 정수정 · 이도은

기여자 목록

Richard D. Abbey Abbey Neuropsychology Clinic, Palo Alto, CA, USA

Brianna H. Bendixsen Abbey Neuropsychology Clinic, Palo Alto, CA, USA

Carl J. Biver Applied Neuroscience Research Institute, Seminole, FL, USA; NeuroImaging Laboratory, Applied Neuroscience, Inc., Seminole, FL, USA

Wesley D. Center Liberty University, Lynchburg, VA, USA; Focus for Living, PLLC, Burleson, TX, USA

Scott L. Decker University of South Carolina, Barnwell College, Columbia, SC, USA

Dale S. Foster Memphis Integral Neurofeedback Institute (MINI), Cordova, TN; Applied Neuroscience Research Institute, Seminole, FL, USA

Gerald Gluck Center for Family Counseling and Biofeedback, Coral Springs, FL, USA

Jessica J. Green University of South Carolina, Barnwell College, Columbia, SC, USA

J. Lucas Koberda Tallahassee NeuroBalance Center, Tallahassee, FL, USA

William A. Lambos ABF Behavioral Health, Tampa, FL, USA

Rachael M. Little Abbey Neuropsychology Clinic, Palo Alto, CA, USA

Joel F. Lubar Southeastern Neurofeedback Institute, Pompano Beach, FL, USA

Duane M. North Applied Neuroscience Research Institute, Seminole, FL, USA; NeuroImaging Laboratory, Applied Neuroscience, Inc., Seminole, FL, USA

Andrea Reid-Chung ADD Centre & Biofeedback Institute of Toronto, Mississauga, ON, Canada

Alycia M. Roberts University of South Carolina, Barnwell College, Columbia, SC, USA

Robert W. Thatcher Memphis Integral Neurofeedback Institute (MINI), Cordova, TN, USA; Applied Neuroscience Research Institute, Seminole, FL, USA

Lynda Thompson ADD Centre & Biofeedback Institute of Toronto, Mississauga, ON, Canada

Michael Thompson ADD Centre & Biofeedback Institute of Toronto, Mississauga, ON, Canada

Paul Wand Private Practice, Coral Springs, FL, USA

Rebecca A. Williams ABF Behavioral Health, Tampa, FL, USA

CHAPTER

1

Z 점수 뇌파 바이오피드백의 기술적 기반과 역사

Robert W. Thatcher, Carl J. Biver
and Duane M. North
NeuroImaging Laboratory, Applied Neuroscience, Inc., Seminole, FL, USA

소개

Z 점수 표준화 점수 뇌파(electroencephalogram, EEG) 바이오피드백의 통계적 근거는 모든 뇌파 변수가 적절한 변환 후 연령대별로 20명 이상의 피험자를 대상으로 가우스 분포[1]를 따른다는 사실에 기반합니다. 이 통계적 근거에 대한 자세한 검토는 논문 "History of the Scientific Standards of QEEG Normative Databases"에서 확인할 수 있습니다. 이 통계적 기반에 대한 검토는 논문 "History of the Scientific Standards of QEEG Normative Databases"에서 확인할 수 있습니다. Z 점수는 분산에 맞게 조정된 평균과의 거리, 또는 Z = 평균-측정값을 표준편차로 나눈 수치로, 무한대로 무작위 샘플링을 할 경우 이상적인 가우스 평균은 0이고 표준편차는 1입니다. 이는 매우 강력한 통계이며, "마하라노비스 거리"라고 불리는 다변수의 표현 식 또한 갖고 있습니다. Z 점수의 해석은 다음 가정들에 따라 달라집니다: (1) 원시 디지털 데이터 변환 후의 가우스 분포(>0.95), (2) 관심 측정값 대표 표본의 N > 20, (3) 평균을 계산하는 측정값이 Z 점수를 계산하는 데 사용되는 변수와 동일해야 함[예를 들어, FFT 평균은 공동 시간-주파수 분석[2](joint time-frequency analysis, JTFA) Z 점수를 계산하는 데 사용할 수 없으며 그 반대의 경우도 마찬가지입니다.] FFT를 사용하여 JTFA Z 점수를 계산하는 것이 통계적 샘플링 이론에 위배되는 이유는, FFT는 이산 시간간격(예를 들어, 1-2초)에 사인/코사인파를 곱하고 무한대에 가까워지도록 윈도윙(windowing)을 사

용하는 반면, Wavelet기법 또는 복합 복조[3](complex demodulation)와 같은 JTFA 방법은 이산 시간 간격에 대해 윈도윙[4](windowing) 혹은 사인파의 콘볼루션[5](convolution)을 사용하지 않기 때문입니다. FFT와 디지털 필터는 무한대로 수렴할 수 있지만, 사실 FFT는 JTFA와 비교했을 때 동일한 대상 집단에서 다른 변수를 생성하므로 3번 기준을 위반하게 됩니다. FFT가 동일한 표본에 있어 JFTA와 비교해 다른 변수를 생성한다는 것은 쉽게 증명할 수 있는데, 예를 들면 저희는 FFT와 필터의 변수 간에 14%의 차이를, Brainmaster는 8%의 차이를 발견했으며 이는 상당한 오류이고 통계적 표본이론에 위배되는 것입니다.

이 장에서는 여러 포럼에서 사용되는 통계적 및 기술적 방법들을 검토하고 종합합니다. 이어지는 섹션에서는 이 장에 제시된 모든 표준화 점수 바이오피드백 측정값에 대해 NeuroGuide 분석에서 복합 복조(complex demodulation) Z 점수를 계산할 때, 복합 복조 변수만 사용하여 통계적 표본이론을 준수하고, 기본적인 통계적 토대를 따릅니다.

처음으로 가우스 확률을 사용해 뇌의 "조절장애"를 확인하다

표준화 점수 바이오피드백의 기본 설계 개념은 Thatcher(1998, 1999, 2000a, b, c)에 의해 처음 제시되었습니다. 순간 Z 점수의 핵심 아이디어는 수학적 가우스 곡선, 즉 "종 모양" 곡선을 적용하여 뇌파의 자기 및 교차 스펙트럼을 기반으로 확률을 추정하고, 조절 기능을 상실하여 예상 값에서 벗어난 뇌의 영역을 식별하는 것입니다. 환자의 증상 및 호소를 뇌의 기능적 부위와 연결시키려면, 전류원 밀도와 로레타(Low Resolution Electromagnetic Tomography, 이하 LORETA) 소스 위치파악을 계산할 수 있도록 최소 19개 채널의 뇌파를 이용하는 것이 가장 효과적입니다. 일단 연결이 이루어진다면, 개별화된 Z 점수 프로토콜을 고안할 수 있습니다. 그러나 증상과의 연결을 위해서는 가우스 분포를 이용한 정확한 통계적 추론이 이루어져야 합니다. 가우스 분포는 과학 전반에 걸쳐 사용되는 기본적인 분포로, 양자 역학의 슈뢰딩거 파동 방정식에서 가우스 분포를 기저 함수로 사용합니다. 가우스 분포의 개념을 뇌파에 적용하려면 모든 통계적 분포를 가우스 분포로 변환할 수 있도록 해주는 표준 수학적 변환을 사용해야 합니다.

뇌파의 경우에는, 정규 분포에 가깝게 만들기 위해 디지털 시계열의 전력스펙트럼에 제곱근, 세제곱근, $\log_{10}$, Box-Cox 및 쌍곡선 사인과 같은 변환을 적용합니다. 변환의 정확성은 가우스 분포에 대한 대략적인 일치 정도에 따라 달라집니다.

뇌파 관련 문헌에 흔히 발표되는, 가우스 분포와 95-99%의 정확도로 일치한다는 사실은, Thatcher와 동료들이 Z 점수 바이오피드백 프로그램을 개발하고 테스트하도록 하였습니다.

대부분의 피질 피라미드 뉴런은 막 전위와 이온 전도도에 따라 특정 중심 주파수에서 공명하며 활동 전위를 조절하는 "대역 필터(band pass)"처럼 작동합니다.

피라미드 뉴런의 공명은 증감을 반복하며 시간의 함수에 따라 독립적(non-Gaussian) 분포에서 규칙적인 폭발과 비동기성의 주기를 나타냅니다. 뇌파 디지털 데이터를 수학적으로 변환하여 가우스 분포의 모양에 가깝게 만들어야만, 표준 뇌파 데이터베이스를 교차 검증하고 오류를 검토할 수 있습니다. 동연령대의 건강한 개인으로 구성된 그룹의 중심을 기준으로, Z = 0을 향해 강화하는 것을 목적으로 하는 Z 점수 바이오피드백은 뇌 네트워크의 정보 처리를 강화하도록 설계되었습니다. 실시간 뇌파 Z 점수는 제1 저자(Thatcher)가 메릴랜드 대학교의 수석 연구원이자 교수로 재직하는 동안 측정한, 신경심리학적 장애 병력이 없고 신경심리학적 테스트에서 정상적인 점수를 받은 건강한 피험자의 대표 샘플을 활용합니다. 처음에는 625명의 "정상" 피험자 샘플이 정상 참고치 데이터베이스를 구성했으며, 그 후 그 수를 확장하여 현재는 총 860명의 피험자를 확보했습니다. 환자의 뇌파를 측정하는 데 사용되는 증폭기를 표준 데이터베이스 증폭기의 주파수 특성에 정확히 맞추기 위해 증폭기 주파수 및 획득한 특성치에 대한 표준 평형화(standard equilibration)가 사용되었습니다. 표준 데이터베이스에는 임상 선택 기준, 연령 범위(2개월-82세), 교차 검증 테스트, 인구 통계 및 Z 점수 표준 데이터베이스의 기타 세부 사항들이 포함되어 있으며, 이 문서에서 간략하게 검토한 것보다 더 자세한 내용에 관심이 있는 경우 이를 참고할 것을 권장합니다.

2009년에는 극단적인 Z 점수나 이상값을 Z = 0으로 이동하도록 강화하는 방법을 "Z 튠(Z Tunes)"이라고 불렀습니다. 이 실시간 Z 점수 바이오피드백 방법은 공명하는 피질 피라미드 뉴런과의 신경생리학적 연관성을 인식하여 구현되었으며, 이상값의 시간에 따른 변화가 Z = 0 방향으로 기울어질 때 10초 동안 그 이상값을 강화하는 방식으로 작동합니다. 즉, 이상값이 분산되거나 더 극단적으로 변할 경우에는 강화하지 않고, 안정성이 증가하며 Z = 0 방향으로 이동할 때만 이상값을 강화합니다.

순간 Z 점수(표준화 점수) 바이오피드백에 대한 가우스 확률 분포의 적용과 JTFA Z 점수가 FFT Z 점수보다 작은 이유

두 번째 설계 개념은 정상적인 피험자 그룹에서 평균화된 "즉각적인" 시간 영역 스펙트럼 측정값에 가우시안 분포를 적용한 후, 각 순간마다 각 피험자의 평균과 표준편차를 교차 검증하는 것입니다. 교차 검증은 분포의 분산과 직접적으로 관련이 있습니다. 그러나, 대표적인 가우스 분포를 얻기 위해서는 (1) 순간순간의 분산 또는 세션 내 분산과 (2) 연령 그룹 간 피험자 사이의 분산이라는 두 가지 주요 범주의 통계적 분산을 포함해야 합니다. 고속푸리에변환(FFT)의 경우 각 피험자 및 각 주파수에 대한 파워 스펙트럼(power spectrum)의 단일 "적분"이 존재하므로 FFT와 같은 비즉각적 분석을 사용하는 표준 데이터베이스에는 피험자 간 분산만 존재합니다. 따라서 순간 Z 점수와 통합 FFT Z 점수 사이에는 근본적이고 중요한 차이점이 있는데, 전자는 분산 소스가 두 개인 반면 후자는 분산 소스가 하나뿐입니다. 그림 1.1은 FFT 기반 표준 데이터베이스와 순간 Z 점수 계산에 사용되는 "순간" 또는 JTFA 데이터베이스 간의 관계를 보여줍니다.

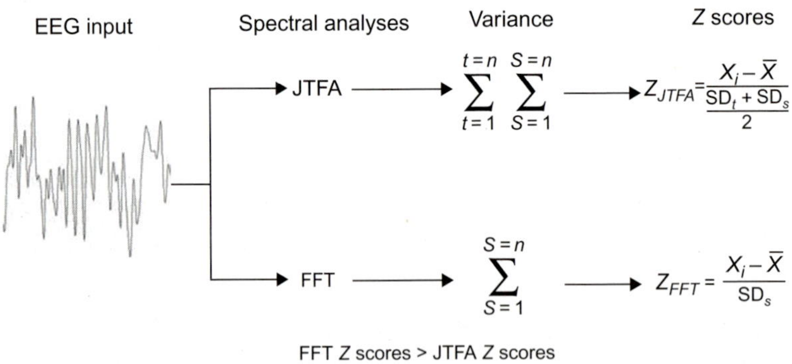

그림 1.1 JTFA 표준 데이터베이스는 즉각적이며 세션 내 분산과 피험자 간 분산을 모두 포함합니다. 반면에, FFT 표준 데이터는 피험자 간 분산만을 포함합니다. 따라서 FFT Z 점수는 JTFA Z 점수보다 크며, 2:1의 비율은 흔히 나타나는 현상입니다.

단순화와 표준화

또 다른 설계 개념은 기초 과학의 적용을 통한 뇌파 바이오피드백의 단순화 및 표준화입니다. 단순화는 파워, 간섭성 및 위상 지연과 같은 매우 다양한 측정값에 대해 단일 측정값, 즉 "Z 점수"라는 측정값을 사용함으로써 달성할 수 있습니다. 표준화는 표준 데이터베이스 증폭기의 주파수를 비교 대상의 뇌파 시계열을 획득하는 데 사용되는 뇌파 증폭기의 주파수 특성과 일치시킴으로써 이루어집니다.

정량적(QEEG) 표준 데이터베이스 분석이 완료되면 Z 점수 바이오피드백 프로그램을 이용하여 환자가 순간적인 Z 점수를 0 또는 동연령대 정상 인구의 중심으로 이동시키도록 훈련할 수 있습니다. 순간 Z 점수의 절대값과 범위는 오프라인 QEEG 표준 데이터베이스를 이용하여 얻은 것보다 작지만, 그럼에도 불구하고 유효하며 0을 향해 최소화될 수 있습니다. Z 점수 바이오피드백 프로그램의 장점은 다양한 측정값을 단일 지표, 즉 Z 점수라는 지표로 축소하여 단순화할 수 있다는 점입니다. 따라서 특정 위치 및 특정 주파수 대역에서 간섭성이나 위상차 또는 파워 등을 강화하거나 억제할지에 대한 표준화가 더 잘 이루어지고 추론 작업이 줄어듭니다. 표준 및 기존 뇌파 바이오피드백과 Z 점수 바이오피드백의 차이점은 그림 1.2에 나와 있습니다.

개별화된 뇌파 바이오피드백 프로토콜

Z 점수 바이오피드백 설계에 있어 서로 얽혀 있는 임상적 개념은 "개별화된" 뇌파 바이오피드백과 프로토콜을 따르지 않는, 증상 체크리스트에 기반한 뇌파 바이오피드백입니다. 환자의 증상과 호소를 뇌의 기능적 부위와 신경 집단의 "조절 장애"로 입증되는 뇌파의 공명 주파수와 연결시킨다는 아이디어는 개별화된 바이오 피드백의 기초입니다. 예를 들면, 조절 장애는 환자의 증상 및 호소와 연관될 수 있는 특정 기능을 보조하는 뇌 영역 내의 간섭성 혹은 위상과 같은 네트워크 측정값이나 파워의 현저한 상승 또는 감소로 인식됩니다. 바이오피드백에 Z 점수를 사용하는 것은 뇌의 특정 영역에서 항상성, 신경 흥분성 및 네트워크 연결을 "재조절" 또는 "최적화"하기 위해 고안되었습니다. 기능적 부위와 증상과의 연관성은 지난 2세기 동안 획득한 fMRI, PET, 침습성 두부 외상, 뇌졸중 및 기타 신경학적 징후로 측정한 뇌 기능에 대한 현대적 지식을 기반으로 합니다. 따라서 Z 점수 바이오피드백이 뛰어난 사람을 둔하게 만들고 평범한 사람을 천재로 만

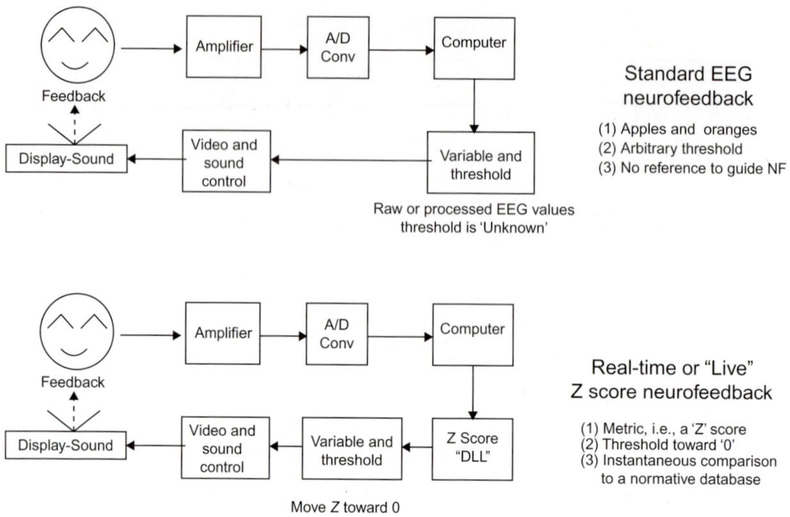

그림 1.2 위쪽 줄은 기존 혹은 표준 뇌파 바이오피드백으로, 뇌파 분석에 다양한 측정 단위(예: 진폭의 경우 μV, 세타/베타 비율, 상대 파워 0-100%, 간섭성 0-1, 위상의 경우 도 또는 라디안 단위)가 사용되며, 임상의는 특정 전극 위치와 주파수 및 연령에 대한 임계값에서 언제 측정값을 강화하거나 억제할지 "추정"해야 합니다. 아래쪽 줄은 표준화 점수 바이오피드백을 나타내며, 서로 다른 측정값이 단일하고 공통된 지표인 Z 점수로 표현됩니다. 이 방식에서는 임의로 기준을 설정할 필요가 없으며, 모든 측정값이 Z 점수를 Z = 0으로 이동하도록 강화됩니다. Z = 0은 실시간으로 연령에 맞는 표준 데이터베이스를 기반으로 한 평균적인 건강한 뇌 상태의 중심값에 가까운 값입니다.

들 것이라는 우려는 잘못된 것입니다. 이 개념은 증상 및 호소에 관련된 네트워크에서 "혼돈"의 기간이 아닌, 안정성을 강화한 다음 모든 측정에 대한 단일 지표, 즉 Z 점수를 이용하여 치료 과정 동안 개선 및 증상의 감소를 모니터링하는 것입니다. 최고의 성능을 위해서는 Z 점수 바이오피드백을 적용하기 전에 대상자의 성격, 약점과 강점에 대한 자가 평가, 대상자가 개선하고자 하는 특정 영역에 대한 인지 등을 면밀히 파악해야 합니다. 그런 다음 검사자는 대상자가 개선하고자 하는 약점 영역을, 비정상적인 신경 활동의 "조절 완화(deregulation)"로 표현되는, 변화가 가능한 기능적 부위와 연결하려고 시도합니다.

앞서 언급했듯이, 순간 Z 점수는 표준 데이터베이스에 동일한 피험자를 사용하는 NeuroGuide™의 FFT Z 점수보다 훨씬 작습니다. 순간 Z 점수를 사용할 때 더 작은 Z 점수가 예상되는 이유는 세션 분산 내에 순간순간을 포함해야 하기 때문입니다. JTFA Z 점수가 FFT Z 점수에 비해 50% 감소하는 것은 놀라운 일이 아닙니다. 이러한 이유로, 먼저 19채널 EEG 측정값과 매우 안정적인 FFT Z 점수를 사용하여 증상과 뇌의 기능적 지역화를 가능한 한 많이 연결하는 것이 가장 좋습니다. 그런 다음, 바이오피드백 절차가 시작되기 전에 NeuroGuide™의 Z 점수 프로그램을 사용하여 환자의 순간적인 Z 점수를 평가합니다. 이렇게 하면 Z 점수 바이오피드백을 시작하기 전에 환자 개개인의 뇌파 순간 Z 점수에 대한 고유한 형상을 얻을 수 있습니다. 임상의는 환자의 증상과 호소에 가장 잘 맞는 Z 점수를 선택할 수 있도록 교육을 받아야 합니다. 일반적으로 바이오피드백에 사용할 Z 점수의 선택은 전체 19개 채널의 뇌파 분석을 통해 얻은 두 가지 요소, 즉 (1) 두피 위치 및 (2) Z 점수의 크기에 따라 달라집니다. 과도한 과분극으로 인한 조절 불균형은 EEG의 느려짐을 초래하고, 억제 감소로 인한 조절 불균형은 높은 주파수에서의 편차를 발생시킵니다. Z 점수의 방향은 편차 Z 점수의 위치와 환자의 증상 및 불만과의 연관성보다 훨씬 덜 중요합니다.

Z 점수 바이오피드백의 구현

첫 번째 단계는 앞서 설명한 대로 세션 내 혹은 세션 간 분산을 사용하여 19개 채널 10/20 전극 위치에서 선택된 연령 그룹의 정상 피험자에 대한 순간 절대 파워, 상대 파워, 파워 비율, 간섭성, 위상 차이 및 진폭 비대칭, 위상 재설정 등의 평균 및 표준 편차를 계산하는 것입니다. 포함/제외 기준, 피험자 수, 연령대별 피험자 수, 교차 검증 절차, 평균 및 표준편차 계산에 대한 기타 세부 사항은 이미 발표된 바 있습니다. 두 번째 단계는 BrainMaster, EEG Spectrum, Thought Technology, Mind Media BV(NeXus), Deymed와 같은 뇌파 바이오피드백 제조업체에 배포할 수 있는 동적 링크 라이브러리(Dynamic Link Library, DLL)를 개발하여 제조업체가 이미 존재하는 소프트웨어 환경 내에 순간 Z 점수를 통합할 수 있도록 하는 것입니다. 이 DLL은 4개의 명령줄 코드만을 포함하며, 소프트웨어 개발자가 원시 디지털 데이터를 DLL에 전달한 다음 1 μs 이내에 반환되는 Z 점수를 구성하여 순간 Z 점수를 쉽게 구현할 수 있도록 설계되었습니다. 이러한 빠른 분석과 Z 점수의 반환은 DLL 내부에서 작동하는 복합 복조 JTFA에 의해 특정 뇌파 특징이 측정될 때 적시에 피드백을 제공하는 데 필수적입니다.

JTFA 복합 복조의 계산

순간 Z 점수를 계산하는 데 사용되는 복합 복조의 수학적 세부 사항은 Applied Neuroscience, Inc. "DLL"에 포함되며 부록 섹션에 제공되어 있고 Otnes and Enochson(1977), Bloomfield(2000), Granger and Hatanka(1964), Thatcher, North, Biver(2009)에 설명되어 있습니다. 복합 복조는 스펙트럼 분석의 시간/주파수 도메인 디지털 방법인 반면, FFT는 주파수 도메인 방법입니다. 이 두 방법은 모두 사인과 코사인을 포함하고 복소수 도메인에서 작동하여 파워 스펙트럼의 동일한 수학적 설명을 나타낸다는 점에서 관련이 있습니다. 이러한 방식으로, 파워 스펙트럼(power spectrum)에 대한 동일한 수학적 설명을 나타내며 서로 연관성이 있습니다. 복합 복조의 장점은 시간/주파수 도메인 방식이며, 잡음에 덜 민감하고 윈도윙이 필요하지 않으며 FFT처럼 2의 거듭제곱 정수가 필요하지 않다는 것입니다. FFT는 전체 에포크 길이에 걸쳐 주파수 대역의 파워를 통합하고 파워 값에 큰 영향을 줄 수 있는 윈도윙 함수가 필요한 반면, 앞서 언급한 바와 같이 복합 복조에는 윈도윙이 필요하지 않습니다. 표준 데이터베이스에 있는 625명의 피험자 모두에 대해 각각 귀와 눈을 뜨고, 눈을 감은 조건에서의 복합 복조[3]를 계산했습니다.

표 1.1은 NeuroGuide DLL이 이용하는 중심 주파수와 대역폭, 오른쪽 열에서는 시간적 주파수 등가값을 보여줍니다.

표 1.1 주파수를 Z 점수 바이오피드백 DLL 및 NeuroGuide의 시간 영역으로 변환

	Center Frequency (Hz)	Banwidth (Hz)	Time Domain (ms)
Delta	2.5	1–4	1,000–250
Theta	6.0	4–8	250–125
Alpha	8.0	8–12	125–83
Beta	18.5	12–25	83–40
Hi-Beta	27.5	25–30	40–33
Beta 1	13.5	12–15	83–67
Beta 2	16.5	15–18	67–56
Beta 3	21.5	18–25	56–40
Alpha 1	9.0	8–10	125–100
Alpha 2	11.0	10–12	100–83
Gamma 1*	FFT only	30–35	33–29
Gamma 2*	FFT only	35–40	29–25
Gamma 3*	FFT only	40–50	25–20

* NeuroGuide only.

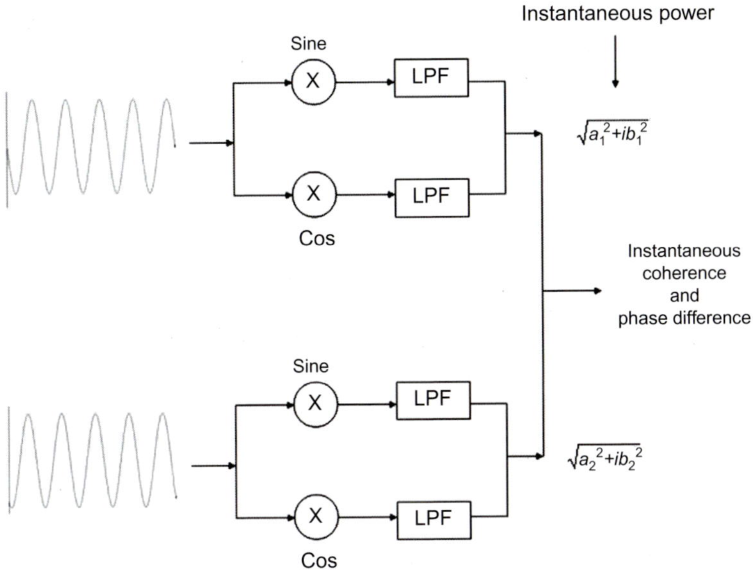

그림 1.3 복합 복조 다이어그램. 왼쪽은 표 1.1에 설명된 대로 주어진 주파수 대역의 중심 주파수에서 사인파와 코사인파를 곱한 사인파를 입력값으로 하여 디지털 시계열을 복합 평면으로 변환하는 것입니다. 6차 버터워스 저역 통과 필터를 사용하여 주파수를 0으로 이동시킨 다음 피타고라스 정리를 사용하여 중심 주파수에서의 파워를 계산합니다. 그런 다음 부록에 설명된 대로 복소수를 사용하여 간섭성과 위상을 계산합니다.

그림 1.3은 파워, 간섭성 및 위상 계산을 위한 복합 복조 방식을 보여주는 그림입니다. 수학적 세부 사항은 부록에 나와 있습니다.

Z 점수와 QEEG 표준 데이터베이스

Matousek과 Petersen(1973)은 1세 연령 그룹의 평균과 표준 편차를 계산했으며, 최초로 개인과 표준 데이터베이스의 평균 및 표준 편차를 비교하기 위해 Z 점수를 사용했습니다. Z 점수는 개인의 값과 모집단의 평균을 모집단의 표준 편차로 나눈 값의 차이로 정의되며, 이는 우수한 통계적 지표입니다.

$$Z = \frac{x_i - \overline{X}}{SD}$$

John과 동료들은 마하라노비스 거리 척도와 같은 다변량 측정값의 사용을 포함하여, 임상 평가에 Z 점수를 사용하는 방법을 확장했습니다. Z 점수를 사용하여 가우스 분포를 직접 정규화하는 것은 개인을 QEEG 표준 데이터베이스와 비교할 때 유용합니다. 즉, 가우스 표준점수 형식은 평균 = 0, 표준편차 = 1이거나 종 모양 곡선에 대한 가우스 방정식으로 대체되므로,

$$Y = \frac{1}{\sqrt{2\pi}} e^{-z^2/2}$$

여기서 Y = 가우스 분포이고 Z 점수는 가우스 곡선의 기준선을 따라 측정된 표준편차 단위의 편차로 평균 = 0이고 표준편차 = 1이며 평균의 오른쪽에 있는 편차는 양수, 왼쪽에 있는 편차는 음수입니다. 다른 값의 Z를 대입하면 다른 값의 Y를 계산할 수 있습니다. 예를 들어 Z = 0일 때 Y = 0.3989, 즉 표준점수 형식의 정규 분포 평균에서 곡선의 높이는 0.3989라는 숫자로 표시됩니다. 정상으로부터의 편차를 평가하기 위해 가우스 영역의 95%를 포함하는 평균의 위아래 Z값은 종종 유형 I 및 유형 II 오류를 최소화하는 데 필요한 신뢰 수준으로 사용됩니다. 표준 점수 방정식은 표준 데이터 기반을 교차 검증하는 데도 사용되며, 이는 모든 표준 QEEG 데이터베이스에 대한 가우스 근사치의 중요성을 다시 한 번 강조합니다.

증폭기 매칭과 QEEG 표준 데이터베이스를 통한 표준화

놀랍게도, QEEG 표준 데이터베이스의 역사 동안 증폭기 주파수 특성을 표준으로 맞추는 작업은 대부분 간과되었습니다. E. Roy John과 동료들(1982-1988)은 QEEG를 사용하는 대학 및 의과대학 컨소시엄을 구성해 몇 년에 걸쳐 여러 차례 모임을 가졌으며, 이 컨소시엄은 John이 "기계의 마음"이라는 제목으로 편집한 책의 지지자들 중 하나였습니다. 컨소시엄 회의에서 지속적으로 제기된 중요한 문제 중 하나는 "표준화"의 필요성이었습니다. 1980년대에는 분석 소프트웨어의 개발이 초기 단계였기 때문에 서로 다른 뇌파 시스템을 하나로 일치시키는 것이 기술적으로 어려웠습니다. 이러한 역사 때문에 대부분의 뇌파 검사 사용자는 서로 다른 뇌파 검사기 간에 절대 파워를 비교할 수 없었기 때문에 상대 파워를 사용해야 했습니다. 서로 다른 뇌파 기계 간에 주파수 특성의 표준이 없었기 때문에 QEEG의 크로스 플랫폼에 대한 표준도 없었습니다. 1990년대 중반이 되

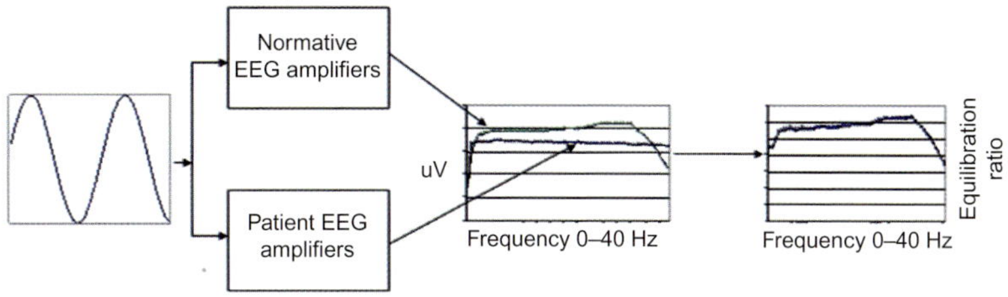

그림 1.4 증폭기 표준화 절차의 플로우차트. 마이크로볼트 사인파를 증폭기에 입력하고 주파수 응답을 계산합니다. 그런 다음 표준 데이터베이스 증폭기의 주파수 응답과 기타 뇌파 증폭기 시스템의 주파수 응답을 동일시하고 스펙트럼 분석을 조정하여 공통 단위가 마이크로볼트(μV)인 증폭기 시스템의 표준화된 불러옴 및 매칭이 이루어지도록 합니다.

어서야 컴퓨터 속도와 소프트웨어 개발로 인해 증폭기 매칭과 표준 데이터베이스 증폭기 평형화가 가능해졌습니다. 표준화된 증폭기 매칭이 첫 번째로 사용된 것은 메릴랜드 대학(UM) 데이터베이스에 대해서였습니다. 이 때 마이크로볼트 보정 사인파를 다른 뇌파 기계의 증폭기에 입력한 다음 동일한 마이크로볼트 신호를 표준 데이터베이스 증폭기에 입력하여 두 개의 주파수 응답 곡선을 얻는 절차를 거쳤습니다. 표준 뇌파 데이터베이스와 다른 뇌파 증폭기의 평형은 두 증폭기의 주파수 응답 곡선의 비율이며, 이 비율은 파워 스펙트럼(power spectrum) 분석에서 계수로 사용됩니다. 이는 아주 중요한 하나의 단계인데, 이로 인해 갑자기 절대 파워 Z 점수와 표준 데이터베이스의 비교가 가능해졌기 때문입니다. 절대 파워의 주파수는 서로 독립적이며 왜곡되지 않습니다. 가능하면 상대값이나 비율을 사용하지 말고 항상 절대값을 사용하는 것이 가장 좋습니다. 비율은 분모 또는 분자로 인해 변경될 수 있으며 비율을 계산하는 데 사용된 절대값을 평가하지 않고는 어느 것이 변경되었는지 확인할 수 없습니다.

그림 1.4에서 볼 수 있듯이, 서로 다른 증폭기의 주파수 특성을 정확히 일치시키기 위한 간단한 증폭기 평형화 방법은 1-40 Hz의 개별 주파수에서 마이크로볼트 사인파를 사용하여 증폭기를 보정하고 이 사인파를 EEG 증폭기에 입력하는 것입니다. 그런 다음 각 주파수에서 마이크로볼트 값의 비율을 구하고 이 비율을 사용하여 다른 증폭기의 다른 주파수에서 스펙트럼 출력 값을 정확히 동일하게 합니다. 이 방법은 주어진 증폭기의 마이크로볼트가 표준 데이터베이스 증폭기를 포함한 다른 모든 증폭기의 마이크로볼트와 동일하도록 보편적인 평형화 프로세스를 만들어냅니다. 증폭기를 평형화하면 특정 환자의 뇌파와 표준 데이터베이스 평균 및 표준 편차를 직접 비교하는 것이 유효해집니다.

순간 Z 점수 표준 모집단의 연령 그룹화

선정된 정상 피험자를 충분히 큰 표본 크기로 연령별로 그룹화하고 각 연령 그룹에 대해 EEG 시계열 및/또는 주파수 도메인 분석의 평균과 표준 편차를 계산합니다. 평균을 구성하는 뇌파 측정값의 가우스 분포를 근사화하기 위해 변환을 적용합니다. 가우스 근사화가 완료되면 데이터베이스의 각 피험자에 대해 Z 점수를 계산하고, 최적의 가우스 교차 검증 민감도를 달성하기 위해 하나를 제외한 가우스 교차 검증을 수행합니다. 마지막으로, 가우스 검증을 거친 규범은 신경심리 테스트 점수와의 상관관계, 판별 분석, 신경망 및 결과 통계 등과 같은 내용 및 예측 검증 절차를 거칩니다. 내용 검증은 지능, 신경심리 검사 점수, 학교 성취도 및 임상 결과와 관련된 것이며, 예측 검증은 판별, 통계 또는 신경망 임상 분류 정확도와 관련됩니다. 모수통계와 비모수통계는 모두 표준 뇌파 데이터베이스의 내용과 예측 유효성을 결정하는 데 사용됩니다.

그림 1.5는 표준 뇌파 수명 데이터베이스의 연간 피험자 수를 보여줍니다. 뇌파가 가장 빠르게 변화하는 어린 연령대(예: 1-14세, N = 470)의 피험자 수가 가

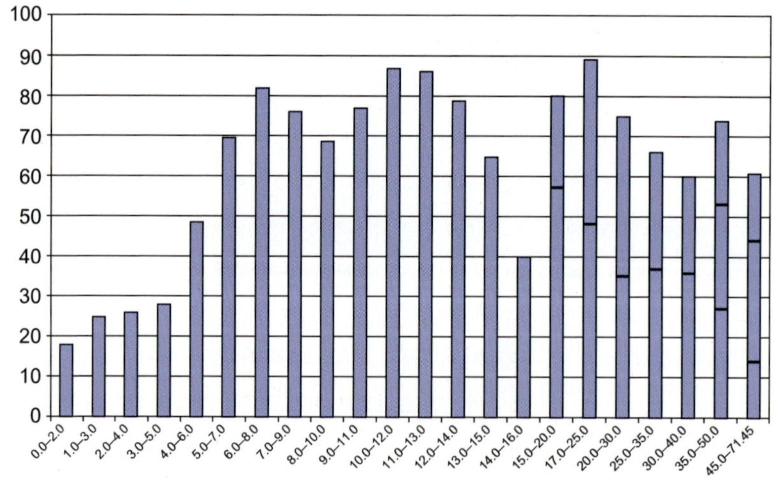

그림 1.5 Z 점수 수명 뇌파 참고용 표준 데이터베이스의 연령대별 피험자 수입니다. 생후 2개월이 가장 어린 피험자이고 82.3세가 가장 나이가 많은 피험자인 "수명" 데이터베이스입니다. 2년 평균은 피험자 간 6개월이 중복되는 슬라이딩 평균을 사용하여 계산했습니다. 이를 통해 보다 안정적이고 높은 연령해상도의 표준 데이터베이스와 총 21개의 다양한 연령 그룹이 생성되었습니다. 21개 연령 그룹과 연령 범위, 연령 그룹별 피험자 수는 막대 그래프에 표시되어 있습니다.

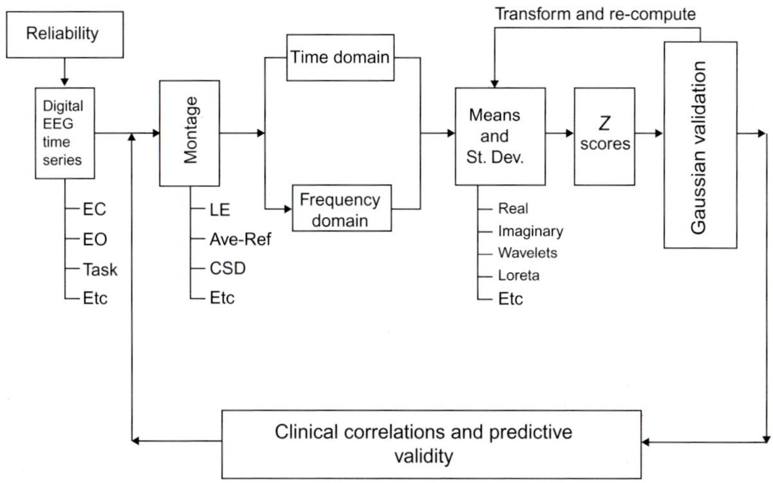

그림 1.6 모든 뇌파 표준 데이터베이스의 예측 및 내용 유효성을 추정하기 위해 가우스 교차 검증을 수행한 다음 임상 측정값과의 상관관계를 통해 검증하는 단계별 절차의 그림. 가우스 교차 검증과 평균 및 표준 편차 사이의 피드백 연결은 변환되지 않은 데이터가 가우스보다 작을 경우 가우스 근사치를 위한 변환을 의미합니다. 몽타주 단계에 대한 임상적 상관관계 및 검증 화살표는 실험 설계의 조정 및 이해를 위해 눈을 뜬 상태, 활동적인 작업, 눈을 감은 상태 등과 같이 서로 다른 몽타주 또는 참조 또는 조건에 대한 임상적 검증을 반복하는 것을 나타냅니다. Thatcher 외. (2003)에서 발췌

장 많다는 것을 알 수 있습니다. 앞서 언급했듯이, 14세에서 82세 사이의 성인 연령대(N = 155)는 피험자의 수가 상대적으로 적습니다. Z 점수 표준 데이터베이스에는 생후 2개월부터 82세까지 다양한 연령대의 총 727명의 신중하게 선별된 개별 피험자가 포함되어 있습니다. 연령의 시간분해능을 높이기 위해 NeuroGuide의 계층화와 순간 Z 점수에 슬라이딩 평균(sliding averages)을 사용했습니다. 2년 평균은 피험자가 6개월 중복되는 슬라이딩 평균을 사용하여 계산되었습니다. 이를 통해 보다 안정적이고 높은 연령해상도의 표준 데이터베이스와 총 21개의 다양한 연령 그룹이 생성되었습니다. 그림 1.5의 막대 그래프에는 21개 연령 그룹과 연령 범위, 연령 그룹별 피험자 수가 표시되어 있습니다.

그림 1.6은 순간 Z 점수 표준 뇌파 데이터베이스를 검증하고 민감도를 계산하는 단계별 절차를 나타낸 것입니다. 그림의 왼쪽은 재참조 또는 재몽타주할 수 있는 깨끗하고 신뢰할 수 있는 디지털 뇌파 시계열을 편집하고 아티팩트를 제거한 다음 시간 영역 또는 주파수 영역에서 분석됩니다.

그림 1.7은 원시 또는 변환되지 않은 뇌파 변수의 분포가 Box-Cox 변환 후 가

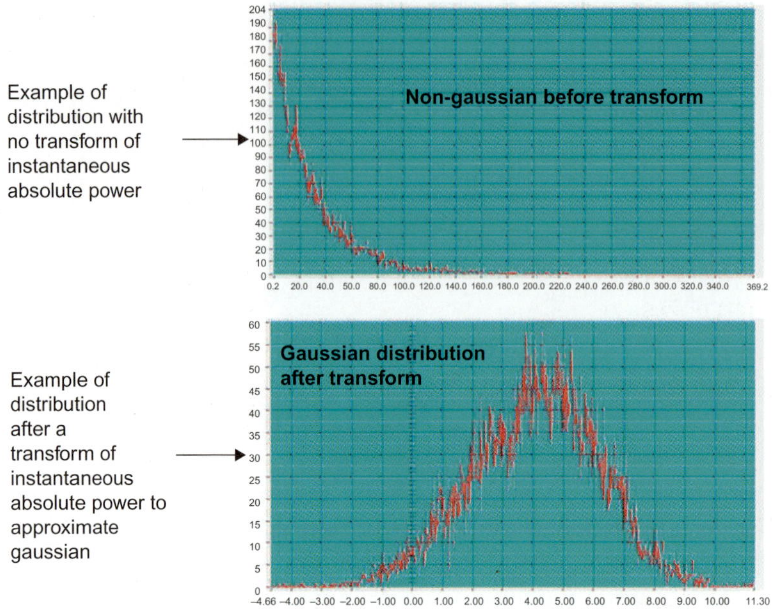

그림 1.7 근사 가우스에 변환을 적용하기 전과 후의 순간 절대값 분포의 예시입니다. 변환을 하지 않는다면 순간 Z 점수는 완전히 유효하지 않으므로 사용해서는 안 됩니다.

우스 분포에 어떻게 근사해지는지 보여주는 예시입니다. 가우스 분포에 가장 잘 맞도록 다양한 변환을 선택했으며, 그 정확도는 약 97%에서 99%까지 다양했습니다.

뇌 측정 시 동일한 모집단에서의 샘플링

앞서 언급했듯이, 설계의 중요 컨셉은 정상 피험자 그룹의 평균적 "순간" 시간 영역 스펙트럼 측정값에 가우스 분포를 적용한 다음, 측정값의 각 순간에 대해 각 피험자의 평균과 표준 편차를 교차 검증하는 것입니다. 교차 검증은 동일한 샘플에서 얻은 분포의 평균 및 분산과 직접적으로 관련이 있습니다. 여기에는 측정값들의 생리학적 근거가 포함되며, 이는 동일하게 나타날 수밖에 없는데, 공간적 및 시간적 위치 확인을 통해 유효성을 입증하기 충분하기 때문입니다. 그러나, Z 점수의 대표 표본을 얻으려면 변수가 동일한 생리학적 모집단에서 추출되어야 하며. 빈도 및 위치와 관련하여 일치돼야 합니다. 지난 25년 동안 NYU[6] (Normative Young Adult) 및 ANI[7] (Normative Aging Study) 표준 데이터베이스는 반복적이고 독립적으로 교차 검증되었고, 전 세계 많은 기관에서 사용되고 있으며, QEEG 표준 데이터베이스의 역사적 참고 자료로 사용되고 있습니다. 25년간의 높은 교차 검증의 역사로 인해, "정적[8](static)" FFT[9] 영역의 NYU 및 ANI 데이터베이스를 순간적인 영역에서 사용할 때에는 ANI와 NYU 간에도 교차 검증을 거쳐야 합니다. 기초적인 기반을 테스트하고 통계를 검토하는 것은 이 프로세스의 중요한 부분이며, 방정식과 절차에 대한 완전한 공개는 미래에 독립적인 복제와 검증을 가능할 수 있도록 해줍니다.

FFT의 경우, 각 피험자마다 단일한 주파수 값이 있으며, 각 주파수에서의 전력은 1분에서 수 분 동안 계산됩니다. 따라서, FFT "정적(static)" 규범을 사용하는 "정적" QEEG (normative databases) 데이터베이스에서는 피험자 간의 차이만 고려됩니다. 즉, 연령 범위에 걸쳐 피험자의 평균이 취해집니다. 반면에 즉각적 또는 JTFA (raw digital values)는 FFT와 다르게 창(windowing)을 사용하지 않고 JTFA의 시간/주파수 변환의 중심 주파수와 대역폭으로 정의된 뇌의 "즉각적" 상태를 측정합니다. 이와 대조적으로, FFT는 윈도우잉을 사용하고 장시간(예: 1-2분)에 걸쳐 평균 스펙트럼 값을 추정하여 단일 평균값을 생성한 다음, 주어진 연령대의 피험자 전체에 더하는 주파수 영역 변환입니다. 표본의 크기는 연령에 따라 분산이 있는 수만 개의 순간 JTFA 값이 아니라 일반적으로 한 연령대의 피험자 20-70명 정도입니다.

FFT와 JTFA는 통계적, 계산적으로 서로 다른 방식을 통해 동일한 생리학적 과정을 측정하며, 이 두 방법은 큰 샘플 크기를 사용할 경우 그리고 FFT 윈도우잉을 사용하지 않는 경우 본질적으로 서로 동일합니다. 그럼에도 불구하고 둘의 중요한 차이점은, FFT로 생성된 평균 스펙트럼 값에는 다른 수학적 절차가 포함되며 윈도우잉이 필요하다는 것입니다. 따라서 동일한 피험자 그룹과 동일한 뇌파 데이터 샘플을 사용하여 계산할 때 FFT와 JTFA의 평균이 달라집니다. 또한, FFT에서와 같이 연령에 따른 분포보다, 순간 JTFA에서 분산이 더 큽니다. 예를 들어, FFT는 전체 시간(예: 1초 또는 2초)에 걸쳐 계산되며 계산의 불연속성을 방지하기 위해 윈도우잉을 사용해야 하고 자유도가 낮아 노이즈가 발생합니다. 이와 대조적으로 JTFA 방법은 각 시점의 스펙트럼 값을 계산하고, 윈도우잉을 사용하지 않으며, 자유도가 높고, 연령 범위에 걸친 FFT 평균과 다른 비-가우스 분포를 갖습니다.

그림 1.8은 2초 동안의 FFT와 JTFA 순간 스펙트럼 간의 극명한 차이를 보여주는 예입니다. 모든 주파수에서 불일치가 발생합니다. 또한, FFT는 울림(ringing) 및 잘못된 주파수를 생성하는 에포크(epoch) 경계에서 불연속성을 제거하기 위

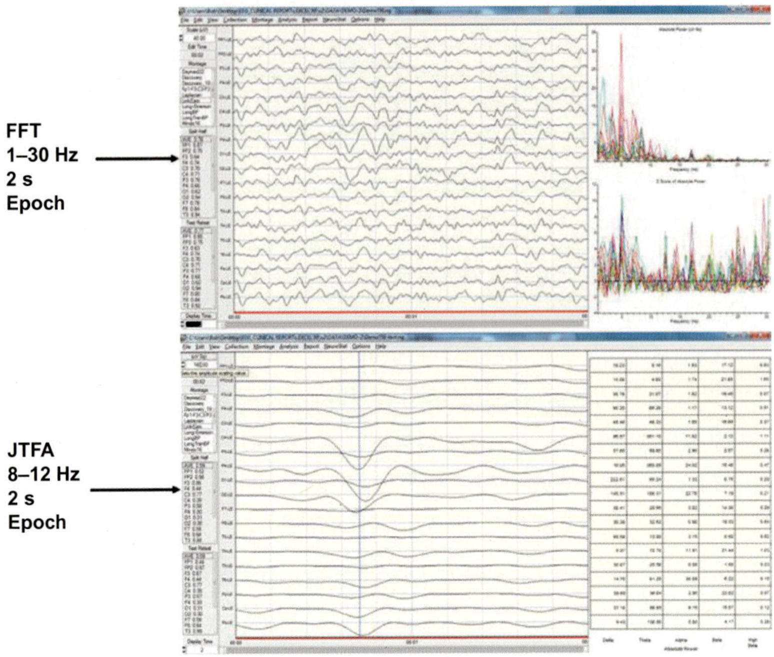

그림 1.8 위쪽은 뇌파의 첫 2초 동안의 FFT 절대 파워 스펙트럼이고 아래쪽은 동일한 2초 동안의 뇌파 데이터에 대한 세타 주파수 대역(4-8 Hz)의 JTFA 절대 파워 스펙트럼입니다. 이 그림은 낮은 자유도에서 FFT와 JTFA의 극적인 차이를 보여줍니다. FFT는 윈도우잉이 필요한 반면, JTFA는 윈도우잉이 필요하지 않아 총 전력 측정값에 약간의 차이가 있습니다. 그럼에도 불구하고 높은 자유도에서는 JTFA와 FFT가 매우 유사한 값으로 수렴하지만, 완벽히 동일한 값으로 수렴하지는 않습니다. FFT 평균을 사용하여 순간 Z 점수를 계산하는 것은 최적의 방법이 아니며 평균값이 다르기 때문에 스케일링(scaling) 문제가 발생합니다. 간단한 방법은 JTFA 평균을 사용하여 JTFA Z 점수를 계산하고 FFT 평균을 사용하여 FFT Z 점수를 계산하는 것입니다. 그림 1.5와 1.6에서 볼 수 있듯이 수학적으로 이상적인 사인파를 사용하여 테스트할 때, FFT와 JTFA에는 약간의 차이가 있습니다.

해 윈도우잉이 필요합니다. 그림 1.3 위쪽은 뉴로가이드 데모에서 처음 2초 동안 계산된 FFT입니다. FFT의 낮은 자유도와 노이즈 특성에 주목하세요. 그림 1.4 아래쪽은 동일한 2초 동안의 JTFA로, 다른 측정값 세트를 보여줍니다. 그럼에도 불구하고, 전체 에포크에 걸쳐 합산하면 FFT와 JTFA 간의 통계적 자유도가 더 가깝게 일치하며 두 방법 모두 거의 동일한 값을 생성하지만, FFT 윈도우잉으로 인해 완벽하게 동일한 값은 생성하지 않습니다.

그림 1.9와 1.10은 FFT 기반 표준 데이터베이스의 평균과 "순간" 또는 JTFA 데

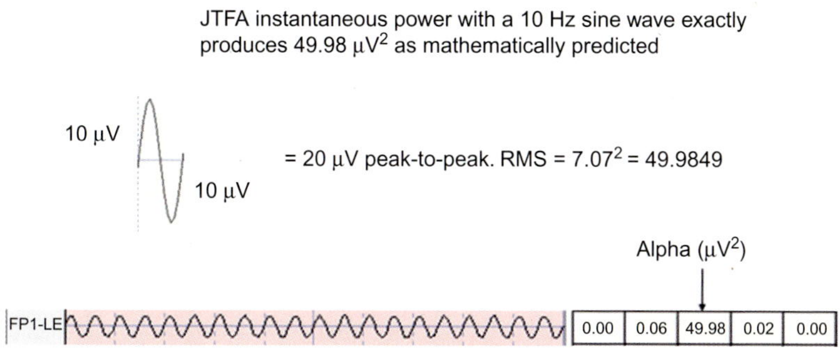

그림 1.9 위의 그림은 10 Hz 및 10 μV 사인파를 보여줍니다. 예상 전력은 사인파의 RMS 값 = 7.072 = 49.9849 μV2입니다. 중간의 trace는 NeuroGuide 신호 발생기에서 생성된 10 Hz, 10 μV 사인파입니다. '무료 NeuroGuide 데모' > 'JTFA' > '절대 파워' 그리고 '절대값의 평균'을 선택하면 수학적으로 예측한 것과 정확히 일치하는 49.98 μV2가 생성됩니다.

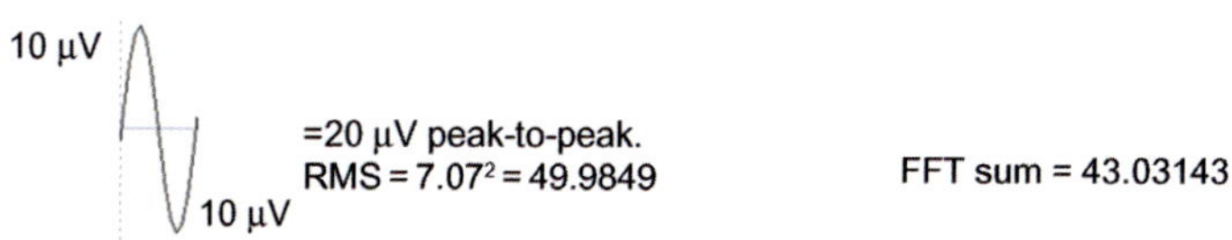

	DELTA	THETA	ALPHA	BETA	HIGH BETA	BETA 1	BETA 2	BETA 3
FP1 - LE	0.00	0.23	43.03	0.44	0.00	0.44	0.00	0.00

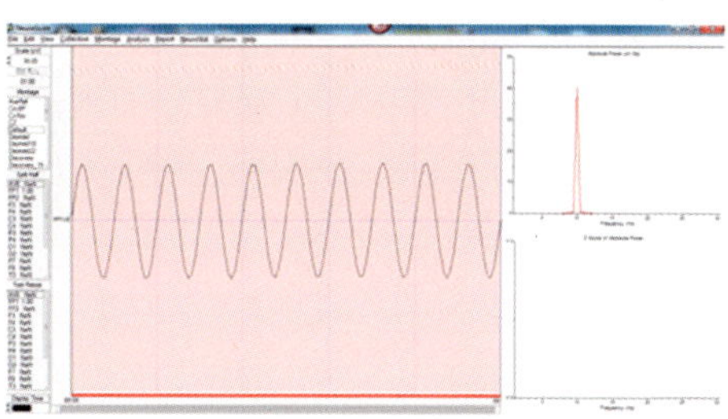

그림 1.10 위의 그림은 10 Hz 및 10 μV 사인파를 보여줍니다. 예상 전력은 사인파의 RMS 값 = 7.07^2 = 49.9849 μV^2입니다. 중간의 trace는 43.03143 μV^2 또는 6.953 μV^2로 수학적 이상 수치나 JTFA보다 파워가 더 적은 FFT 파워 스펙트럼입니다. 차이가 나는 이유는 FFT에는 윈도우잉(코사인 taper)이 필요하며, 그렇지 않으면 스펙트럼에 불연속성과 울림(ringing) 또는 비현실적인 주파수가 발생하기 때문입니다. 아래쪽은 동일한 신호 발생기에서 생성된 그림 1.9와 동일한 10 Hz, 10 μV 피크 투 피크(peak-to-peak)입니다.

이터베이스의 평균 간의 관계를 보여줍니다.

이는 선형적으로 서로 다르게 확장된 동일한 기본 뇌파의 수렴 또는 교차 검증을 보여줍니다. 그러나, 샘플링 이론의 통계학에서, 만약 JTFA와 FFT 절대값을 동일시하는 경우에 환산 계수를 사용한다면 선형 환산의 절차와 방법을 설명하는 것이 중요합니다. 만약 FFT 윈도우잉을 사용하지 않는다면, 이 역시 명시되어야 합니다. 윈도우잉이 없으면 에포크의 시작과 끝에서 불연속성이 발생하여 울림과 잘못된 주파수가 발생합니다. NeuroGuide는 코사인 테이퍼(taper)를 사용하여 FFT를 윈도잉합니다. 더 간단한 접근 방식은 FFT 평균과 표준 편차가 아닌 아웃셋(outset)의 순간 평균과 표준 편차를 사용하는 것인데, 왜냐하면 만약 정확히 동일한 방법을 사용하여 평균과 Z 점수를 모두 계산한다면 사과를 사과와 비교하고 오렌지를 오렌지와 비교하는 것과 같기 때문입니다. 순간 Z 점수를 계산하기 위해 순간 평균과 표준 편차를 사용하는 피험자 간 분산은 자유도가 상당히 낮지만 유효합니다. 순간 평균을 사용하면 계산 부담이 더 크지 않으며 연령 회귀 표준에서 FFT 평균과 표준 편차를 사용할 필요가 없습니다.

요약하자면, 통계적 표본 이론의 위반은 서로 다른 표본 집단을 사용하여 단일 표본의 통계를 계산할 때 발생합니다. 예를 들어, 오렌지 한 통의 평균과 표준 편차를 계산한 다음 이 통계를 사용하여 개별 사과의 Z 점수를 계산하는 경우 통계적 표본 추출 이론 위반이 발생합니다. 사과와 오렌지는 모두 둥글고 무게가 비슷하므로 표면적으로 특징과 특성이 겹치기 때문에 이 방법은 괜찮아 보입니다. 그러나 사실 사과는 오렌지와 근본적으로 다르며, 어떤 샘플링이든 그것을 위반한다면 오류가 발생합니다. 이 비유는 FFT 평균과 표준 편차를 사용하여 단일 JTFA 측정값의 Z 점수를 계산할 때에도 적용됩니다. 사과 한 통을 사용하여 개별 사과의 Z 점수를 계산하는 것이 쉽고 처음부터 오렌지를 사용할 이유가 없기 때문에 불필요한 오류가 발생합니다.

부록

복합 복조와 JTFA

복합 복조는 JTFA에서 순간 파워, 일관성, 진폭 비대칭 및 위상차를 계산한 다음 이러한 순간 값을 기반으로 Z 점수를 계산하는 데 사용됩니다. 복합 복조는 먼저 시계열에 특정 중심 주파수에서 사인과 코사인의 복소 함수를 곱한 다음

(표 1.1 참조) 저역 통과 필터(6차 저역 Butterworth)를 사용하여 매우 낮은 주파수를 제외한 모든 주파수를 제거하고(주파수를 0으로 바꿈) 시계열을 순간 진폭과 위상 및 "순간" 스펙트럼으로 변환하는 분석적 선형 이동-불변 변환입니다. 힐버트 변환과 마찬가지로 시간 분해능과 주파수 분해능 사이에는 항상 트레이드오프(trade-off)가 있다는 점을 강조하기 위해 "순간"이라는 용어 주위에 따옴표를 붙였습니다. 대역폭이 넓을수록 시간 분해능은 높아지지만 주파수 분해능은 낮아지며, 그 반대의 경우도 마찬가지입니다. 수학적으로 복합 복조는 이산 시계열 $\{x_t, t = 1,..., n\}$에 $\sin \omega_0 t$와 $\cos \omega_0 t$를 곱하는 분석 변환으로 정의됩니다.

$$x'_t = x_t \sin \omega_0 t \tag{1.1}$$

그리고

$$x''_t = x_t \cos \omega_0 t \tag{1.2}$$

그런 다음 저역 통과 필터 F를 적용하여 사인 및 코사인 시계열이 다음과 같이 정의되는 순간 시계열인 Z_t 및 Z'_t를 생성합니다.

$$Z'_t = F(x_t \sin \omega_0 t) \tag{1.3}$$

$$Z''_t = F(x_t \cos \omega_0 t) \tag{1.4}$$

그리고

$$2[(Z'_t)^2 + (Z''_t)^2]^{1/2} \tag{1.5}$$

는 시간 t에서 주파수 ω_0의 순간 진폭의 추정치이며

$$\tan^{-1} \frac{Z'_t}{Z''_t} \tag{1.6}$$

는 시간 t에서 순간 위상의 추정치입니다. 이 단계에서 복합 복조 변환은 힐버트 변환과 동일합니다.

순간 교차 스펙트럼은 두 시계열 $\{y_t, t = 1,..., n\}$과 $\{y'_t, t = 1,..., n\}$이 있고 $F[\cdot]$가 0에 가까운 주파수만 통과하는 필터인 경우 다음과 같이 계산하는데, 위와 같이 $R_t^2 = F[y_t \sin \omega_0 t]^2 + F[y_t \cos \omega_0 t]^2 = | F[y_t e^{i\omega_0 t}]^2 |$는 시간 t에서 주파수 ω_0의 진폭 추정치이고 $\varphi_t = \tan^{-1}(F[y_t \sin \omega_0 t / F[y_t \cos \omega_0 t])$은 시간 t에서 주파수 ω_0의 위상을 추정하므로,

$$F[y_t e^{i\omega 0t}] = R_t e^{i\varphi t} \tag{1.7}$$

와 같으며, 동일하게,

$$F[y'_t e^{i\omega 0t}] = R'_t e^{i\varphi t} \tag{1.8}$$

입니다.

순간 교차 스펙트럼은 다음과 같습니다.

$$V_t = F\,[y_t\, e^{i\omega_0 t}]F[y'_t\, e^{-i\omega_0 t}] = R_t R'_t e^{i[\varphi_t - \varphi'_t]} \tag{1.9}$$

그리고 순간 일관성은 다음과 같습니다.

$$\frac{|V_t|}{R_t^{2} R_t'^{2}} = 1 \tag{1.10}$$

순간 위상차는 $\varphi_t - \varphi'_t$입니다. 즉, 순간 위상차는 각 시계열의 순간 위상을 개별적으로 추정한 다음 그 차이를 취하여 계산됩니다. 순간 위상차는 또한 각 시점에서 V_t의 허수 부분을 실수 부분(또는 순간 사분면 스펙트럼을 순간 코스펙트럼으로 나눈 값)으로 나눈 아크탄젠트입니다.

참고문헌

Bloomfield, P. (2000). Fourier analysis of time series: An introduction. New York, NY: John Wiley & Sons.

Box, G. E. P., & Cox, D. R. (1964). An analysis of transformations. Journal of the Royal Statistical Society, 211-243 (discussion 244-252).

Brazis, P. W., Masdeu, J. C., Biller, J., et al. Localization in clinical neurology. Philadelphia,PA: Williams and Wilkins.

Cooley, W. W., & Lohnes, P. R. (1971). Multivariate data analysis. New York, NY: John Wiley & Sons.

Duffy, F., Hughes, J. R., Miranda, F., Bernad, P., & Cook, P. (1994). Status of quantitative EEG (QEEG) in clinical practice. Clinical Electroencephalography, 25(4), VI-XXII.

Gasser, T., Jennen-Steinmetz, C., Sroka, L., Verleger, R., & Mocks, J. (1988). Development of the EEG of school-age children and adolescents. II: Topography. Electroencephalography Clinical Neurophysiology, 69(2), 100-109.

Granger, C. W. J., & Hatanka, M. (1964). Spectral analysis of economic time series. Princeton, NJ: Princeton University Press.

Heilman, K. M., & Valenstein, E. (1993). Clinical neuropsychology (3rd ed.). New York, NY: Oxford University Press.

John, E. R. (1990). Machinery of the mind: Data, theory, and speculations about higher brain function. Boston, MA: Birkhauser.

John, E. R., Prichep, L. S., & Easton, P. (1987). Normative data banks and neurometrics:Basic concepts, methods and results of norm construction.

In A. Remond (Ed.),Handbook of electroencephalography and clinical neurophysiology:

Vol. III. Computer analysisof the EEG and other neurophysiological signals (pp. 449-495). Amsterdam: Elsevier.

John, E. R., Prichep, L. S., Fridman, J., & Easton, P. (1988). Neurometrics: Computer assisted differential diagnosis of brain dysfunctions. Science, 293, 162-169.

Matousek, M., & Petersen, I. (1973). Frequency analysis of the EEG background activity by means of age dependent EEG quotients. In P. Kellaway, & I. Petersen (Eds.), Automation of clinical electroencephalography (pp. 75-102). New York, NY: Raven Press.

Oppenheim, A. V., & Schafer, R. W. (1975). Digital signal processing. London: Prentice-Hall.

Otnes, R. K., & Enochson, L. (1972). Digital time series analysis. New York: John Wiley and Sons.

Otnes, R. K., & Enochson, L. (1978). Applied time series analysis. New York, NY: John Wiley & Sons.

Pikovsky, A., Rosenblum, M., & Kurths, J. (2003). Synchronization: A universal concept in nonlinear sciences. New York, NY: Cambridge University Press.

Robinett, R. W. (1997). Quantum mechanics: Classical results, modern systems and visualized examples. New York, NY: Oxford University Press.

Thatcher, R. W. (1998). EEG normative databases and EEG biofeedback. Journal of Neurotherapy, 2(4), 8-39.

Thatcher, R. W. (1999). EEG database guided neurotherapy. In J. R. Evans, & A. Abarbanel (Eds.), Introduction to quantitative EEG and neurofeedback. San Diego, CA: Academic Press.

Thatcher, R. W. (2000a). EEG operant conditioning (biofeedback) and traumatic brain injury. Clinical EEG, 31(1), 38-44.

Thatcher, R. W. (2000b). An EEG least action model of biofeedback. Eighth Annual Society for Neuronal Regulation, Minneapolis, MN, September 23, 2000.

Thatcher, R. W. (2000c). 3-Dimensional EEG biofeedback using LORETA. Eighth Annual Society for Neuronal Regulation, Minneapolis, MN, September 23, 2000.

Thatcher, R. W. (2011a). Neuropsychiatry and quantitative electroencephalography in the 21st Century. Neuropsychiatry, 1(5), 495-514. Available from http://dx.doi.org/doi:10.2217/npv.11.

Thatcher, R. W. (2011b). LORETA Z score biofeedback and traumatic brain injury. NeuroConnections Newsletter, (Part 3), 9-12.

Thatcher, R. W. (2012). Latest developments in live Z-score training: symptom check list,phase reset and LORETA Z score biofeedback. Journal of Neurotherapy, 17(1), 69-87.

Thatcher, R. W., & Lubar, J. F. (2008). History of the scientific standards of QEEG normative databases. In T. Budzinsky, H. Budzinsky, J. Evans, & A. Abarbanel (Eds.),

Introduction to QEEG and neurofeedback: Advanced theory and applications. San Diego, CA: Academic Press.

Thatcher, R. W., North, D., & Biver, C. (2005a). EEG inverse solutions and parametric vs. non-parametric statistics of Low Resolution Electromagnetic Tomography (LORETA). Clinical EEG and Neuroscience, 36(1), 1-9.

Thatcher, R. W., North, D., & Biver, C. (2005b). Evaluation and validity of a LORETA normative EEG database. Clinical EEG and Neuroscience, 36(2), 116-122.

Thatcher, R. W., North, D., & Biver, C. (2009). Self-organized criticality and the development of EEG phase reset. Human Brain Mapping, 30(2), 553-574.

Thatcher, R. W., Walker, R. A., Biver, C., North, D., & Curtin, R. (2003). Quantitative EEG normative databases: Validation and clinical correlation. Journal of Neurotherapy, 7(3/4), 87-122.

Thatcher, R. W., Walker, R. A., & Guidice, S. (1987). Human cerebral hemispheres develop at different rates and ages. Science, 236, 1110-1113

CHAPTER

2

네트워크 연결 및 LORETA Z 점수 바이오피드백

Robert W. Thatcher, Carl J. Biver and Duane M. North
응용신경과학연구소, 미국 플로리다주 세미놀

1980년대 말과 1990년대 초부터 2014년까지 양전자 방출 단층 촬영(PET), 기능적 자기 공명 영상(fMRI), 전기 신경 영상[뇌파(EEG)/자기 뇌파(MEG)]와 같은 현대 신경 영상 기법의 출현은 거의 2세기에 걸쳐 공간 점유 병변[1](space occupying lesion), 종양, 뇌졸중, 뇌 자극에 대한 연구로 이어졌습니다.

지난 세기 동안 뇌졸중과 관통성 두부 상처에 대한 연구, 특히 지난 20년 동안 신경 영상 기술을 통해 환자의 증상을 뇌의 구조적/기능적 "모듈"과 "허브" 및 하위 시스템으로 대표되는 뇌의 네트워크와 연결하여 다양한 장애뿐만 아니라 인간 뇌의 정상 및 최적 기능을 파악하는 데 상당한 진전을 이루었습니다.

초기 및 원시적 가설 은 인간 뇌의 광대한 영역에서 짧은 시간(예: 100-600ms) 동안 하위 시스템이 동적으로 위상 고정되는 신경망 모델로 대체되었습니다. 이전에는 기능이 특정중심부에 위치한다는 일차적이고 원시적인 가설이 있었습니다. 그러나 현재는 뇌의 광범위한 영역에 걸쳐 하위 시스템이 짧은 시간 동안(예: 100-600ms) 동적으로 위상이 잠금(phase locked)[2]된다는 신경망 모델로 대체되었습니다.

예를 들어, 뇌의 단순한 기능 국소화는 분산 네트워크 노드의 뉴런 하위 그룹에 교차 주파수 위상잠금인 '기능 시스템'의 모음으로 대체되었습니다. 수십억 개의 뉴런이 분산된 네트워크 노드 전반에 걸쳐 동기화되며, 약 40-80 ms 동안의 위상 변화를 표시하고, 이어지는 장기간의 위상 잠금 기간(예: 100-600 ms)에 이어 다음 위상 변화가 발생하면서 해당 시기에 다른 신경 자원이 모집됩니다. 이는 메타 안정 상태에서 연속적이고 계층적인 순서로 나타납니다. 이는 뇌의 동작이 계속해서 연속적으로 변화하고 발전하는 것을 설명하고 있습니다. 위상 재설정은 급격하고, 갑작스럽고 예상치 못한 시작에 이어 장기간의 위상 고정 또는 "안정"이 이어지는 비선형적인 "혼돈" 현상이며, 혼돈/안정 비율이 정보 처리의 효율성과 관련된 항상성[3]의 중요한 부분입니다. 이것이 실시간 Z 점수가 개발된 이유 중 하나인데, 예를 들어 Z = 0(표준화 점수가 0일때)에 대한 강화 혹은 항상성 표준 참조[4]의 부분으로써 시간의 특정한 지점(instances of time)[5]의 안정과 혼란의 균형을 강화하기 위해서입니다. 학급 전체를 방해하는 교실 내 난폭한 아이의 조용한 행동을 강화하기 위해 M&M을 사용하는 것처럼, Z 점수 바이오 피드백은 증상과 연결된 노드 및 연결에서 정보 처리의 안정성과 효율성을 강화하기 위해 설계되었습니다.

신경학

오늘날 인간 뇌의 네트워크 특성을 이해하기 위해서는 우리는 확산 텐서 영상[Diffusion Tensor Imaging[6] (DTI)]이 포함된 구조적 MRI에 의존합니다. Diffusion Tensor Imaging[6] (DTI)는 축삭의 물의 흐름을 3D로 측정하고 3D 피질 축삭을 세고 벡터화하는 트랙토그래피[7](tractography)입니다.

DTI는 네트워크의 노드인 비교적 작은 클러스터(약 68개)와 노드 사이의 섬유 연결로 구성된 수십억 개의 축삭돌기를 포함하여 약 800억 개의 피질 축삭돌기의 총 수를 정량화했습니다.

Hagmann 등(2008)은 신피질의 구조-기능 관계를 정량화하기 위해 엄격하고 해부학적인 기준을 사용하여 "모듈"이라고 불리는 6개의 주요 클러스터를 보여주었습니다.

Hagmann 등(2008)은 확산 스펙트럼 영상(DSI)과 트랙토그래피를 사용하여 1909년 코르비안 브로드만이 설명한 것과 동일한 뇌이랑(Gyri)[8]과 뇌고랑(Sulci)[9]를 사용하여 해부학적 랜드마크가 명확한 66개의 피질 영역 사이에서 인간 대뇌 피질의 피질-피질(cortico-cortical) 백질 연결을 추적했으며, 이는 오늘날에도 여전히 사용되고 있습니다.

해당 연구에서는 Hagmann 등(2008)이 뇌의 특정 지역인 ROIs (Regions of Interest)[10]에 대한 노드와 엣지의 네트워크 스펙트럼 분석을 실시했습니다. 이를 통해 ROIs가 최대 중심성(maximum centrality)[11]을 갖거나 모듈 내 밀도 연결성이 높은 6개의 해부학적 "모듈"로 그룹화되었습니다.

간단히 말하면, 연구자들은 뇌에서 특정 지역들을 연결 패턴에 따라 여섯 가지 그룹으로 나누었습니다. 이 그룹들은 중요한 기능적 모듈을 나타내며, 그 내부의 연결이 강한 곳이거나 중심적인 지점일 가능성이 높습니다.

해당연구에서는 더 나아가서, 모듈 내 연결 밀도와 모듈 외 연결 밀도를 "지방 허브(provincial hubs)"와 "커넥터 허브(connector hubs)"로 표시한 두 그룹으로 하위 분류하였습니다. 이 두 그룹은 세분화하여 모듈 간 전환 노드로서 역할을 수행할 가능성이 높다고 가정되었습니다.

"지방 허브(provincial hubs)"은 모듈 내부에서의 연결이 많은 노드들로, 모듈 내의 정보 전달에 중요한 역할을 할 것으로 예상되었습니다. 반면에 "커넥터 허브(connector hubs)"은 모듈 간의 연결이 더 많은 노드들로, 여러 모듈 간의 정보 전달을 촉진하는 중요한 노드들로 가정되었습니다.

참여자 계수(the participant coefficient)는 모듈 내 연결 밀도와 모듈 외 연결 밀도의 비율로 정의되었습니다.

이는 어떤 노드가 자신이 속한 모듈 내에서 얼마나 밀접하게 연결되어 있는지와 모듈 간 연결에 얼마나 참여하고 있는지를 나타내는 지표입니다.

Catani와 동료들: Catani and coworkers은 일련의 DTI 연구를 통해 인간 피질 백질의 아틀라스(Atlas)를 제작했습니다. 이 연구는 사체의 기존 광학 현미경 신경 해부학에 생체 내 살아있는 뇌를 선명하게 관찰할 수 있게 되었습니다. Catani와 드 쇼튼(2012)The Catani and de Schotten(2012) 아틀라스는 두피 뇌파/MEG의 출처를 공동 등록하는 몬트리올 신경학 및 탈라라이히 아틀라스 좌표 표준을 사용하여 백질을 브로드만 영역에 매핑했습니다. 여기서 브로드만 영역은 특정 백질 섬유 다발[예: 대상회(C), 하측 후두부 근막(IFOF), 미상 후두부 근막(UF), 상측 종단 근막(LF)(전방 및 후방 세그먼트 -AS & PS)] 및 여러 "U" 모양의 국소 섬유(약 16 cm)로 연결된 기능적 하위 노드입니다. 장거리 섬유 다발과 "U"자형 섬유는 대뇌 피질과 연결되며 대뇌 백질을 구성합니다.

피라미드 뉴런은 흥분성 뉴런으로 흥분성 신경전달물질과 신경조절물질, 그리고 양방향으로 이동하는 흥분성 축삭돌기를 따라서 거대하고 중첩된 피질 내 자기 참조 루프 시스템[12]을 나타냅니다. 신피질이라는 개념은 자기 참조 루프 시스템으로서의 신피질의 개념은 Braitenberg와 Schuz(1998)와 Nunez(1981)에 의해 강조되었습니다. 즉, 장거리와 단거리 루프 사이의 전도 속도와 전도 지연이 다른 장거리 흥분성 루프 내부에 중첩된 작은 흥분성 루프가 해부학과 뇌파 모두에서 분명하게 나타납니다. 신경 흥분 루프는 전도 속도, 발신자와 수신자 사이의 거리, 시냅스 상승 시간 및 시냅스 통합 시간, 피라미드형 뉴런 막 전위와 같은 요인에 따라 진동합니다. 피라미드 뉴런의 평균 막 전위와 흥분성이 일정하다고 가정하면 루프 동역학은 T = K(Time= Neuron Number, 시간=루프 내 뉴런수)(NA)로 나타낼 수 있으며, 여기서 T는 루프 내 통과 시간, N은 루프 내 뉴런 수, A는 뉴런 간 지연, K는 루프 내 반복 또는 재발을 의미합니다. 흥분성 루프의 반복은 새로운 기억과 학습을 생성하는 데 관여하는 장기 강화(long-term potentiation, LTP)와 장기 우울(long-term depression, LTD)을 생성하는 데 매우 중요합니다.

그림 2.1은 카타니와 드 쇼튼 인간 연결 아틀라스에서 서로 다른 뇌 영역 간의 DTI (diffusion tensor imagin)파생 축삭 연결의 예입니다.

그림 2.2는 피질-피질 교차 주파수 결합 및 공명에 대한 저해상도 전자기 단층촬영(LORETA) EEG 측정의 예입니다. Y축은 공간적으로 정렬된 ROI와 관련하여 기준 ROI (예: 후측 중앙 이랑)에서 62.75 mm 떨어진 후두엽의 미상핵까지의 거리입니다. X축은 1-40 Hz의 주파수 스펙트럼이고 색상 막대는 약 2분 동안의 ROI 간의 상관관계입니다.

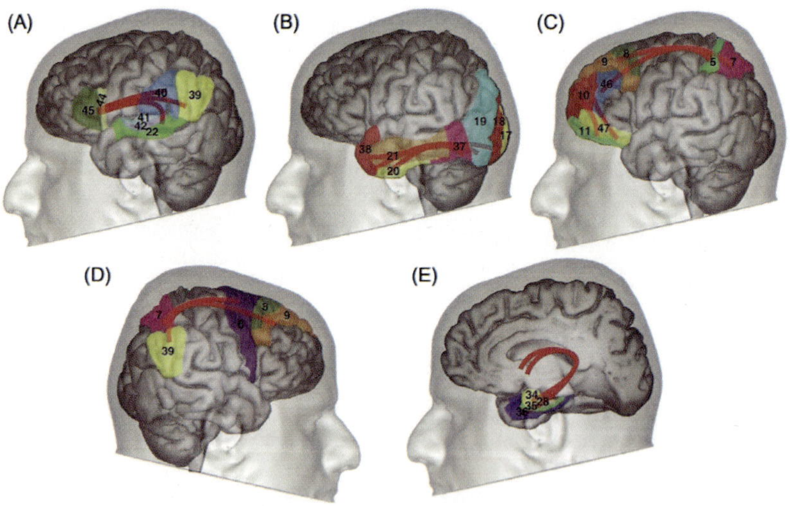

그림 2.1 다양한 브로드만 영역의 백질 트랙을 통한 네트워크 연결의 예.
각 노드 및 연결 모음은 뇌의 기능적 네트워크를 나타냅니다. DTI의 사용은 뇌의 "배선도"에 근막의 시작과 끝의 탈라이라흐 아틀라스 좌표와 "U"자형 섬유를 제공했으며, 이는 LORETA 소스 상관관계와 LORETA 일관성 및 위상의 정렬된 변화에 해당합니다.
출처: 카타니와 드 쇼튼Catani and de Schotten(2012)

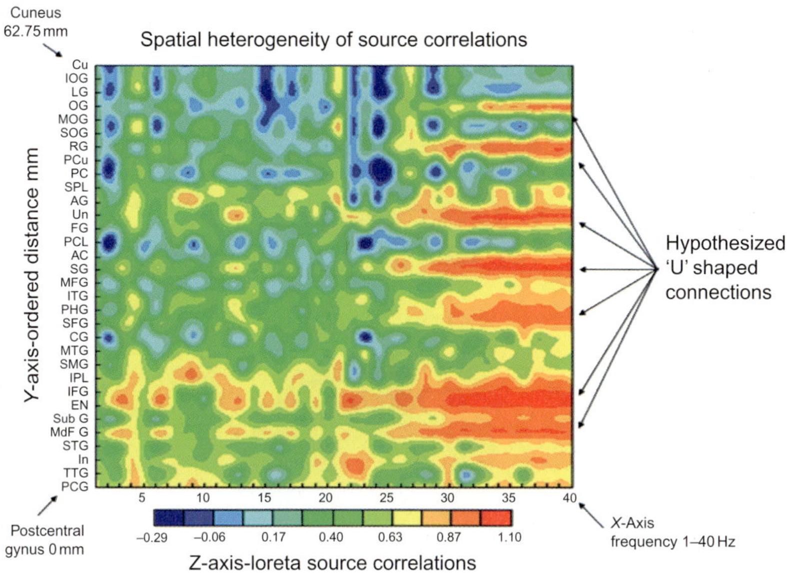

그림 2.2 해당 문장은 LORETA (source correlations)의 공간적 이변성을 보여주는 사례를 설명하고 있습니다. 이는 볼륨 전도(volume conduction)로는 설명되지 않는다고 합니다. ROIs (Regions of Interest)는 왼쪽 후중실회극(post-central gyrus)에서 왼쪽 난처극(cuneus)까지의 거리를 기준으로 정렬되어 있습니다. 브로드만 영역 1 또는 왼쪽 후중실회극에서부터 시작하여 거리에 따라 정렬되어 있습니다. x축은 주파수(1-40 Hz)이며, y축은 ROIs (Regions of Interest)로, ROIs는 후중실회극에서의 거리에 따라 정렬되어 있습니다. z축은 LORETA (source correlation)의 크기로, 등고선 지도의 색 바에 의해 표시됩니다. 번갈아가는 수평적인 빨간색과 파란색 선은 인간 피질의 "U" 모양 섬유 시스템과 일정한 간격으로 증가와 감소가 있는 결합을 나타냅니다. "U" 모양 섬유들은 20-40 Hz에서 강하게 결합되어 있습니다. 번갈아가는 수직적인 빨간색과 파란색은 특정 브로드만 영역이 다른 많은 브로드만 영역과 결합되어 있지만 특정 주파수 대역에서만(예: 쎄타 및 베타, 알파 및 감마) 결합되어 있음을 나타냅니다. 대뇌피질 간 섬유 시스템은 감마 대역 주파수에서 20-40 Hz에서 높은 결합을 보이며, 낮은 주파수 대역에서는 그렇지 않습니다. 각 약어는 특정 뇌 구조를 나타내며, 해당 구조들 간의 연결을 설명하는 것입니다.

구조와 기능 간의 LORETA 연결

이 같은 과학 문헌 검토는 fMRI, PET 및 EEG/MEG 문헌을 통해 증상과 신경심리학적 진단을 뇌의 기능적 특화와 연결하는 데 사용하여, 이를 통해 두뇌의 3D 소스에 대한 연결을 제공했습니다. 우리는 7 mm의 입방체 공간 해상도를 갖고 있으며 Brodmann 영역(그림 2.2 및 2.3 참조)을 충분히 측정하는 "LORETA"를

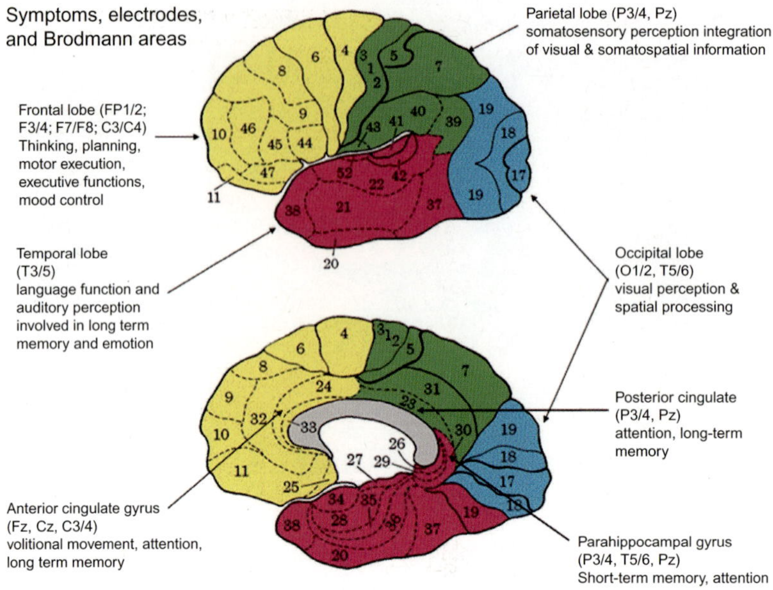

그림 2.3 브로만 영역 및 관련 기능의 그림

사용했습니다. 이는 795개의 피어 리뷰 저널 논문에 의해 확인되었으며, 해당 논문들은 아래의 링크에서 확인할 수 있습니다:

http://www.appliedneuroscience.com/LORETA%20publications.pdf

LORETA의 교차 모드 검증

LORETA의 교차 타당성에는 팬텀헤드검정[13](phantom head validations), 수학적 시뮬레이션 및 생리학적 검증 테스트를 포함한 2000여 개의 피어 리뷰 논문이 포함되어 있습니다.

일부 생리학적 유효성 검증 실험은 시각, 청각 및 운동 과제, 발작방전 epileptic discharges 및 특정 뇌 영역을 활성화하는 인지 과제를 포함했습니다.

LORETA의 추가적이고 중요한 교차 모달 검증은 직접적으로 LORETA를 fMRI, 구조 MRI, PET, 및 두뇌 내 기록과 결합한 연구들에서 얻어졌습니다.

구조 MRI: 구조적 MRI 데이터와 LORETA의 결과를 결합하여 뇌의 구조적 특성과 기능적 활동 사이의 관계를 조사했습니다.

PET (Pizzagalli et al., 2004): 양전자 방출 단층 촬영(PET) 데이터와 LORETA

결과를 결합하여 뇌의 대사 활동과 전기적 활동 사이의 상호 작용을 연구했습니다.

두뇌 내 기록: 뇌의 내부에서 직접적으로 기록된 데이터를 사용하여 LORETA 결과를 검증했습니다. 이는 뇌의 내부 활동을 더 정확하게 파악하는 데 도움이 되었습니다.

이러한 다양한 검증 방법을 통해 LORETA의 신뢰성과 유효성이 높아졌으며, 뇌의 기능적 활동을 이해하는 데 중요한 도구로 인정되고 있습니다.

Pizzagalli와 동료들은 전치전두엽 편위성 전방 신경계피 피질(ACC)의 세타 전류 밀도가 주요 우울증의 치료 반응과 관련되어 있음을 보여주는 생리학적 유효성 검증 연구 시리즈를 발표했습니다. 최근의 두 EEG/fMRI 연구에서 LORETA의 지역화는 평균적으로 fMRI 활성화 지점에서 16 mm와 14.5 mm 떨어져 있었습니다. 이는 보통 1-2 cm로 보고되는 LORETA의 공간 해상도의 범위 내에 있습니다.

LORETA 증상 체크리스트

LORETA 증상 체크리스트를 활성화하려면, 먼저 http://www.appliedneuroscience.com/ContactDownloadDemo.htm에서 NeuroGuide를 무료로 다운로드, 설치 및 실행해야 합니다. 그런 다음 File 메뉴를 클릭한 후 Open > Lexicor > Lexicor NRS24를 선택하고, 나이를 55세로 입력하고 눈을 감은 상태를 선택한 후 OK를 클릭합니다. 그런 다음 Edit 메뉴를 클릭한 후 Select All을 선택히고, Report 메뉴를 클릭한 후 Create Symptom Check List Match를 클릭하여 .scl 파일을 저장할 폴더를 지정합니다. 그런 다음 Collection 메뉴를 클릭한 후 Setup & Monitor를 클릭하고 OK를 클릭합니다. Collection 메뉴에서 Neurofeedback > LORETA Neurofeedback를 클릭합니다.

설정 패널에서 증상 체크리스트(Symptom Check List)를 클릭하고 이전에 저장한 .scl 파일을 엽니다. 그런 다음 "Spatial Perception Problems"로 스크롤하여 심각도(Severity)를 두 번 클릭하고, 오른쪽 측두엽 손상을 가진 환자이며 공간 간과장과 좌측 기능 마비 증상이 있기 때문에 심각도를 10으로 입력합니다.

참조1 LORETA 증상 체크리스트를 활성화 단계 순서

LORETA 증상 체크리스트를 활성화하려면 다음 단계를 따라야 합니다:

1. http://www.appliedneuroscience.com/ContactDownloadDemo.htm에서 NeuroGuide를 무료로 다운로드하고 설치합니다.
2. NeuroGuide를 실행한 후 File 메뉴를 클릭하고 Lexicor > Lexicor NRS24를 선택합니다.
3. 나이를 55세로 입력하고 눈을 감은 상태를 선택한 후 OK를 클릭합니다.
4. Edit 메뉴를 클릭하고 Select All을 선택한 후 Report > Create Symptom Check List Match를 클릭하여 .scl 파일을 저장합니다.
5. Collection 메뉴를 클릭하고 Setup & Monitor를 선택한 후 OK를 클릭합니다.
6. Collection 메뉴에서 Neurofeedback > LORETA Neurofeedback를 선택합니다.
7. 설정 패널에서 Symptom Check List를 클릭하고 이전에 저장한 .scl 파일을 엽니다.
8. "Spatial Perception Problems"로 스크롤하여 심각도를 두 번 클릭하고, 오른쪽 측두엽 손상이 있는 환자로서 공간 간과장과 좌측 기능 마비 증상이 있기 때문에 심각도를 10으로 입력합니다.

증상 확인 목록(The Symptom Check List, SCL)은 오른쪽 아래 목록의 "가설"에서 환자의 증상과 관련이 있을 것으로 예상되는 브로드만 영역의 목록을 생성합니다. "일치(match)" 목록에는 환자 기록에서 가설 위치와 일치하는 통계적으로 유의미한 브로드만 영역이 표시되고 "불일치(mismatch)" 목록에는 가설 위치와 일치하지 않은 브로드만 영역이 표시됩니다. 이러한 불일치는 "보상(compensatory)" 과정을 나타내는 것일 수 있으며, 이러한 방식으로 알렉산더 루리아 Alexander Luria(1973)가 논의한 것처럼 환자의 증상과 관련된 가장 가능성이 높은 "약한(weak)" 뇌 시스템에 집중할 수 있습니다. 확인(OK)을 클릭하여 설정 패널로 돌아가서 증상 체크리스트 일치에 의해 자동으로 생성된 브로드만 영역 및 ROI (Regions of Interest)를 확인합니다. 자세한 내용을 보려면 NeuroGuide 도움말을 클릭한 다음 NeuroGuide 매뉴얼의 뉴로피드백 및 증상 체크리스트 챕터를 엽니다. 그림 2.4는 "증상"이 선택되어 있고 증상과 뇌 영역의 일치에 따라 브로드만 영역이 선택된 SCL 패널의 예입니다. 두 번째 화면은 "신경심리 진단"이 선택된 SCL (Symptom Check List)패널입니다. 이 두 가지 증상 체크리스트의 목록은 Thatcher(2012)에서 확인할 수 있습니다. 증상 체크리스트(SCL)는 환자의 증상과 관련이 있을 것으로 예상되는 브로드만 영역 목록을 "가설"로 생성합니

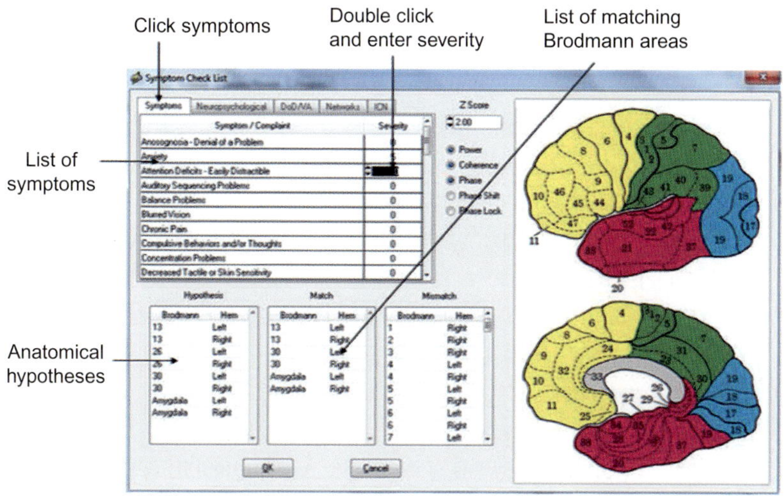

그림 2.4 증상 체크리스트 패널의 그림. 먼저 환자의 증상과 임상 병력을 평가하고 임상의는 뇌파를 기록하기 전에 환자의 증상과 가장 관련이 있을 가능성이 높은 뇌 네트워크에 대한 가설을 세웁니다. 그런 다음 뇌파를 기록하고 LORETA와 증상 체크리스트를 사용하여 가설을 확인하거나 확인하지 않습니다. 브로드만 영역(노드)의 Z 점수로 측정된 조절 장애와 환자의 증상과 연결된 브로드만 영역 간의 연결성을 확인합니다. 뇌파 바이오피드백의 대상으로 선정됩니다.

다. "일치" 목록은 환자 기록에 있는 통계적으로 유의한 브로드만 영역을 보여주며, 이는 가설 위치와 일치합니다. "불일치"는 가설 위치와 일치하지 않는 브로드만 영역을 보여줍니다. 불일치는 "보상" 과정을 나타낼 수 있으며, 이를 통해 환자의 증상과 관련된 가장 가능성이 높은 "약한" 뇌 시스템에 집중할 수 있습니다. Alexander Luria(1973)의 논의와 관련이 있습니다. 확인을 클릭하여 설정 패널로 돌아가고 증상 체크리스트 일치에 따라 자동으로 생성된 브로드만 영역 및 ROI를 볼 수 있습니다. 자세한 내용은 도움말을 클릭한 후 NeuroGuide 도움말을 열고 Neurofeedback 및 증상 체크리스트에 대한 장을 참조하십시오. "Symptoms"가 선택된 SCL 패널의 예시와 증상 및 뇌 영역 일치를 기반으로 선택된 브로드만 영역이 있는 두 번째 화면인 SCL 패널이 있습니다. 두 가지 다른 증상 체크리스트 목록은 Thatcher(2012)에서 제공합니다.

참조2 NeuroGuide 증상체크리스트 확인 순서

1. NeuroGuide 다운로드, 설치, 실행
   - http://www.appliedneuroscience.com/ContactDownloadDemo.htm 에서 NeuroGuide를 무료로 다운로드하고 설치합니다.
   - 실행한 후, "파일" 메뉴에서 "열기"를 선택하고, Lexicor > Lexicor NRS24를 클릭합니다.
2. 환자 정보 입력
   - 나이란에 55세를 입력하고, 눈을 감은 상태를 선택합니다.
   - 확인을 클릭합니다.
3. 증상 체크리스트 생성
   - "편집" 메뉴에서 "모두 선택"을 클릭한 후, "보고서"를 선택하고 "증상 만들기"를 클릭합니다.
   - "목록 일치 확인"을 클릭하여 .scl 파일을 폴더에 저장합니다.
4. LORETA 뉴로피드백 설정
   - "수집" 메뉴에서 "설정 및 모니터링"을 클릭한 후, 확인을 클릭합니다.
   - "수집" > "뉴로피드백" > "LORETA 뉴로피드백"을 클릭합니다.
5. 증상 체크리스트 열기
   - 설정 패널에서 "증상 체크리스트"를 클릭하고 이전에 저장한 .scl 파일을 엽니다.
   - "공간 지각 문제(Spatial Perception Problems)"까지 아래로 스크롤합니다.
6. 증상 심각도 입력
   - "공간 지각 문제" 항목 우측에 있는 셀을 두 번 클릭하여 수정합니다.
   - 우측 두정엽 손상과 공간 무시 및 좌측 마비 증상이 있는 환자의 뇌파로 10을 입력합니다.
7. 목록 생성
   - 증상 확인 목록(SCL)은 환자의 증상과 관련이 있을 것으로 예상되는 브로드만 영역의 목록을 생성합니다.
   - "일치" 목록에는 환자 기록에서 가설과 일치하는 통계적으로 유의미한 브로드만 영역이 표시됩니다.
   - "불일치" 목록에는 가설과 일치하지 않는 브로드만 영역이 표시됩니다.

내부 연결 네트워크

최근 Laird 등(2011)은 30,000건의 fMRI 및 PET 연구를 기반으로 다양한 "내재적 연결 네트워크" 또는 ICN[14] (Intrinsic Connectivity Network)을 18개의 특정 그룹으로 요약했습니다, 앞서 언급했듯이, 이 그룹은 뇌파 문헌을 지배하고 있으

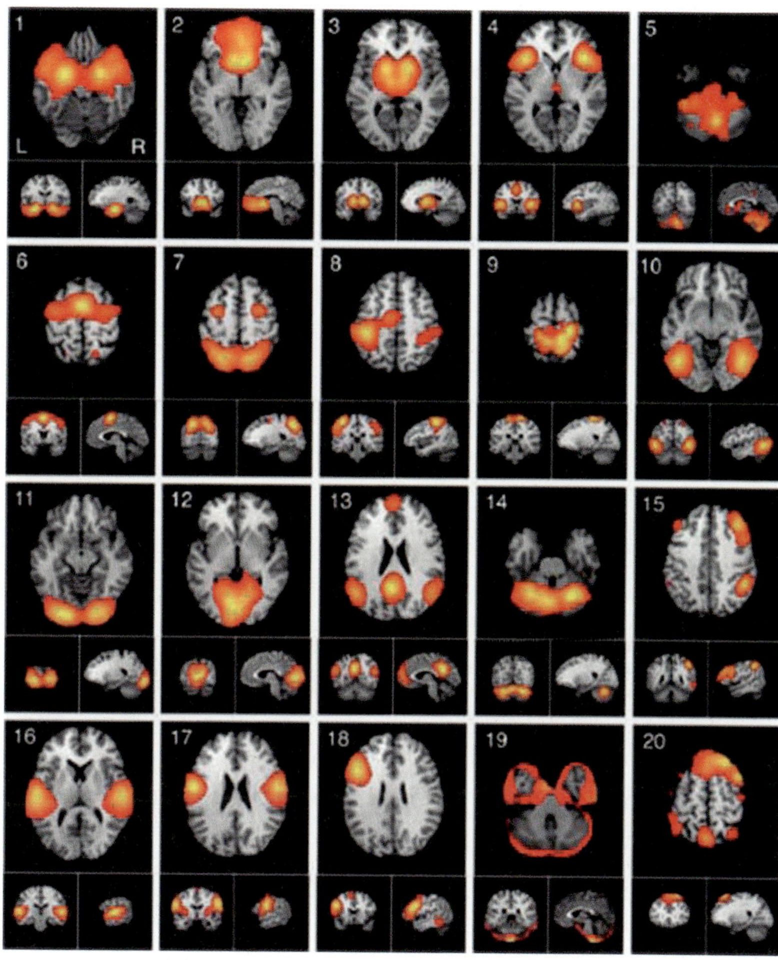

그림 2.5 ICA는 브레인맵 데이터베이스에서 추출한 8637개의 실험 이미지를 20개의 공간적으로 동시 발생하는 ICN 맵으로 분해하는 데 사용되었습니다. ICA 맵은 정규화된 혼합 모델 적합을 통해 Z통계 이미지로 변환되었고, 임계값은 Z > 4로 임계값을 설정하고 표준(탈라이라흐) 뇌 공간에서 보았습니다.
공간에서 가장 대표적인 점의 직교 슬라이스가 공간의 직교 조각이 표시됩니다.

며 상호 연관된 저속 진동을 보여줍니다.

이 섹션에서는 18개의 ICN 각각에 대해 Laird 등(2011)의 내용을 직접 복사했습니다(전체 조사에는 20개의 ICN이 존재하지만, ICN 19와 20은 혈중 산소 농도 의존성(BOLD) 절차 자체의 아티팩트로 여겨져 생략했습니다). 또한 ICN은 정량적 뇌파(qEEG) 방법론을 사용하여 교차 검증을 거쳤습니다. 그림 2.5의 ICN 위치 참조

ICN 1 (변연계 및 내측 측두엽 영역)에는 해마 변연계를 포함한 일차 후각 및 변연계 연관 피질(BA 8/34/35/36/38)이 포함되었습니다. 이 네트워크는 감정을 나타낸 얼굴과 사진, 특히 두려움, 행복 또는 유머를 유발하는 얼굴과 사진의 변별과 밀접한 관련이 있었습니다. 또한 ICN 1은 공기기아[15](air-hunger) 동안 유도되는 인터셉트 처리와 더 약한 후각 및 미각 반응에 강하게 가중치를 두었습니다.

ICN 2 [아속 ACC 및 안와전두피질(OFC)]는 BA 25와 BA 10/11/12를 포함하며 후각, 미각, 감정에 부하가 걸리고 보상과 갈증(thirst tasks)과제[16]에 대한 선호도가 높습니다.

ICN 3 [양측 BG (basal ganglia)와 시상]은 광범위한 정신적 과정과 관련이 있는 것으로 밝혀졌으며, 특히 보상 과제, 비통증성 열 자극, 차단 기능(예: 방광, 성욕, 배고픔, 갈증)과 가장 밀접한 관련이 있는 것으로 나타났습니다. 또한 이 네트워크는 운동, 통증, 체성감각 처리와도 관련이 있는 것으로 밝혀졌으며, 고전적 조건화, 고/노고, 영화 보기, 구문 차별, 지연 할인과 같은 몇 가지 인지 과제에 대한 선호도가 높았습니다. ICN 3은 정서적 과제와도 관련이 있으며, 특히 불안과 후각과 가장 밀접한 관련이 있습니다.

ICN 4 [양측 전측 섬상/전두엽과 미상회 몸통의 앞쪽 측면(bilateral anterior insula/frontal opercula and the anterior aspect of the body of the cingulate gyrus)]는 BA 13/16과 BA 24를 포함합니다. 이 영역은 스트룹(Stroop), 고/노고(go/no-go), 플랭커(Flanker), 사이먼 과제(Simon tasks)에 해당하는 언어, 집행 기능, 정동 및 인터셉트 과정과 청각, 통증 및 미각 과정의 복잡한 집합을 설명합니다.

참조3 다양한 작업 설명

1. **Stroop 작업:** 참가자에게 컬러 단어가 표시된데, 이 단어의 글자 색상과 단어의 의미가 다를 때, 가능한 한 빠르게 색상을 말하는 작업입니다. 예를 들어, "빨간색"이라는 단어가 파란색으로 표시될 때, 참가자는 "파란색"이라고 말해야 합니다.
2. **Go/no-go 작업:** 참가자에게 빠르게 반응할 것을 요구하는데, 어떤 시그널이 주어지면 반응해야 하고, 다른 시그널이 주어지면 반응하지 말아야 합니다. 예를 들어, 초록 빛이 들어오면 참가자는 반응해야 하지만, 빨간 빛이 들어오면 반응해서는 안 됩니다.
3. **Flanker 작업:** 참가자는 중앙에 있는 대상물을 기준으로 주위에 있는 다른 대상물들 중에서 특정한 대상물을 식별해야 합니다. 예를 들어, 중앙에 있는 화살표가 오른쪽으로 향하면서 주변에는 왼쪽으로 향하는 화살표들이 있을 때, 참가자는 중앙의 화살표만을 고려하고 왼쪽으로 향하는 화살표들을 무시해야 합니다.
4. **Simon 작업:** 참가자는 특정한 명령에 대해 키보드나 마우스로 반응하는데, 이 반응이 화면에 표시된 위치와 상관 없이 항상 일관되게 이루어져야 합니다. 예를 들어, 화면에 왼쪽에 빨간색 원과 오른쪽에 파란색 원이 표시되었을 때, 빨간색 원에 대한 반응과 파란색 원에 대한 반응이 일관되게 이루어져야 합니다.

다른 패러다임으로는 속임수, 음악, 고전적 조건화 등이 있습니다. 이처럼 광범위한 네트워크 기능은 가능한 모든 자극 양식에서 도출되었습니다. ICN 4와 관련된 이질적인 기능 범위를 고려할 때, 우리는 이 네트워크를 인지와 감정/인식을 연결하는 과도기적 네트워크로 간주합니다.

ICN 6 (상전두엽 및 중전두엽)은 전운동 및 보조 운동 피질[보조 운동 영역(SMA), BA 6]과 전두엽 시야(FEF)(BA 8/9)를 포함하며, 시각 운동 타이밍 및 실행된 동작의 준비에 대한 인지적 제어와 관련이 있습니다. 가중치가 높은 행동 영역에는 행동 상상력과 준비, 시각적 동작이 포함되었으며, 중요한 패러다임으로는 측면 이동 과제, 컴퓨터 화면에서 그림을 관찰하는 동안의 안구운동(saccades)[17], antisaccades, 복잡한 시퀀스의 학습 및 회상이 있었습니다. 자극 유형은 주로 시각적 대상물, 고정 지점 및 LED 등으로, 참가자들에게 자주 시선을 고정하고 상상하고 추적하도록 지시되었습니다.

ICN 7 중전두엽과 전두엽(BA 46) 및 후두정피질(BA 7)은 시각 공간 처리와 추론에 관여하며, 위스콘신 카드 분류 테스트, 희생, 반 희생, 정신 회전, 계산 또는 계산과 같은 과제에 강한 가중치를 둡니다. 특히 ICN 7과 4의 메타데이터 기능은 Dosenbach 등(2007)이 제안한 하향식 주의력 조절의 이중 네트워크 모델에서 분화된 시스템과 일치하는데, 전두정엽과 두정엽 네트워크는 각각 적응 조절과 안정 유지 기능을 담당합니다.

ICN 8 (복측 전중격, 중격, 중격 후, 상하 소뇌)에는 상지의 일차 감각운동 피질(M1; S1; BA 4/3/1/2)이 포함되었습니다. 이 네트워크는 손의 움직임에 해당하는 행동 및 감각과 관련이 있으며 손가락 두드리기, 잡기, 가리키기, 전기 및 진동 촉각 자극, TMS와 같은 작업을 포함합니다.

ICN 9 (상두정엽)에는 내측 후두정엽 연결 영역(BA 5)이 포함되었습니다. 이 네트워크는 이전 분석에서는 별도의 구성 요소로 관찰되지 않았지만, 분석 사이에 축적된 BrainMap의 논문 수가 증가함에 따라 이전 ICN 8 구성 요소(일차 감각운동 피질의 손 영역)에서 분리되었습니다. ICN 8과 9를 두 개의 개별 구성 요소로 분해하는 것에 대한 지원은 내측 상두정피질(BA 5)이 일차 감각운동 피질과 기능적으로 구별된다는 이전 연구에 의해 제공됩니다. 흥미롭게도 이 네트워크의 히트 맵은 강하게 음의 값을 나타냈는데, 이는 이 영역과 상관관계가 아니라 반상관관계에 있는 인지 및 정서 기능의 범위를 나타냅니다. 특히 그리기와 손 뻗기 등 운동 실행과 학습에 대한 약한 양의 선호도가 발견되었는데, 이는 신체 움직임과 눈의 협응력 통합에 대한 이전 연구와 일치합니다.

ICN 10 (중측 및 하측 측두엽)에는 측두 후두 접합부의 중측 측두 시각 연관 영역[MT, 중측 상측 측두엽(MST), V5; BA 37/39]이 포함되었습니다. 이 네트워크는 복잡하고 종종 감정적인 자극(예: 얼굴, 영화)을 보는 것뿐만 아니라 행동 관찰, 명백한 그림 이름 지정, 움직이는 물체, 특히 무작위 점 형성에 대한 시각적 추적을 통해 유도되었습니다. 다른 과제에는 정신 회전과 공간 내 위치 식별이 포함되었습니다.

ICN 11과 12 (외측 및 내측 후후두피질)에는 1차, 2차, 3차 시각 피질(V1, V2, V3; BA 17/18/19)이 포함되었습니다. 함께 볼 때 ICN 12, 11, 10은 후두피질과 측두피질의 내측에서 외측으로 확장되었습니다.

ICN 12는 깜박이는 바둑판과 같은 단순한 시각 자극과 밀접한 관련이 있었고, ICN 11은 맞춤법 및 은밀한 읽기와 관련된 더 높은 수준의 시각 처리와 관련이 있었습니다. ICN 11은 점자 읽기와도 일치하여 시각 장애인의 피질 영역에서 관찰된 가소성 피질 영역의 가소성을 보여줍니다. ICN 11과 12는 행동 영역, 패러다임 및 여러 조건 필드와 같은 여러 영역에서 상대적으로 약한 부하를 보였습니다. 기능적 비전문성을 반영하기보다는 '실험적 대비' 분야에 대한 히트 맵을 추가로 조사한 결과, 이러한 측면 및 내측 시각 네트워크에서 보고된 많은 활성화는 시각 자극이 제대로 제어되지 않은 실험에서 비롯된 것으로 밝혀졌습니다. 이러한 시각적 활성화 패턴은 추구한 주요 효과가 아니었고 다른 기능적 분류로 분류되었기 때문에(예: 휴식 기준선과 대조된 샘플 과제에 대한 지연된 일치는 '시각'이 아닌 '작업 기억'이라는 행동 영역으로 분류됨), 시각과 관련된 기능적 설명자는 다른 메타데이터 분류에서 희석되었습니다(Laird et al., 2011에서 인용).

ICN 13 (내측 전전두엽 및 후대상회/전전두엽 영역)은 기본 모드 네트워크로 알려진 구성 요소로, 마음 이론 및 사회 인지 과제와 강하게 일치했습니다. 고정, 에피소드 회상, 상상된 장면, 지연 할인 과제에 대해서는 약한 대응이 관찰되었습니다.

일반적으로 행동 및 감각과 관련된 ICN 14 (소뇌)는 감각운동, 자율 및 인지 기능의 분포 범위를 보여주었습니다. 흥미롭게도 이 부위와 관련된 다른 언어 또는 언어 과제가 없었음에도 불구하고 공개적 및 은밀한 명명 모두 소뇌 활동에 대한 선호도가 나타났습니다.

마찬가지로 ICN 14는 유머 자극 처리에 대한 선호도를 보였지만 다른 정서적 반응은 관찰되지 않았습니다.

ICN 15 (우측 외측 전두정엽 영역)에는 우측 BA 44/45와 22/39/40이 포함되었습니다. 이 네트워크는 추론, 주의력, 억제, 기억과 같은 여러 인지 과정을 포함하며, n-back, 지연 할인(delay discounting), 분할 청각(divided auditory)주의 과제에 대한 선호도를 보였습니다.

참조4 다양한 과제 설명

n-back", "delay discounting", 그리고 "divided auditory"는 인지 과제를 나타내는 용어입니다.

1. **n-back:** n-back 작업은 작업 기억을 테스트하는 데 사용되는 인지 심리학적 작업입니다. 참여자는 이전에 제시된 항목 중에서 n 번째로 이전에 표시된 항목과 현재 표시된 항목이 일치하는지 확인해야 합니다.
2. **delay discounting:** delay discounting은 사람들이 미래의 보상에 대한 가치를 현재로부터의 시간에 따라 어떻게 평가하는지 이해하는 데 사용되는 개념입니다. 즉, 미래에 받을 수 있는 보상의 가치가 시간이 지남에 따라 감소한다는 것을 설명합니다.
3. **divided auditory:** divided auditory attention은 청각적 주의력을 테스트하는 작업으로, 참여자가 동시에 두 가지 이상의 청각적 정보에 주의를 기울여야 합니다. 이는 주로 멀티태스킹 능력을 평가하는 데 사용됩니다.

ICN 16 (횡측 측두회)은 일차 청각 피질(A1; BA 41/42)을 포함하며 청각(음조 및 음정 변별 포함), 음악, 말하기와 관련이 있었습니다. 다른 과정에는 음운 변별과 홀수 변별이 포함되었습니다.

ICN 17 (등쪽 전중격, 중격, 중격 후, 상하 소뇌)은 입에 대한 일차 감각운동 피질(M1, S1, BA 4/3/1/2)을 포함하며, 명백한 읽기나 암송, 씹거나 삼키기, 혀의 굴곡[18]/신장[19](flexion/extension of the tongue) 등 언어에 해당하는 행동 및 감각과 관련이 있었습니다.

ICN 18 (좌측 측면 전두정엽 영역)에는 브로카(BA 44/45) 및 베르니케(BA 22/39/40) 영역이 포함되었으며 단어 생성 및 은밀한 읽기[20](covert reading)와 같은 의미론적, 음운론적, 직교적 언어 과제뿐만 아니라 짝을 이룬 동료 회상, 큐 인코딩 및 인식, 스턴버그 과제와 같은 작업 및 명시적 기억 과제에 강력하게 매핑되어 있었습니다. 놀랍게도 이 네트워크는 ICN 7보다 작업 기억에 대한 선호도가 더 높았습니다. 자극 유형에는 단어, 의사 단어, 문자, 한자(Asian characters)가 포함되었으며, 버튼 누르기 반응이 우세했습니다(그림 2.6).

해석하면, ICN 18는 왼쪽으로 치우친 전두-두정부 지역을 포함하는데, 여기에는 브로카(BA 44/45)와 베르니케(BA 22/39/40) 영역이 포함됩니다. 이 네트워크는 의미론적, 음운론적, 그리고 철자적 언어 작업과 같은 다양한 언어 작업과

참조5 다양한 연상작업

paired associate recall: 쌍배 연상 회상은 한 항목이 다른 항목과 연결된 쌍을 기억하고 호출하는 능력을 테스트하는 작업입니다. 예를 들어, "사과-나무"와 같은 단어 쌍이 제시되고, 참가자는 "사과"가 나올 때 "나무"를 기억해야 합니다.

cued encoding and recognition: 견인 부호화와 인식은 기억 과제의 한 형태로, 정보를 기억할 때 특정 신호(견인)를 사용하여 정보를 인쇄하고, 나중에 인식하는 능력을 평가합니다. 예를 들어, 물건들을 여러 개의 그룹으로 나누고, 각 그룹에 대한 단서를 제시하고, 참가자는 단서에 맞는 그룹에 속한 물건을 기억해야 합니다.

Sternberg task: 스턴버그 작업은 작업 기억을 평가하는 데 사용되는 실험적인 작업입니다. 참가자는 단기 기억에 있는 정보를 기억하고 유지한 다음, 검색할 때 주어진 항목과 일치하는지 확인해야 합니다. 일반적으로, 참가자들은 시간 제한 내에 정보를 유지하고 검색하는 데 사용된 시간을 측정합니다.

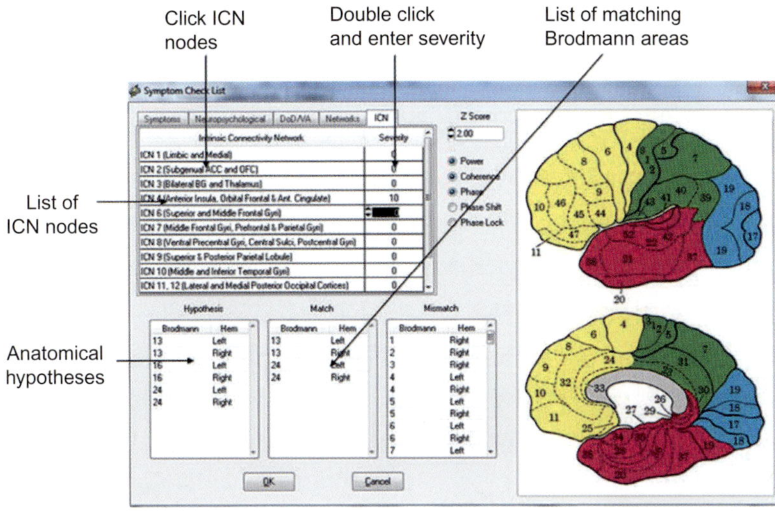

그림 2.6 본질적 연결성(ICN) 패널 그림. 임상의는 먼저 환자의 증상과 임상 병력을 평가하고 뇌파를 기록하기 전에 환자의 증상과 가장 관련이 있을 가능성이 높은 ICN 뇌 네트워크에 대한 가설을 세웁니다. 그런 다음 뇌파를 기록하고 LORETA와 ICN을 사용하여 가설을 확인 또는 반증합니다. 브로드만 영역(노드)의 Z 점수로 측정된 조절 장애와 환자의 증상과 연결된 ICN의 브로드만 영역 간 연결은 뇌파 바이오피드백의 대상으로 선정됩니다.

관련이 있으며, 단어 생성과 은밀한 독서(covert reading)와 같은 작업뿐만 아니라, 작업 기억과 명시적 기억 작업, 예를 들어 쌍배 연상 회상(paired associate recall), 견인 부호화 및 인식(cued encoding and recognition), 그리고 스턴버그 작업(Sternberg task)과 같은 작업과 관련이 있습니다. 놀랍게도, 이 네트워크는 ICN 7보다 작업 기억에 더 강한 선호도를 보였습니다. 자극 유형에는 단어, 의사단어, 문자 및 아시아 문자가 포함되어 있으며, 버튼 누르기 응답이 우세했습니다.

sLORETA와 LORETA Z 점수 및 교차 스펙트럼

sLORETA와 LORETA의 순간 Z 점수 계산은 표면 뇌파와는 다릅니다. 이는 LORETA가 각 복셀에서 3개의 직교 3D 전류 벡터를 생성하기 때문입니다. 즉, x, y, z 방향에 3개의 시계열이 있습니다. 결과 벡터는 제곱합의 제곱근입니다. 결과 벡터의 문제점은 x, y, z의 제곱이 뇌파 전류 소스 시계열을 정류하거나 시계열의 주파수를 두 배로 늘리는 양의 값만 생성한다는 것입니다. 주파수가 두 배가 되는 것을 피하기 위해 NeuroGuide는 각 복셀에서 평균 시계열 또는 (Px 1 y 1 z)/3 5 평균 전류 소스를 계산합니다. 또한 뉴로가이드는 x, y, z 평균과 표준 편차를 계산하고 평균의 평균을 x, y, z 벡터의 평균과 비교한 결과 본질적으로 동일하다는 것을 발견했습니다. 그런 다음 각 복셀에서 가우스 평균 및 표준 편차 전류 소스를 얻기 위해 평균 전류 소스 순간 시계열에 변환을 적용했습니다. 복소수를 사용하거나 사용하지 않는 수학적 세부 사항과 각 단계의 계산 방법을 설명해야 합니다. 크로스 스펙트럼의 뉴로가이드 순간 규범의 경우 x, y, z 방향으로 계산됩니다. Z 점수는 x, y, z 실수 및 허수 성분의 평균에서 계산되며 결과 벡터는 일관성 및 위상차 계산에 사용하지 않습니다. 위상차 시계열의 첫 번째 및 두 번째 미분은 Thatcher et al.(2008a) 및 Thatcher, North, Biver(2009)에서 설명한 것과 동일한 수학 및 방법을 사용하여 위상 이동 및 위상 잠금 지속 시간을 계산하는 데 사용됩니다. 결과 벡터는 상관 계수로 계산된 브로드만 영역 간의 공동 변조 또는 공변량 크기에 유용합니다.

네트워크 노드 및 연결

3D 공간 라플라시안(Laplacian) 연산자는 동시에 활성화된 뉴런들이 현재 생성한 공간적으로 퍼진 전류 밀도를 최대한 매끄럽게 만듭니다. 이는 인접한 복셀들이 양의 상관 관계를 가지며 거리와 함께 매끄럽게 감소하고, 결과적으로 주어진 기능적 노드의 중앙 복셀이 해당 노드를 대표한다는 것을 의미합니다. 예를 들어, Brodmann 영역의 중앙 복셀과 인접한 복셀 간의 상관 관계는 약 0.99이며, 경계나 가장자리 복셀에서의 상관 관계는 약 0.85로, 이는 모든 중앙 복셀의 경우입니다. 또한, 6230개의 조합론적 계산은 복소 영역의 1900만 x 1900만 행렬로 실시간으로 계산하기에 현실적이지 않습니다. 따라서, S LORETA (Standardized Low-Resolution Electromagnetic Tomography, 표준화된 저해상도 전자기 단층 촬영법) 일관성과 EEG 소스의 위상을 계산하는 표준 방법은 각 기능적 ROI 또는 Brodmann 영역 또는 연결된 네트워크의 노드의 중앙 복셀을 사용하는 것입니다. 그런 다음, 각 주파수 대역에 대해 88개의 Brodmann 영역 N = 3828의 모든 조합에 대한 교차 스펙트럼이 계산되며, 이는 현재 컴퓨터에서 실시간으로 쉽게 처리됩니다.

구조적, 기능적, 효과적인 연결성

칼 프리스턴[Karl Friston(1994)]은 연결성을 (1) 해부학적 연결성, (2) 기능적 연결성, (3) 효과적 연결성의 세 가지 범주로 정의했습니다. 해부학적 연결은 세포 염색 방법, 기관 추적 방법, DTI 및 확산 스펙트럼 이미징에 의해 결정됩니다. 예를 들어, 단거리 대 장거리 연결과 뇌파 일관성 또는 뇌파 소스 크기와 연결 밀도, 위상 고정 및 위상 이동은 허브와 모듈 사이의 거리와 관련이 있는 등 해부학적 특징과 qEEG 간의 연계가 중요합니다. 그러나 기능적 연결성을 나타내는 해부학만으로는 허브와 모듈이 ms 영역에서 어떻게 동적으로 연결되는지 알 수 없습니다. 기능적 연결성은 분리된 신경생리학적 사건 간의 시간적 상관관계 분석을 기반으로 합니다. 일관성, 상관관계, 위상 편이, 위상 잠금, 위상 경사 지수(PSI), 위상 엔트로피 전달 및 관련 측정값은 허브와 모듈의 시공간 주파수 영역에서 시간 지연 및 결합 크기를 추정합니다[예: 공동 시간-주파수 분석(JTFA)]. 효과적인 연결성은 "인과적" 연결성과 일치하며 방향성 정보(예: 한 신경계가 다른 신경계에 미치는 영향)에 의존합니다. 인과적인 연결성 추정에는 Granger 인과관계(1969), 다변량 자동 회귀 모델링 및 조건부 정보 측정, PSI와 같은 정보 흐름 측정이 포함됩니다. 그랜저 인과관계[21](Granger causality)의 문제점은 높은 노이즈 민감도와 다변량 모델 피팅에 대한 의존도입니다. PSI와 위상 전달 엔트로피(PTE)는 위상차 또는 복소수의 허수 부분에 대한 물리학을 기반으로 하기 때문에 다른 종류의 인과관계 메트릭입니다. 수학적으로 연결 시스템의 위상차는 거리와 전도 속도의 함수이며, 이는 상대 위상을 조정하면 체적 전도에 따라 모든 주파수가 동일한 속도로 전파된다는 것을 의미합니다. 따라서 체적 전도로 인한 위상차는 0과 같으므로 네트워크 지연으로 인해 복소수의 허수 부분만 0과 같지 않습니다. 네트워크 시간 지연은 네트워크에서 뇌파의 전기를 설명하는 가상 성분의 공간적 및 시간적 미분에 의해 결정되는 정보 흐름 방향과의 구조적 및 기능적 연결로 인해 교차 스펙트럼의 가상 성분에 의해 측정됩니다. 이것이 바로 PSI와 PTE가 달성하는 것입니다. PSI는 계산이 간단하고 정확하며 다변량 통계에 의존하지 않습니다. PTE는 계산이 더 복잡하고 그랜저 인과관계와 같이 x가 y에 영향을 미치는 베이지안 통계를 기반으로 하지만 첫 번째 단계로 자동 회귀를 사용할 필요가 없습니다. 주파수 간 인과관계에는 PSI와 PTE를 모두 사용할 수 있지만, 이 역시 PSI가 계산하기 더 쉬우며, 현재까지 이 두 가지 물리 기반 연결성 연구와 Granger 기반 영향 연결성 연구를 비교하는 체계적인 연구는 수행되지 않았습니다. 이러한 다양한 방법의 수학적 시뮬레이션은 유사성이 높지만 실용적으로 더 선호도가 높고 구현이 간편한 PSI와 PTE가 향후 뇌파 유효 연결성 개발을 주도하고 있음을 나타냅니다. 효과적인 연결성에 대한 Z 점수 뉴로 피드백은 곧 뉴로 피드백에 사용할 수 있는 광범위한 지표 중 하나입니다. 과학적, 수학적 기초가 발표되었으며 이러한 방법을 적용하면 브로드만 영역 수준에서 유효 연결성을 사용하여 임계값을 결정하고 뉴로 피드백의 방향을 안내하는 데 도움이 되는 참조를 제공합니다. 건강한 개인의 표준을 향한 강화에 대한 보수적 접근 방식의 상대적 안전성은 기초적이고 통합적입니다. 좋은 임상 결과에 대한 책임은 practitioner (임상가, 수련가)의 경험과 역량, 그리고 환자의 증상과 관련된 뇌 네트워크의 안정성을 강화할 수 있는 능력에 달려 있습니다.

참고문헌

Braitenberg, V., & Schu¨ z, A. (1998). Cortex: Statistics and geometry of neuronal connections (2nd ed.). Heidelberg: Springer.

Broca, P. (1861). Perte de la parole, ramollissement chronique et destruction partielle du lobe ante´rieur gauche du cerveau. Bulletins de la Socie´te´ d'Anthropologie de Paris, 2. 235e8 and 301e321

Brodmann, V. K. (1909). Localization in the cerebral cortex: The principles of comparative localisation in the cerebral cortex based on cytoarchitectonics (L. J. Garey, Trans.). London: Springer, 1994.

Catani, M., & de Schotten, M. T. (2012). Atlas of human brain connections. New York, NY: Oxford University Press.

Catani, M., Dell'Acquaa, F., Bizzi, A., Forkel, S. J., Williams, S. C., Simmons, A., et al. (2012a). Beyond cortical localization in clinico-anatomical correlation. Cortex, 48, 1262.

Catani, M., Dell'Acquaa, F., & de Schotten, M. T. (2013). A revised limbic system model for memory, emotion and behaviour. Neuroscience and Biobehavioral Reviews, 37, 1724-1737.

Catani, M., Dell'Acquaa, F., Vergani, F., Malik, F., Hodge, H., Roy, P., et al. (2012b). Short frontal lobes of the human brain. Cortex, 48, 273-291.

Dosenbach, N. U. F., Fair, D. A., Miezin, F. M., Cohen, A. L., Wenger, K. K., et al. (2007). Distinct brain networks for adaptive and stable task control in humans. Proceedings of the National Academy of Sciences of the United States of America, 104, 11073-11078.

Ewald, A., Avarvand, F. S., & Nolte, G. (2013). Identifying causal networks of neuronal sources from EEG/MEG data with the phase slope index: A simulation study. Biomedical Technology, 58(2), 165-178.

Friston, K. J. (1994). Functional and effective connectivity in neuroimaging. Human Brain Mapping, 2, 56-78.

Greenblatt, R. E., Pflieger, M. E., & Ossadtchi, A. (2012). Connectivity measures applied to human brain electrophysiological data. Journal of Neuroscience Methods, 207(1), 1-16.

Hagmann, P., Cammoun, L., Gigandet, X., Meuli, R., Honey, C. J., Wedeen, V. J., et al.

(2008). Mapping the structural core of human cerebral cortex. PLoS Biology, 6, e159.

Jackson, H. (1876). Case of large cerebral tumour without optic neuritis and with left hemiplegia and imperception. In J. Taylor (Ed.), Selected writings of John Hughlings Jackson (p. 1876). London: Hodden and Stoughton.

Kaminski, M., Ding, M., Truccolo, W. A., & Bressler, S. L. (2001). Evaluating causal relations in neural systems: Granger causality, directed transfer function and statistical assessment of significance. Biological Cybernetics, 85, 145-157.

Laird, A. R., Fox, P. M., Eickhoff, S. B., Turner, J. A., Ray, K. L., McKay, D. R., et al. (2011). Behavioral interpretations of intrinsic connectivity networks. Journal of Cognitive Neuroscience, 23(12), 4022-4037.

Langer, N., Pedroni, A., Gianotti, A. R., Hanggi, J., Knoch, D., & Jancke, L. (2011).

Functional brain network efficiency predicts intelligence. Human Brainmapping, 33(6), 1393e1406.

Lantz, G., Michel, C. M., Pascual-Marqui, R. D., Spinelli, L., Seeck, M., Seri, S., et al. (1997). Extracranial localization of intracranial interictal epileptiform activity using LORETA(low resolution electromagnetic tomography). Electroencephalography & Clinical Neurophysiology, 102, 414-422.

Mulert, C., Gallinat, J., Pascual-Marqui, R., Dorn, H., Frick, K., Schlattmann, P., et al.

(2001). Reduced event-related current density in the anterior cingulate cortex in schizophrenia. Neuroimage, 13, 589-600.

Mulert, C., Jager, L., Schmitt, R., Bussfeld, P., Pogarell, O., Moller, H. J., et al. (2004).

Integration of fMRI and simultaneous EEG: Towards a comprehensive understanding of localization and time-course of brain activity in target detection. NeuroImage, 22, 83-94.

Nolte, G., Ziehe, A., Nikulin, V., et al. (2008). Robustly estimating the flow direction of information in complex physical systems. Physical Review Letters, 100, 234101.

Nunez, P. L. (1981). Electrical fields of the brain. New York, NY: Oxford University Press.

Nunez, P. L. (1995). Neocortical dynamics and human EEG rhythms. New York, NY: Oxford University Press.

Pascual-Marqui, R. D., Lehmann, D., Koenig, T., Kochi, K., Merlo, M. C. G., Hell, D., et al. (1999). Low resolution brain electromagnetic tomography (LORETA) functional imaging in acute, neuroleptic-naive, first-episode, productive schizophrenia. Psychiatry Research-Neuroimaging, 90, 169-179.

Pizzagalli, D. A., Lehmann, D., Hendrick, A. M., Regard, M., Pascual-Marqui, R. D., &

Davidson, R. J. (2002). Affective judgments of faces modulate early activity (approximately 160 ms) within the fusiform gyri. NeuroImage, 16, 663-677.

Pizzagalli, D. A., Oakes, T. R., Fox, A. S., Chung, M. K., Larson, C. L., Abercrombie, H. C.,et al. (2004). Functional but not structural subgenual prefrontal cortex abnormalities in melancholia. Molecular Psychiatry, 9, 393-405.

Pizzagalli, D. A., Pascual-Marqui, R. D., Nitschke, J. B., Oakes, T. R., Larson, C. L., Abercrombie, H. C., et al. (2001). Anterior cingulate activity as a predictor of degree of treatment response in major depression: Evidence from brain electrical tomography analysis. American Journal of Psychiatry, 158, 405-415.

Rabinovich, M. I., Afraimovich, V. S., Christian, B., & Varona, P. (2012). Information flow dynamics in the brain. Physics of Life Reviews, 9, 51-73.

Seeck, M., Lazeyras, F., Michel, C. M., Blanke, O., Gericke, C. A., Ives, J., et al. (1998). Noninvasive epileptic focus localization using EEG-triggered functional MRI and electromagnetic tomography. Electroencephalography and Clinical Neurophysiology, 106, 508-512.

Thatcher, R. W. (2012). Handbook of quantitative electroencephalography and EEG biofeedback. St. Petersburg, FL: Anipublishing Co.

Thatcher, R. W., Biver, C. J., & North, D. (2007). Spatial-Temporal current source correlations and cortical connectivity. Clinical EEG and Neuroscience, 38(1), 35-48.

Thatcher, R. W., Krause, P., & Hrybyk, M. (1986). Corticocortical association fibers and EEG coherence: A two compartmental model. Electroencephalography and Clinical Neurophysiology, 64, 123-143.

Thatcher, R. W., North, D., & Biver, C. (2008a). Development of cortical connectivity as measured by EEG coherence and phase. Human Brain Mapping, 29(12), 1400-1415.

Thatcher, R. W., North, D., & Biver, C. (2008b). Intelligence and EEG phase reset: A twocompartmental model of phase shift and lock. NeuroImage, 42(4), 1639-1653.

Thatcher, R. W., North, D., & Biver, C. (2009). Self organized criticality and the development of EEG phase reset. Human Brain Mapping, 30(2), 553-574.

Thatcher, R. W., North, D. M., & Biver, C. J. (2012). Diffusion spectral imaging modules correlate with EEG LORETA neuroimaging modules. Human Brain Mapping, 33(5), 1062-1075.

Tuch, D. S., Wedeen, V. J., Dale, A. M., George, J. S., & Belliveau, J. W. (1999). Conductivity mapping of biological tissue using diffusion MRI. Annals of the New York Academy of Sciences, 888, 314-316.

Vitacco, D., Brandeis, D., Pascual-Marqui, R., & Martin, E. (2002). Correspondence of event-related potential tomography and functional magnetic resonance imaging during language processing. Human Brain Mapping, 17, 4-12.

Wernicke, K. (1881). Text book of cerebral diseases. Berlin: Karger.

Wisner, K. M., Atluri, G., Lim, K. O., & MacDonald, A. W. (2013). Neurometrics of intrinsic connectivity networks at rest using fMRI: Retest reliability and cross-validation using a meta-level method. NeuroImage, 76, 236-251.

Worrell, G. A., Lagerlund, T. D., Sharbrough, F. W., Brinkmann, B. H., Busacker, N. E., Cicora, K. M., et al. (2000). Localization of the epileptic focus by low-resolution electromagnetic tomography in patients with a lesion demonstrated by MRI. Brain Topography,12, 273-282

CHAPTER

3

Z 점수 뉴로피드백의 최적 절차: 표면 및 LORETA 뉴로피드백의 학습 극대화를 위한 전략

Joel F. Lubar
Southeastern Neurofeedback Institute, Pompano Beach, FL, USA

이 장에서는 조작적 조건화의 기본 개념에 대해 논의하고 수년 동안 뉴로피드백에 어떻게 적용되었는지에 대한 예를 제시합니다. 역사적으로 이 개념(조작적 조건화)은 100년 이상 거슬러 올라갑니다. "즐거운 결과가 뒤따르는 행동은 반복될 가능성이 높고, 불쾌한 결과가 뒤따르는 행동은 중단될 가능성이 높다."는 '효과의 법칙[1]'을 제안한 Edward Thorndike(1898)가 그 시초입니다. 힐가드(1948), 힐가드와 마퀴스(1961)는 "학습이란 강화된 연습의 결과로 반응의 확률이 증가하는 것"이라고 말했습니다. 조작적 조건화 이론의 발전에 가장 큰 공헌을 한 사람은 BF 스키너로, 수십 년에 걸쳐 조작적 조건화 또는 도구적 학습의 개념을 정교하게 설명하는 많은 논문과 저서를 출간했습니다. 기본적으로 조작적 반응은 긍정적으로 또는 부정적으로 강화되거나 강화되지 않을 수 있는 반응입니다. 스키너와 그의 동료들은 많은 출판물에서 강화의 힘을 보여주었습니다. 강화된 반응의 확률을 높이는 것은 그가 "강화 일정"이라고 "강화 스케줄(schedules of reinforcement)"이라고 부르는 것에 달려 있습니다. 부정적 강화는 스키너가 설명한 또 다른 용어입니다. 부정적 강화에서는 부정적인 결과나 혐오 자극을 제거하거나 피함으로써 반응이나 행동이 강화됩니다.

뉴로피드백 또는 더 넓게는 바이오피드백의 맥락에서는 특정 생리적 반응을 강화하여 그 확률을 높입니다. 바이오 피드백의 경우, 특정 근육 그룹의 경우 근육 긴장이 감소하거나 특정 근육 그룹의 경우, 손이나 다리의 체온이 상승하거나 전기피부반응(EDR)의 변화, 심박수 변동성, 또는 혈액 혈압 등을 예로 들 수 있습니다. 뉴로피드백에서는 특정 주파수 또는 주파수 대역, 이 주파수 대역의 크기(시간에 따른 평균 진폭) 또는 일관성, 위상, 최근 위상 이동 및 위상 잠금 기간과 같은 더 복잡한 매개변수와 같이 뇌파의 특정 측면을 긍정적으로 또는 부정적으로 강화합니다. 측정은 이러한 파라미터의 실제 값 또는 NeuroGuide 프로그램에서 매우 성공적으로 사용된 표준 데이터베이스의 Z 점수 편차를 기반으로 할 수 있습니다.

어떤 파라미터[2](parameters)를 훈련할지 결정하는 것은 여러 요인에 따라 달라집니다. 어떤 임상 장애를 결정하는 데 도움이 되는 매우 상세한 임상 병력 고려해야 합니다. 이 정보는 가족 구성원, 심리 측정 또는 신경 심리 테스트와 함께 수집된 환자 정보에서 수집할 수 있습니다. 정확한 임상 진단은 최상의 결과를 제공하기 위해 필수적입니다. 환자의 임상 상태에 대한 이러한 정확한 평가와 함께 정량적 뇌파(QEEG) 분석은 표준 데이터베이스와 비교하여 1개에서 19개 이상의 채널을 포함할 수 있습니다. 규범적 데이터베이스에는 눈을 뜬 상태와 감은 상태의 정보가 포함될 수 있으며, 사용 가능한 경우 작업 조건에서 평가할 수 있는 데이터베이스가 있습니다. 데이터베이스와 개발에 대한 자세한 논의는 Lubar가 편집한 출판물에 나와 있습니다.

강화 일정

실험 심리학 입문 과정에서는 스키너의 강화 스케줄 개념에 대해 자세히 설명합니다. 거의 100년 동안 바이오피드백과 뉴로피드백 분야에서 동물과 인간 연구 모두에 사용되어 온 여러 가지 강화 스케줄이 있지만, 거의 독점적으로 사용되는 것은 지속적 강화 일정(CRF)입니다. 뉴로 피드백의 맥락에서, 특정한 활동 패턴이 발생할 때(예: 감각 운동 리듬(SMR)의 스핀들, 베타 폭발 등), 종종 소리나 카운터와 함께 간단하거나 복잡한 시각적 표시 형태의 피드백 신호가 대상인에게 제시됩니다.

그러나 근전도, 혀의 움직임, 머리 또는 몸의 움직임과 같은 인공물(artifact)로 오염될때는 피드백이 제공되지 않습니다. 이는 동물 모델에서 쥐가 레버를 누르거나 비둘기가 버튼을 두드리면 먹이 보상이 전달되는 것과 유사합니다. 일정 기간이 지나면 동물들은 포만감을 느끼고 반응 속도가 감소합니다. 인간의 경우에는, 강화가 빠르게 전달되고 너무 자주 반응이 일어나면 피로가 발생하고 반응 속도가 감소합니다

더 빠른 학습으로 이어지고 피로에 더 탄력적인 또 다른 강화 일정은 고정 비

율 일정(a fixed ratio schedule)입니다. 이 경우 피험자는 보상을 받기 위해 일정 횟수의 반응을 해야 합니다. 간질 환자를 대상으로 한 초기 연구에서 저는 Lubar와 Culver(1978)가 설명한 고정 비율 조건화의 한 형태를 사용했습니다. 이 방법론은 지정된 수의 단일 파형 사이클이 발생하면 보상이 제공되도록 설계된 버스트 감지기(burst detector)[3]를 사용했습니다. 이 방법은 SMR 훈련의 맥락에서 사용되었으며, 0.5초 이내에 12-15 Hz 사이의 활동 주기가 6회 발생하면 청각 및 시각적 보상이 모두 발생하도록 설정되었습니다. 환자가 0.3초 동안 12 Hz 활동을 4번 하면 보상을 받지 못했습니다. 따라서 0.3초 동안 6번의 뇌파 이벤트가 발생하는 고정 비율 스케줄이 보상이 발생하는 기준이 되었습니다. 동일한 방법론을 다음과 같은 경우에도 사용할 수 있습니다. 1초 또는 2초와 같이 지정된 시간 동안 지속되는 알파 대역의 10 Hz 활동 버스트와 같은 불연속적인 이벤트가 해당 주파수의 보상 기준이 될 수 있습니다. 고정 비율 스케줄에 기반한 이 접근법을 사용한 결과, 훈련받은 대부분의 환자에서 강력한 학습 곡선과 장기적인 발작 개선 효과가 나타났습니다.

또 다른 강화 일정은 고정 간격 일정으로 알려져 있습니다. 동물 모델에서는 피험자가 고정된 간격 내에 반응하기만 하면 보상이 주어집니다. 예를 들어, 1분 고정 간격 스케줄에서는 1분 간격이 끝날 때 반응이 발생하면 보상이 주어집니다. 1분 간격 초기에 발생하는 반응은 보상으로 이어지지 않으므로 피험자는 대부분의 반응을 1분 종료 지점에 가깝게 생성하는 방법을 학습하게 됩니다. 고정 간격 스케줄의 인간적 비유는 공장의 생산 라인에서 1분마다 최소 하나의 '위젯'을 생산하라는 지시를 받고 $.10을 받는다고 가정해 보겠습니다. 곧 작업자는 처음 55초 동안 휴식을 취한 다음 위젯을 생산하고 해당 분에 대한 대가를 받을 수 있다는 것을 알게 됩니다. 고정 간격 일정은 타이밍 행동을 개발하는 데는 좋지만 매우 비효율적이며 제가 아는 한 뉴로피드백에는 사용되지 않습니다. 개별적으로 사용하거나 결합하거나 연쇄적으로 사용할 수 있는 다른 많은 강화 스케줄이 있지만, 가장 강력한 스케줄은 가변 비율 스케줄(the variable ratio schedule)입니다. 가변 비율 스케줄이 아니었다면 카지노는 지금처럼 수익성 있게 운영되지 않았을 것입니다(예를 들어, 낚시를 할 때 한 번 던질 때마다 물고기를 잡을 수 있는 횟수는 정해져 있지 않습니다. 이런 불확실한 일정은 행동을 계속 유지하는 데 매우 강력한 요인이 됩니다.). 가변 비율 50에서 보상은 평균적으로 50번의 반응이 발생할 때 전달되지만, 시간 간격은 거의 즉각적으로부터 몇 분 또는 심지어 몇 시간까지 매우 큰 범위일 수 있습니다. 모든 낚시꾼은 얼마나 많은 던지기가 물고기를 낚아올릴지를 예측할 수 없다는 것을 빨리 깨닫게 됩니다. 가변 비율 일정에

참조 6 강화계획

1. 고정 간격 강화(Fixed interval reinforcement): 간격을 고정시키고 강화를 줌

고정 간격 강화는 특정 행동이 일정한 시간이 지난 후에 강화되는 경우를 의미합니다. 강화는 행동이 일어난 후에 발생하지만, 일정한 간격으로 반복됩니다.

예시: 매일 아침에 일정한 시간마다 알람이 울리고, 그 후에 아침식사를 할 때 어머니가 칭찬을 해준다. 이 경우, 강화는 일정한 시간 간격으로 발생합니다.

2. 고정 비율 강화(Fixed ratio reinforcement): 비율을 고정시키고 강화를 줌

설명: 고정 비율 강화는 특정 행동이 일정한 횟수만큼 발생할 때마다 강화가 제공되는 경우를 의미합니다. 특정 횟수의 행동이 발생할 때마다 강화가 일어납니다.

예시: 학생이 숙제를 5번 완료할 때마다 선생님으로부터 상을 받는다. 따라서 5번의 숙제 완료가 강화를 받는 횟수입니다.

3. 가변 간격 강화(Variable interval reinforcement): 간격을 변화시키고 강화를 줌

설명: 가변 간격 강화는 특정 행동이 발생한 후 일정하지 않은 시간이 지난 후에 강화가 제공되는 경우를 의미합니다. 강화는 일정하지 않은 간격으로 발생하며 예측하기 어렵습니다.

예시: 학생이 선생님에게 질문을 할 때마다 선생님이 찬사를 준다. 선생님이 찬사를 줄 때마다 행동과 강화 사이의 간격은 달라질 수 있습니다.

4. 가변 비율 강화(Variable ratio reinforcement): 비율을 변화시켜서 강화를 줌

설명: 가변 비율 강화는 특정 행동이 발생할 때마다 일정하지 않은 횟수의 강화가 제공되는 경우를 의미합니다. 특정 횟수의 행동이 발생하기 전에는 강화가 일어날 때까지 예측하기 어렵습니다.

예시: 슬롯 머신에서 게임을 할 때마다 일정하지 않은 횟수의 성공에 대해 보상이 주어진다. 슬롯 머신은 일정한 횟수의 게임을 통해 강화를 제공하기 때문에 플레이어가 언제 보상을 받을지 예측하기 어렵습니다.

서는 보상이 예측할 수 없는 시기에 주어집니다. 보상이 주어지는 때는 한 번 뒤에 바로 오거나 몇 시간이 지난 후일 수 있습니다. 그러나 보상이 주어지면 행동이 계속 유지됩니다. 이러한 효과는 아마도 우리의 보상 회로 일부인 도파민 생성 구조의 활성화로 유지될 수 있습니다. 뉴로피드백에서의 가변 보상 비율의 예시는 특정 반응 수에 대해 평균적으로 보상을 생산하는 버스트 감지기입니다. 따라서 SMR의 경우, 첫 번째 시도 후에는 3회의 SMR 주기 후에 보상이 발생할 수 있고, 다음 시도에서는 6회, 그리고 그 다음에는 9회의 주기 후에 발생할 수 있습니다. 이렇게 많은 추가적인 주기가 평균적으로 6번의 사건을 만들어낼 것입니다. 가변 간격 일정이 매우 지속적인 반응률을 유발하는 것으로 알려져 있기 때문에, 뇌 피드백 트레이닝에 사용되어야 하지만, 내가 아는 한 아직 시도된 적은 없습니다.

학습 곡선

뉴로피드백의 성공 여부를 판단할 수 있는 방법은 여러 가지가 있습니다. 다소 기계적이기는 하지만 중요한 접근 방식은 단일 세션 내에서 그리고 훈련된 전체 세션에 걸쳐 학습 곡선이 생성되는지 확인하는 것입니다. 훈련은 눈을 뜨고 있거나 눈을 감고 있는 등의 단일 조건 또는 작업 조건에서 수행될 수 있습니다. 하나의 보상 조건과 두 개의 억제 조건이 있는 한 쌍의 전극을 사용하는 일부 학습 곡선의 예가 그림 3.1에 나와 있습니다.

이 그래프는 Autogenics A620 뉴로피드백 시스템에 의해 자동으로 생성되었습니다.

피드백은 전체 훈련 과정 동안 고정된 임계값을 가진 청각 및 시각적 디스플레이로 구성되었습니다. 훈련은 일주일에 두 번 방과 후 같은 시간대(늦은 오후)에 진행되었습니다. 마지막 4번의 세션은 후속 절차의 일환으로 6개월이라는 긴 기간에 걸쳐 진행되었습니다. 전극은 FCZ와 CPZ 위치에 배치되었으며, 후자의 위치가 기준이 되었습니다. 접지 전극은 왼쪽 귓볼에 배치했습니다. 이 그래프의 경우, 주의력 결핍/과잉 행동 장애(ADHD)가 있는 14세 남성을 대상으로 16-20 Hz를 증가시키는 동시에 48 Hz를 제어하도록 훈련했습니다. 두 번째 제어(inhibit) 채널은 80-120 Hz 사이의 EMG 활동을 차단했습니다. 훈련은 5가지 조건, 즉 피드백이 없는 초기 기준선, 화면 중앙에 있는 점을 보는 피드백 조건, 단독 피드백 조건, 읽기와 청각 피드백이 결합된 피드백 조건, 피드백만 있는 조건, 마지막으로 간단한 시각적 디스플레이로 읽어주는 자료를 듣는 동안 피드백을 받는 조건에 걸쳐 실시되었습니다. 피드백을 받으려면 아동은 0.5초 동안 모든 기준을 충족해야 했습니다. 첫 번째 그래프는 단계적 폐지 중에도 세션에 걸쳐 보상 주파수의 마이크로볼트 수준이 꾸준히 증가하는 것을 보여주고, 다음 그래프는 억제

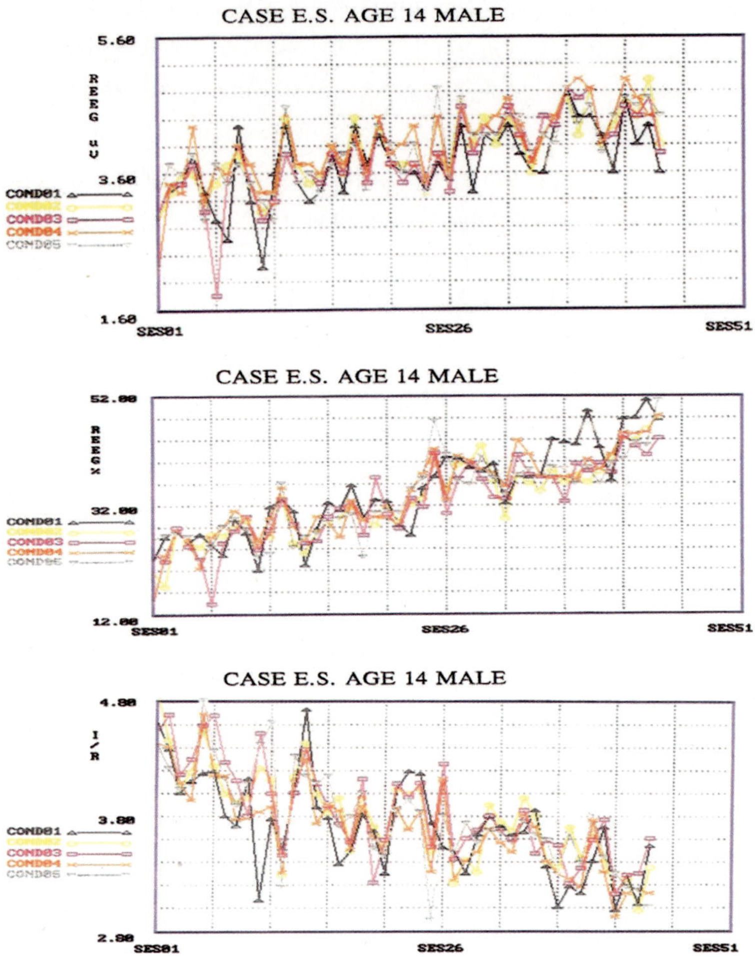

그림 3.1 하나의 보상 조건과 두 개의 억제 조건이 있는 한 쌍의 전극을 사용하는 학습 곡선의 예입니다.

활동이 감지되지 않았을 때 보상이 획득된 시간의 비율 증가를, 세 번째 그래프는 세션에 걸쳐 억제 주파수 대비 보상 비율의 감소를 보여줍니다.

이 그래프와 세션에 따른 제어 주파수 비율과 마이크로볼트 수준의 제어 주파수 및 임계값 설정을 보여주는 추가 그래프는 특정 피드백 시스템을 사용한 수년 동안 모든 환자에 대해 얻은 것입니다. 이러한 매개변수의 그래프는 오퍼런트 컨디셔닝의 힘을 명확하게 보여줍니다.

주디스 루바는 많은 환자와 그들의 가족들과 함께 일을 하며, 데이터를 그래프로 나타내는 것을 통해 종종 개인 및 가족 치료를 통합해왔습니다.

주디스 루바는 많은 연수과정에서 그래프의 사용이 중요하며, 그래프가 내담자에게 제공하는 피드백이나 학업 과제와 관련된 어려움을 알려줄 때, 특히 다른 치료 방법을 사용해야 할 필요성을 내담자와 그들의 보호자에게 알리는 데 중요하다는 것을 보여주었습니다. 즉, 세션 간 데이터를 그래프로 나타내는 것은 임상적 맥락에서 사용하든, 단일 또는 이중 맹검 조건에서의 무작위 대조 연구에서 사용하든 극히 중요한 부분입니다. 그래프를 생성하는 데 사용된 숫자는 세션 간의 순위 순서 상관 관계와 같이 간단한 통계 분석부터 세션 간의 다양한 조건을 비교하는 ANOVA와 같은 더 복잡한 통계 분석에 사용될 수 있습니다. 훈련 중간에 주기적으로 얻은 전체 QEEG는 훈련의 개별 위치가 전체 QEEG 분포에 미치는 영향을 결정하기 위해 NeuroGuide의 Neurostat와 같은 프로그램을 사용하여 비교하고 평가할 수 있습니다. 추가적으로 위상, 일관성, 그리고 최근에는 위상 잠금 및 위상 이동과 같은 측정 항목은 NeuroGuide 데이터베이스나 다른 훈련 조건 간 값들과 비교되고 평가될 수 있습니다. 그림 3.2는 불안과 우울증을 앓고 있는 중년 여성 환자의 아홉 개 세션 동안 생성된 학습 곡선의 예시를 보여줍니다.

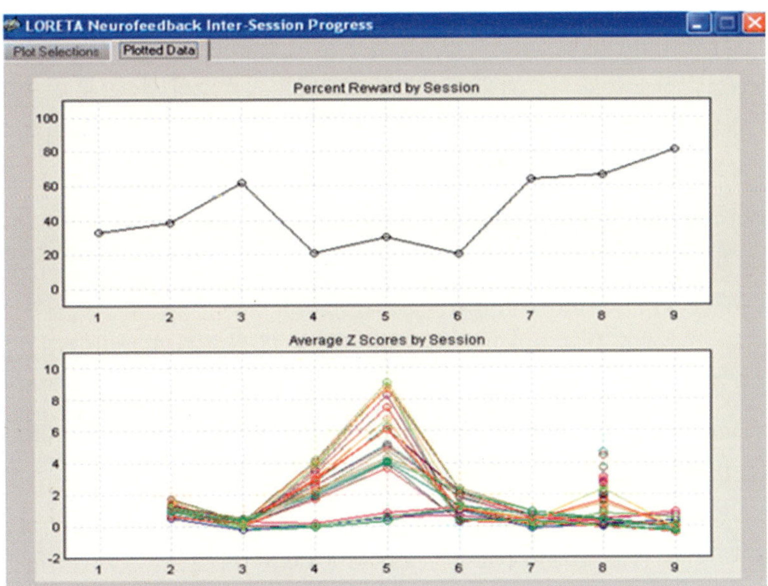

그림 3.2 불안과 우울증을 앓고 있는 중년 여성 환자의 9개 세션에 걸쳐 생성된 학습 곡선의 예입니다.

그래프의 상단 부분에는 각 세션에서 교육된 모든 매개 변수에 대한 보상의 백분율이 평균화되어 표시됩니다. 그래프의 하단 부분에는 각 매개 변수가 개별적으로 그려집니다. 또한 이 그래프를 구성하는 데 사용된 모든 매개 변수가 나열된 테이블도 있습니다. 이러한 그래프는 증상 체크리스트를 기반으로 NeuroGuide NF2 LORETA 뉴로피드백 프로그램에서 자동으로 생성되었습니다.

우발적인 피드백(피드백의 우발성)

학습을 촉진하기 위해 거의 100년 동안 사용되어 온 강화 일정에 대해 이미 간략하게 설명했습니다. 강화할 이벤트와 조작자 사이의 우발성을 좀 더 자세히 고려할 필요가 있습니다. 가장 단순한 지속적 강화(continuous reinforcement schedule, CRF)의 경우, 보상은 강화 또는 억제되어야 하는 생리적 사건에 따라 신중하고 신속하게 이루어져야 합니다. 혈류와 관련된 말초 피부 온도와 같이 매우 느리게 변화하는 생리적 현상도 있습니다. 이 경우 온도 변화에 따라 변화하는 소리와 같은 비례형 피드백이 수년 동안 성공적으로 사용되어 왔습니다. 디지털 피부 온도에 92 F와 같은 임계값을 설정하여 특정 시간 동안 임계값 선을 넘으면 두 번째 신호음 또는 시각적 피드백 자극을 발생시킬 수 있습니다. 토닉 EDR도 천천히 변화하며 유사한 피드백 절차로 훈련할 수 있습니다. 흥미롭게도 BOLD 반응(혈중 산소 농도 의존 반응)에 기반한 피드백은 적은 수의 세션으로 매우 빠른 학습을 유도합니다. 연구진은 전대상피질 훈련을 통해 두 가지 고통스러운 유해 자극에 대한 민감도가 감소했다고 보고했습니다. 대담한 반응은 느리지만, 피질하 구조의 위치 정확도는 LORETA, S LORETA, 심지어 위치 오류 제로라고 주장하는 E LORETA보다 훨씬 뛰어납니다.

뇌파의 경우 변화가 매우 빠르게 일어납니다. SMR 버스트는 0.75초 이상 지속되는 경우가 드물고 감마 버스트는 일반적으로 더 짧은 반면, 베타 스핀들은 12초 동안 발생하고 알파 버스트는 수초 동안 지속될 수 있습니다. 뉴로가이드(NeuroGuide)의 훈련 패러다임의 특징 중 하나는 훈련 이벤트의 필요한 지속 시간을 0.25초에서 3.0초까지 설정할 수 있다는 것입니다. 1.0초 동안 지속되는 것으로 알려진 베타 버스트와 같은 이벤트를 훈련하는 경우 임상의는 신중한 자극을 제공하기 전에 필요한 지속 시간 창을 최대 1.0초까지 단계적으로 천천히 늘릴 수 있는 곳에서 시작할 수 있습니다. 구체적으로, 임상의는 0.25초로 시작하여 시간이 지남에 따라 0.5초, 0.75초, 그리고 최종적으로 1.0초까지 진행할 수 있습니다. 긴 알파 버스트의 Z 점수를 높이거나 낮추는 것이 목표인경우 최대 3초까지 더 긴 지속 시간을 훈련할 수 있습니다.

피드백의 유형

뉴로가이드 프로그램은 입력 증폭기에 따라 다양한 유형의 피드백 자극을 허용합니다. 뉴로가이드 자체에는 크기가 변하는 녹색 점이 있으며, 이 점을 0.25초에서 3초까지 선택한 시간 동안 최대 크기로 유지하면 톤 또는 선택한 여러 가지 기계와 함께 사용할 수 있습니다. 피드백에 사용할 수 있는 작은 동영상 클립인 다양한 멀티미디어 디스플레이도 있습니다. 다른 입력 증폭기(input amplifiers)에도 자체 디스플레이가 있으므로 예를 들어 Deymed Truscan 시스템에는 약 20개의 "게임 디스플레이"가 있고, Brain Master Discovery에는 NeuroGuide에 연결할 수 있는 일련의 디스플레이가 있으며, 다른 증폭기에도 디스플레이가 있습니다.

피드백의 한 가지 인기 있는 유형은 DVD를 사용하는 것인데, 상관관계 측면에서(terms of contingency)[4]에서 문제가 될 수 있습니다.

대부분의 DVD 디스플레이는 자극의 크기, 밝기 또는 채도를 변경할 수 있습니다. DVD와 관련된 사운드도 이러한 매개 변수의 변화에 따라 크게 달라질 수 있습니다. 뇌파가 빠르게 변할 때 실제로 상관관계가 되려면 소리나 크기 변경을 사용하여 반응해야 하지만, 이러한 변화가 너무 빨리 일어나면 환자의 학습 능력에 심각한 문제를 일으킬 수 있습니다. 크기나 밝기가 빠르게 변하는 것은 시각적 자극과 유사하게 작용할 수 있으며, 광자극 및 소리에 민감한 환자들에게 발작을 유발할 수 있습니다. 덜 심한 경우로는 극성이나 소리가 빠르게 변하는 것으로 인한 편두통이 있습니다. 밝기나 크기가 천천히 변하면 뇌파에서 급변하는 이벤트와 피드백이 일치하지 않을 수 있습니다. 채도의 사용은 DVD가 계속 재생되지만 그 속성이 컬러 영화에서 흑백 영화로 변경되기 때문에 흥미롭습니다. 만화를 보는 어린이의 경우 색상이 화려하기를 원할 것이므로 이 디스플레이를 사용하는 것이 가장 좋을 수 있지만 매우 빠르게 변경되지 않는 한 상관(terms of contingency, 상관관계)가 없어질 수 있습니다. 제가 아는 한 EEG 훈련을 하면서 이벤트와 연결하고 간단한 소리 및 빛 표시가 DVD와 비교된 무작위 대조 연구는 없습니다.

임계값

중요한 고려 사항은 고정 또는 변경 임계값 설정을 사용할 때입니다. 그림 3.1

은 전체 훈련 세션에서 임계값이 동일하게 유지되는 명확한 학습 곡선을 보여줍니다. 그러나 임계값 설정은 단위 시간당 개별 보상 수에 따라 보정되어야 합니다. 예를 들어, 포인트 카운터 또는 시각 및 청각 피드백으로 측정된 분당 30개의 보상을 받는다면 평균적으로 2초마다 보상이 제공되고 있는 것입니다. 이는 포화 상태 또는 단위 시간당 보상 수를 늘리기가 매우 어려운 "천장"효과[5]로 이어질 수 있습니다. 반대로 환자가 분당 4개의 보상만 받는다면 평균적으로 15초마다 1개의 보상을 받는 셈이며, 이는 좌절감이나 학습 불능감으로 이어질 수 있습니다. 저는 다년간 다양한 유형의 뇌파 기반 피드백을 경험하면서 성인의 경우 분당 약 10-15개, 어린이의 경우 분당 15-20개의 보상이 합리적인 초기값인 것 같다는 것을 알게 되었습니다. 그런 다음 많은 임상의가 임계값을 조정하여 단위 시간당 보상 수가 과도해지면 보상 수가 과도해지면 임계값을 조정합니다. 최근 Thatcher 박사가 제안한 한 가지 방법은 분당 15개와 같이 보상의 수를 설정하고 이를 달성하기 위해 임계값 설정을 자동으로 변경하는 것입니다. 어떤 종류의 자동 임계값 프로그램을 사용할 때는 매우 주의해야 하는데, 잘못 사용하면 임계값이 계속 쉬워져 결국에는 인공물을 포함하여 뇌파에서 원하는 이벤트가 아닌 다른 이벤트가 강화될 때까지 게으름을 유발할 수 있기 때문입니다. 고정된 보상 수를 유지하기 위해 임계값을 자동으로 변경하는 경우 임계값 설정을 그래프로 표시할 수 있으며, 임계값 설정이 더 많은 도전과 관련이 있다는 것을 보여주는 한 허용될 수 있습니다. 세션이 여러 라운드로 나뉘어져 있고 환자가 특정 라운드에서 적절한 수의 보상을 받는 데 어려움을 겪는 경우 임상의가 세션 내에서 임계값을 변경하는 경우가 있습니다.

이때도 프로그램을 너무 쉽게 만들어 환자가 인공물(artifact)이 강화되는 것을 허용하지 않도록 매우 주의해야 합니다.

학습된 매개변수 수

이 영역은 많은 정보가 잘 정립되어 있지 않은 영역입니다. 예를 들어, 신경가이드 증상 체크리스트를 사용하는데 실행 기능, 주의력 관련 증상 등 여러 가지 관련 증상이 표시되는 경우 전력, 위상, 일관성, 최근에는 위상 고정 및 위상 이동까지 포함하면 수백 개의 파라미터가 훈련에 선택될 수 있습니다. 임상의는 이러한 범주를 선택 해제하거나 최신 버전의 프로그램에서는 이 중 일부만 선택하여 훈련할 수 있습니다. 간혹 훈련 전에 초기 뇌파검사를 수행하면 표면 뇌파의 경우 위상과 일관성은 상대적으로 정상인 반면 절대 전력에 많은 이상이 있는 것을 발견할 수 있습니다. LORETA의 경우 전력, 일관성 및 위상에 대한 탭 구분 텍스트(TDT) 테이블을 가져올 수 있으며, 결국 위상 잠금 및 위상 이동을 가져올 수도 있습니다. 전류 밀도는 매우 비정상적이지만 연결성 측정값은 매우 정상인 경우, 증상 체크리스트에 따라 표면 또는 LORETA 전력에 대한 절대 전력만 훈련에 선택될 수 있습니다. 반대로 전류 밀도나 표면 전력은 매우 정상이지만 연결성 측정값이 매우 비정상적인 경우도 발생할 수 있습니다. 우리 중 많은 사람들이 Z곡 프로그램을 사용할 때 수백 개의 매개 변수가 있어도 임계 값보다 낮은 매개 변수가 일반적으로 세션에 걸쳐 그대로 유지되는 것을 관찰했습니다. 그러면 나머지 그룹과 함께 "이상값"을 임계값으로 낮추는 데 중점을 두어야 합니다. 이상값이 누구인지 파악하고 이들을 위한 별도의 프로토콜을 설정할 수도 있습니다. 이상값이 상대적으로 적은 경우에는 "모두 또는 없음" 프로그램이 유용할 수 있습니다. 위상 고정은 위상 이동 및 다른 측정값보다 계산하는 데 더 긴 시간이 필요합니다. 따라서 위상 잠금과 위상 시프트가 다른 측정값과 함께 강화되기 위해서는 임계값을 매우 높게 설정해야 하는 경우가 종종 있습니다. 이 시점에서 이러한 모든 파라미터를 개별적으로 또는 소규모 그룹으로 또는 모두 결합하여 훈련하기 위한 분류를 설정하는 방법에 대해 더 많은 정보를 수집해야 합니다.

훈련을 위한 라운드[6] 사용

그림 3.1에 설명된 초기 작업에서는 일반적으로 5분씩 5회 라운드를 사용했습니다. 여러 차례의 훈련 후 많은 환자들이 피로감이나 때로는 지루함 때문에 점수가 낮아지기 시작했습니다. 저는 이를 평가할 수 있는 아주 쉬운 방법을 찾았습니다. 세션이 시작될 때 빨간색 녹음 버튼을 활성화하여 훈련 중 전체 세션을 녹음해야 합니다. 나중에 세션이 완료된 후 재생 모드에서 다시 평가할 수 있습니다. 예를 들어, 5분씩 6번의 라운드로 구성된 30분 길이의 세션인 경우, 1분씩 30번의 라운드로 세션을 재생하고 라운드 사이에 5초만 간격을 둡니다. 각 라운드가 끝나면 해당 라운드의 보상 개수를 나타내는 막대 그래프가 나타납니다. 이 예에서 처음 15라운드 동안 보상 수가 증가하다가 나머지 15라운드 동안 감소하는 막대 그래프는 세션 중간에 피로감이나 지루함이 발생했음을 나타낼 수 있습니다. 따라서 임상의는 더 짧은 라운드, 예를 들어 3분씩 10회 라운드를 시작하고 라운드 사이에 30초 이상 휴식을 취하는 것으로 시작할 수 있습니다.

전체 개념은 라운드 길이를 늘리고 궁극적으로 모든 훈련 매개 변수를 더 오래 지속할 수 있는 세션 길이를 늘리는 것입니다. 가능하면 각 세션을 기록하는 것이 좋습니다.

학습전이

복잡한 과제를 학습하고 그 결과를 실제 상황에 적용할 수 있는 방법은 무엇일까요?

바이오피드백 또는 뉴로피드백 환경에서 생리적 변수를 훈련하기 위해 인지적, 정서적 또는 다른 전략을 개발해야 하는지에 대해서는 1960년대부터 논쟁이 있어 왔습니다. Kober, Witte, Ninaus, Neuper, Wood(2013)는 10회에 걸쳐 SMR 또는 감마를 증가시키고 피드백을 얻기 위해 어떤 전략을 사용했는지 보고하도록 개인을 훈련시켰습니다. 어떤 사람들은 생리적 조절을 얻기 위해 사용한 전략을 정교하게 설명할 수 있었지만, 어떤 사람들은 그렇지 못했습니다. 인지 전략과 관련된 '생생한 보고서(vivid reports)'를 사용한 일부 참가자들은 이러한 방법이 SMR 파워를 높이는 데 역효과를 낼 수 있다는 사실을 발견했습니다. 훈련 중에는 각 라운드가 끝날 때마다 재설정되는 포인트 카운터가 있습니다. 저는 훈련받는 개인에게 단순히 이전 라운드 점수를 이기도록 요청하면 종종 뛰어난 학습 곡선이 생성된다는 것을 발견했습니다. 주의력이나 실행 기능을 향상시키거나 주의력 네트워크 탭을 사용하려는 경우 특히 그렇습니다. 오랜 시간 동안 지속적인 주의력을 훈련하려는 경우, 라운드 시간과 세션 시간을 늘리는 것도 중요한 목표가 될 수 있습니다. 반대로 강박 장애(강박증)나 불안이 있는 환자에게는 이러한 목표 지향적 전략이 오히려 역효과를 낼 수 있습니다. 한 연구에서는 전문가가 Connors 증상 체크리스트를 사용하고 전화 인터뷰를 통해 자신의 경험에 대해 교육을 받은 사람들을 평가하도록 했습니다. 이 사람들은 교육 후 1년 미만에서 최대 10년까지 다양했습니다. 이들 중 다수는 뉴로피드백이 증상의 개선과 학업 또는 진로에 대한 성공 측면에서 유의미한 효과가 있었다고 답했습니다. 저는 항상 치료가 성공적이지 않으면 지속되지 않는다고 믿었습니다. 얼마나 많은 의학적, 심리적, 심지어 수술적 치료가 매우 유망한 초기 결과를 가져온 후 초기 상태로 재발할까요? 외상성 뇌 손상과 외상 후 스트레스 장애(PTSD)를 몇 가지 예로 들자면 중독 분야에서도 마찬가지입니다. 저는 이미 세션 간 그래프를 보거나 초기 QEEG 또는 LORETA 결과를 훈련 후 결과와 비교하는 등 환자의 진행 상황을 모니터링하는 여러 가지 방법에 대해 논의한 바 있습니다. 최근에 저는 저와 상담하는 사람들에게 과도한 안구 움직임을 유발하는 화면을 가로지르는 뇌파

스크롤을 보지 말고, 환자에게 단순히 앞쪽 벽에 있는 고정 지점을 보도록 요청하는 35분간의 초기 기준선을 설정할 것을 제안한 적이 있습니다. 그런 다음 훈련이 시작되면 전체 훈련 세션을 기록하고 마지막으로 훈련이 끝나면 35분 후 기준선을 다시 기록합니다. 이 세 가지 조건을 각각 개별적으로 분석하고 비교할 수 있습니다. 가장 좋은 시나리오는 기준선 이후 레코딩 중에 유지되는 표면 및/또는 LORETA 측정값의 상당한 정규화가 있는 경우입니다. 그런 다음 기준선 후 기록을 다음 세션의 기준선 전 기록과 비교하여 비트레이닝 간격 동안 변화가 유지되

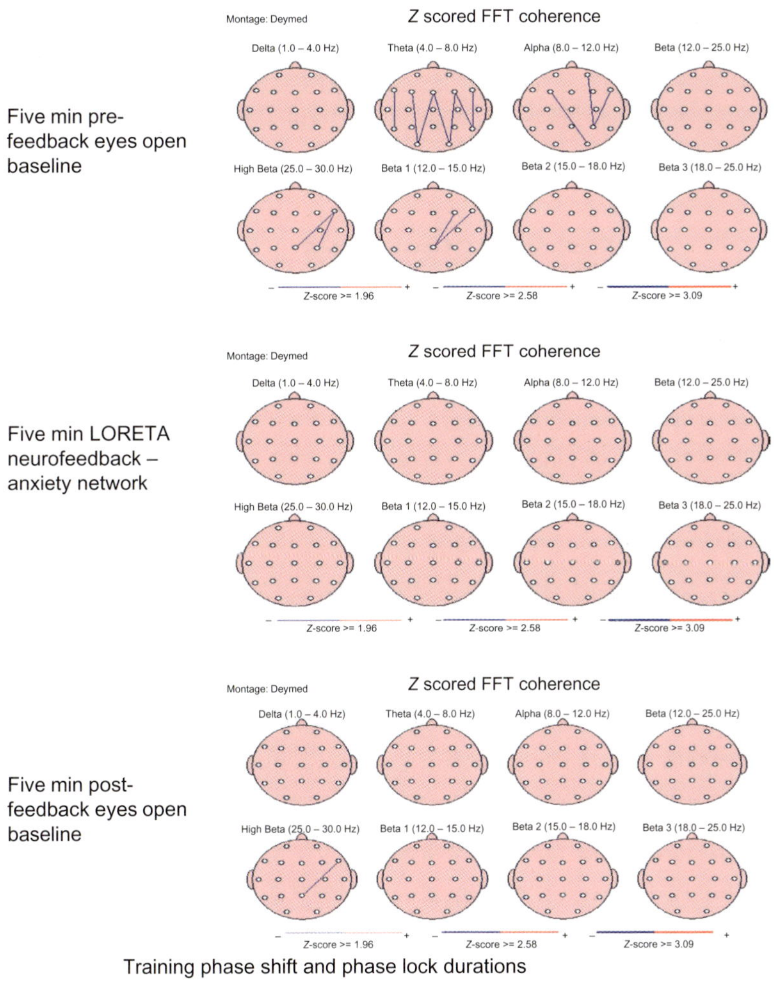

그림 3.3 불안 네트워크를 사용하는 48세 여성에게 5분간 LORETA 뉴로피드백 훈련을 실시한 후 표면 일관성에서 얻은 변화

었는지 확인할 수 있습니다. 또 다른 시나리오는 훈련 중에 많은 파라미터가 정규화되었지만 기준선 후 측정 중에 기준선 전 QEEG 및 LORETA로 회귀하는 경우입니다. 이는 "상태" 의존적 학습의 예로, 긍정적인 변화는 훈련 중에만 발생하지만 환자는 기준선 이전 수준으로 회귀하는 경우입니다. 이러한 현상이 여러 세션에 걸쳐 지속적으로 발생하면 환자가 장기적으로 증상이 호전될 것이라는 증거는 거의 없습니다. 임상의는 이러한 결과를 환자와 공유하고 환자가 피드백 없이도 훈련 세션 자체에서 얻은 개선 사항을 유지할 수 있도록 돕는 전략을 개발하는 것이 중요합니다. 그림 3.3은 불안 네트워크를 사용하는 48세 여성에게 5분간 LORETA 뉴로피드백 훈련을 실시한 후 표면 일관성에서 얻은 변화를 보여줍니다. 초기 기준선에서 관찰된 모든 감소된 일관성은 피드백 중에 사라졌으며, 훈련 후 5분 기준선에서는 F8과 PZ 사이에 높은 베타의 일관성 하나만 다시 나타났습니다.

훈련 위상 이동 및 위상 고정 기간

Thatcher, North, Biver(2008)는 IQ가 낮은 사람, 정상 범위인 사람, 높은 사람에 대한 데이터베이스를 구축했습니다. 이 연구에서 그들은 위상 변이 기간(phase shift duration)[7]과 위상 잠금 기간(phase lock duration)[8]이 IQ와 강하게 관련되어 있으며 또한 Brodmann 지역을 기반으로 한 다른 노드들 사이의 거리에 의존한다는 것을 입증했습니다.

위상 변이 기간은 복잡한 문제 해결을 위한 스키마를 이해하고 개발하기 위해 다른 뇌 영역이나 허브에서 자원을 할당하거나 모으는 것과 관련이 있습니다. 특정 작업과 관련된 특정 지역 사이의 위상 변이 기간이 증가함에 따라 더 많은 자원이 할당되거나 모입니다. 이 작업의 복잡성은 증가된 지능과 매우 관련이 있습니다. 특히 지능은 여러 가지 다른 구성 요소가 있는 것을 고려할 때 더 이상 "G" 요인에 대해 생각하는 것이 유행하지 않습니다. 흥미로운 것은 이 개념과 관련된 QEEG 측정치가 있다는 것입니다. 자원이 모이거나 할당된 후에는 복잡한 작업을 성공적으로 완료하기 위해 그들을 활용해야 합니다. 이것은 위상 잠금 기간에 반영되는데, 이것은 짧고 지능이 높은 개인들에게서 나타납니다. 비유적으로 말하면, 어려운 객관식 시험을 치른다고 가정해보십시오. 올바른 답변이 무엇인지 결정하려면 답변지에 선택을 표시하기 전에 많은 기억 및 기타 유형의 정보를 모아야 합니다. 결정이 내려지면 다음 질문으로 신속히 진행하고 올바른 선택을 하기 위해 다시 필요한 자원을 모아야 합니다. 이 두 과정이 효율적으로 수행되지

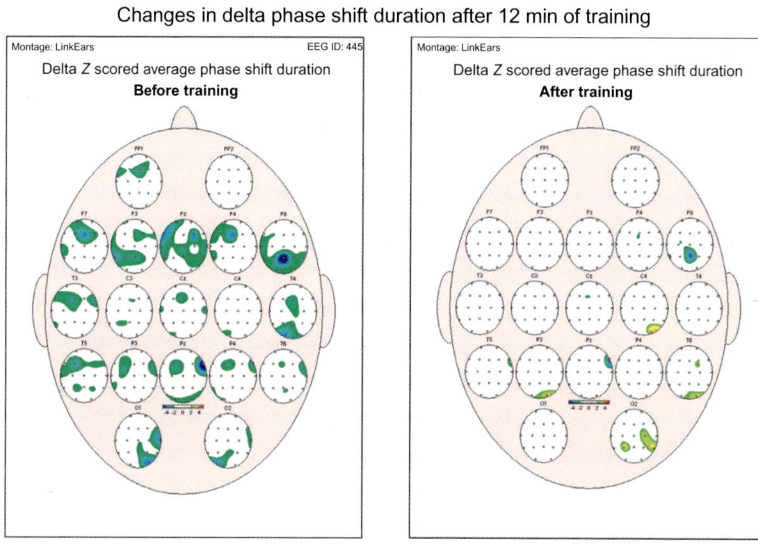

그림 3.4 훈련 후 12분 동안 델타 위상변이기간 변화를 보여줍니다. 이 그림은 한 번의 세션 내에서 위상 변이 기간이 너무 짧았음에도 불구하고 정상적인 것으로 변할 수 있다는 것을 보여줍니다.

않으면 개인은 주어진 시간 내에 시험을 완료하지 못할 수 있습니다. 자원을 할당하는 뇌의 다른 영역에 대한 위상 변이 기간과 위상 잠금 기간의 상호 작용은 매우 중요합니다.

위상 변이와 위상 잠금은 매우 복잡한 측정 지표이지만, 그림 3.4는 한 번의 세션 내에서 이러한 측정이 매우 짧은 것에서 거의 정상적인 것으로 변할 수 있다는 것을 보여줍니다. 이 예시에서, 기억 회상에 문제가 있는 여성이 12분의 뉴로피드백 세션에서 위상 변이 기간에 상당한 개선을 경험했습니다. 그림은 델타에 대한 NeuroGuide 연결성 패키지를 사용하여 변화를 보여주지만, 세타와 베타에서도 변화가 있었습니다. 이 사람은 또한 위상 잠금 기간에서도 개선을 보였습니다.

개요

생리적 개입의 효과를 유지하기 위한 일련의 지원 개입이 없다면 뇌를 바꾼다고 해서 삶이 바뀌지는 않습니다. 이에 대한 예는 인터세션 그래프에서 생성되는 학습 곡선을 보면 알 수 있습니다. 이상적인 사례는 환자가 뉴로피드백에 관한 여러 기사를 읽고 뉴로피드백이 자신에게 도움이 될 수 있다고 믿는 상태에서 내원하는 경우입니다. 또한 이 환자는 강력한 학습 곡선을 생성하고 치료사가 이러한 학습 곡선을 환자에게 보여주면 이것이 실제로 효과가 있고 계속 효과가 있을 것이라는 믿음이 강화됩니다. 하지만 극도로 회의적이고 뉴로피드백에 대해 비판적인 기사를 읽었지만 그럼에도 불구하고 뛰어난 학습 곡선을 보이는 환자는 어떨까요? 이 경우 숙련된 임상의는 환자가 생리학이 바뀌면 뉴로피드백의 효과에 대한 부정적인 감정을 극복할 수 있을 것이라는 신념 체계를 재구성하도록 도울 수 있습니다. 반대 시나리오는 이 분야에 대한 많은 기사를 읽고 뉴로 피드백이 자신에게 큰 도움이 될 것이라고 믿지만 훈련된 매개변수를 변경하는 방법을 배우지 못하는 환자입니다. 이들의 학습 곡선은 "플랫라인" 상황을 보여줍니다. 환자의 기분이 좋아졌다면, 우리는 훈련된 매개변수만 그래프로 표시하고 있지만, 이러한 매개변수는 다른 종류의 뇌 네트워크 또는 변화했을 수 있는 다른 말초 생리 시스템을 나타내는 그래프로 표시되지 않은 다른 많은 매개변수와 연결되어 있으며, 이것이 환자의 기분이 좋아진 이유일 수 있다는 점을 지적할 필요가 있습니다. 가장 불행한 시나리오는 뉴로피드백을 믿지 않거나 학습의 증거를 생성할 수 없는 환자를 나타냅니다. 이 환자는 치료를 중단하고 완전히 쓸모없다고 느낄 위험이 있습니다. 개인의 삶, 직업, 가족 또는 의학적 상황에 심리 치료 또는 필요한 경우 약물을 포함한 의학적 개입의 필요성을 보여주는 상황이 있을 수 있습니다. 우리 분야에서는 환자가 진료실이나 실험실에서 배운 내용을 생활 환경에 적용할 수 있도록 도울 수 있는 방법에 대해 더 많은 논의와 정보 공유가 필요합니다. 이는 바이오피드백에 참여할 수 있는 최소한의 요건과 전문 진료 표준이라는 논란의 여지가 있는 영역으로 들어갑니다. AAPB, ISNR 및 BCIA는 실무 표준을 발표했으며, BCIA (바이오피드백 인증 국제 연합)는 기술자와 실무자 모두를 위한 포괄적인 인증 프로그램을 보유하고 있습니다. 심리 및 정신 장애를 다룰 때 바이오피드백과 뉴로피드백은 대부분의 경우 개인 및 가족 치료와 통합되어야 하기 때문에, 누가 이러한 서비스를 제공할 자격이 있는지에 대한 문제는 상당히 격렬한 논쟁의 영역이었습니다. APA (미국 심리학 협회)는 뉴로피드백을 포함한 바이오피드백을 합법적인 개입으로 인정하고 있습니다. 최근 정신 건강은 의학적 장애 치료와 인정 측면에서 어느 정도 평등해졌으며 더 많은 보험 회사가 서비스를 인정하고 보장하기 시작했습니다. 이 모든 것의 요점은 환자의 상황에 대한 완전하고 상세한 평가, 진단 및 근본적인 의학적 및 정신적 장애에 대한 평가없이 기계적으로 뉴로 피드백을 수행하면 양질의 훈련 전달이 이루어지지 않는다는 것입니다. 약물이 치료 결과에 영향을 미칠 수 있고, 환자가 약을 과다 복용한 것처럼 반응하기 때문에 뉴로피드백을 실시할 때 약물을 줄여야 하는 경우도 있으므로 약리학적인 고려는 매우 중요합니다. 이는 특히 뉴로피드백을 통한 ADHD 치료에 해당되며, 뉴로피드백이 뇌전증 환자를 성공적으로 도울 경우 항경련제를 줄일 수 있는 경우도 있습니다.

Z 점수 기반 뉴로피드백을 지지하는 연구들

현재 Z 점수 기반 뉴로피드백과 기존 뉴로피드백을 비교한 연구는 아직 발표되지 않았습니다.

그러나 개별 사례 또는 소수의 사례를 대상으로 한 많은 연구에서 Z 점수 기반 뉴로피드백이 기존 피드백보다 더 빠른 학습을 유도하고 다양한 장애에 매우 효과적이라는 결과가 발표되었습니다. 그 예로 Collura, Guan, Tarrent, Bailey, Starr(2010)와 Collura, Thatcher, Smith, Lambos, Stark(2009)의 논문을 들 수 있습니다. 최근에는 Hammer, Colbert, Brown, Ilioi(2011)가 Z 점수 훈련이 불면증에 도움이 될 수 있음을 보여주었습니다. 뇌전증에 대한 초기 연구에서 Lubar 등(1981)은 뉴로피드백이 뇌전증 발작을 줄이는 데 매우 효과적일 수 있음을 보여주는 이중맹검 교차 접근법을 사용했습니다. 후속 연구에서 휘셋, 루바르, 홀더, 팜플린, 샤브신(1982)은 어떤 매개변수를 강화하거나 억제하느냐에 따라 수면 중 간질 활동의 변화가 유지될 수 있음을 보여주었습니다. Koberda(2011)와 Koberda, Hiller, Jones, Moses, Koberda(2012)는 Z 점수 기반 뉴로피드백을 사용하여 다수의 간질 환자를 대상으로 연구한 결과 매우 유망한 결과를 얻었습니다. 안타깝게도 많은 과학자, 특히 약리학적인 치료법을 사용하는 과학자들에게 '황금 표준'은 무작위 대조 이중맹검연구입니다. 일반적으로 이러한 연구에는 약리학의 경우 위약을 사용하고, 바이오 또는 뉴로 피드백의 경우 적극적으로 강화하는 그룹과 비교하여 비우발적 강화를 제공하는 그룹을 포함하는 "가짜"라는 조건이 사용됩니다. 가짜 강화의 결점 중 하나는 진정한 비우발적 강화가 아니며, 때때로 가변 비율 스케줄에 따라 비우발적 강화 그룹에 적절하게 강화된 것과 동일한 패턴이 비우발적 강화 그룹에 강화될 수 있다는 것입니다. 이러한 경우, 가짜 대조군은 적절한 패턴이 의도치 않게 때때로 강화되었기 때문에 실험군과 "학습" 측면에서 차이가 없을 수 있습니다. 실험군과 대조군 모두에게 보상이 제공될 때마다 뇌파에 표시를 하는 것은 매우 중요합니다(아직 수행되지는 않았지만). 이 절차는 지루하지만, 가짜 대조군에서 적절한 패턴이 실수로 강화된 시간의 비율을 확인할 수 있습니다.

주의 네트워크 또는 주의력, 집중력 및 실행 기능 장애가 있는 경우, 가짜 그룹은 상대적으로 우발적이지 않더라도 피드백 디스플레이에 집중할 것이며 치료가 완료된 후 오래 지속되지는 않더라도 개선이 나타날 것으로 예상할 수 있습니다. 지금까지 살펴본 바와 같이 완전히 우발적인 강화가 주어진 그룹은 훈련 중에 얻은 이득이 장기적으로 이월되는 것을 보여 주어야 합니다. 많은 뉴로피드백 개입이 약리학이나 신경약리학을 사용하는 의학적 또는 정신과적 접근 방식과 결합하여 수년 동안 시행되어 왔기 때문에 훨씬 더 간단한 실험 설계를 고려해야 합니다. 여기에는 완전히 일치하는 세 개의 무작위 그룹이 적절한 사전 측정과 사후 측정 및 후속 조치를 모두 포함합니다. 한 그룹은 훈련 기간 동안 다양한 약물의 용량이 가능한 한 일정하게 유지되는 약리학적 치료만 받습니다. 두 번째 그룹은 약물 없이 뉴로피드백만 받고, 세 번째 그룹은 뉴로피드백과 함께 일정한 양의 약물을 투여받게 됩니다. 이 매우 간단한 설계를 통해 뉴로 피드백이 약물보다 효과적인지 또는 덜 효과적인지, 그리고 두 가지를 함께 사용하는 것이 단독으로 사용하는 것보다 어느 정도 더 효과적인지 알 수 있습니다. 안타깝게도 Z 점수 접근법을 사용하는 뉴로피드백에 대해서는 아직 이와 같은 연구가 수행되지 않았습니다.

일반적으로 통제된 무작위 이중맹검연구는 일반적으로 해당 기술에 대한 다년간의 임상 경험을 바탕으로 진행됩니다. 이러한 연구는 규모가 크고, 여러 센터가 참여하는 경우가 많으며, 현재 확보하기 매우 어려운 광범위한 보조금 지원이 필요하기 때문입니다. 현재 우리가 할 수 있는 최선은 환자들과 매우 신중하게 협력하고, 학습 내용을 문서화하고, 훈련이 완료된 후 진행 상황을 추적하는 것입니다. 치료에 성공한 환자들은 대개 새로운 시술에 대한 정부 및 보험 지원을 받을 수 있도록 도와주는 최고의 옹호자입니다. 이러한 연구가 완료될 때까지 새로운 시술을 시행해서는 안 된다고 생각하는 반대자들이 있기는 하지만 결국에는 대조군 연구가 이루어질 것입니다. 실제로 이것은 과학계에서도 그렇게 하지 않습니다. 수술에서 새로운 시술과 장치(종종 이식)는 실험적으로 수행되고 수년 후에 임상 시험이 최종적으로 완료되어 초기 임상 개입을 뒷받침할 수도 있고 그렇지 않을 수도 있습니다. 우리는 Z 점수 기반 뉴로피드백이라는 새로운 분야의 발전을 위해 계속 전진해야 하며, 혁신적이면서도 매우 신중하게, 그리고 항상 "해를 끼치지 말라"는 히포크라테스의 오래된 원칙에 따라 작업해야 합니다.

참고문헌

Collura, T., Guan, J., Tarrent, J., Bailey, J., & Starr, R. (2010). EEG biofeedback case studies using live Z-score training and a normative database. Journal of Neurotherapy,

14(1),22-46.

Collura, T., Thatcher, R., Smith, M. L., Lambos, W., & Stark, C. (2009). EEG biofeedback training using live Z-scores and a normative database. Philadelphia, PA: Elsevier.

De Charms, C., Maeda, F., Glover, G. H., Ludlow, D., Pauly, J. M., Soneji, D., et al. (2005).

Proceedings of the National Academy of Sciences of the United States of America, 51,

18626-18631 Ferster, C. B., & Skinner, B. F. (1957). Schedules of reinforcement. Englewood Cliffs, NJ.

Hammer, B. U., Colbert, A. P., Brown, K. A., & Ilioi, E. C. (2011). A neurofeedback for insomnia: A pilot study of Z-score SMR and individualized protocols. Applied Psychophysiology and Biofeedback, 10, 1007-1048.

Hilgard, E. R. (1948). Theories of learning. New York, NY: Appleton-Century-Crofts.

Hilgard, E. R., & Marquis, D. O. (1961). Conditioning and learning (2nd ed.). Prentice-Hall.

Kober, S. E., Witte, M., Ninaus, M., Neuper, C., & Wood, G. (2013). Learning to modulate one's own brain activity: The effect of spontaneous mental strategies. Frontiers in Neuroscience, 18, 1-12.

Koberda, J. L. (2011). A clinical advantages of quantitative electroencephalogram (QEEG) application in general neurology practice. Neuroscience Letters, 500(Suppl.), e32.

Koberda, J. L., Hiller, D. S., Jones, B., Moses, A., & Koberda (2012). A Application of neurofeedback in general neurology practice. Journal of Neurotherapy, 16(3), 231-234.

Lubar, J. F. (2003). Neurofeedback for the management of attention-deficit/hyperactivity disorders. In M. Schwartz, & F. Andrasik (Eds.), Biofeedback: A practitioner's guide (pp. 409-437). New York, NY: Guilford.

Lubar, J. F., & Culver, R. M. (1978). Automated EEG signal-detection methodologies for biofeedback conditioning. Behavior Research Methods and Instrumentation, 10, 607-616.

Lubar, J. F., Shabsin, H. S., Natelson, S. E., Holder, G. S., Whitsett, S. F., Pamplin, W. E., et al. (1981). EEG operant conditioning in intractable epileptics. Archives of Neurology, 38, 700-704.

Skinner, B. F. (1936). Conditioning and extinction and their relation to drive. Journal of General Psychology, 14, 296-317.

Skinner, B. F. (1938). The behavior of organisms: An experimental analysis. New York, NY: Appleton-Century-Crofts.

Thatcher, R. W., North, D. M., & Biver, C. J. (2008). Intelligence and phase reset: A two compartmental model of phase shift and lock. NeuroImage, 42(4), 1639-1653.

Thorndike, E. L. (1898). Animal intelligence: An experimental study of the associative processes in animals. Psychological Monographs: General and Applied, 2. (4), i-109.

Whitsett, S. F., Lubar, J. F., Holder, G. S., Pamplin, W. E., & Shabsin, H. S. (1982). Changes in the epileptic's sleep EEG following EEG biofeedback training. Biofeedback and Self-Regulation, 7, 193-209

CHAPTER

4

표면 및 LORETA 뉴로피드백을 통한 외상 후 스트레스 장애(PTSD) 치료

Dale S. Foster, Ph.D. and Robert W. Thatcher, Ph.D.
Memphis Integral Neurofeedback Institute (MINI), Cordova, TN
and Applied Neuroscience Research Institute, Seminole, FL, USA

외상 후 스트레스 장애(PTSD)에 대한 표면 및 LORETA 뉴로피드백

페니스톤과 쿨코스키[Peniston and Kulkosky(1991)]는 만성 외상 후 스트레스 장애(PTSD)를 앓고 있는 15명의 전투 참전 용사를 대상으로 표준 치료와 더불어 후두부 알파테타 뉴로피드백을 30회 실시한 결과, 표준 치료만 받은 14명의 대조군과 비교하여 증상이 완화되고 미네소타 다면적 인성검사(Minnesota Multiphasic Personality Inventory, MMPI)에서 개선된 것을 입증했습니다. 30개월 동안 추적 관찰한 결과, 대조군 14명 모두 증상이 재발한 반면, 치료군 15명 중 3명만이 재발을 경험한 것으로 나타났습니다. 두 번째 대조군 연구에서는 페니스턴, 마리난, 데밍, 쿨코스키[Peniston, Marrinan, Deming, and Kulkosky(1993)]가 만성 PTSD 증상과 알코올 남용을 동반한 재향군인 20명을 대상으로 30회의 알파-테타(alpha-theta) 뉴로피드백 훈련을 실시하여 증상을 없앴습니다. 치료 후 26개월 동안 대상자 및 가족을 대상으로 매월 추적 인터뷰를 실시한 결과, 참전용사 중 16명은 증상이 없는 상태를 유지했으며, 나머지 4명은 PTSD 증상이 거의(1-3회) 나타나지 않은 것으로 나타났습니다.

Pop-Jordanova와 Zorcec(2004)은 다중모달 접근법[multimodal approach(지지, 놀이, 행동 인지 치료)]을 사용하여 10명의 PTSD 아동을 치료했는데, 여기에는 12-16 Hz를 높이기 위한 전극(EDR) 바이오피드백 및 뉴로피드백 훈련이 포함되었습니다. 연구진은 심리 측정 도구를 사용하여 피험자들의 높은 수준의 불안과 스트레스, 신체화, 행동 문제(공격성, 충동성, 불복종, 악몽)를 확인했습니다. 매주 50분씩 20회의 EDR 바이오피드백과 뉴로피드백 세션을 진행한 결과, 피험자들의 외상 후 스트레스 장애 증상이 사라졌습니다.

Smith(2008)는 PTSD로 진단된 전투 참전자 10명을 대상으로 두 단계의 기능 신경 해부학을 기반으로 한 뉴로피드백 접근법을 사용하여 훈련했습니다. 초기에 대상자들은 매일 30분씩 10회의 세션을 받았으며, 이 과정에서는 왼쪽 반구의 15-18 Hz와 오른쪽 반구의 12-15 Hz를 증가시키고 세타를 억제하는 훈련이 이루어졌습니다. 두 번째 단계는 매일 30분씩 20회의 세션으로 이루어진 알파-세타 훈련을 포함하고, 이를 이어 10분 동안 첫 번째 단계 훈련이 이루어졌습니다. Smith는 PTSD 증상에서 매우 중요한 변화를 발견했으며, 이는 Hamilton 우울증 평가척도에 따른 우울증 증상의 유의한 감소와 주의 집중력이 향상되었다는 Test of Variables of Attention에 따른 결과로 확인되었습니다.

Walker(2009)는 19명의 PTSD 환자를 대상으로 정량화 뇌파(quantitative electroencephalogram, qEEG) 유도 뉴로피드백을 사용하여 고주파 베타를 동시에 감소시키고 알파를 증가시키도록 훈련했습니다. 각 대상자마다 고주파 베타 파워가 높은 것으로 확인된 다수의 훈련 위치가 선택되었습니다. 각 대상자는 두 개에서 여섯 개의 위치에서 다섯 회에서 일곱 회의 훈련 세션을 받았으며, 한 번에 한 곳씩 훈련을 받았습니다. 훈련 종료 및 1개월 후 추적조사에서, 모든 19명의 대상자가 훈련 결과로 과거에는 중등도에서 심한 불안에서 가벼운 또는 전혀 불안하지 않은 상태로 감소하였음을 보고했습니다(5/10-7/10에서 0/10-2/10).

Nelson and Esty(2012)는 지속적인 PTSD와 외상성 뇌 손상(TBI) 증상을 가진 7명의 퇴역군인을 Flexy Neurotherapy System으로 치료하고, PTSD 증상 척도 점수의 감소를 보였으며, 효과 크기는 0.62에서 0.93까지 범위에 걸쳤습니다. 이 방법은 대상자의 EEG와 연결된 펄스형 전자기 자극을 사용하여 조작적 조건부 훈련이 아니라는 점에 유의하지만, 효과적인 뉴로피드백과 뉴로모듈레이션의 기전을 이해하기 위한 계속되는 기본 연구의 필요성을 보여주기 위해 여기에 포함되었습니다.

클루에치 등 Kluetsch et al.(2013)은 뉴로피드백으로 인한 기능적 자기공명영상(fMRI) 현저성 네트워크 변화를 입증한 건강한 정상 피험자를 대상으로 한 이전 연구를 바탕으로 만성 PTSD 환자 21명을 대상으로 30분 동안 알파 진폭을 감소시키는 훈련을 성공적으로 수행했습니다. 피험자들은 이완, 평온함, 맑은 정신이 개선되었다고 보고했으며, 훈련 후 휴식기 알파가 증가하는 반등 현상을 보였습니다. 또한, fMRI 측정 결과 외상 후 스트레스 장애 환자의 조절 장애로 알려진 두드러짐 네트워크와 기본 모드 네트워크 모두에서 연결성이 개선된 것으로 나타났습니다. '윤리적 이유'로 가짜 뉴로피드백 대조군을 포함하지 않았지만, 이 연구는 PTSD와 관련된 근본적인 신경 병리의 단기적인 변화와 PTSD 증상의 주관적 경험의 개선을 분명히 보여줍니다. 또한 훈련 중 알파의 상대적 감소와 훈련 후 반등 알파의 양 사이의 관계를 정량화했는데, 뉴로피드백 중 알파 감소가 클수록 훈련 후 알파 진폭의 반등도 더 컸습니다. 이 효과는 단일 채널 훈련 장소인 PZ뿐만 아니라 19개 채널 모두에서 전 세계적으로 발생했습니다. 따라서 이 연구는 단일 채널 뉴로피드백이 외상 후 스트레스 장애의 특정 신경 병리 및 증상에 미치는 글로벌 및 특정 네트워크 효과를 모두 보여줍니다.

포스터와 베아지-모리스Foster and Veazey-Morris(2013)는 증상 체크리스트, 기능적 신경망 일치(symptom checklist, functional neural network match, SCL-FNM) 방법과 함께 저해상도 뇌파 단층 촬영 분석(LORETA) Z 점수 뉴로피드백[LZN: (LORETA) Z-score Neurofeedback]을 활용하여 PTSD와 뇌진탕 후 증후군을 모두 진단받은 8명의 전투 참전용사를 훈련시켰습니다. 이 방법을 사용하면 실시간 3D 신경 영상과 표준 데이터베이스 비교를 통해 여러 신경망 내 및 신경망 간의 여러 뇌파 전력 및 연결 메트릭을 동시에 훈련할 수 있으므로 현재까지 가장 개인별 또는 개인화된 뉴로피드백 방법을 제공할 수 있습니다. 연구팀은 뉴로피드백을 통해 훈련된 외상 후 스트레스 장애 신경망이 정상화되고 외상 후 스트레스 장애 증상이 감소했다고 보고했습니다.

이러한 데이터는 뉴로피드백이 PTSD 치료에 효과적일 수 있음을 나타냅니다. 그러나 이 리뷰에서 살펴본 바와 같이, 여러 가지 뉴로피드백 훈련 방법이 PTSD 증상 감소와 근본적인 신경 병리 개선에 효과적이라는 증거를 제시했습니다. 1991년 페니스톤의 초기 연구 이후 사용 가능한 뉴로피드백 방법은 극적으로 발전하여 단일 부위 일률적 방법에서 여러 부위, 규범적 데이터베이스 기반, 3D 단층 촬영 기능적 신경 해부학 기반 방법에 이르기까지 점점 더 개인화된 PTSD 증상 치료 접근이 가능해졌습니다. 빠르게 성장하는 교차 검증된 신경영상 문헌은 PTSD 증상의 기제를 파악하는 데 있어 기능적 신경 네트워크 모델의 정확성과 유용성을 뒷받침하고 있으며, 이 장애 치료에 가장 합리적인 접근법은 SCL-FNM 방법과 함께 표준 데이터베이스 기반의 EEG 단층 Z 점수 뉴로피드백과 같은 지식을 활용하는 것입니다. 그러나 현재 및 진화하는 접근법의 상대적 효능에 관한 질문은 잘 설계된 통제 비교 연구를 통해 실증적으로 제기되고 답변되어야 합니다.

경미한 외상성 뇌 손상에 대한 표면 및 LORETA 뉴로피드백

2014년 1월 인터넷에서 TBI 치료에 뉴로피드백을 활용한 연구를 검색한 결과, 605명의 피험자가 참여한 27건의 동료 검토 연구가 발견되었으며, 모두 긍정적인 결과를 보여주었습니다. 결과 측정에는 개선된 증상(기분, 피로, 집중력, 업무 복귀 능력)에 대한 자가 보고, 신경심리 검사 점수(주의력, 실행 기능, 시각 및 청각 기억에 대한 객관적인 검사), qEEG 지표(베타, SMR 및/또는 알파 파워 증가, 세타, 고베타 및/또는 EMG 파워 감소, 일관성 및 위상 정상화)가 포함되었습니다. 5개의 연구에서 대조군을 사용했으며, 이 중 3개의 연구는 무작위 배정(N = 88)(Ayers, 1993, N = 12; Keller, 2001, N = 21; N = 12; Schoenberger 외, 2001, N = 12; Tinius and Tinius, 2000, N = 31), 6개의 연구는 역사적 대조(N = 91)(Foster and Veazey-Morris, 2013, N = 8; Hoffman 외, 1996, N = 14; Laibow 외, 2001, N = 27; Walker et al, 2002, N = 26; Zelek, 2002, N = 10; 및 Zorcec 등, 2011, N = 6), 14개 연구는 통제되지 않은 개별 사례 연구 및 사례 시리즈(N = 405)를 포함했습니다(Ayers, 1987, N = 250; Bratic et al, 2007, N = 2; Byers, 1995, N = 1; Greuling 외, 1998, N = 1; Hammond, 2006, N = 2; Malkowicz and Martinez, 2009, N = 1; Nash,,2005, N = 1; Reddy 외, 2009, N = 1; Thornton, 2000, N = 2; Thornton, 2002, N = 4; Thornton and Carmody, 2013, N = 15; Wing, 2001, N = 1; Surmeli, 2007, N = 24; N = 100).

대조군에 무작위 배정을 사용한 세 가지 연구에는 Ayers(1993), Keller(2001), Schoenberger 등(2001)이 포함됩니다. Ayers(1993)는 우반구 폐쇄성 두부 외상과 정서 조절 장애 증상으로 심리 치료를 받고 있는 외래 환자 12명을 대상으로 우반구에서 4-7 Hz를 억제하고 15-18 Hz를 보상하는 뉴로피드백 그룹(N = 6) 또는 심리 치료만 하는 대조군(N = 6)에 무작위로 배정하는 연구를 수행했습니다. 뉴로피드백 그룹에서만 증상이 감소하고 심리치료가 진전된 것으로 나타났습니다. Ayers의 약점은 데이터 분석 기법에 관한 정보가 부족하다는 점입니다.

Keller(2001)는 부상 후 평균 3.8개월이 지난 중등도 TBI 입원 환자 21명을 대상으로 10회의 뉴로피드백 훈련(N = 12) 또는 10회의 컴퓨터 주의력 훈련(N = 9)에 무작위로 배정하여 치료했습니다. 주로 주의력 측정과 베타 주파수(13-20 Hz) 뇌파 전력에 초점을 맞춘 결과, 두 그룹 모두 주의력 측정에서 개선이 나타났지만 뉴로피드백 그룹만 지속적인 주의력 과제와 베타 생성에 소요되는 시간이 개선된 것으로 나타났습니다.

Schoenberger 외 (2001)은 최소 1년 전에 경증에서 중등도의 폐쇄성 두부 손상을 입은 12명의 피험자를 무작위로 대기자 대조군 또는 Flexyx 뉴로테라피 시스템을 활용한 뉴로피드백 25회 세션에 배정했습니다. 치료 그룹은 기분과 피로가 개선되었다고 스스로 보고했으며 작업 기억력이 개선된 것으로 나타났습니다. 또한 대부분의 치료 그룹에서 약물 치료의 필요성이 감소하고 직장에 복귀할 수 있는 능력이 증가하는 등 사회적 및 직업적 기능이 개선되었다고 보고했습니다.

Tinius와 Tinius(2000)는 무작위 배정을 사용하지 않고 경미한 TBI 진단을 받은 외래 환자 16명과 건강한 대조군 15명을 비교하여 컴퓨터 인지 재훈련과 결합된 20회의 뉴로피드백 훈련 후 주의력, 반응 조절, 실행 기능 및 자가 보고 증상 심각도 측정에서 개선이 있음을 입증했습니다. 뉴로피드백 훈련에는 감각 운동 스트립을 따라 단일 부위 파워 훈련이 포함되었습니다. 이 연구의 약점은 뉴로 피드백의 효과가 인지 재훈련 운동의 가능한 효과와 구별되지 않았다는 것입니다.

Laibow et al.(2001)은 27명의 뇌 손상 환자를 대상으로 세타와 고베타를 억제하면서 알파와 중범위 베타를 보상하는 CZ에서 뉴로피드백 훈련을 실시했습니다. 피험자들은 증상 유형, 횟수, 심각도에 따라 분류되었습니다. 23-132회의 세션 횟수만큼이나 증상 변수에 따라 개선 효과도 다양했습니다. 대상자, 의사, 간병인의 개선 평가에 따라 59-87%의 재활 효과를 보고했습니다.

Walker 등(2002)은 증상 개선을 위해 뇌파 파워를 훈련하는 일반적인 방법에서 벗어나, 경미한 외상 후 증상이 3-70개월이 지난 후에도 지속되는 외상 후 환자 26명을 치료하는 데 qEEG 유도 일관성 훈련을 사용했습니다. 한 번에 하나의 일관성 측정을 훈련한 결과, 평균 19회 세션에서 환자의 88%가 자가 보고 증상이 50% 이상 개선되었다고 보고했습니다. 또한 부상 전 직장에 다니던 모든 환자가 직장에 복귀할 수 있었습니다. 또한 이러한 결과는 CZ의 베타 훈련이 평균 38회의 세션을 거쳐야 동등한 효과를 얻을 수 있었다는 미공개 데이터 분석 결과보다 개선된 결과라고 덧붙였습니다.

Thornton과 Carmody(2013)는 기능적 신경망 모델을 기반으로 여러 부위의 힘과 연결성을 모두 수정하도록 15명의 TBI 환자를 훈련한 결과, 청각 및 시각 기억과 qEEG 힘 및 연결성 측정값이 모두 개선되었음을 입증했습니다. 연구 결과 중 하나는 청각 기억력 개선 정도와 세션 횟수 간에 0.64의 상관관계가 있다는 사실이 밝혀졌습니다.

포스터와 베아지-모리스 Foster and Veazey-Morris(2013)는 부상 후 평균 8.8년이 지난 외상 후 스트레스 장애와 외상 후 스트레스 장애를 모두 겪은 퇴역 군인 8명의 사례 시리즈에서 SCL-FNM 방법을 사용하는 LZN을 활용했습니다. 연구팀은 실시간 규범 데이터베이스 비교를 통해 여러 브로드만 영역에서 여러 전력 및 연결성(일관성 및 위상) 측정값을 동시에 훈련했습니다. 훈련된 측정의 선택 기준은 교차 검증 기능적 신경 영상 문헌에서 개발된 증상 체크리스트에 의존했습니다. 피험자들은 증상에 대한 자가 보고와 근전도 측정의 정상화 모두에서 개선된 것으로 나타났습니다. 이 뉴로피드백 방법은 현재까지 가장 구체적이고 개인화된 훈련을 제공합니다. 또한 이 방법은 오프라인 규범 데이터베이스 비교를 통해 특정 측정값을 훈련하거나 규범 비교를 하지 않는 대신 실시간으로 규범 데이터베이스에 대한 훈련(실시간 Z 점수 훈련)을 하기 때문에 과잉 훈련의 가능성이 줄어든다는 추가적인 안전성을 제공합니다.

이용 가능한 데이터에 따르면 뉴로피드백 훈련은 TBI 치료에 효과적일 수 있습니다. 그러나 외상성 뇌 손상의 이질성은 개별화된 치료의 필요성을 없애고, 축적된 데이터에 따르면 TBI 치료에서 뉴로피드백의 효과는 치료 대상 증상에 대한 훈련의 적절성에 따라 달라지는 것으로 나타났습니다.

다른 기능적 신경영상 기법과의 교차 검증을 통해 특정 증상과 특정 신경망 이상과의 상관관계가 점점 더 정확해지고 있습니다. 식별된 증상의 배후에 있는 특정 신경망 이상을 식별하고 실시간 규범 데이터베이스 비교를 통한 조작자 조건화(Z 점수 훈련)를 통해 여러 측정을 동시에 훈련하여 이를 재정상화하는 기능은 TBI에 대한 뉴로피드백 훈련의 진화의 다음 단계로 보입니다. 또한 LORETA를 통한 뇌파 단층 촬영의 활용과 이로 인한 훈련의 특이성 증가는 TBI와 같은 다양한 문제에 대한 훈련의 개인화 필요성을 향한 움직임임이 분명해 보입니다. 이 접근법의 효과와 특이성을 입증하기 위해서는 추가 연구가 필요합니다.

연구

이 사례 시리즈는 재향군인청의 폴리트라우마 심리학자인 캐서린 비지-모리스 박사가 멤피스 통합 뉴로피드백 연구소(MINI)의 데일 포스터 박사에게 의뢰한 PTSD 및 경미한 TBI 진단을 받은 11명의 피험자 데이터를 LZN에 제시합니다. 첫 번째 사례는 정상적인 절차의 예로서 첫 번째 세션의 데이터를 포함하며, 반응 훈련생이 이 과정에서 신경생리학적으로 어떤 영향을 받는지 보여주는 전형적인 사례로 간주됩니다. 나머지 10개의 사례는 무작위 순서로 제시되며 동일한 방식으로 훈련받았습니다.

피험자들

이 11가지 사례 시리즈의 참가자들은 재향군인청에서 제공하는 복합적 치료에 참여했습니다. 외상 후 스트레스 장애와 외상성 뇌손상 증상을 극복하는 데 추가적인 도움이 필요했던 이들은 비지-모리스 박사로부터 뉴로피드백에 대해 알게 되었고, MINI의 LZN (Loreta Zscore Neurofeedback)[1]에 자원하여 참여하게 되었습니다. 이들은 직접 예약을 하고 교통편도 직접 마련했습니다. 첫 외상 이후 평균 8년이 지났으며, 대상자 중 9명은 경미한 외상성 뇌 손상을 여러 번 겪은 경험이 있었습니다.

자료 및 절차

세션은 일주일에 한 번, 45분 동안 진행되었으며, 참가자가 일정을 정하고 재향군인청에서 비용을 지불했으며, MINI의 포스터 박사가 진행했습니다. 훈련에 사용된 하드웨어와 소프트웨어는 각 세션마다 동일하게 Deymed TruScan 32 뇌파 인코더와 NeuroGuide 2.7 뇌파 수집, 분석 및 뉴로피드백 소프트웨어였습니다.

사용된 NeuroGuide 소프트웨어 모듈은 LZN용 NF2였습니다. 첫 미팅에서는 간단한 임상 인터뷰가 진행되었고, 뉴로피드백에 대한 간략한 소개가 제공되었으며, 눈을 뜨고 눈을 감은 상태에서 19채널 EEG 데이터를 수집했습니다. 또한 참가자들에게 목표 모니터링 로그를 소개하고 이 과정이 효과가 있다는 것을 증명할 수 있는 긍정적인 결과 목록을 작성하고 다음 세션에 아이디어를 가져오도록 요청했습니다. 참가자들은 최대의 효과를 위해 훈련 매개변수를 조정하는 과정을 돕기 위해 자신의 개선 사항을 평가하는 데 회의적인 태도를 유지하도록 권장받았습니다.

첫 번째 모임과 두 번째 모임 사이에 표준화한 과정을 사용하여 뇌파 데이터를 조작(artifacted)했습니다:

(1) 유효한 기록이 얻어졌는지 확인하기 위해 기록을 "육안으로" 확인했습니다.

(2) 각 기록에 대해 동일한 설정("높음" 아티팩트 감도, 2.00 Z 점수 EEG 선택, 아티팩트 없는 첫 2분으로 설정된 시간 제약)으로 NeuroGuide 자동 편집 루틴을 실행했습니다(아티팩트 없는 데이터의 첫 2분).

(3) 자동 편집의 결과를 다시 한 번 "눈으로" 확인하여 얼굴의 유효성을 확인했습니다.

아티팩트(artifact)가 제거된 데이터는 규범적 데이터베이스 비교를 사용하여 NeuroGuide 소프트웨어로 분석되었으며, 이러한 규범적 데이터베이스 비교를 기반으로 NeuroGuide 내에서 LORETA 증상 체크리스트가 구성되었습니다. NeuroGuide LORETA 증상 체크리스트 구성은 피험자 데이터의 전류원 밀도(current source density, CSD)를 표준 데이터와 비교하고 SCL-FNM 프로세스를 활용하여 추후 가설 테스트를 위해 각 EEG 주파수 대역의 각 브로드만 영역에서 Z 점수를 계산합니다. 이 프로세스에는 피험자의 임상 증상을 파악하고, 증상의 기저에 있을 수 있는 신경망 장애에 대한 가설을 세우고, 이용 가능한 신경 영상 연구를 기반으로 임상 증상과 증상을 설명할 수 있는 비정상적으로 기능하는 브로드만 영역을 일치시켜 해당 가설을 테스트하는 과정이 포함됩니다. 이 과정은 현재 가장 합리적인 뉴로피드백 훈련 대상자를 뉴로피드백 훈련 대상을 식별하는 가장 합리적인 절차입니다.

두 번째 회의에서는 표면(surface)및 LORETA 신경 이미지에 대한 간략한 검토, 목표 모니터링 로그 작성, 신경 가소성 및 신경 생성을 촉진하는 것으로 알려진 목표 모니터링 로그(goal monitoring log)에 나열된 "긍정적 행동(positive behavior)"에 대한 간략한 토론, 심박수 변동성(heart rate variability) 바이오피드백에 대한 간략한 소개, 첫 번째 LZN 세션이 이루어졌습니다.

첫 번째 LZN[1] (Low Resolution Electromagnetic Tomography, LORETA) 세션이 시작될 때 포스터 박사(Dr. Foster)와 훈련생은 국방부/재향군인청 증상 체크리스트(the Department of Defense/Veteran's Administration Symptom Checklist)에서 목표 증상을 선택하고 훈련의 대상이 될 신경망을 식별했습니다. 이 과정은 증상 해결의 진행 상황에 따라 후속 세션에서 필요에 따라 반복되었습니다. 이후 LZN 세션은 목표 모니터링 로그와 긍정적 행동 목록을 검토하고 훈련생이 각 목표와 행동에 대한 자가 평가를 제공하는 것으로 시작되었습니다. 그런 다음 교육생은 일렉트로캡을 착용한 상태에서 적외선 귀 센서를 활용하여 심박수 변동성 바이오피드백(emWave by HeartMatht)에 참여했습니다.

각 LZN 세션은 여러 차례의 피드백으로 구성되었으며, 각 세션 사이에는 잠시 멈추는 시간이 있었습니다. 참가자와 임상의는 나란히 앉았으며, 참가자는 편안한 리클라이너에 발을 바닥이나 발판에 올려놓고 똑바로 세운 자세로 앉았습니다. 두 대의 컴퓨터 모니터가 사용되었는데, 하나는 교육생 바로 앞에, 다른 하나는 교육생의 시야에서 벗어난 임상의 앞에 배치되었습니다. 임상의는 진행 중인 원시 뇌파, 임피던스, 보상 비율, 즉각적인 Z 점수 및 기타 데이터를 모니터링하고 참가자는 오디오 및 비디오 바이오피드백을 관찰했습니다. 참가자는 자신의 선호도에 따라 그래픽과 사운드를 선택할 수 있었습니다. 훈련생은 자신의 실시간 원시 뇌파 신호 스트림을 보여주고 필요에 따라 아티팩트를 줄이는 방법에 대해 교육받았습니다.

각 라운드 전에 임상의가 참가자의 Z 점수 임계값을 조정하여 보상 비율을 30%에서 60% 사이로 유지했습니다. 참가자는 비효율적인 전략을 제거하고 효과적인 바이오 피드백의 자연스러운 성공을 경험할 수 있도록 필요에 따라 코칭을 받았습니다. 필요에 따라 구두 지시, 격려, 교육이 제공되었습니다. 교육생의 필요에 따라 숙제도 제공되었습니다. 모든 훈련생은 바이오피드백을 가장 성공적으로 경험하는 '상태'를 연습하도록 권장되었습니다.

데이터 분석을 위한 영역은 다음과 같은 절차에 따라 선정되었습니다. 기준 뇌파 데이터는 NeuroGuide의 LORETA Z 점수 표준 데이터베이스 비교를 통해 분석하고, 증상 체크리스트에도 훈련 영역(ROT)으로 포함되어 있는 가장 중요한 Z 점수를 가진 복셀을 통계 분석을 위해 선택하여 신경생리학적 결과를 결정했습니다.

라운드(회기)

각 LZN 세션은 가장 최근의 증상 체크리스트에 기반한 일련의 LZN 라운드로 구성되었습니다.

각 라운드가 끝나면 세션이 일시 정지되고 훈련생)에게 Z 점수 비교 그래프에서 해당 라운드가 이전 라운드보다 디 니은지, 같은지, 더 나빠졌는지 물어보았습니다. Trainees (훈련생, 연수생)들은 너무 많이 생각하지 말고 첫인상이나 직감에 따르도록 권장되었습니다. 훈련생이 추측하자마자 비교 그래프가 신속하고 사실에 입각하여 판단을 내리지 않는 방식으로 표시되었습니다. 그런 다음 임상의가 다음 라운드의 Z 점수 임계값을 조정하여 30-60% 사이의 보상 비율을 유지하고 다음 라운드가 시작되었습니다. 라운드는 2분에서 5분까지 진행되었으며, 45분 세션 내에 가능한 한 많은 라운드를 진행했습니다. 훈련생은 세션을 마음대로 종료할 수 있었으며, 피곤한 상황에서도 과정에 대한 흥미를 유발할 수 있도록 장려되었습니다.

단일 세션의 결과

다음은 피험자 11의 첫 번째 LZN 세션의 결과입니다. 이 결과는 좋은 반응의 전형으로 간주되며 단일 세션의 LZN의 신경생리학적 효과를 대표합니다. 아래의 LORETA 신경 이미지는 피험자 11의 첫 번째 세션에서 훈련 전과 후의 눈을 감고 안정된 상태의 뇌파를 비교한 것입니다. 이 일반적인 첫 세션은 잠시 멈추는 2분 간격의 8회 라운드로 구성되었습니다.

Analysis

그림 4.1에 표시된 신경 이미지의 대상 복셀은 Z 점수 측면에서 가장 편차가 크고 이 피험자의 증상 체크리스트 일치 항목에 포함되었기 때문에 이 분석을 위해 선택되었습니다.

피질 맨틀(cortical mantle)은 PTSD 증상에서 피질 피질의 역할에 대한 강력한 지지가 있기 때문에 가설화된 신경망 목록에 포함되었으며, 다음과 같은 이유로 이 특정 피험자의 증상 체크리스트에 포함되었습니다. 그 기능에서 표준에서 벗어난 것으로 밝혀졌습니다.

이 대상 복셀은 분석을 위해 선택되었지만, 특정 네트워크 노드의 일부로서 여러 신경망과 함께 작동하는 것으로 이해됩니다. 이 연구에서 사용된 가장 중요한 Z 점수 방법은 사용 가능한 대량의 데이터를 줄이기 위한 합리적인 접근법으

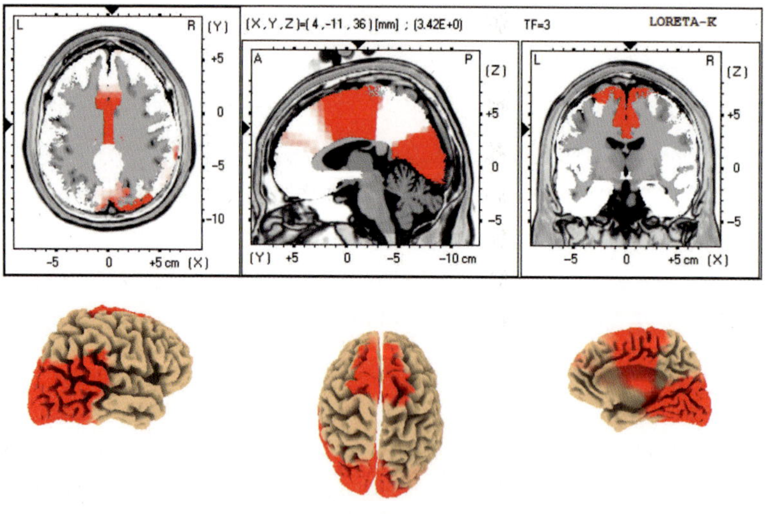

그림 4.1 이는 브로드만 영역 24, 즉 미상회(cingulate gyrus)에서 최대 Z 점수에 대한 훈련 전 LORETA Z 점수 신경 이미지입니다. 목표 주파수는 3 Hz, 최대 Z = 3.42, 조건은 눈을 감고 이완된 상태였습니다.

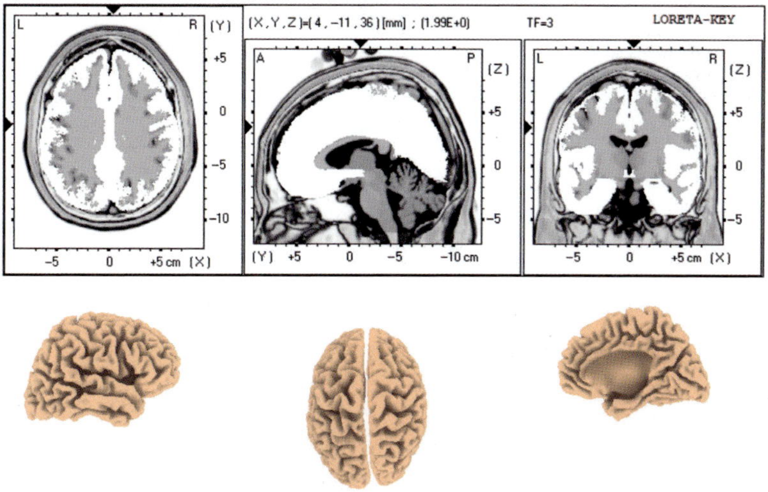

그림 4.2 이것은 그림 4.1의 이미지와 동일한 조건 및 설정에서 2분간 8번의 라운드가 포함된 단일 LZN 세션이 끝난 후의 훈련 후 LORETA Z 점수 신경 이미지입니다.

로 채택되었습니다.

그림 4.1과 4.2의 LORETA 신경 이미지를 육안으로 살펴보면 이 단일 세션의 LZN이 피험자의 뇌파에 큰 영향을 미쳤음을 알 수 있습니다. 이 주파수에서 이 복셀의 사전 및 사후 Z 점수를 비교하는 짝을 이룬 t-검정은 $p < 0.0001$ (자유도=37, 단측 t-검정)을 산출합니다. 동일한 목표 주파수에서 이 복셀에 대한 전류 밀도의 평균 및 표준 편차와 함께 Cohen의 d를 사용하면, 이 개인에 대한 이 단일 세션이 대상 피질의 이 복셀에 미치는 효과 크기는 1.042로 큰 효과 크기입니다. Cohen은 효과 크기를 "작은, d = 0.2", "중간, d = 0.5", "큰, d = 0.8"로 분류했습니다.

회기 결과

위에서 분석한 두 눈을 감고 이완된 뇌파 사이에 발생한 LZN 세션은 잠시 멈추는 2분 간격의 8번의 회기(round)로 구성되었습니다. 위의 분석과 동일한 위치 및 주파수를 사용하여 각 2분 회기의 인공 데이터(artifacted data)[2]를 분석했습니다. 그림 4.3에 표시된 그래프에는 평균 raw LORETA 전류 밀도가 표시되어 있습니다. 피험자는 회기가 진행됨에 따라 대상엽의 신경 활동을 점진적으로 수정하여 LZN 프로세스를 통해 전류 밀도를 정상화했습니다. 짝을 이룬 t-검정 및 효과

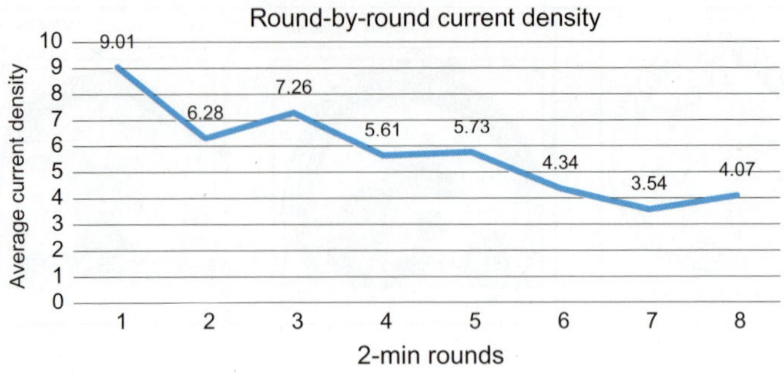

그림 4.3 피질 피질에서 BA 24의 전류 밀도의 점진적 정규화

표 4.1 1회기(round)과 각 후속 회기(round)를 비교하면 전류 밀도가 점점 더 크게 변화하고 LZN 훈련의 효과가 점점 더 커지는 것을 알 수 있습니다.

Paired t-test	t value	p value	cohens'd
Round 1 vs. Round 2	2.38	0.0118	0.543
Round 1 vs. Round 3	1.49	0.073	0.403
Round 1 vs. Round 4	4.85	0.000017	1.186
Round 1 vs. Round 5	3.77	0.000345	0.961
Round 1 vs. Round 6	4.82	0.000016	1.224
Round 1 vs. Round 7	4.95	0.000012	1.606
Round 1 vs. Round 8	4.95	0.000014	1.303

크기 추정을 포함한 통계 분석 결과를 포함한 통계 분석은 각 후속 라운드가 1회기보다 유의미하게 회기가 진행됨에 따라 효과 크기가 점점 더 커지면서 1회기보다 우수했습니다. 회기가 진행됨에 따라 효과 크기가 점점 더 커졌습니다. 표 4.1은 이러한 진행 과정을 보여줍니다.

논의

피험자 11은 이 단일 LZN 훈련 세션에서 학습을 입증한 것이 분명합니다. 신경생리학적 변화와 함께 SCL-FNM (symptom checklist, functional neural network match)방법이 효과가 있다면 증상 개선이 동반될 것으로 예상할 수 있습니다.

따라서 비정상적인 신경 전기 활동을 정상화하면 피험자의 증상이 감소할 것이라는 다음 가설을 테스트할 수 있습니다.

10가지 사례 연구

방법

다음 사례는 비지모리스(Veazey Morris) 박사의 추천을 받아 포스터(Foster) 박사에게 자발적으로 LZN을 요청한 첫 10명의 피험자입니다. 무작위 순서로 제시된 각 피험자는 위의 절차에 따라 훈련을 받았으며, 분석은 위에서 설명한 가장 유의미한 Z 점수 방법을 기반으로 수행되었습니다.

피험자 1

위에서 설명한 절차를 사용하여 피험자 1은 아래 차트에 있는 목록의 항목을 포함하는 목표 모니터링 로그를 작성했습니다. 차트 4.1과 4.2에서 볼 수 있듯이,

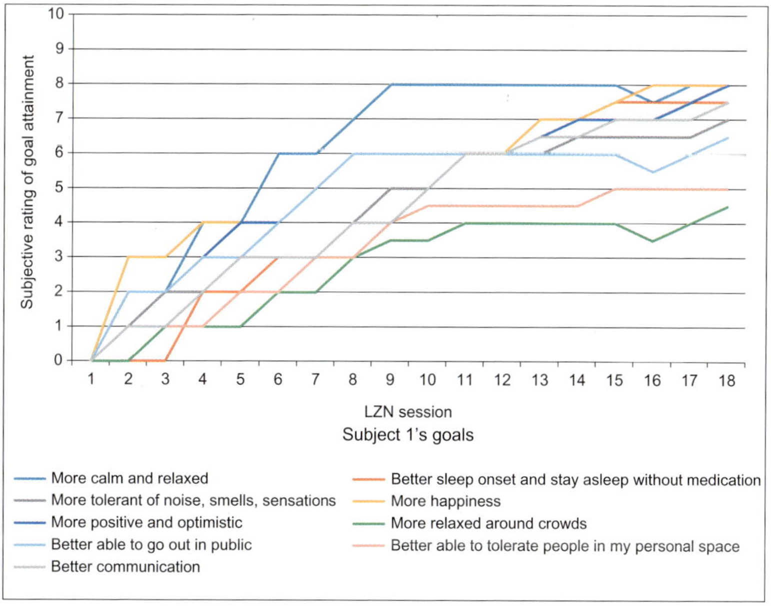

차트 4.1 피험자 1: LZN 세션별 목표 달성률에 대한 피험자 보고서

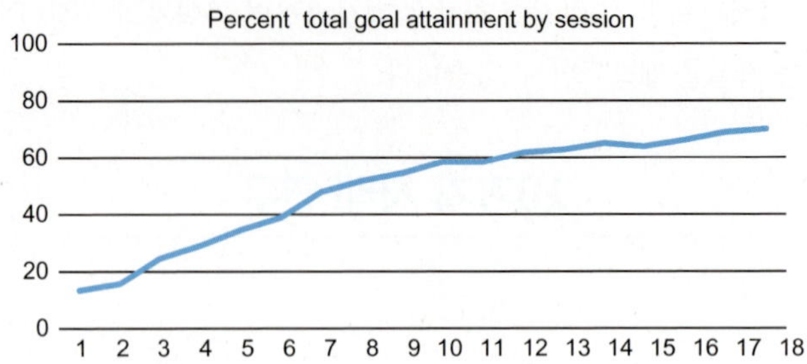

차트 4.2 피험자 1: 세션(회기)별 총 진행상황

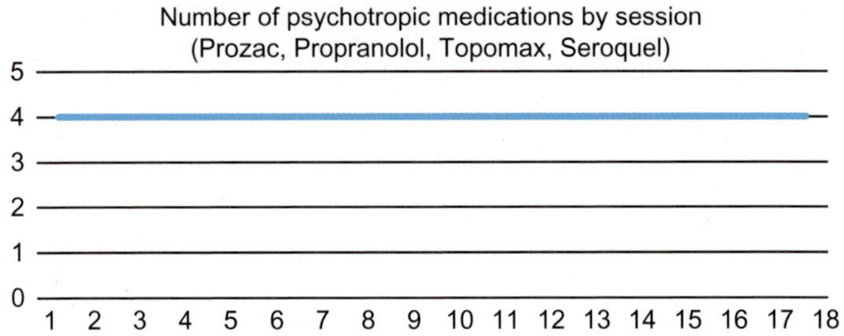

차트 4.3 피험자 1: 세션전반에 걸친 항정신성 약물 복용

목표 달성 측면에서 일관되고 상당한 진전이 있었습니다. 향정신성 약물은 모든 피험자의 세션에 걸쳐 모니터링되었습니다. 차트 4.3은 피험자 1이 LZN 훈련 중에 약물을 변경하지 않았음을 나타냅니다.

피험자 1의 결과

세션 1의 눈을 뜬 상태 기준 데이터와 세션 217을 비교하기 위해 대응 표본 t-검정을 실시했습니다. 차트 4.4는 이러한 각 LZN 세션에서 유의미한 차이와 큰 효과 크기가 발생했음을 보여줍니다. 피험자 1의 우측 중앙 전두대상회(BA 46)에 대한 표적 ROT의 CSD 변화는 그림 4.4에 나와 있습니다. 정규화가 일어났음을 알 수 있습니다.

이 ROT의 사전 및 사후 CSD를 비교한 공변량 t-검정 결과 $p < 0.001$로 나타났으며, Cohen의 $d = 1.414$로 나타난 것처럼 효과 크기가 컸습니다.

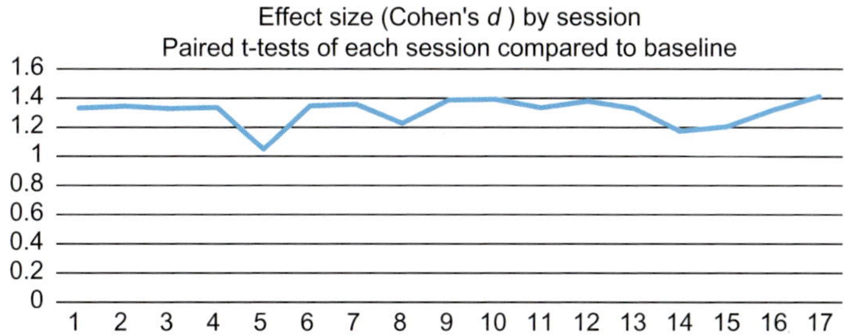

차트 4.4 피험자 1. 기준선과 비교한 각 세션의 효과 크기

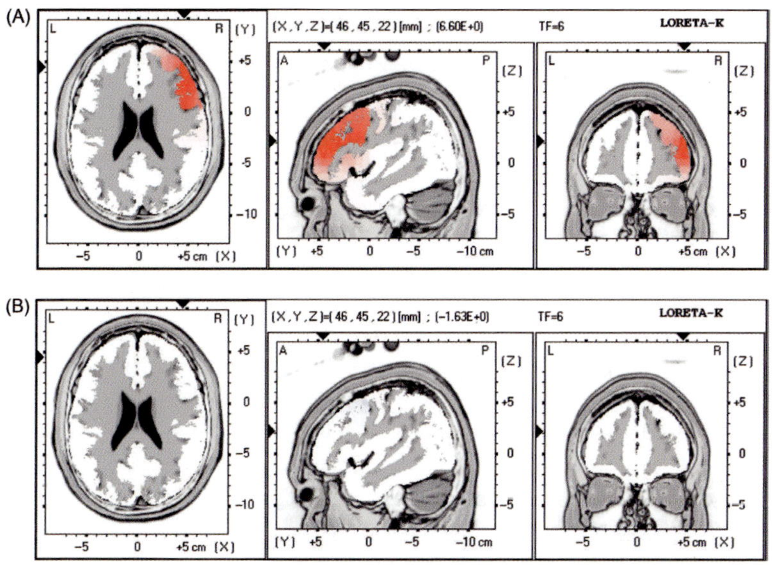

그림 4.4 피험자 1: BA 46의 정상화를 보여주는 LORETA Z 신경영상; **(A)** 사전: BA 46, 우측 중앙 전두회: (X, Y, Z) = (46, 45, 22); **(B)** 사후: BA 46, 우측 중앙 전두대상회: (X, Y, Z) = (46, 45, 22)

피험자 2

피험자 2의 세션별 목표 달성도, 총 목표 달성률, 세션별 향정신성 약물 복용량은 차트 4.5–4.7에 설명되어 있습니다.

피험자 2의 결과

피험자 2의 좌측 중앙 전두대상회(BA 10)에 대한 목표 ROT의 CSD 변화는

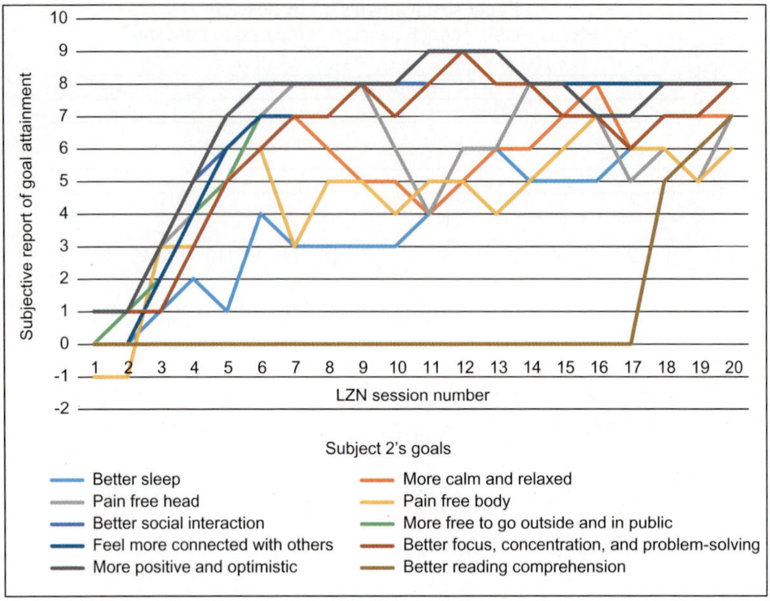

차트 4.5 피험자 2: LZN 세션별 목표 달성률에 대한 피험자 보고서

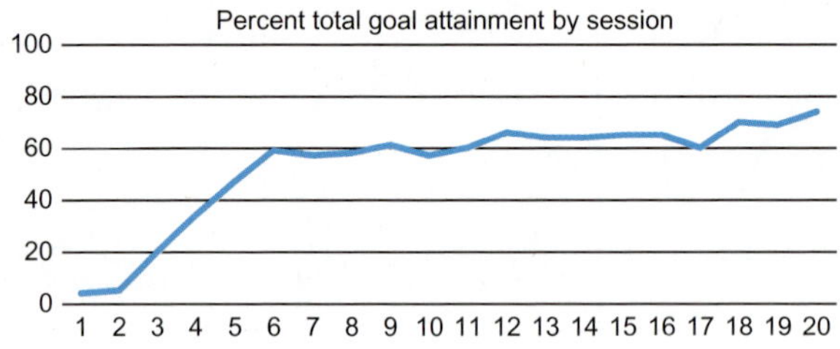

차트 4.6 피험자 2: 세션(회기)별 총 진행상황

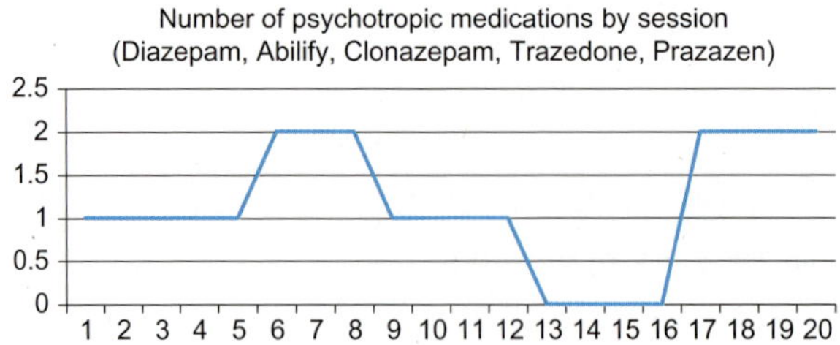

차트 4.7 피험자 2: 세션전반에 걸친 항정신성 약물 복용

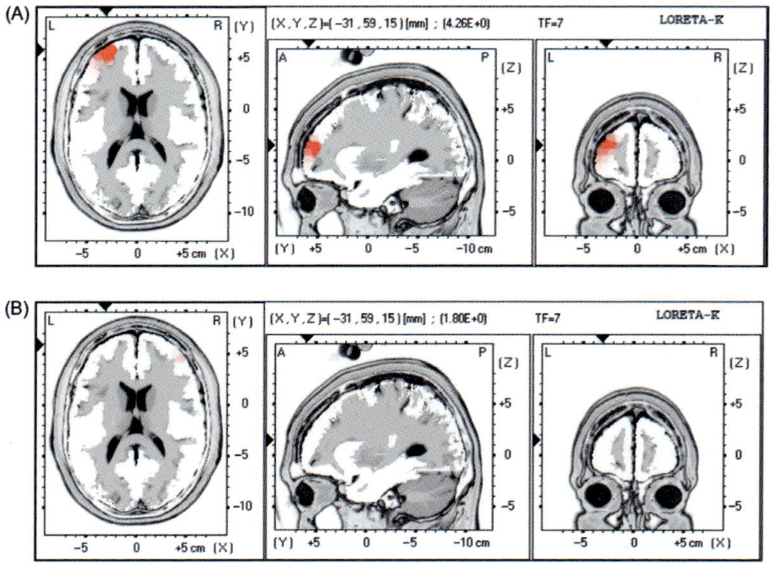

그림 4.5 피험자 2: BA 10의 정상화를 보여주는 LORETA Z 신경영상;**(A)** 사전: BA 10, 좌측 중앙 전두회: (X, Y, Z) = (-31, 59, 15); **(B)** 사후: BA 10, 좌측 중앙 전두회: (X, Y, Z) = (-31, 59, 15)

그림 4.5에 설명되어 있습니다. 이 ROT의 사전 및 사후 CSD를 비교하는 짝을 이룬 t-검정 결과 $p < 0.001$로 나타났으며, Cohen의 $d = 4.625$로 표시된 것처럼 효과 크기가 컸습니다.

피험자 3

피험자 3의 세션별 목표 달성도, 총 목표 달성률, 세션별 향정신성 약물 복용량은 차트 4.8–4.10에 나와 있습니다.

피험자 3의 결과

피험자 3의 우측 중앙 전두대상회(BA 11)의 목표 ROT에서 CSD의 변화는 그림 4.6에 설명되어 있습니다. 이 ROT의 사전 및 사후 CSD를 비교하는 대응 표본 t-검정 결과 $p < 0.001$로 나타났으며, Cohen의 $d = 1.272$로 표시된 것처럼 효과 크기가 컸습니다.

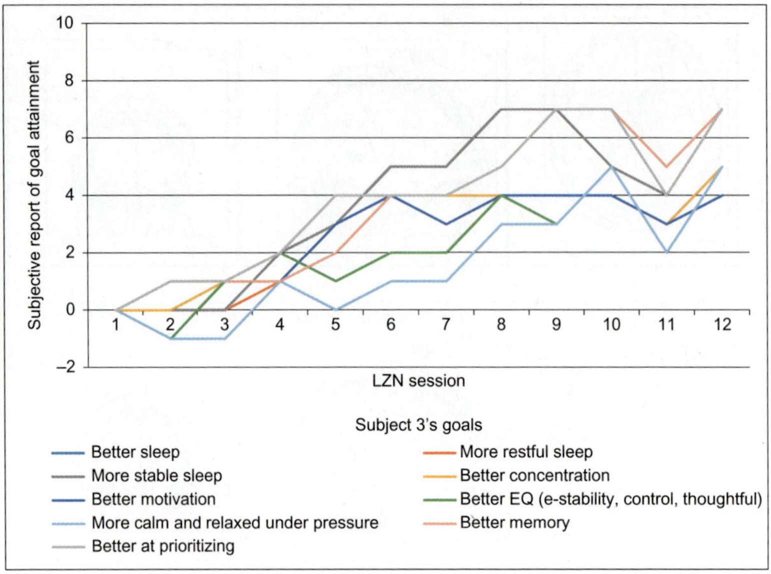

차트 4.8 피험자 3: LZN 세션별 목표 달성률에 대한 피험자 보고서

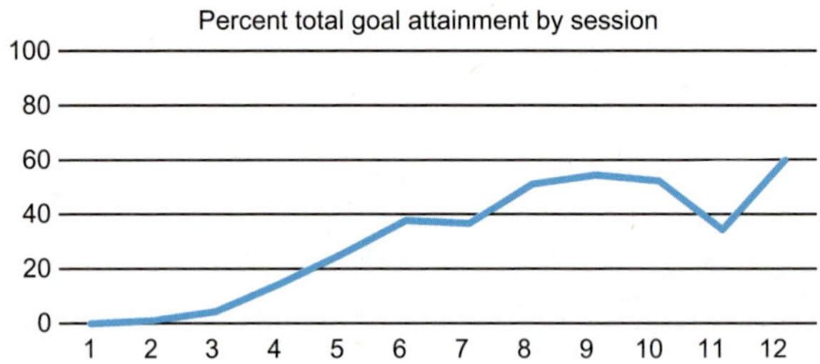

차트 4.9 피험자 3: 세션(회기)별 총 진행상황

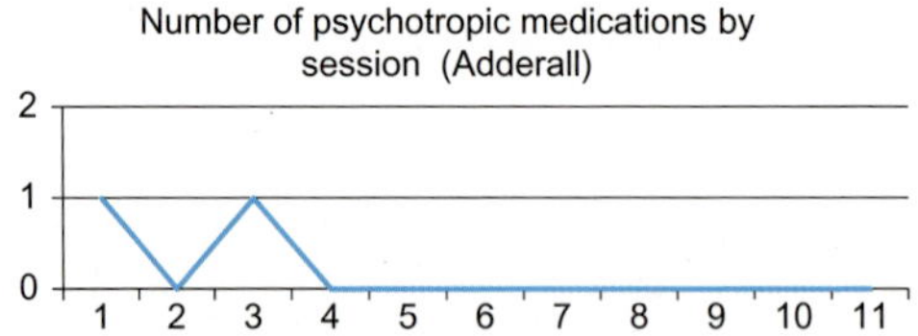

차트 4.10 피험자 3: 세션전반에 걸친 항정신성 약물 복용

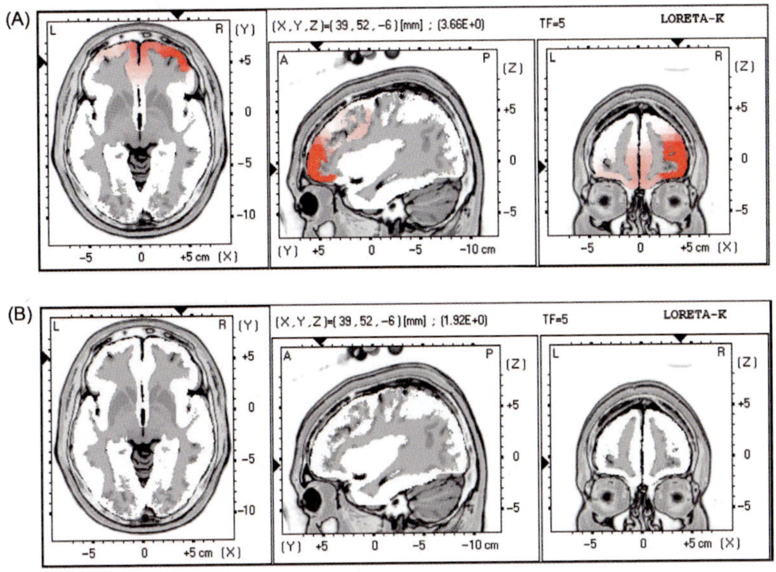

그림 4.6 BA 11의 정상화를 보여주는 LORETA Z 신경영상; **(A)** 사전: BA 11, 우측 중앙 전두회: (X, Y, Z) = (39, 52, -6); **(B)** 사후: BA 11, 우측 중앙 전두회: (X, Y, Z) = (39, 52, -6)

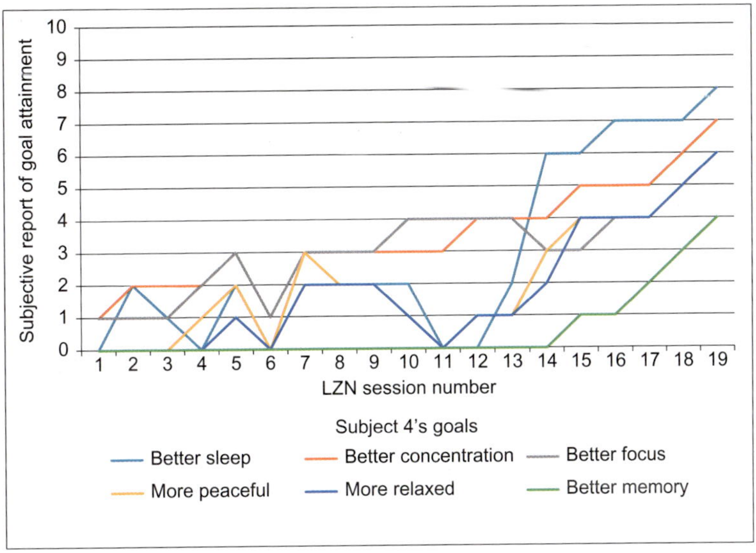

차트 4.11 피험자 4: LZN 세션별 목표 달성률에 대한 피험자 보고서

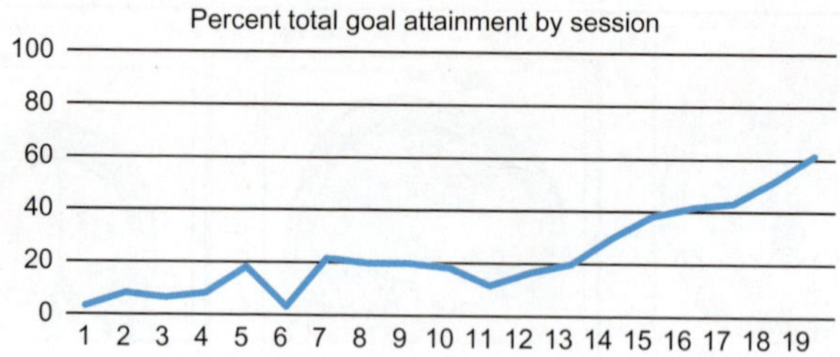

차트 4.12 피험자 4: 세션(회기)별 총 진행상황

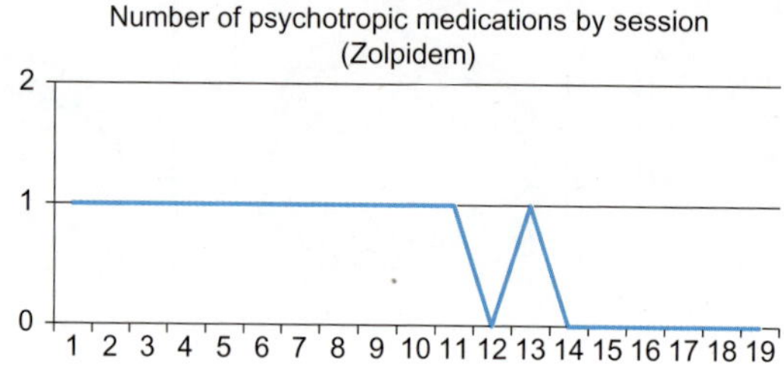

차트 4.13 피험자 4: 세션전반에 걸친 항정신성 약물 복용

피험자 4

피험자 4의 세션별 목표 달성도, 총 목표 달성률, 세션별 항정신성 약물 복용량은 차트 4.11–4.13에 나와 있습니다. 목표 차트에서 기억력 개선과 인지 장애를 유발하는 것으로 밝혀진 수면제인 졸피뎀을 끊은 것 사이의 상관관계에 주목하세요.

피험자 4의 결과

피험자 4, BA 9의 우측 하전두정엽에서 목표 ROT의 CSD 변화는 그림 4.7에 나와 있습니다. 이 ROT의 사전 및 사후 CSD를 비교한 공변량 t-검정 결과 $p < 0.001$로 나타났으며 Cohen의 $d = 1.42$로 큰 효과 크기를 나타냈습니다.

피험자 5

피험자 5의 세션별 목표 달성도, 총 목표 달성률, 세션별 항정신성 약물 복용량은 차트 4.14–4.16에 나와 있습니다.

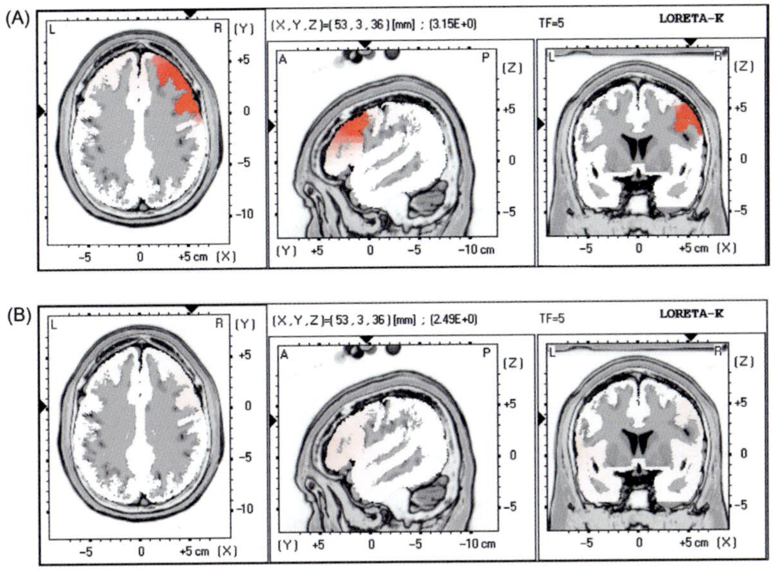

그림 4.7 피험자 4: BA 9의 정상화를 보여주는 LORETA Z 신경영상; **(A)** 사전: BA 9, 우측 하전두회: (X, Y, Z) = (53, 3, 36); **(B)** 사후: BA 9, 우측 하전두회: (X, Y, Z) = (53, 3, 36)

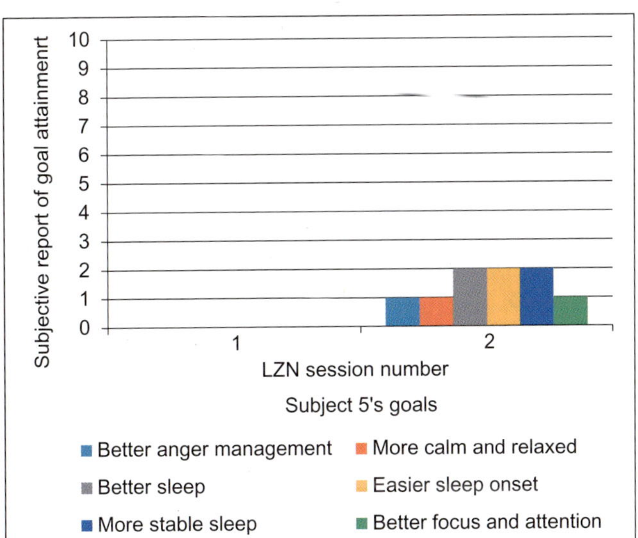

차트 4.14 피험자 5: LZN 세션별 목표 달성률에 대한 피험자 보고서

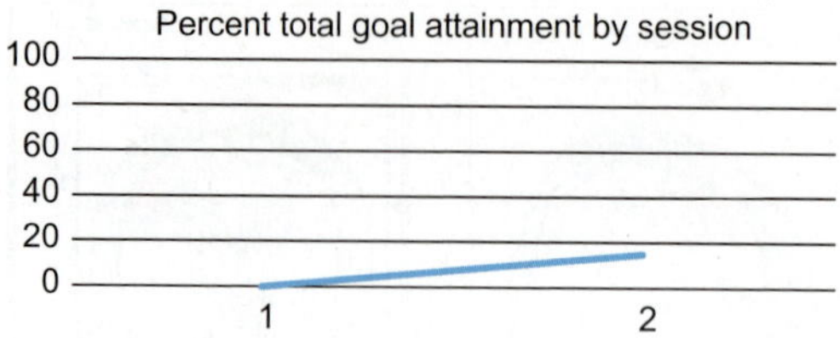

차트 4.15 세션(회기)별 총 진행상황

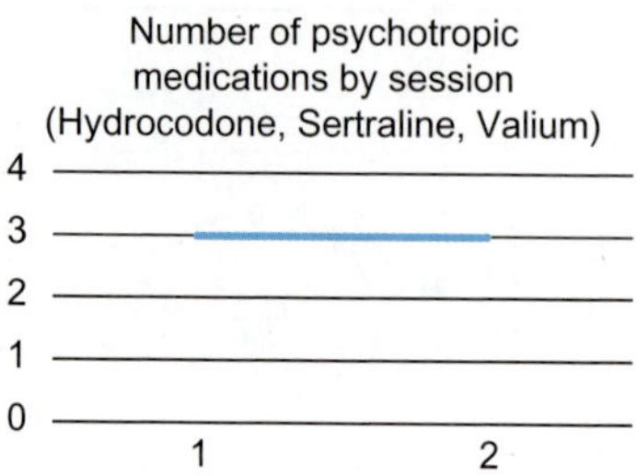

차트 4.16 세션전반에 걸친 항정신성 약물 복용

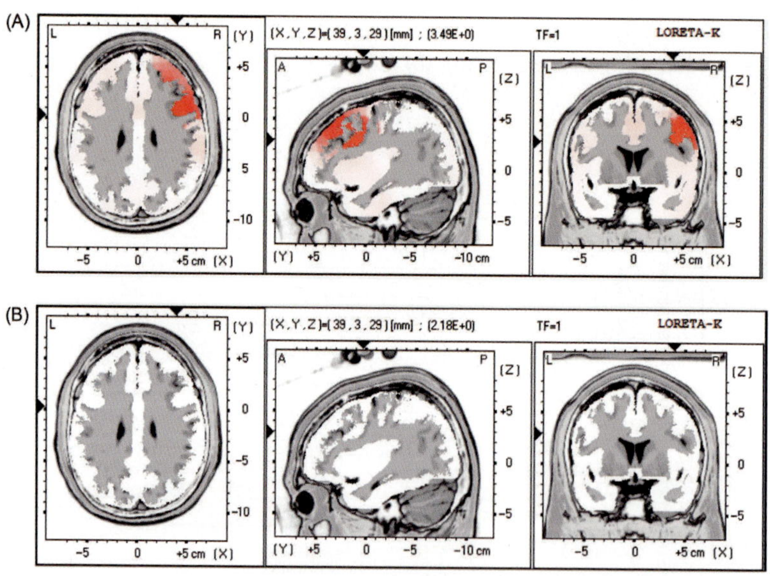

그림 4.8 피험자 5: BA 9의 정상화를 보여주는 LORETA Z 신경영상; **(A)** 사전: BA 9, 우측 하전두회: (X, Y, Z) = (39, 3, 29); **(B)** 사후: BA 9, 우측 하전두회: (X, Y, Z) = (39, 3, 29)

피험자 5의 결과

피험자 5, BA 9에 대한 표적 ROT의 CSD 변화는 다음과 같습니다. 우측 하측 전두엽의 CSD 변화는 그림 4.8에 설명되어 있습니다. 이 ROT의 사전 및 사후 CSD를 비교하는 대응 표본 t-검정 결과 $p < 0.001$, 중간 효과 크기로 표시된 Cohen의 $d = 0.474$.

피험자 6

피험자 6의 세션별 목표 달성률과 총 목표 달성률은 차트 4.17 및 4.18에 나와 있습니다. 피험자 6은 향정신성 약물을 복용하고 있지 않았습니다.

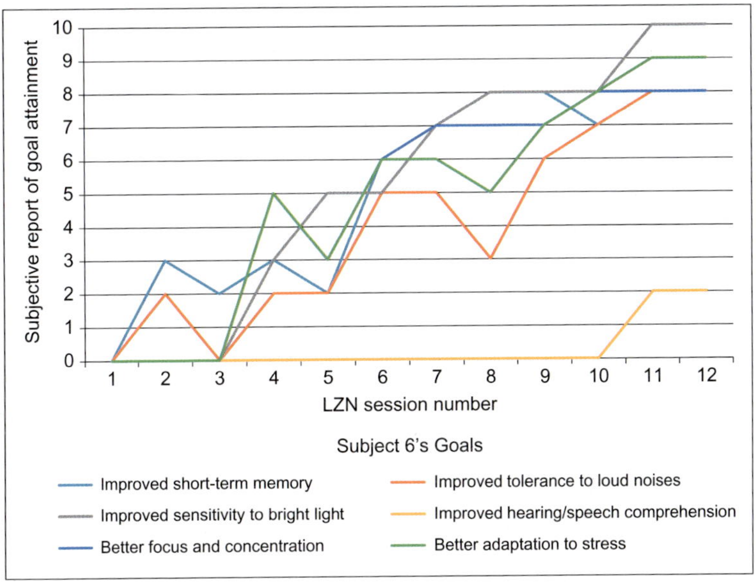

차트 4.17 피험자 6: LZN 세션별 목표 달성률에 대한 피험자 보고서

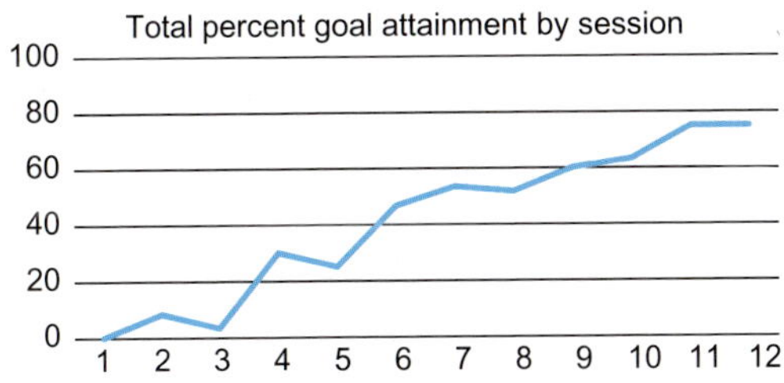

차트 4.18 피험자 6

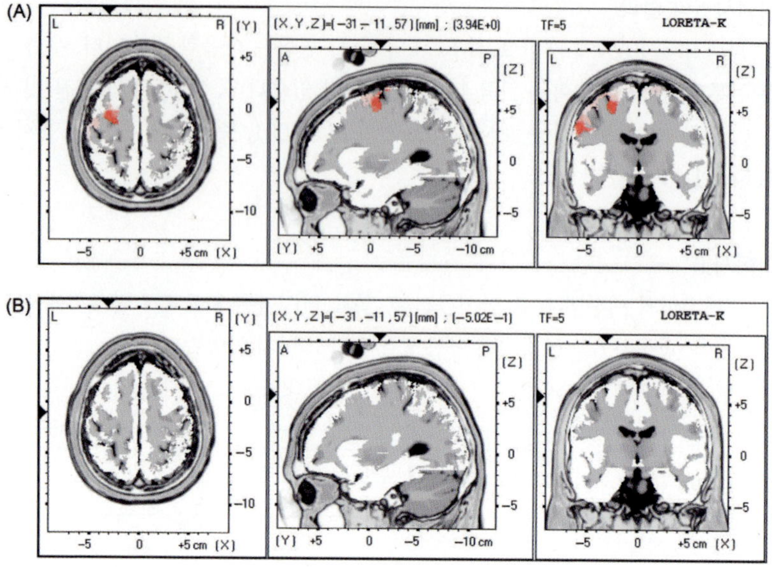

그림 4.9 피험자 6: BA 6의 정상화를 보여주는 LORETA Z 신경영상;**(A)** 사전: BA 6, 좌측 중앙 전두회: (X, Y, Z) = (-31, -11, 57); **(B)** 사후: BA 6, 좌측 중앙 전두회: (X, Y, Z) = (-31, -11, 57)

피험자 6의 결과

피험자 6, BA 6의 목표 ROT에서 CSD의 변화는 다음과 같습니다. 그림 4.9에 설명되어 있습니다. 이 ROT의 사전 및 사후 CSD를 비교하는 대응 표본 t-검정 결과 $p < 0.001$로 나타났으며, Cohen의 $d = 2.291$로 나타난 것처럼 효과 크기가 컸습니다.

피험자 7

피험자 7의 세션별 목표 달성률과 세션별 총 목표 달성률은 차트 4.19 및 4.20에 나와 있습니다. 피험자 7은 향정신성 약물을 복용하지 않았습니다.

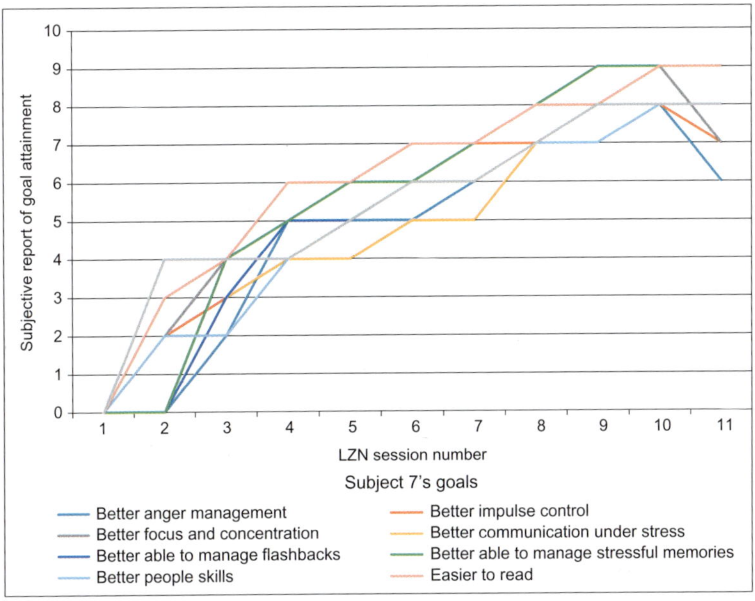

차트 4.19 피험자 7: Subjective report of goal attainment by LZN session

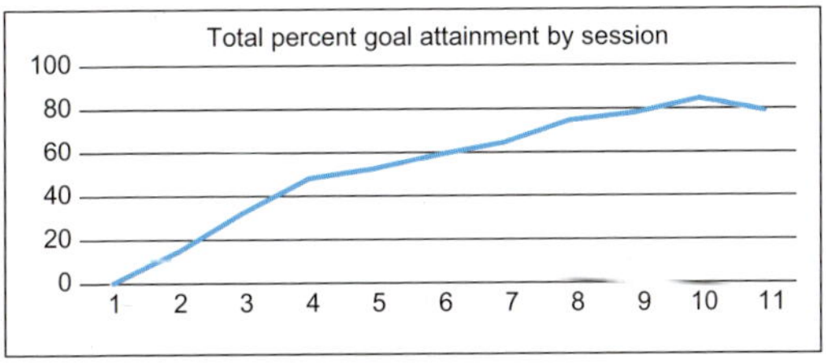

차트 4.20 피험자 7

피험자 7의 결과

피험자 7의 우측 중앙 전두대상회(BA 9)의 표적 ROT에서 CSD의 변화는 그림 4.10에 나와 있습니다. 이 ROT의 사전 및 사후 CSD를 비교하는 대응 표본 t-검정 결과 $p < 0.001$로 나타났으며, Cohen's $d = 0.79$로 나타난 것처럼 효과 크기가 컸습니다.

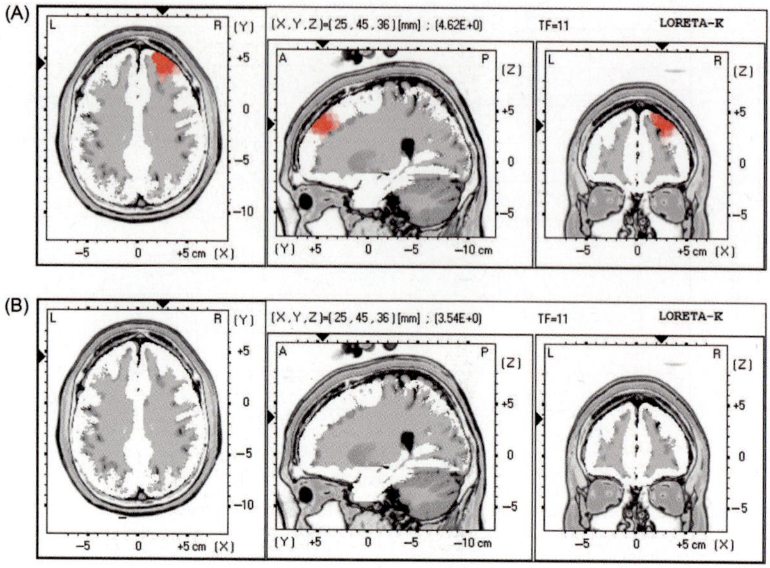

그림 4.10 피험자 7: : BA 9의 정상화를 보여주는 LORETA Z 신경영상;**(A)** 사전: BA 9, 우측 중앙 전두회: (X, Y, Z) = (26, 45, 36); **(B)** 사후: BA 9, 우측 중앙 전두회: (X, Y, Z) = (26, 45, 36)

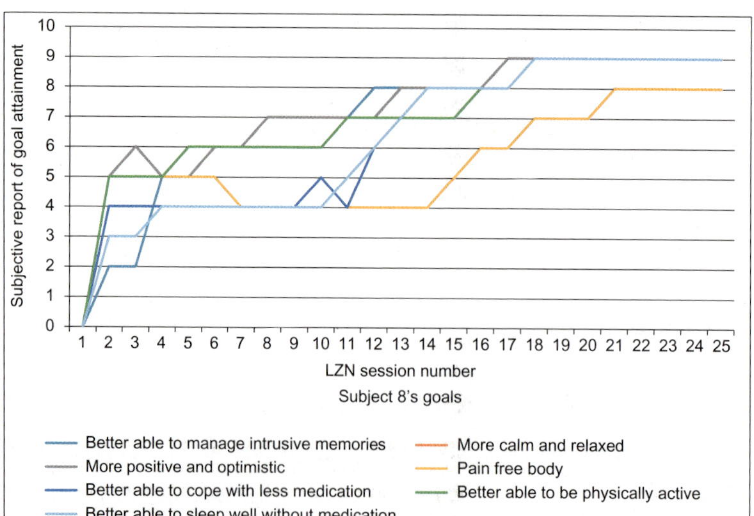

차트 4.21 피험자 8: Subjective report of goal attainment by LZN session

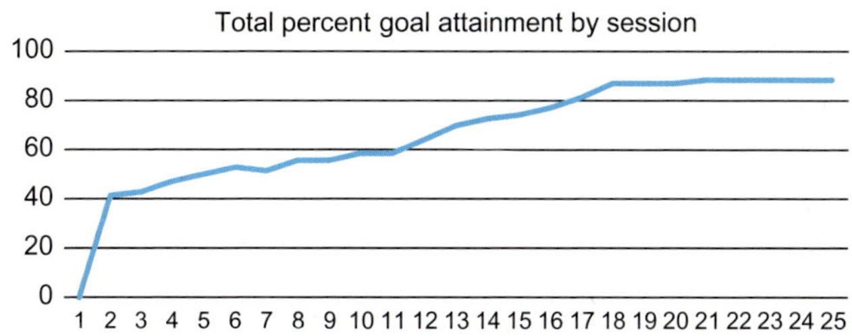

차트 4.22 피험자 8

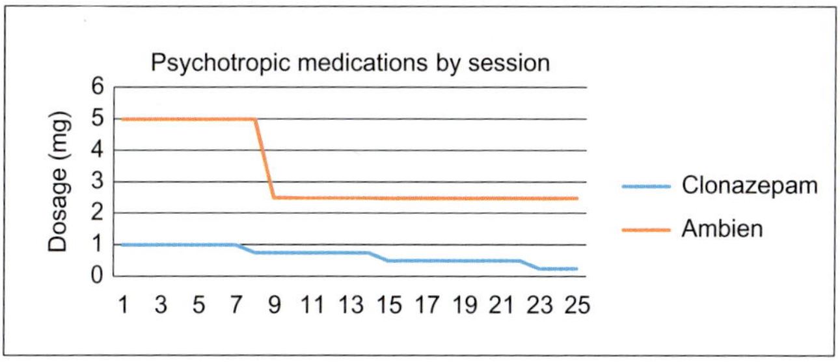

차트 4.23 피험자 8

피험자 8

피험자 8의 세션별 목표 달성도, 총 목표 달성률, 세션별 향정신성 약물 복용량은 차트 4.21-4.23에 설명되어 있습니다.

피험자 8의 결과

피험자 8, BA 18의 설측 이랑에서 목표 ROT의 CSD 변화는 그림 4.11에 설명되어 있습니다. 이 ROT의 사전 및 사후 CSD를 비교하는 대응 표본 t-검정 결과 $p < 0.001$로 나타났으며, Cohen의 $d = 1.35$로 나타난 것처럼 효과 크기가 컸습니다.

피험자 9

피험자 9의 세션별 목표 달성도, 총 목표 달성률, 세션별 향정신성 약물 복용량은 차트 4.24-4.26에 나와 있습니다.

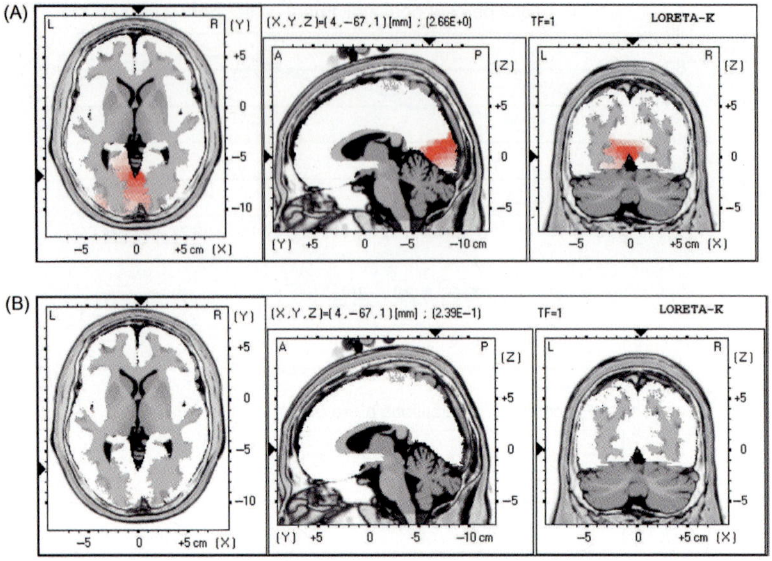

그림 4.11 피험자 8: BA 18의 정상화를 보여주는 LORETA Z 신경영상;**(A)** 사전: BA 18, 혀회(lingual gyrus): (X, Y, Z) = (4, -67, 1); **(B)** 사후: BA 18, 혀회(lingual gyrus): (X, Y, Z) = (4, -67, 1)

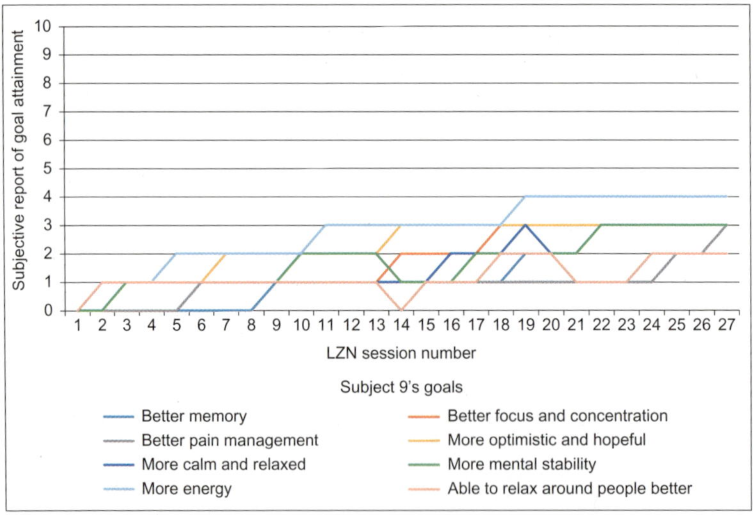

차트 4.24 피험자 9: LZN 세션별 목표 달성률에 대한 피험자 보고서

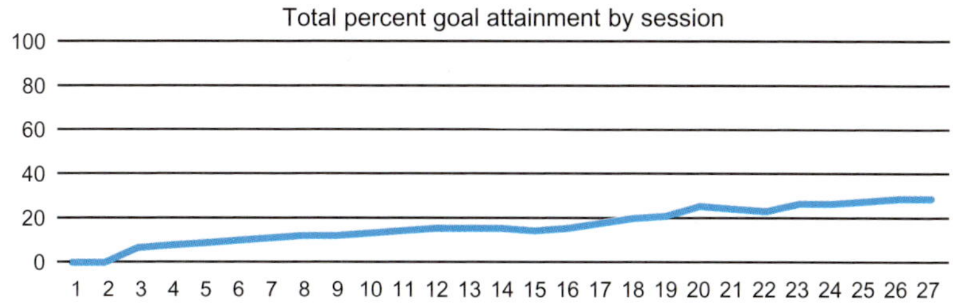

차트 4.25 피험자 9

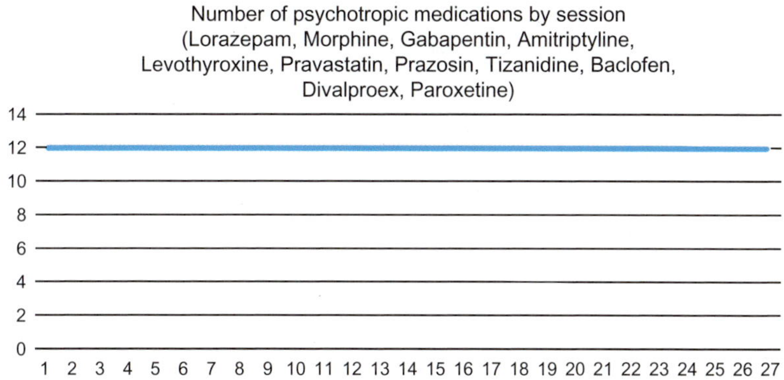

차트 4.26 피험자 9

피험자 9의 결과

피험자 9, BA 11의 목표 ROT에서 CSD의 변화는 다음과 같습니다. 좌측 상전두회에서의 CSD 변화는 그림 4.12에 설명되어 있습니다. 이 ROT의 사전 및 사후 CSD를 비교한 대응 표본 t-검정 결과 $p < 0.01$, 중간 효과 크기는 Cohen's $d = 0.458$로 나타났습니다.

피험자 10

피험자 10의 세션별 목표 달성도, 총 목표 달성률 및 세션별 향정신성 약물 복용량은 차트 4.27-4.29에 설명되어 있습니다.

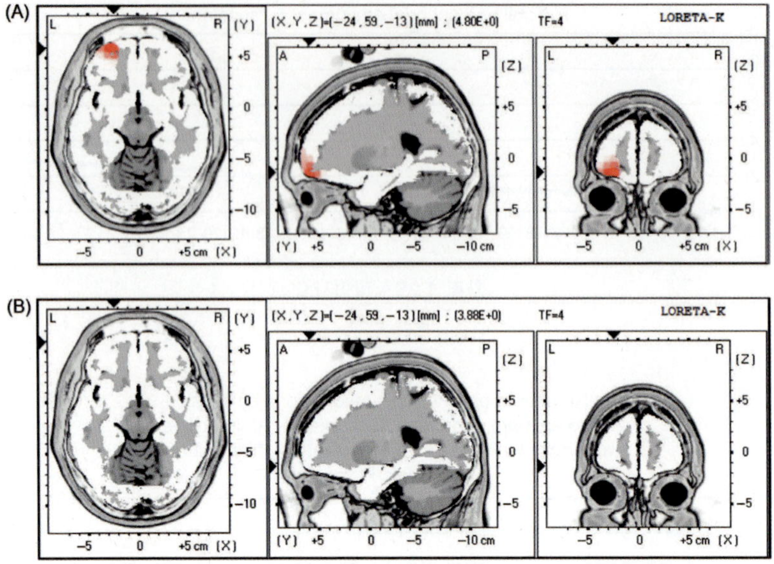

그림 4.12 피험자 9: BA 11의 정상화를 보여주는 LORETA Z 신경영상;**(A)** 사전: BA 11, 좌측 상전두회: (X, Y, Z) = (-24, 59, -13); **(B)** 사후: BA 11, 좌측 상전두회: (X, Y, Z) = (-24, 59, -13)

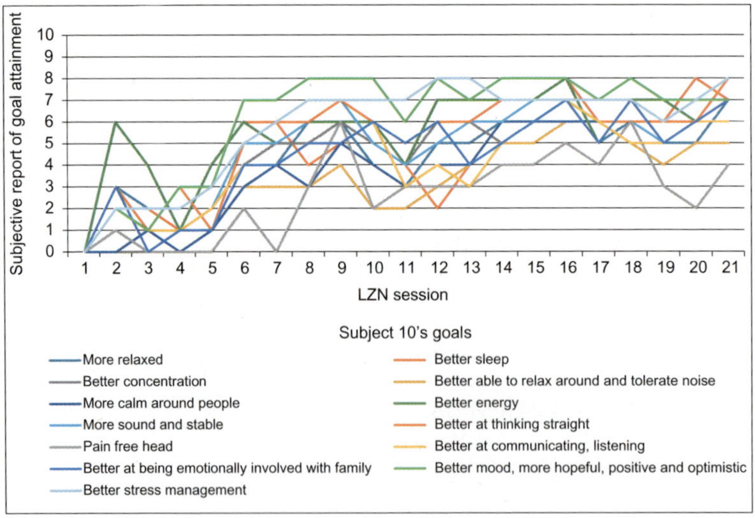

차트 4.27 피험자 10: LZN 세션별 목표 달성률에 대한 피험자 보고서

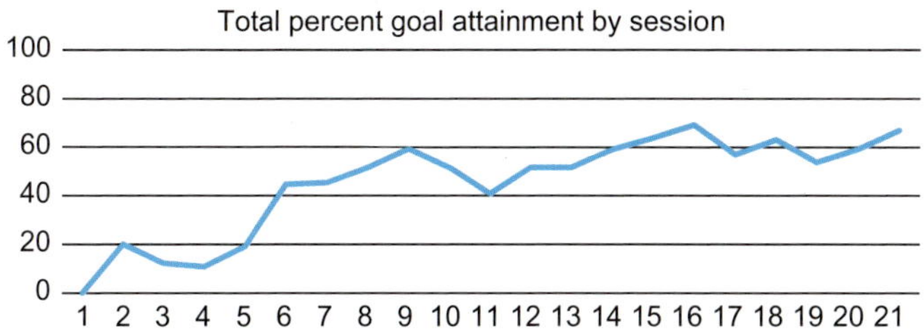

차트 4.28 피험자 10

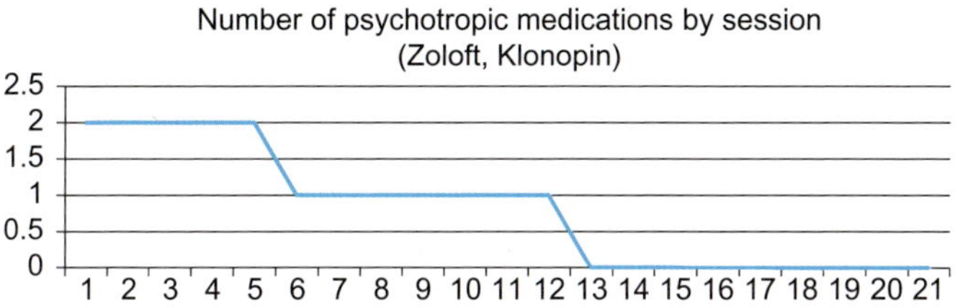

차트 4.29 피험자 10

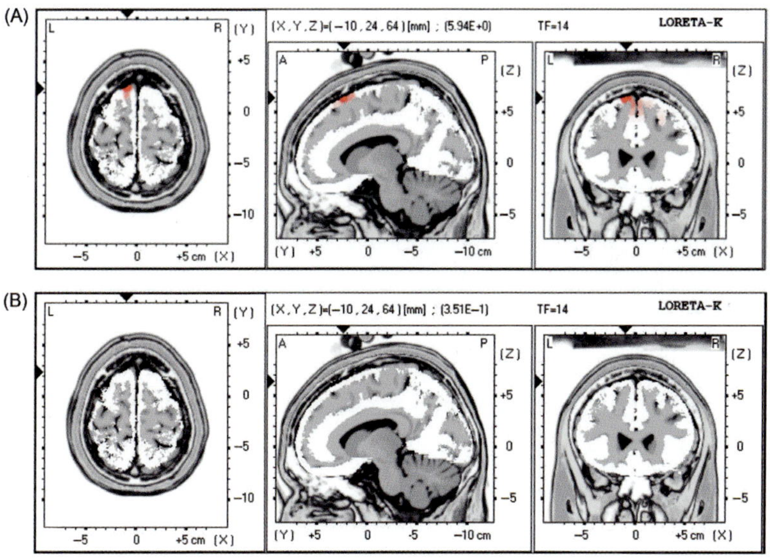

그림 4.13 피험자 10: BA 6의 정상화를 보여주는 LORETA Z 신경영상;**(A)** 사전: BA 6, 좌측 상전두회: (X, Y, Z) = (-10, 24, 64); **(B)** 사후: BA 6, 좌측 상전두회: (X, Y, Z) = (-10, 24, 64)

피험자 10의 결과

피험자 10, BA 6의 좌측 상측 전두전두엽에 있는 목표 ROT에서 CSD의 변화는 그림 4.13에 나와 있습니다. 이 ROT의 사전 및 사후 CSD를 비교하는 대응 표본 t-검정 결과는 다음과 같습니다. p < 0.001, Cohen의 d = 1.85로 표시된 것처럼 큰 효과 크기를 보였습니다.

관찰 및 토론

데이터에 따르면 이 SCLFNM 방법을 사용하는 LZN은 증상 완화에 효과적이며 여기에 사용된 가장 중요한 Z 점수 방법으로 선택한 훈련 부위에 대한 효과가 구체적이라는 것이 분명합니다. 또한 차트 4.30에서 볼 수 있듯이 이 훈련이 큰 효과를 이끌어내는 경향이 있음이 분명합니다. 대상자별 향정신성 약물 차트를 시각적으로 살펴보면 약물과 목표 달성 간의 상호 작용은 물론 훈련이 진행됨에 따라 약물이 감소하는 경향을 알 수 있습니다. 차트 4.31은 향정신성 약물 복용 횟수와 총 목표 달성률 간의 상호 작용을 그래픽으로 보여줍니다. 훈련 종료 시점의 향정신성 약물 복용 여부와 총 목표 달성률 간의 상관관계를 분석한 결과, 피어슨 계수(Pearson r)는 525로 유의한 음의 상관관계(p = 0.05)를 보였습니다. 트라우마의 심각성은 향정신성 약물 복용 횟수와 상관관계가 있을 수 있지만, 많은 향정신성 약물은 LZN 동안 일반적인 학습과 조작적 조건화를 억제하는 경향이 있습니다. 이 연구에 참여한 모든 피험자는 향정신성 약물에 대한 의존도를 줄이거나 약물의 필요성을 피하는 데 관심이 있었지만, 10명 중 3명은 약물을 끊는 데 성공했고, 1명은 의존도를 줄였으며, 2명은 약물 없이 지내는 데 성공했습니다. 또한 훈련 기간 내내 약물을 복용하지 않은 두 명의 피험자가 세션당 목표 달성률에서 가장 높은 세 가지 점수 중 두 가지를 기록했다는 점도 흥미롭습니다. 이러한 관찰은 훈련생, LZN 트레이너, 처방 의사 간의 긴밀한 협력의 필요성을 밝혀 주며, 이를 통해 훈련의 최대 이점을 촉진할 수 있음을 보여줍니다.

결론

SCL-FNM 방법을 활용한 LZN은 외상 후 스트레스 장애와 경미한 TBI 치료에 효과적이고 구체적인 방법임이 분명합니다. 이러한 방법에 대한 추가 연구와 추가 개발은 의료 연구자와 의료 서비스 제공자 사이에서 최우선 순위가 되어야 합니다. 이중 맹검, 위약 대조 연구는 필요하지 않으며 현재로서는 비윤리적일 수

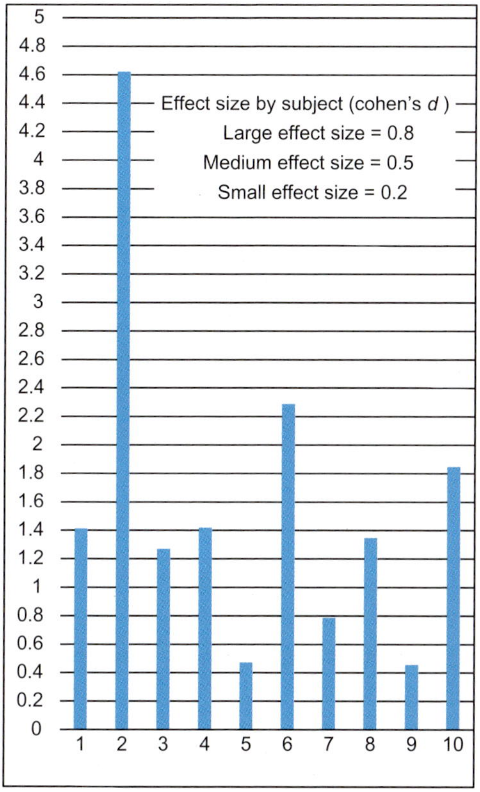

차트 4.30 Effect size by subject

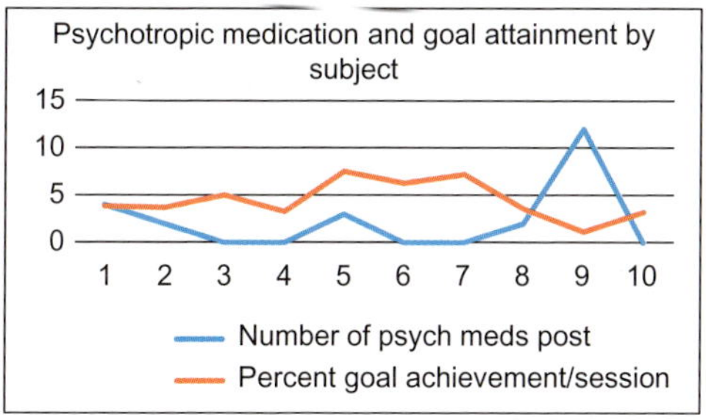

차트 4.31 Interaction between medication and goal attainment

있지만, 이러한 방법의 효과를 더 명확히 밝히기 위해서는 다른 치료 방법과의 비교 및 이미 입증된 방법의 조합을 포함하는 연구가 필요합니다.

참고문헌

Ayers, M. (1993). A controlled study of EEG neurofeedback training and clinical psychotherapy for right hemispheric closed head injury. Biofeedback and Self Regulation, 18(3),148-149.

Ayers, M. E. (1987). Electroencephalic neurofeedback and closed head injury of 250 individuals.

Head injury frontiers. National Head Injury Foundation, 380-392.

Bratic, A., Orsillo, S., Esslen, M., & Jancke, L. (2007). Neurofeedback treatment of attention disorders after traumatic brain injuries. Brain Topography, 20, 41-53.

Byers, A. P. (1995). Neurofeedback therapy for a mild head injury. Journal of Neurotherapy, 1(1), 22-37.

Foster, D. S., & Veazey-Morris, K. (2013). LORETA Z score neurofeedback in the treatment of veterans with PTSD and TBI. Proceedings of the 2013 ISNR conference, Journal of Neurotherapy, 17: 276. Paper presented at: 21st Annual Conference of the International Society for Neurofeedback and Research. Dallas, TX..

Greuling, J. W., Lloyd, H. A., & Bowser, B. L. (1998). Neurofeedback treatment outcome of a severe closed head injury. Archives of Clinical Neuropsychology, 13, 139.

Hammond, D. C. (2006). Neurofeedback to improve physical balance, incontinence, and swallowing. Journal of Neurotherapy, 9(1), 27-48.

Hoffman, D. A., Stockdale, S., & Van Egeren, L. (1996). EEG neurofeedback in the treatment of mild traumatic brain injury. Clinical Electroencephalography, 24, 6.

Keller, I. (2001). Neurofeedback therapy of attention deficits in patients with traumatic brain injury. Journal of Neurotherapy, 5(1-2), 19-32.

Kluetsch, R. C., Ros, T., Theberge, J., Frewen, P. A., Calhoun, V. D., Schmahl, C., et al. (2014). Plastic modulation of PTSD resting-state networks and subjective wellbeing by EEG neurofeedback. Acta Psychiatrica Scandinavica, 130(2), 123-136.

Laibow, R. E., Stubblebine, A. N., Sandground, H., & Bounias, M. (2001). EEG neurobiofeedback treatment of patients with brain injury: Part 2: Changes in EEG parameters versus rehabilitation. Journal of Neurotherapy, 5(4), 45-71.

Malkowicz, D., & Martinez, D. (2009). Role of quantitative electroencephalography, neurotherapy, and neuroplasticity in recovery from neurological and psychiatric disorders. Journal of Neurotherapy, 13, 176-188.

Nash, J. K. (2005). Neurotherapy with adults. Journal of Adult Development, 12, 105-112.

Nelson, D. V., & Esty, M. L. (2012). Neurotherapy of traumatic brain injury/posttraumatic stress symptoms in OEF/OIF veterans. Journal of Neuropsychiatry and Clinical Neuroscience, 24, 237-240.

Peniston, E. G., & Kulkosky, P. J. (1991). Alpha-theta brainwave neurofeedback therapy for Vietnam veterans with combat-related post-traumatic stress disorder. Medical Psychotherapy, 4, 47-60.

Peniston, E. G., Marrinan, D. A., Deming, W. A., & Kulkosky, P. J. (1993). EEG alpha-theta synchronization in Vietnam theater veterans with combat-related post-traumatic stress disorder and alcohol abuse. Advances in Medical Psychotherapy, 6, 37-50.

Pop-Jordanova, N., & Zorcec, T. (2004). Child trauma, attachment, and biofeedback mitigation. Macedonian Academy of Sciences and Arts, Section of Biological and Medical Sciences, 25(1-2), 103-114.

Reddy, R. P., Jamuna, N., Devi, B. I., & Thennarasu, K. (2009). Neurofeedback training to enhance learning and memory in patient with traumatic brain injury: A single case study. International Journal of Psychosocial Rehabilitation, 14, 21-28.

Ros, T., Theberge, J., Frewen, P. A., Kluetsch, R., Densmore, M., Calhoun, V. D., et al. (2013). Mind over chatter: Plastic up-regulation of the fMRI salience network directly after EEG neurofeedback. Neuroimage, 65, 324-335.

Schoenberger, N. E., Shif, S. C., Esty, M. L., Ochs, L., & Matheis, R. J. (2001). Flexyx Neurotherapy System in the treatment of traumatic brain injury: An initial evaluation. Journal of Head Trauma Rehabilitation, 16(3), 260-274.

Smith, W. D. (2008). The effect of neurofeedback training on PTSD symptoms of depression and attention problems among military veterans (Doctoral dissertation, Capella University).

Surmeli, T. (2007). Efficacy of QEEG and neurofeedback in the assessment and treatment of post concussive syndrome: 24 cases. Paper presented at 15th Annual Conference of the International Society for Neurofeedback and Research; September 6-9, San Diego, CA.

Thatcher, R. W. (2012). Handbook of quantitative electroencephalography and EEG biofeedback. St. Petersburg, FL: Anipublishing, Inc..

Thatcher, R. W. (2013). Latest developments in Live Z-score training: Symptom check list, phase reset, and LORETA Z-score biofeedback. Journal of Neurotherapy: Investigations in Neuromodulation, Neurofeedback and Applied Neuroscience, 17(1), 69-87.

Thornton, K. (2000). Improvement/rehabilitation of memory functioning with neurotherapy/QEEG biofeedback. Journal of Head Trauma Rehabilitation, 15(6), 1285-1296.

Thornton, K. (2002). Rehabilitation of memory functioning with EEG biofeedback. Neurorehabilitation, 17(1), 69-81.

Thornton, K., & Carmody, D. (2013). The relation between memory improvement and QEEG changes in three clinical groups as a result of EEG biofeedback treatment. Journal of Neurotherapy, 17, 116-131.

Tinius, T. P., & Tinius, K. A. (2000). Changes after EEG biofeedback and cognitive retraining in adults with mild traumatic brain injury and attention deficit hyperactivity disorder. Journal of Neurotherapy, 4(2), 27-44.

Walker, J. E. (2009). Anxiety associated with post traumatic stress disorder—the role of quantitative electro-encephalograph in diagnosis and in guiding neurofeedback training to remediate the anxiety. Biofeedback, 37(2), 67-70.

Walker, J. E., Norman, C. A., & Weber, R. K. (2002). Impact of qEEG-guided coherence training for patients with a mild closed head injury. Journal of Neurotherapy, 6(2), 31-43.

Wing, K. (2001). Effect of neurofeedback on motor recovery of a patient with brain injury: A case study and its implications for stroke rehabilitation. Topics in Stroke Rehabilitation, 8, 45-53.

Zelek, V. (2002). QEEG brainwave amplitude and coherence values as predictors of cognitive improvement to neurofeedback after moderate-to-severe acquired brain injury. Journal of Head Trauma and Rehabilitation, 23, 339-355.

Zorcec, T., Demerdzieva, A., & Pop-Jordanova, N. (2011). QEEG, brain rate, executive functions and neurofeedback training in patients with traumatic brain injury. Acta Informatica Medica, 9, 23-28

CHAPTER

5

인지기능장애와 우울/불안에 있어서 잠재적 치료로 표준화한 LORETA 뉴로피드백

J. Lucas Koberda, MD, PhD[1]

Tallahassee NeuroBalance Center, Tallahassee, FL, USA

주요 우울 장애(major depressive disorder, MDD)는 일반 인구의 약 2.5%에 영향을 미치는 흔한 정신 질환입니다. 주요 우울장애는 장애의 주요 원인 중 하나로, 2020년까지 질병 부담(장애 보정 수명 연수로 측정)이 두 번째로 높은 질환의 원인이 될 것으로 예상됩니다(WHO). MDD는 고용 감소와 심리사회적 장애라는 측면에서 부정적인 사회적 결과를 초래합니다. 우울증의 병태생리에는 외부의 사회적 스트레스 요인과 내부의 유전적 취약성이 모두 관여합니다.

우울증 환자는 기억력 저하와 인지 기능 저하를 동반한 다발성 신체 증상을 자주 호소합니다. 인지 장애는 주요 우울장애의 핵심 표현형이며, 집중력 장애는 이 장애를 정의하는 기준 중 하나입니다. 이러한 집중력과 주의력 결함 외에도 주요 우울증 환자는 명시적 기억, 특히 회상 기억에 어려움을 보일 수 있습니다. 명시적 기억 능력의 장애는 MDD 및 외상 후 스트레스 장애(PTSD)와 같은 여러 스트레스 관련 장애에서 볼 수 있습니다. 만성 스트레스는 해마 및 배측 전전두피질과 같이 명시적 기억 기능에 필요한 뇌 회로에 여러 가지 이상을 일으켜 이러한 영향에 대한 가능한 메커니즘을 제공합니다.

불안 장애는 모든 정신 장애 중 가장 흔한 장애 중 하나입니다. 정신 장애 진단

1 www.TallahasseeNeuroBalanceCenter.com

및 통계 편람(DSM-IV-TR)에는 범불안장애(generalized anxiety disorder, GAD: 과도하고 통제할 수 없는 걱정을 특징으로 하는 만성적인 형태의 불안), 공황 장애(panic disorder, PD: 예기치 않은 불안, 신체 및 자율 증상과 공포의 발작이 반복적으로 발생하는 경우), 공포 장애[예: 특정 공포증, 광장 공포증, 사회 공포증(social phobia, SP)], 외상 후 스트레스 장애(낮 동안의 생각과 밤 동안의 꿈 및 악몽과 같은 원치 않는 방해가 되는 기억과 이전의 생명을 위협하는 외상과 관련된 활동 및 기타 단서에 대한 회피가 특징) 및 강박장애(이 범주에서 반복적인 강박과 집착이 있는 강박증(obsessive-compulsive disorder, OCD)이 포함됩니다.

심리치료와 약물치료 외에도 뉴로피드백(NFB), 반복 경두개 자기 자극(repetitive transcranial magnetic stimulation, rTMS[1]), 경두개 직류 자극[2](transcranial direct current stimulation, tDCS) 등의 비침습적 치료법이 이러한 질환의 치료에 효과적인 것으로 밝혀졌습니다. 또한 TMS는 약물 내성 우울증 치료용으로도 FDA의 승인을 받았습니다. 우울증과 불안을 치료하기 위한 비침습적 방법 외에도 미주신경 자극(vagus nerve stimulation, VNS) 및 심부 뇌 자극(deep brain stimulation, DBS[4])을 포함한 다른 침습적 기법이 도입되었습니다. 특히 미상하 대상회(Brodmann's area 25)를 대상으로 하는 DBS는 기존 치료법에 내성이 생긴 우울증에 효과가 있는 것으로 보고되었습니다. 안타깝게도 모든 침습적 시술은 출혈, 감염, 활성 전극의 잘못된 위치 등 잠재적인 합병증과 부작용의 위험을 수반합니다. 위의 침습적 방법과 달리 NFB는 큰 부작용이 없는 것으로 알려져 있으며 DBS와 비교할 때 상대적으로 저렴합니다. 안타깝게도 NFB는 아직 임상 분야에서 잠재적인 치료법으로 널리 받아들여지지 않았습니다. 표준 하나 또는 두 개의 전극을 사용하는 NFB는 무작위 대조 연구를 포함한 여러 조사에서 우울증 증상 완화에 도움이 되는 것으로 파일럿 연구에서 보고되었습니다. NFB 훈련은 감정과 인지에 큰 영향을 미쳤습니다. 저자들은 좌측 전두엽 활동을 강화하면 우울증 증상이 완화된다는 이전의 연구 결과를 반복했습니다.

또한, 인지 테스트 결과 비대칭 훈련은 실행 기능 테스트에서 성적을 향상시킨 반면 위약 치료는 개선되지 않은 것으로 나타났습니다. Z 점수 NFB에서는 연령이 일치하는 건강한 피험자 집단과의 실시간 비교를 통해 데이터를 수집하고 프로토콜 생성을 간소화하며 임상의가 증상과 관련된 네트워크의 조절 장애 및 불안정성을 나타내는 모듈과 허브를 타겟팅할 수 있도록 합니다. Z 점수 NFB는 작동자 조절의 특이성을 높여 극단적인 Z 점수 이상값을 증상과 연결하는 가이드를 제공한 다음 더 큰 항상성과 안정성을 가진 상태로 Z 점수 이동을 강화합니다. 목표는 환자의 증상과 관련된 뇌 네트워크에서 정보 처리의 효율성을 높이는

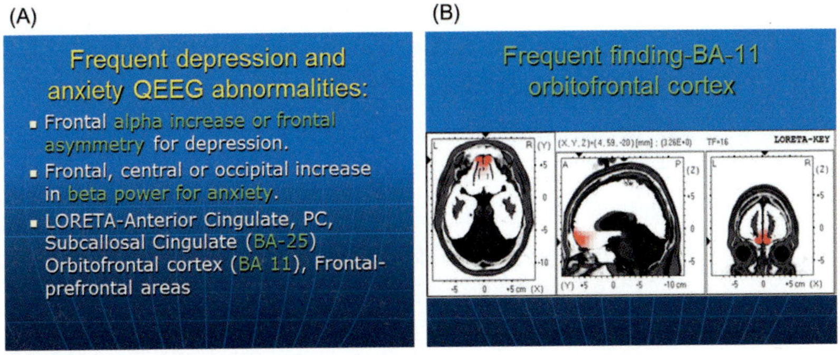

그림 5.1 **(A)** 우울증 및 불안을 겪는 환자에서 자주 발견되는 QEEG/LORETA 이상점 요약. **(B)** 우울증 및 불안을 겪는 환자 중 한 명에서 관찰된 안와전두엽 전기적(빨간 영역) 조절 불균형(BA-11).

것입니다. 최근에 도입된 저해상도 전자기 단층촬영(LORETA) Z 점수 NFB라는 방법은 조절 장애가 있는 특정 해부학적 구조를 표적으로 삼을 수 있으며, 그중 다수는 피질 깊숙한 곳에 있습니다. 예를 들어, 섬과 전대상회(AC)는 이러한 부위의 전기적 조절 장애를 보이는 환자의 통증 조절을 개선하기 위한 잠재적인 NFB 표적 부위로 확인되었습니다. 저희 신경과 센터에서는 우울증 및/또는 관련 불안을 가진 31명의 환자를 대상으로 Z 점수 LORETA NFB 치료를 실시했습니다. 이 환자들은 우울증과 불안 외에도 인지 기능 장애, 강박 장애, 만성 통증 등 공존하는 다른 문제를 자주 보고했습니다. 대부분의 환자에서 알파 전력 증가, 비대칭, 전두엽의 LORETA 전기적 조절 장애 등 정량적 뇌파 검사(QEEG) 이상이 발견되었습니다(그림 5.1A 및 B).

우울증 및/또는 불안증 진단을 받은 환자들을 자세히 분석한 결과, 연구에 참여한 31명 중 24명(77%)이 10회기의 LORETA Z 점수 NFB를 통해 주관적 및 객관적(QEEG 이상 개선) 증상 개선이 모두 확인되었습니다. 이 장에서는 우울증과 인지 기능 모두에서 현저한 개선을 보이며 Z 점수 LORETA NFB를 성공적으로 마친 환자 중 몇 명을 소개하고자 합니다. 우울증 환자에서 종종 손상되는 인지 기능은 일반적으로 NFB 치료 후 개선됩니다.

사례 1

그림 5.2A와 B는 승마 시합 전과 시합 중에 극심한 불안에 시달리던 15세 여성의 Z 점수 LORETA NFB 15회 세션 완료 전과 후의 LORETA 이미지와 뇌 지도를 보여줍니다. 그녀의 증상에는 두근거림을 동반한 불안과 메스꺼움 및 구토가 자주 동반되었습니다. NFB 전 LORETA (그림 5.2A)에서 베타 활동의 증가로 나타난 AC subcallosal 영역인 브로드만 영역(BA) 25의 현저한 조절 장애가 확인되었습니다. 그림 5.2A의 아래쪽에서 볼 수 있듯이 15번의 NFB 세션 후 이 전기적 조절 장애가 교정되었습니다.

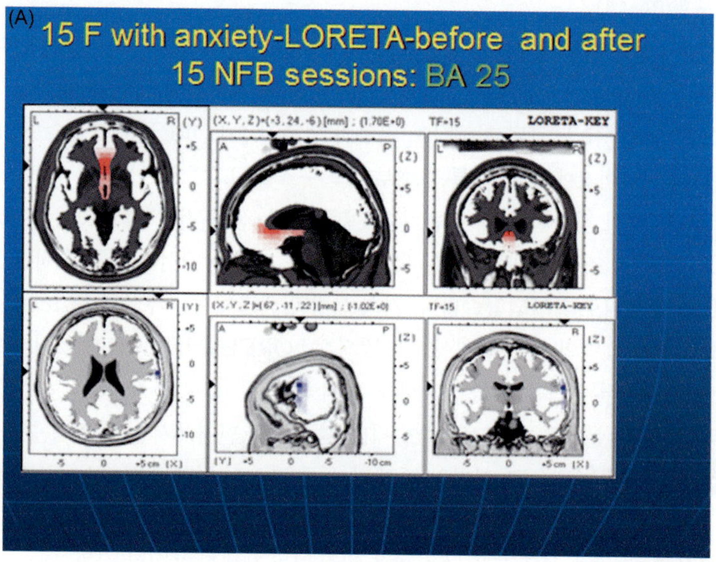

그림 5.2 (A) 그림은 불안을 겪고 있는 15세 여성의 LORETA 이미지를 보여줍니다. 사진의 상단은 NFB 치료 이전의 피각성 회선(BA-25)에서 전기적 조절 불균형이 있는 영역(빨간 영역)을 나타냅니다. 하단은 15회의 NFB 세션 후 이전에 확인된 조절 불균형이 해소된 모습을 보여줍니다.

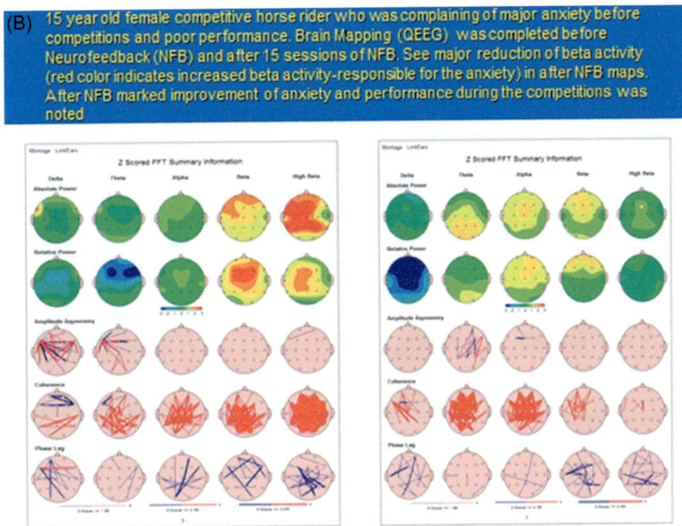

그림 5.2 **(B)** 불안을 겪고 있는 15세 여성의 QEEG 맵입니다. 왼쪽 이미지는 NFB 치료 전의 뇌 맵을, 오른쪽 이미지는 15회의 NFB 세션 후의 뇌 맵을 보여줍니다.

사례 2

이전에 주요 우울증으로 정신과 치료를 받았으나 약물 치료에 반응하지 않던 40세 여성이 NFB 치료를 위해 저에게 의뢰되었습니다. 이 여성은 NFB 치료를 받기 전에 전기 경련 요법(ECT)으로 치료를 받았지만 우울증 완화에 성공하지 못했습니다. 그 대신 심각한 기억력 장애와 시공간 장애가 지속되었습니다. 기존 치료법에 반응하지 않자 정신과 의사는 그녀를 제 진료실에 의뢰하여 NFB 치료를 받게 했습니다. 환자의 인지 및 우울 기능 장애로 인해 제약회사 직원으로서 일을 계속할 수 없게 되었습니다. 초기 LORETA는(그림 5.3A) BA-5 (이차 감각 운동 피질), BA-9 (전전두엽 피질), 측두엽 피질(표시되지 않음)을 포함한 여러 영역의 전기적 조절 장애를 보였습니다. NFB 전 컴퓨터 인지 테스트에서 기억력, 정보 처리 속도, 시각 공간 영역에 결함이 있는 것으로 나타났습니다. 10회의 Z 점수 LORETA NFB 세션 후, 환자는 기분이 크게 개선되고 기억력도 약간 개선되었다고 보고했습니다. 반복적인 컴퓨터 인지 테스트 결과 이전에 결핍되었던 인지 영역이 현저하게 개선된 것으로 나타났습니다(그림 5.4). 기억력 점수는 85.4점에서 102.8점으로, 정보 처리 속도는 90.8점에서 97.7점으로, 시각-공간 영역은 80.8점에서 100.7점으로 상승했습니다. 또한, NFB 후 LORETA는 이전에 확인된 전기적 조절 장애가 개선된 것으로 나타났습니다(그림 5.3B). 성공적인 NFB 치료 후, 환자는 몇 년 동안 실직 상태였던 의료 분야에 다시 취업할 수 있었습니다.

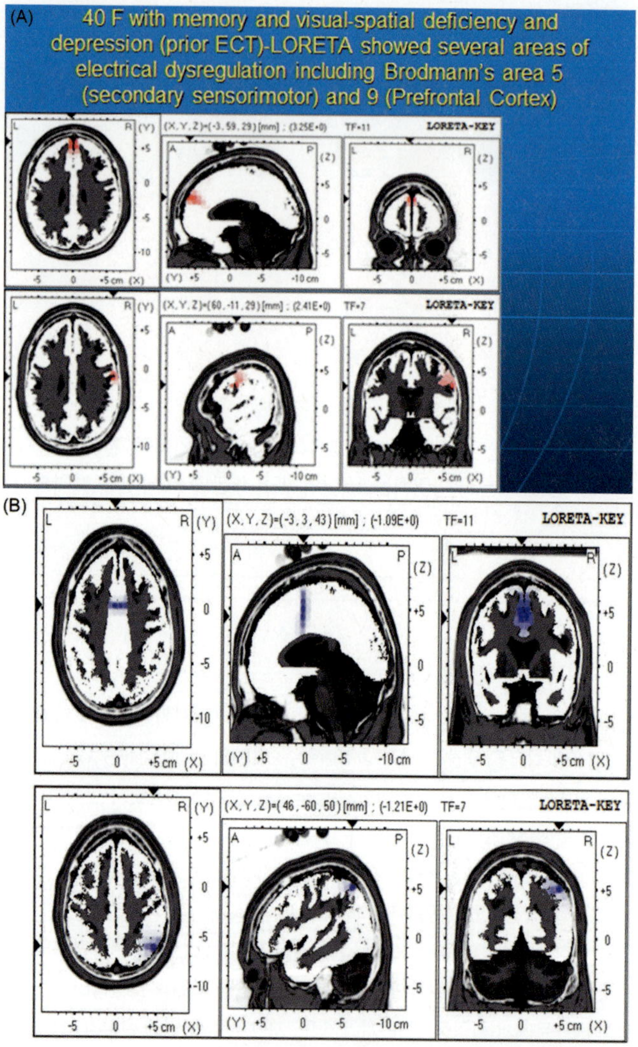

그림 5.3 **(A)** 인지 기능 장애와 관련된 우울증 진단을 받은 40세 여성의 NFB 전 LORETA입니다. 피질 조절 불균형이 있는 영역이 빨간색으로 표시되어 있습니다. **(B)** NFB 후 40세 여성의 LORETA는 이전에 전기적으로 조절 불균형이 있었던 BA-5와 BA-9의 해소를 보여줍니다.

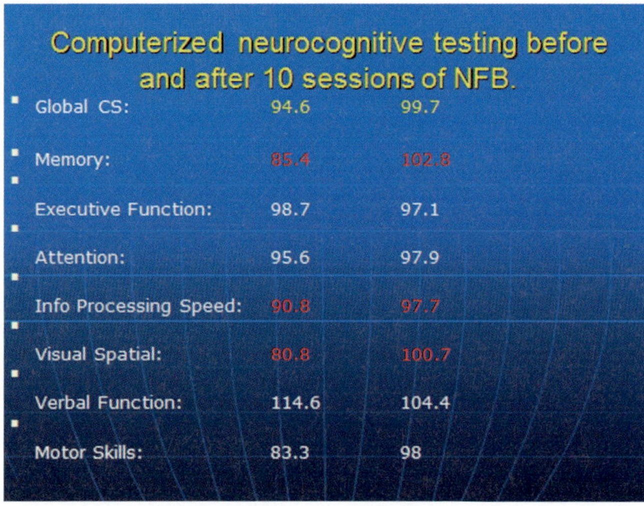

그림 5.4 첫 번째 세로 열은 NFB 전의 컴퓨터화된 인지 테스트 점수를 보여줍니다. 두 번째 세로 열은 10회의 NFB 세션 후 점수를 나타냅니다. 컴퓨터화된 인지 테스트(Neurotrax Corp, Bellaire, TX)는 연령 및 교육이 일치하는 대조군과 비교하여 데이터를 기반으로 합니다. 예상 평균 점수는 100이며, 표준 편차는 15입니다.

10회의 Z 점수 LORETA NFB 후, 환자는 기분의 크게 개선(가벼운 기억력 개선 포함)을 보고했습니다. 반복된 컴퓨터화된 인지 테스트는 이전에 결핍된 인지 영역의 현저한 개선을 나타냈습니다(그림 5.4). 기억 점수는 85.4에서 102.8로 증가했고, 정보처리 속도는 90.8에서 97.7로 상승했으며, 시각-공간 영역은 80.8에서 100.7로 증가했습니다. 또한, NFB 후 LORETA는 이전에 확인된 전기적 조절 불균형의 개선을 보여주었습니다(그림 5.3B). 성공적인 NFB 치료 후, 환자는 몇 년간 실직 상태였던 의료 분야에서 다시 취업할 수 있었습니다.

사례 3

58세 여성이 우울증과 관련된 만성 통증을 평가하기 위해 정신과 의사와 주치의로부터 의뢰를 받았습니다. 이 환자는 이전에 두 번의 수술과 여러 번의 통증 관리 방문을 통해 20년이 넘는 오랜 척추 통증 병력을 보고했습니다. 이 환자는 마약(MS 콘

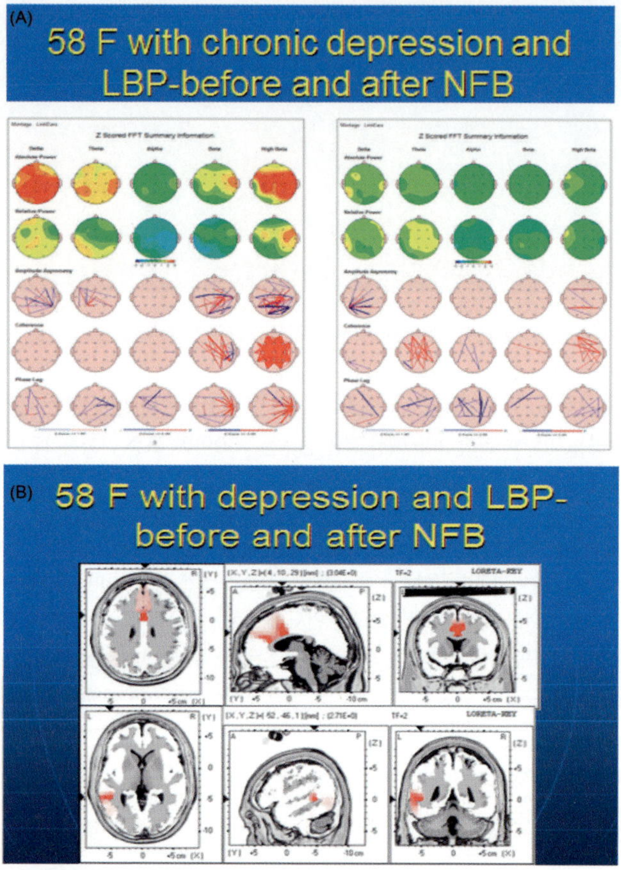

그림 5.5 **(A)** 58세 여성의 QEEG 뇌 맵으로, NFB 전(왼쪽 이미지)과 10회의 NFB 세션을 완료한 후(오른쪽 이미지)입니다. NFB 후 이미지에서는 이전에 증가했던 델타, 세타, 베타 활동(빨간색 영역)의 눈에 띄는 감소가 있습니다. **(B)** 58세 여성의 LORETA 이미지로, NFB 전(상단 이미지)과 10회의 NFB 세션을 완료한 후(하단 이미지)입니다.

틴)을 포함한 여러 가지 약물을 복용하고 있었으며 척추 자극기 배치로 치료를 받았으나 통증 조절이 잘 되지 않았습니다. 두통과 우울증이 동반되어 항우울제를 두 가지 복용 중이었으며 기억력 장애가 있다고 보고했습니다. NFB를 시작하기 전 뇌파 검사에서 전두엽과 중추 델타 및 베타 파워가 크게 증가했으며, LORETA 영상에서 AC 피질에 조절 장애 영역이 나타났습니다(그림 5.5A 및 B). 양측 측두 세타 전력의 증가가 기록되었으며, 이는 기억력 문제와 관련이 있을 가능성이 높습니다. 컴퓨터 신경인지 테스트 결과, 기억력 점수는 53점으로 평균보다 3 표준편차 이상 낮은 것으로 나타났습니다. NFB를 시작한 후, 환자는 단 두 번의 Z 점수 LORETA NFB 세션 후에 모든 증상이 현저하게 개선되었고, 이후 세션에서도 지속적으로 개선되었다고 보고했습니다. LORETA NFB 후, 뇌파검사에서 전두엽 델타 및 베타 과발현이 현저히 개선되었고, 피질 조절 장애가 해결되었습니다(그림 5.5A 및 B 참조). 또한, 양측 세타 파워 과발현은 NFB 치료로 개선되었으며, 이는 주관적인 기억력 개선과 관련이 있었습니다. 환자는 총 25회의 세션을 완료했습니다.

안타깝게도 환자는 척추에 또 다른 낙상/부상을 입었고, 이후 운전을 할 수 없어 NFB 후속 치료를 받지 못했습니다. 후속 컴퓨터 신경 인지 검사도 받지 않았습니다.

사례 4

58세의 한 대학교수가 불안 및 기억력 문제와 관련된 주요 우울증으로 제 진료실을 찾아왔습니다.

그녀는 인지 기능 장애로 인해 가르치는 데 문제가 있음을 발견했습니다. 그림 5.6은 NFB를 시행하기 전의 LORETA 영상으로, 피질과 좌측 측두엽을 포함한 여러 영역의 전기적 조절 장애를 확인했습니다.

NFB 전에 완료된 컴퓨터 인지 테스트에서는 기억력과 실행 기능의 결핍이 확인되었습니다. 혈액 검사 결과 비타민 B12 결핍은 음성이었습니다. 10회의 NFB 세션 후, 신경 인지 테스트에서 기억력이 크게 개선(42.8점에서 107.1점으로)된 것이 기록되었습니다(그림 5.7). 또한 환자의 기분과 불안감도 현저하게 개선된 것으로 보고되었습니다. NFB 후 LORETA 영상 촬영 결과 이전에 확인된 부위의 전기적 조절 장애가 개선된 것으로 확인되었습니다(그림에 표시되지 않음). 또한 환자는 학업 성적도 향상되었다고 보고했습니다.

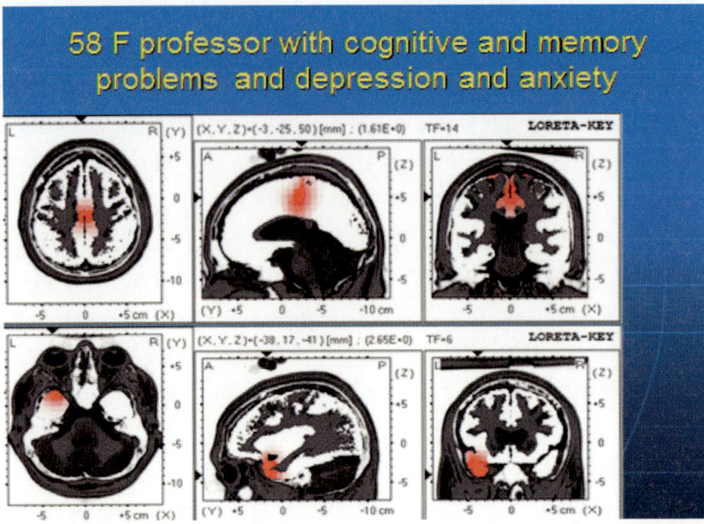

그림 5.6 NFB 전 58세 여성의 LORETA 이미지는 동측 회선과 왼쪽 측두엽을 포함한 두 개의 전기적 조절 불균형 영역(빨간색)을 보여줍니다.

Computerized neurocognitive testing

Global CS:	86.7	112.1
Memory:	42.8	107.1
Executive Function:	81.7	122.9
Attention:	110.5	108.6
Info Processing Speed:	96.2	108.6
Visual Spatial:	93.8	113.6
Verbal Function:	93.6	110.0
Motor Skills:	88.6	114.1

그림 5.7 58세 여성의 인지 테스트 결과로, NFB 10회 세션 전(왼쪽 열)과 후(오른쪽 열)의 점수를 보여줍니다. 예상 점수는 100이며, 표준 편차는 15입니다.

사례 5

34세 남성이 심한 불안과 알코올(ETOH) 중독으로 제 진료실을 찾아왔습니다. 이 환자의 초기 LORETA는 AC 및 전전두엽 피질(BA-10 및 -32)에서 전기적 조절 장애 영역(그림 5.8)을 보여주었습니다.

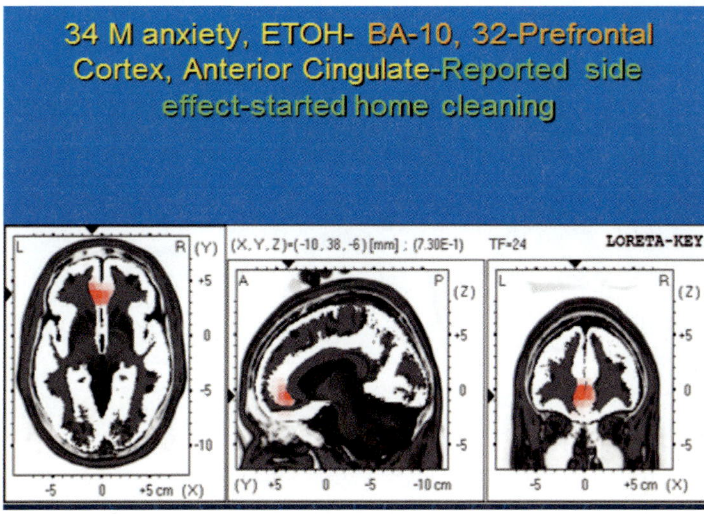

그림 5.8 불안과 알코올 남용(ETOH)을 겪고 있는 34세 남성의 NFB 시작 전 LORETA 이미지는 BA-10과 BA-32에서 전기적 조절 불균형이 있는 영역(빨간색)을 보어줍니디.

여러 차례의 NFB 세션 후, 이 환자는 자신의 성격에 변화가 생겼다고 말하며 집을 청결하게 유지하는 데 새로운 집중력을 갖게 되었다고 설명했습니다. 이전에는 자신을 지저분하고 청소를 따라잡지 못하는 사람으로 분류했습니다. 또한, 그는 알코올 음료 소비를 줄일 수 있었습니다.

사례 6

41세 여성이 약물에 내성이 생긴 주요 우울증과 불안증으로 지역 정신과 의사로부터 제 진료실로 의뢰되었습니다. 그녀의 LORETA 영상에서 AC 및 전전두엽 피질(BA-24, -32, -9)의 전기적 조절 장애 영역(그림 5.9)이 발견되었습니다. 10회의

NFB 세션 후, 그녀의 기분과 전기적 조절 장애가 현저하게 개선되었습니다(데이터는 표시되지 않음).

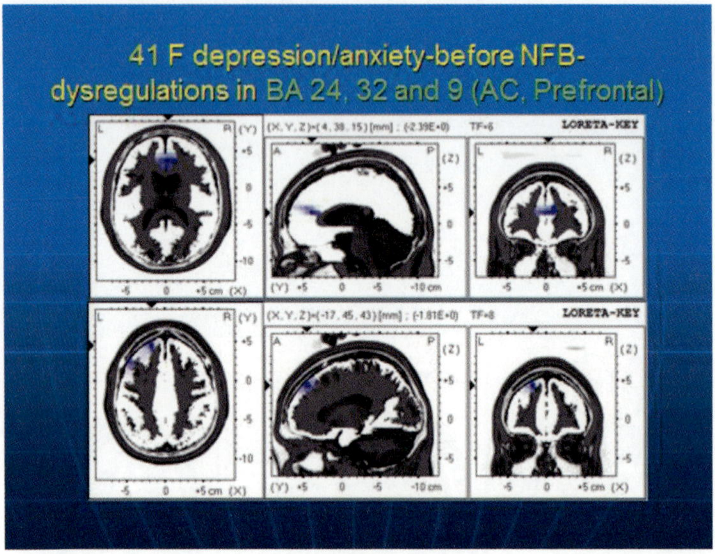

그림 5.9 우울증과 불안을 겪고 있는 41세 여성의 LORETA 이미지는 BA-9, BA-24 및 BA-32에서 전기적 조절 불균형이 있는 영역(파란색)을 보여줍니다.

사례 7

59세 남성은 약물 내성 우울증과 불안증으로 인해 정신과 의사로부터 NFB를 의뢰받았습니다.

LORETA 영상에서(그림 5.10) 후대상회와 전두엽 부위(BA-31 및 -47)에 전기적 조절 장애가 있는 것으로 나타났습니다.

몇 차례의 NFB 세션 후, 그의 기분이 개선되었습니다. 또한 그의 뇌 지도에서도 이전에 높아진 전두엽과 측두엽 베타 활동이 현저하게 교정된 것으로 나타났습니다. 또한 통증 치료제의 복용 빈도도 줄일 수 있었습니다. 이 환자는 주 1회 NFB 프로토콜을 유지하면서 몇 달 동안 잘 지내다가 직장을 그만두기 전까지 측두엽 베타 파워의 급격한 증가가 기록되었고(그림 5.11), 불안 증상이 악화되는 것이 관찰되었습니다.

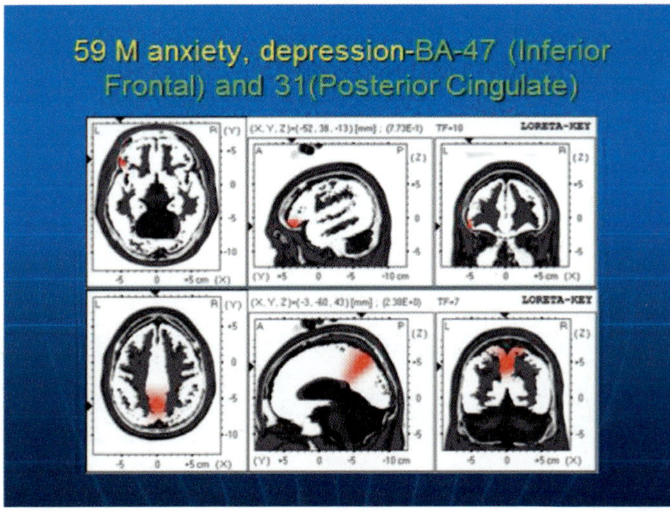

그림 5.10 우울증과 불안을 겪고 있는 59세 남성의 LORETA 이미지는 BA-31과 BA-47에서 전기적 조절 불균형이 있는 영역(빨간색)을 보여줍니다.

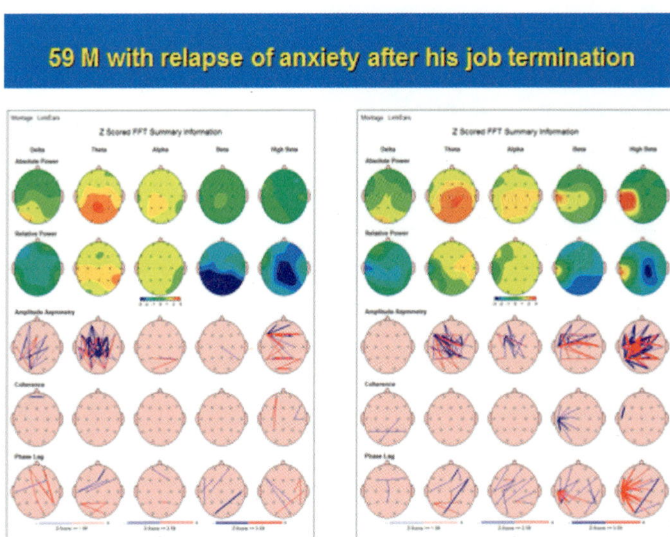

그림 5.11 직업 종료 전(왼쪽)과 후(오른쪽)의 QEEG 뇌 맵입니다. 직업 종료 후(오른쪽)에는 측두엽의 높은 베타 파워가 크게 증가한 것을 볼 수 있습니다.

사례 8

63세의 한 전문간호사가 주요 우울증과 불안증으로 상담을 받기 위해 내원했습니다. 그녀의 뇌파지도는 많은 우울증 환자에게 나타나는 전형적인 양상이었습니다(전두엽 알파 파워 증가). LORETA 영상에서 후대상회 전기 조절 장애가 발견되었습니다(그림 5.12). 이후 NFB 치료를 통해 증상이 크게 개선되고 전기적 조절 장애가 교정되었습니다.

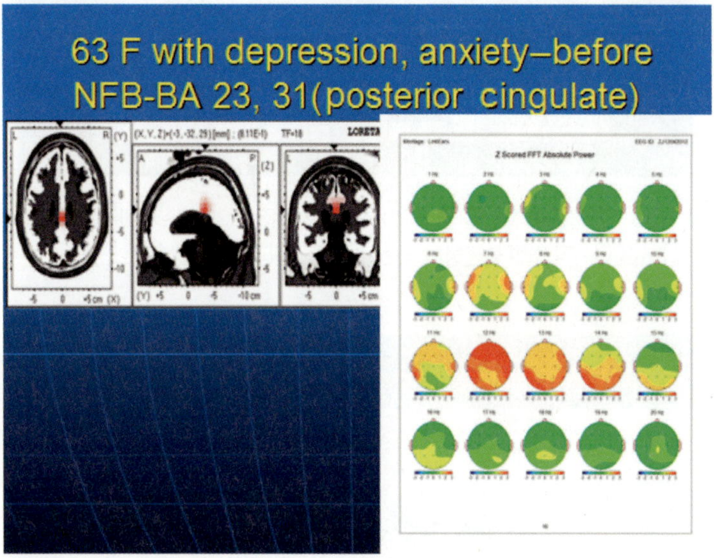

그림 5.12 QEEG 지도와 LORETA. 전두엽 알파 파워와 후두엽 베타 파워의 현저한 증가와 후대상피질의 전기적 조절 장애 영역(빨간색)이 관찰됩니다.

사례 9

27세의 법대생이 인지 기능 장애(주로 기억력)로 인해 NFB 치료를 받기 위해 자가 의뢰를 했습니다.

그는 로스쿨을 졸업했지만 이전에 읽은 정보를 기억하는 데 문제가 있어 변호사 시험 공부를 할 수 없었습니다. 그의 QEEG 뇌지도는 후두 베타 파워, 측두엽 델타, 세타 파워가 약간 증가한 것으로 나타났습니다(그림 5.13).

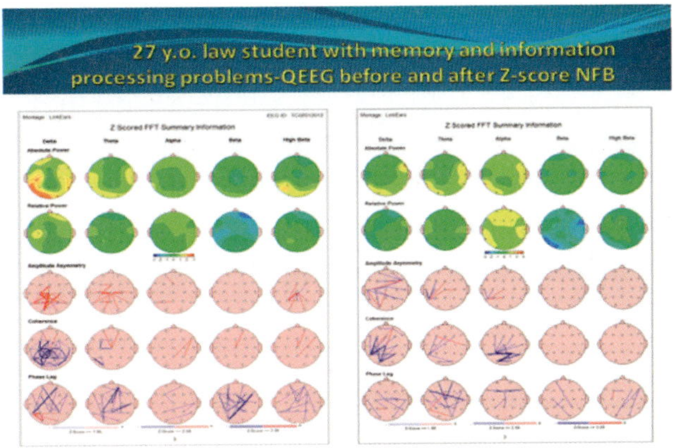

그림 5.13 QEEG 맵에서 양측 측두엽 델타 및 세타 파워와 후두 베타 파워가 증가한 것으로 나타났습니다(왼쪽). 이전에 조절 장애가 있었던 영역에서 현저한 개선이 관찰되었습니다(오른쪽).

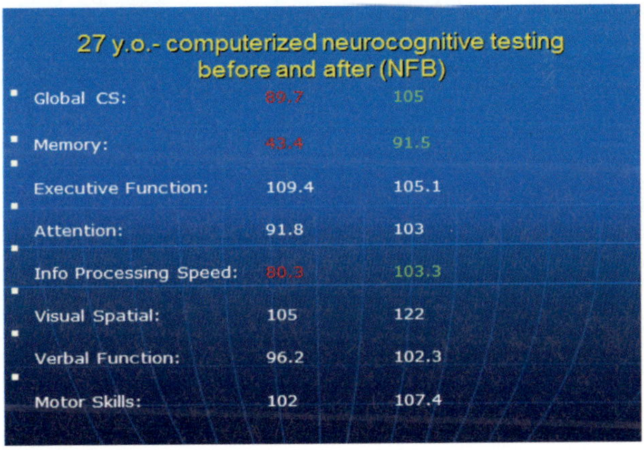

그림 5.14 NFB 전(왼쪽)과 후(오른쪽)의 컴퓨터화된 인지 테스트

NFB 전의 신경인지 테스트에서는 기억력과 정보 처리 속도가 낮게 나타났습니다(그림 5.14). 10회의 NFB 세션 후, 주관적 및 객관적인 기억에서 현저한 개선이 관찰되었습니다(그림 5.14).

사례 10

19세 남성이 양부모로부터 인지 문제, 주로 실행 기능과 정보 처리 속도 기능 장애를 호소하며 진료를 받으러 왔습니다. 2013년 3월에 신경인지검사를 실시한 결과, QEEG를 완료한 후 NFB를 시작하기 전에 낮은 인지 점수(전체 인지 점수 80.2, 실행 기능 87.2)와 매우 낮은 정보 처리 속도(52.1)를 보였습니다. 그의 LORETA와 QEEG는 교류 전기 조절 장애와 전두엽 델타파워 증가의 증거를 보여주었습니다(그림 5.15A 및 5.16A). 처음 10회의 NFB 세션 후, 그의 실행 기능은 89.9로 개선되었고, 각 라운드마다 반복되는 인지 테스트에서 실행 기능에 대한 더 나은 결과가 나왔습니다(이후 92,

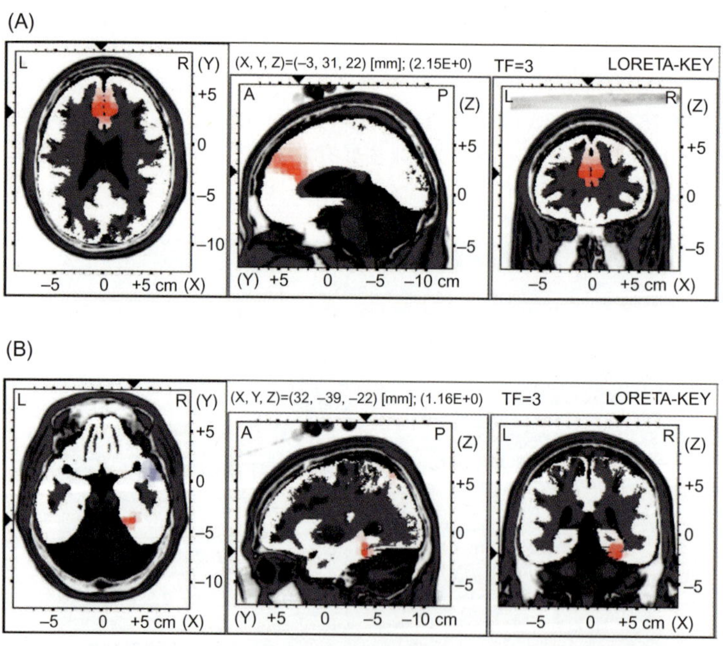

그림 5.15 **(A)** 19세 환자의 A-LORETA 영상으로 AC 영역 BA-32 (빨간색)의 전기적 조절 장애 부위를 보여줍니다. **(B)** 20회의 NFB 세션 후 AC 조절 장애가 해결된 모습

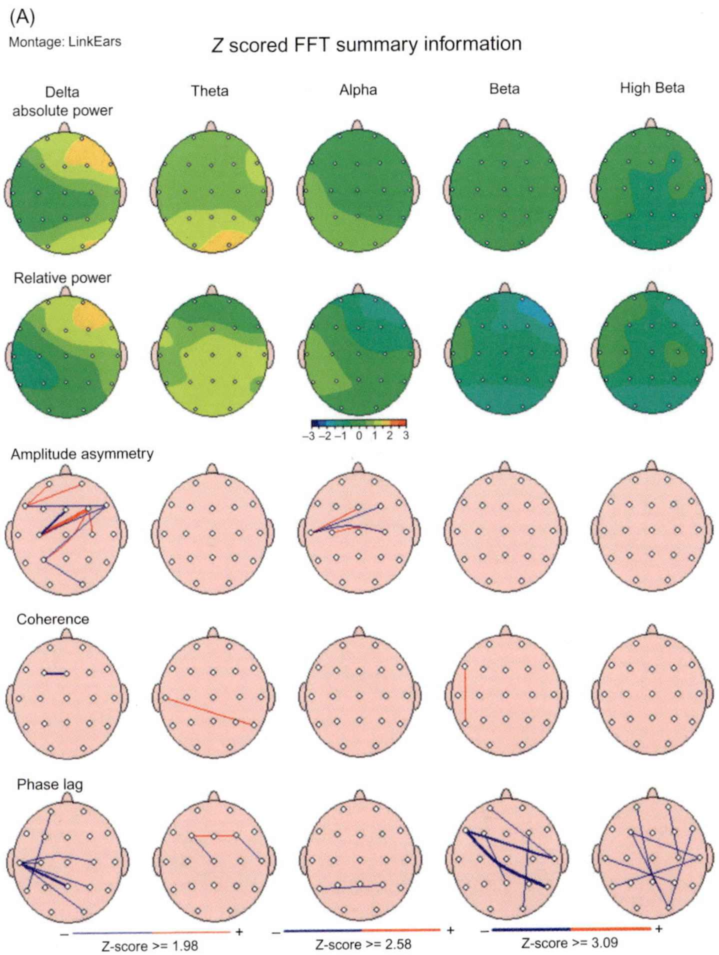

그림 5.16 NFB 시작 전(위의 A)과 NFB 세션 후(아래의 B)의 인지 문제를 겪고 있는 19세의 QEEG입니다. **(A)** NFB 전의 QEEG에서는 전두엽에서 델타 파워의 눈에 띄는 증가가 나타납니다.

97; 그림 5.17 참조), 또한 이전에 전기적으로 조절되지 않던 AC 영역과 전두엽 델타 파워 과잉 발현도 정상화되었습니다(그림 5.15B 및 5.16B). 뇌파 및 인지 테스트 외에도 본인은 가정과 사회에서 사회적 가정과 직장에서의 인지 능력이 크게 향상되었습니다.

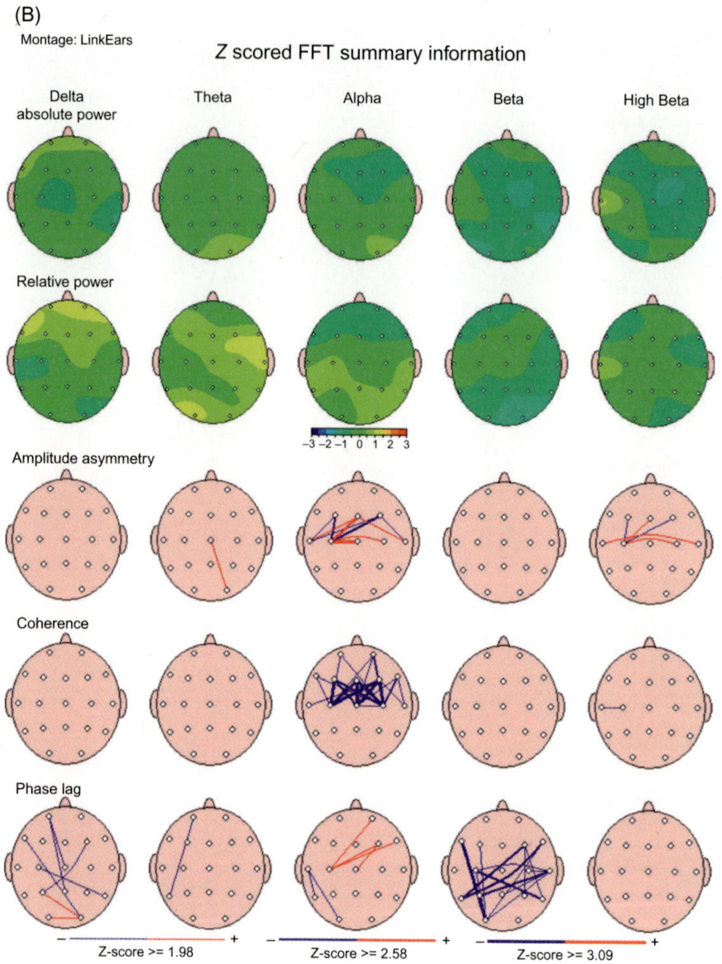

그림 5.16 **(B)** NFB 후의 QEEG에서는 이전에 과다 표현된 전두엽 델타 파워의 개선이 기록되었습니다.

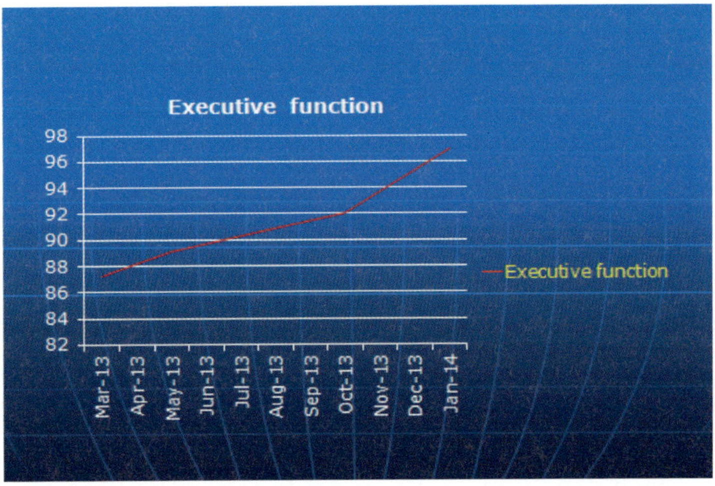

그림 5.17 NFB 전(2013년 3월)과 NFB 10회 세션 후 매 라운드(2013년 5월, 2013년 10월, 2014년 1월)의 실행 기능 테스트(Neurotrax) 결과, 실행 기능이 점진적으로 증가한 것이 기록되었습니다.

우리 그룹은 이미 성공적인 인지 향상에 대한 증거를 보고했습니다. 한 사례 보고서에는 언어와 관련된 아스퍼거 증후군을 가진 개인이 포함되었습니다. 표현 기능 장애; 또 다른 사례는 정보 처리 속도가 느리고 기억력이 저하된 학생에 대해 설명했습니다. 그 후 인지 기능 장애를 호소하는 35명의 연속적인 환자에게 LORETA Z 점수 NFB 치료를 실시한 대규모 사례 시리즈 보고서를 수행했습니다. NFB를 시작하기 전에 이 환자들은 주호소에 보고된 인지 기능 장애를 문서화하고 확인하기 위해 컴퓨터 신경 인지 검사를 통해 평가를 받았습니다. 많은 환자들이 뇌 영상 및 실험실 검사를 통해 환자의 증상을 유발할 수 있는 치료 가능한 질환을 배제했습니다. 또한 환자의 증상에 잠재적으로 원인이 될 수 있는 피질 전기 조절 장애 영역(특정 브로드만 영역)을 시각화하기 위해 QEEG/LORETA 국소화를 통한 전기 영상 촬영을 완료했습니다. NFB 프로토콜은 환자의 증상, 피질 조절 장애 영역 또는 두 가지 모두를 기반으로 했습니다. 10회의 표면/LORETA Z 점수 NFB 세션 후, 컴퓨터 인지 테스트와 뇌파검사를 반복하여 인지 점수의 증가 및/또는 뇌파 이상 감소 여부를 확인했습니다. 또한 치료가 도움이 되었다고 느끼는지 여부에 대한 환자의 주관적인 반응도 기록했습니다. 25

명의 환자(71%)가 인지 테스트에서 객관적으로 유의미한 개선(평균 10점)을 보인 것으로 확인되었습니다. 또한 대부분의 환자에서 주관적인 인지 개선과 NFB를 통한 객관적인 뇌파 이상 감소도 확인되었습니다. 이러한 결과는 매우 유망하며 인지 개선에 있어 LORETA Z 점수 NFB의 우수한 효과를 나타냅니다. 이 임상 데이터는 복잡한 신경정신과 환자에서 단 10회의 치료 세션으로 대부분의 환자에서 우울증/불안 및 기타 관련 인지 영역의 개선을 달성할 수 있는 Z 점수 LORETA NFB 치료의 높은 효과를 보여줍니다. 그러나 많은 환자들이 이 치료의 효과를 지속하기 위해 더 오랜 기간 동안 NFB를 계속해 달라고 요청했습니다. 일부 환자들은 증상이 재발할 경우 510회의 추가 NFB 치료를 받기도 했습니다. 고무적인 데이터를 바탕으로 우울증, 불안, 인지 기능 장애로 고통받는 모든 환자에게 QEEG/LORETA 뇌 매핑 검사를 시행할 것을 권장합니다. 그 효과 가능성, 비침습적 특성, 그리고 NFB가 비교적 원치 않는 부작용이 없을 가능성을 고려할 때, NFB는 다른 치료 방법들과 동등한 수준에서 1차 치료 선택으로 고려되어야 합니다.

특별 참고 사항

이 장에 제시된 코버다 박사의 연구는 어떤 지원금도 받지 않았으며, 그가 NFB를 실행하는 방식을 반영하기 때문에 이 보고서에는 대조군이 포함되지 않았습니다.

- 뉴로트랙스(마인드스트림즈) 컴퓨터 인지 테스트는 이전에 신뢰성에 대한 광범위한 테스트를 거쳤습니다. 세션 간 학습을 최소화하기 위해 심리측정 특성은 동일하지만 항목이 다른 세 가지 대체 형태의 MindStreams 인지 테스트가 개발되었습니다. 세 가지 대체 양식 모두에 대한 동등성이 입증되었으며, 대체 양식 신뢰도 계수뿐만 아니라 검사 재검사 신뢰도 계수도 허용 가능한 것으로 나타났습니다.

감사의 말

이 장의 편집에 기여해 주신 에릭 해리스 박사님께 특별히 감사의 말씀을 드립니다.

참고문헌

Alonzo, A., Chan, G., Martin, D., Mitchell, P. B., & Loo, C. (2013). Transcranial direct current stimulation (tDCS) for depression: Analysis of response using a three-factor structure of the Montgomery-A sberg depression rating scale. Journal of Affective Disorders,150(1), 91-95.

Andersen, I., Thielen, K., Bech, P., Nygaard, E., & Diderichsen, F. (2011). Increasing prevalence of depression from 2000 to 2006. Scandinavian Journal of Public Health, 39,857-863.

Choi, S. W., Chi, S. E., Chung, S. Y., Kim, J. W., Ahn, C. Y., & Kim, H. T. (2011). Is alpha wave neurofeedback effective with randomized clinical trials in depression? A pilot study. Neuropsychobiology, 63(1), 45-51.

Kessler, R. C., Chiu, W. T., Demler, O., Merikangas, K. R., & Walters, E. E. (2005). Prevalence, severity, and comorbidity of 12-month DSM-IV disorders in the National Comorbidity Survey Replication. Archives of General Psychiatry, 62, 617-627.

Koberda, J. L. (2012). Autistic spectrum disorder (ASD) as a potential target of Z-score LORETA neurofeedback. The Neuroconnection 24 [winter 2012, edition (ISNR)].

Koberda, J. L., Koberda, P., Bienkiewicz, A., Moses, A., & Koberda, L. (2013). Pain management using 19-electrode Z-score LORETA neurofeedback. Journal of Neurotherapy, 17(3), 179-190.

Koberda, J. L., Moses, A., Koberda, L., & Koberda, P. (2012). Cognitive enhancement using 19-electrode Z-score neurofeedback. Journal of Neurotherapy, 3, 224-230.

Koberda, J. L., Moses, A., Koberda, P., Winslow J. Cognitive enhancement with LORETA Z-score neurofeedback. AAPB meeting, 2014.

Pittenger, C. (2013). Disorders of memory and plasticity in psychiatric disease. Dialogues in Clinical Neuroscience, 15(4), 455-463.

Riva-Posse, P., Holtzheimer, P. E., Garlow, S. J., & Mayberg, H. S. (2013). Practical considerations in the development and refinement of subcallosal cingulate white matter deep brain stimulation for treatment-resistant depression. World Neurosurgery, 80. (3-4)S27. e25-34.

Schlaepfer, T. E., & Bewernick, B. H. (2013). Deep brain stimulation for major depression. Handbook of Clinical Neurology, 116, 235-243. Available from: http://dx.doi.org/doi:10.1016/B978-0-444-53497-2.00018-8.

Stevens, E. (2014). In Cantor, & Evans (Eds.), Treating mood disorders—clinical neurotherapy—applications and techniques for treatment. London, UK: Elsevier.

Thatcher, R. W. (2013). Latest developments in live z-score training: Symptom checklist, phase reset, and LORETA z-score biofeedback. Journal of Neurotherapy, 17, 69-87.

Williams, N. R., & Okun, M. S. (2013). Deep brain stimulation (DBS) at the interface of neurology and psychiatry. The Journal of Clinical Investigation, 123(11), 4546-4556.

World Health Organization. Information on mental disorders management: Depression. Geneva:

World Health Organization. Available from ,http://www.who.int/mental_health/management/depression/definition/en/index.html.

CHAPTER

6

만성 통증과 두통에 LORETA Z 점수 뉴로피드백

J. Lucas Koberda, MD, PhD
Tallahassee NeuroBalance Center, Tallahassee, FL, USA

국제 통증 연구 협회(International Association for the Study of Pain, http://www.iasp-pain.org)는 통증을 "실제 또는 잠재적인 조직 손상으로 인해 발생하는 불쾌한 감각 및 감정적 경험"으로 정의했습니다. 통증 인식의 신경 기질은 기능적 자기 공명 영상(fMRI) 및 양전자 방출 단층 촬영(PET)과 같은 신경 영상 기술로 집중적으로 탐구하였습니다. 많은 영상 연구에서 일련의 뇌 영역이 통증 인식의 기질로 일관되게 밝혀졌습니다. 이들 영역은 전대상피질, 뇌섬엽, 제 2체성감각피질(second somatosensory cortex, S2)을 포함하는 두정엽, 시상을 통칭하여 통증 매트릭스(pain matrix)라고 하였습니다. 두통은 일반 인구뿐만 아니라 아동과 청소년 사이에서 가장 흔한 불편감 중 하나입니다. 여러 종류의 두통 중에서 편두통과 긴장성 두통이 가장 흔합니다. 만성 통증에 대한 현재 치료법은 접근 방식과 효능이 다양합니다. 만성 통증 치료에 사용되는 약물 요법에는 아편성 진통제, 항경련제 및 항우울제가 포함됩니다. 이러한 약물은 뇌 기능을 조정하지만, 특이성이 부족하면 환자의 삶의 질에 부정적인 영향을 미치는 부작용이 발생할 수 있습니다. 통증 관리에 대한 심리사회적 접근에는 인지 행동 요법(cognitive behavioral therapy, CBT), 최면, 감정 개방, 수용 기반 요법 및 파트너 기반 요법이 포함됩니다. 허리 통증의 경우 물리 치료가 효과적인 치료 형태임이 입증되었습니다. 바이오피드백은 두통, 그리고 일부 연구에서는 만성 요통 및 기타 여러 통증 장애(예: 측두하악 관절 장애)의 재활에 도움이 되는 것으로 밝혀졌습니다. 경두개자기자극(transcanial magnetic stimulation, TMS), 뇌심부자극(deep brain stimulation, DBS), 뉴로피드백(neurofeedback, NFB) 등 뇌 시스템을 조작하기 위한 여러 가지 방법과 치료법이 개발되었습니다. 이러한 각 방법에는 강점과 약점이 있습니다. TMS와 DBS를 사용하여 피질 및 피질 하부 영역의 직접적인 자극을 사용하여 일부 성공이 보고되었습니다. 수도관주위회백질(periaqueductal gray, PAG), 내포(internal capsule) 및 감각 시상의 DBS는 선택된 환자 그룹의 만성 통증에 대해 효과적인 장기 치료인 것으로 나타났습니다. TMS는 만성 신경병성 통증 완화를 위한 단기 치료로서의 가능성을 보여주었지만, 지속적인 이점이 있다는 증거는 없습니다. NFB는 여러 해 동안 통증 치료를 위한 비침습적 중추 조절 제어 방법으로 사용되어왔으며 복합적인 성공을 거두었습니다. 사와모토는 고통스러운 자극을 받는 동안 전대상피질과 두정덮개(parietal operculum)/섬엽 영역이 활성화됨을 보여주었습니다. 대부분의 통증 상태는 통증 자극에 대한 반응으로 정량화뇌파(QEEG)에서 베타 파워를 상승시킵니다. NFB는 이 베타 활동의 감소 및 잠재적인 통증 완화를 위해 활용되는 치료법으로 점점 더 대중적인 양식이 되고 있습니다. 표준 1-2 전극 NFB에 의한 국소 베타 활성 감소 외에도 특정 통증 매트릭스 해부학적 구조를 표적으로 할 수 있는 LORETA (low resolution electromagnetic tomography)라고 하는 보다 구체적인 NFB 방법이 통증 감소에 도움이 될 수 있습니다. 예를 들어, 섬피질과 전측 대상회는 통증 조절을 위한 NFB의 잠재적 표적으로 확인되었습니다. 특이성의 추가 향상은 "라이브" 또는 실시간 Z 점수를 사용하여 연령 일치 표준 데이터베이스와 비교하는 것입니다. 최근 19전극 Z 점수 LORETA NFB 장비의 도입으로 NFB 효율성 개선에 대한 희망이 생겼습니다. 저자의 클리닉 이전 보고서에서는 많은 신경정신질환 치료에서 LORETA Z 점수 NFB의 높은 효과를 설명했습니다. Z 점수 NFB에서 연령에 맞는 건강한 대상 집단과의 실시간 비교는 프로토콜 생성을 단순화하고 임상의가 증상과 관련된 네트워크의 조절 장애 및 불안정성을 나타내는 모듈 및 허브를 목표로 삼을 수 있게 합니다. Z 점수 NFB는 조작적 조건화에서 특이성을 높이고 극단적인 Z 점수 이상값이 증상과 연결되는 가이드를 제공한 다음 더 큰 항상성과 안정성 상태로 강화됩니다. 목표는 환자의 증상과 관련된 뇌 네트워크의 정보 처리 효율성을 높이는 것입니다. 우리 클리닉에서는 다양한 신경 정신 질환을 앓고 있는 235명 이상의 환자들이 Z 점수 LORETA NFB 요법을 완료했으며 그들 중 많은 사람이 만성 통증을 동반했습니다. 이 장에서는 19채널 표면 Z 점수 NFB와 19채널 LORETA Z 점수 NFB를 모두 사용하여 신경과 클리닉에서 선택한 통증 및 두통 사례의 치료에 대해 설명합니다(NF1 및 NF2, 뉴로가이드 프로그램 - Applied Neuroscience, Inc.). 제시된 사례로는 편두통 및 섬유 근육통(fibromyalgia, FMS)이 있습니다. 편두통은 중추 신경계의 흥분성 증가를 특징으로 하는 흔하고 장애를 일으키며 종종 진행성 장애입니다. 미국에서 여성의 18%, 남성의 6%에서 발생하며 25세에서 55세 사이의 개인에게 가장 많이 발생합니다. FMS는 만성 통증 증후군입니다. FMS의 주요 증상은 광범위한 통증, 수면 장애, 피로, 우울한 기분입니다. FMS는 일반 인구의 2-7%에 영향을 미치며 주로 여성에게 영향을 미칩니다. 프로토콜 선택은 정량화뇌파/LORETA 특성뿐만 아니라 "증상 체크리스트"를 사용하여 환자의 증상을 기반으로 했습니다. 정의된 통증 매트릭스 LORETA 조절 장애가 있는 환자는 "증상 체크리스트" 치료에 저항하는 경우 특정 표적 LORETA NFB 치료를 자주 받았습니다. 대부분 전측대상회와 섬피질이 표적이 되었습니다. "증상 체크리스트"에서 프로그래밍에 가장 많이 적용되는 증상은 만성통증, FMS, 두통, 불안, 우울증이었습니다. 신경병성 통증, 근골격 통증 및 내인성 연결 네트워크(intrinsic connectivity network, ICN) 4도 최상의 결과를 얻기 위해 사용되었습니다. 환자의 세션은 특정 세션 전에 증가된 베타 파워의 정도 또는 LORETA 통증 매트릭스 조절 장애의 정도에 따라 표면 NFB와 LORETA NFB 사이에서 자주 번갈아 가며 이루어졌습니다. 시중에서 구할 수 있는 전산화된 신경인지 테스트가 두 환자의 초기 평가에 사용되었습니다(NeuroTrax Corp, Bellaire, TX). Neurotrax사의 인지 검사는 평균 = 100, 1 표준 편차(SD) = 15인 나이가 많고 교육 수준이 일치하는 건강한 대조군과 환자를 비교하는 전산화된 신경심리학적 평가입니다. QEEG 분석은 상업적으로 이용가능한 뉴로가이드 소프트웨어(Applied Neuroscience, Inc.)와 이전에 기록된 19채널 디지털 뇌파를 사용하여 완료되었습니다. 데이메드(Deymed), 트루스캔 32 (Truscan 32), (Deymed Diagnostic, Payette, ID)로 이전에 뇌파를 기록하고 추가 QEEG 분석을 수행한 후 아티팩트가 없는 눈 감은 뇌파 세그먼트들 중 약 1-3분을 선택했습니다.

NFB 치료는 주로 청각 피드백을 사용하여 일주일에 1-2회 30분 세션으로 구성되었습니다.

사례 1

59세의 의사가 비뇨기과 시술 후 사타구니에 신경병성 통증이 발생했습니다. 통증은 타는 듯하고 하루 종일 지속되는 것으로 보고되었습니다. 환자는 마취제를 포함한 여러 진통제로 치료를 받았습니다. 그는 또한 통증 관리를 위해 다중 신경 차단 시술을 받았지만 특별히 개선되지 않았습니다. 항우울제에 대한 중첩된 내성으로 인해 그는 전기경련요법(electroconvulsive therapy, ECT)으로 치료를 받았고, 이는 이후 그의 인지 문제에 기여했을 수 있습니다. 전산화된 신경인지 검사는 예상 기억 점수(예상 100)보다 약간 낮은 수준으로 크게 눈에 띄지 않았습니다. 환자 보고서에 따르면 ECT는 기분 개선을 가져오지 않았습니다.

(A)

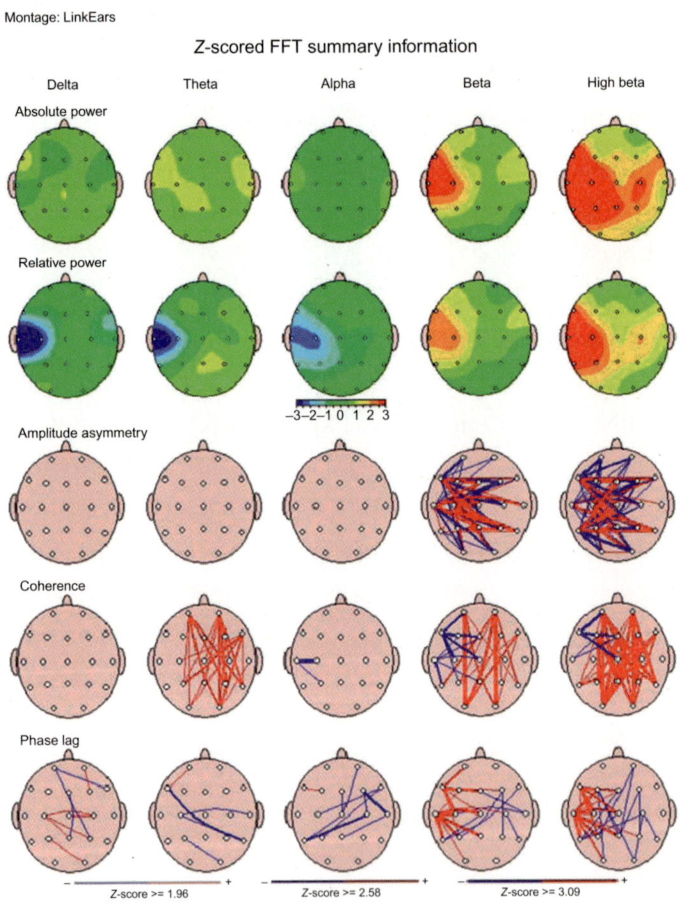

그림 6.1 **(A)** 만성 신경병증성 통증이 있는 59세 남성의 NFB 전 QEEG는 정면 및 측두 베타 파워의 현저한 증가를 기록했습니다. QEEG는 SD를 기반으로 한 색상 코딩을 사용하여 데이터를 정상 대조군과 비교합니다. 녹색은 검정력 값이 데이터베이스 평균보다 0-1 SD 사이에 있는 영역을 나타내고, 노란색은 1-2 SD 사이, 빨간색은 2-3 SD 사이에 있는 영역을 나타냅니다.

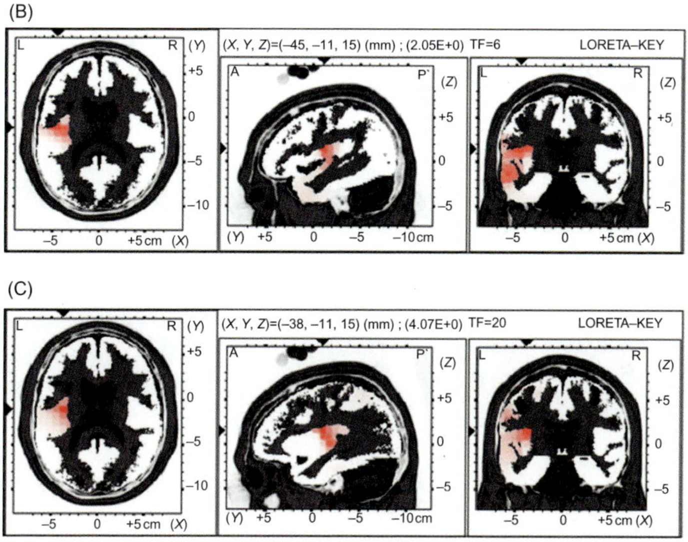

그림 6.1 **(B 와 C)** 만성 신경병성 통증이 있는 59세 환자의 NFB 전 LORET**A.** B는 세타 주파수에서 조절 장애의 좌측 섬 영역(빨간색)을 보여줍니다. C는 베타 주파수에서 조절 장애의 왼쪽 섬 영역을 보여줍니다.

이 환자는 기존의 치료에 대한 불응성 통증과 우울증으로 인해 NFB 치료를 위해 이 지역 정신과 의사로부터 나에게 의뢰되었습니다. 그 분의 초기 QEEG 지도는 일시적인 베타 파워의 현저한 상승을 보여주었습니다(그림 6.1A).

LORETA는 세타 및 베타 활동의 왼쪽 섬 피질의 증가를 보여주었습니다(그림 6.1B와 C).

Z 점수 LORETA NFB의 단 4회 세션 후, 환자는 증상의 주요 개선을 보고했습니다. 신경병성 통증의 80% 감소와 우울증의 현저한 개선(자가 보고)입니다. 후속 QEEG는 측두 베타 파워의 주요 감소를 보여주었고 LORETA는 왼쪽 섬 피질 세타 및 베타 조절 장애의 해결을 보여주었습니다(그림 6.2A과 B).

불행하게도 증상이 재발하기 때문에(항상 EEG에서 높은 베타 활동과 관련됨) 이 환자는 더 많은 NFB 세션을 받기 위해 자주 다시 내원합니다. 그 환자는 지금까지 65개의 세션을 완료했습니다. 전반적으로, 환자가 보고한 개선율은 통증과 우울증 모두에서 50%로 안정되었습니다.

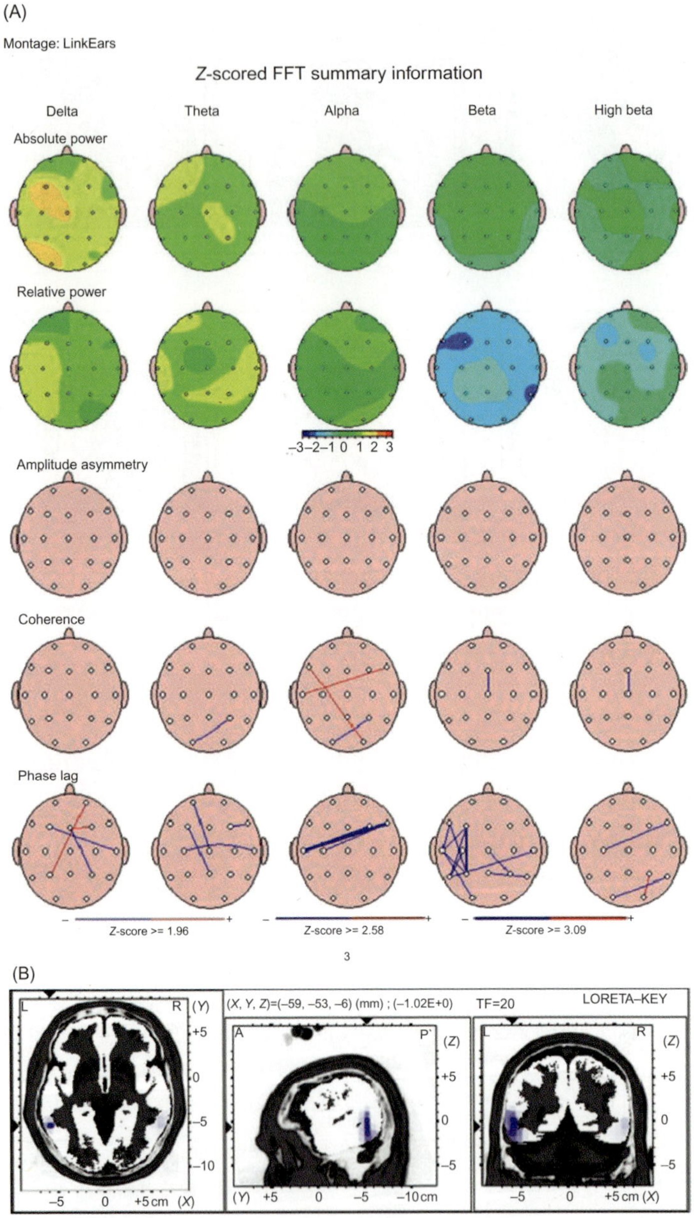

그림 6.2 **(A)** 만성 통증이 있는 59세 환자의 QEEG는 NFB 개시 후 이전에 상승된 베타 파워의 해상도를 보여주었습니다. **(B)** NFB 개시 후 59세 환자의 LORETA는 섬피질 조절 장애의 해결을 보였습니다.

사례 2

만성 긴장과 편두통, FMS, 하지 불안 증후군 및 말초 신경병증의 오랜 병력이 있는 58세 여성이 뉴로피드백에 관심을 표명했습니다. 그녀는 이미 여러 약을 복용하고 있으며 통증 관리를 받고 있습니다.

(A)

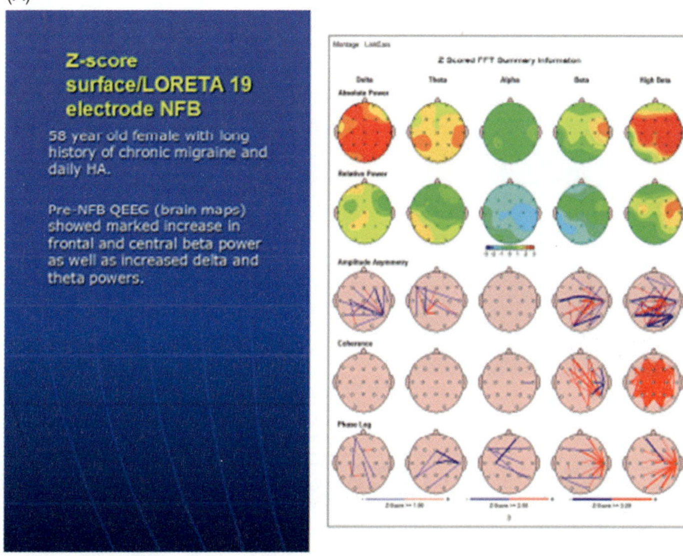

(B)

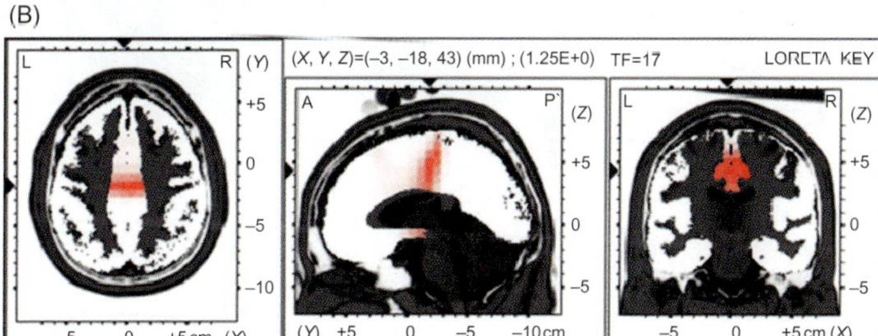

그림 6.3 **(A)** 만성두통이 있는 58세 여성의 NFB 전 LORETA는 중추 및 측두 베타 파워가 증가한 것으로 나타났습니다. **(B)** 만성 두통이 있는 58세 여성의 LORETA는 대상회-브로드만 영역(BA) 24 (빨간색 영역)에서 전기 조절 장애 영역을 보여주었습니다.

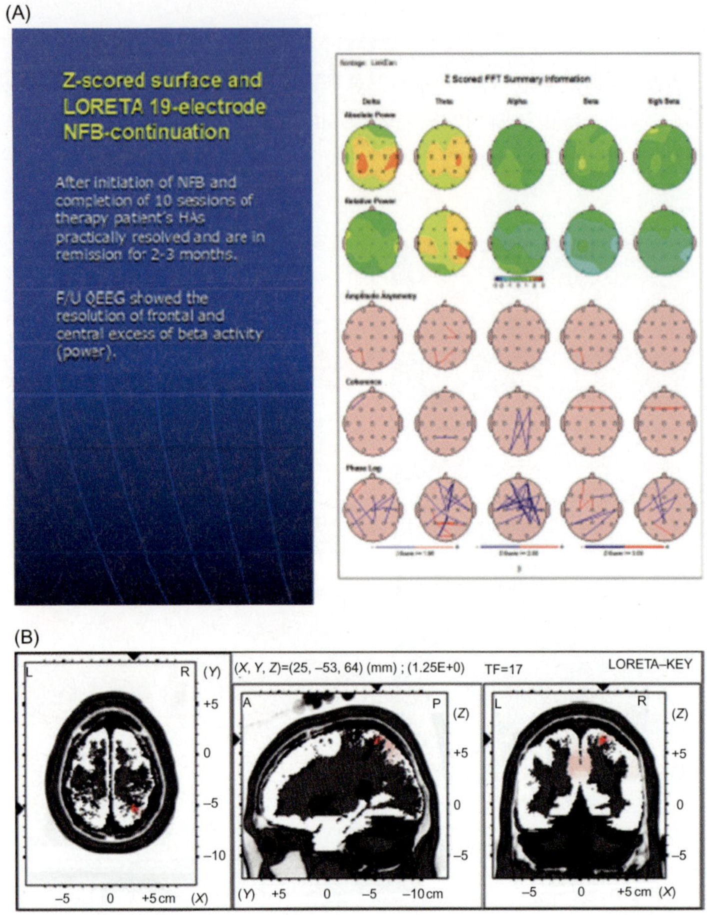

그림 6.4 **(A)** 만성두통이 있는 58세 여성의 QEEG는 NFB 과정 후 이전에 증가한 베타 파워의 해소가 주목됩니다. **(B)** 만성두통이 있는 58세 여성의 LORETA는 NFB 과정 후 조절되지 않는 대상회의 전기 활동의 해소가 주목됩니다.

그녀의 QEEG는 중심 베타 파워의 현저한 증가와 델타 및 세타 파워의 증가를 보여주었습니다(그림 6.3A). LORETA 영상은 대상 피질-BA-24에서 전기적 조절 장애를 나타냈습니다(그림 6.3B). LORETA Z 점수 NFB의 두 세션 후 그녀는 다음과 같이 보고했습니다. 그녀의 만성 통증과 두통이 호전되었고 그녀의 증상이 해결되고 있었기 때문에 통증 관리를 위한 방문을 계속하지 않기로 결정했습니다. 통증 개선 기간 동안 반복된 QEEG가 완료되었고 이전에 증가한 베타 파워(그림 6.4A)의 개선과 BA-24

전기 조절 장애(그림 6.4B)의 해소가 현저하게 나타났습니다. 그녀는 총 20회의 뉴로피드백 세션을 완료했으며 증상의 일부 악화가 관찰된 3개월 동안 완화되었습니다. 결과적으로 통증 조절을 유지하기 위해 더 많은 NFB 세션이 필요했습니다. 통증의 악화는 항상 뇌파에서 베타 활동의 증가와 관련이 있었습니다.

사례 3

68명의 남성이 대상포진에 걸렸고 양쪽 다리에 저림과 작열감이 생겼습니다. 이후 그는 대상포진 후 신경병증과 감각-운동성 다발신경병증 진단을 받았습니다. 그는 프레가발린(Lyrica)과 노르트립틸린(nortryptyline)을 포함한 여러 약물을 복용했습니다. NFB 전 그의 QEEG는 정면 델타 파워와 양측 측두 베타 파워의 현저한 증가를 보여주었습니다(그림 6.5A).

또한 LORETA 영상에서 좌측 섬 조절 장애가 확인되었습니다(그림 6.5B).

환자는 네 번째 NFB Z 점수 LORETA 세션 후 통증이 경미하게 개선되었고 다섯 번째 세션 후에는 크게 개선되었다고 보고했습니다. 그는 다시 신발을 신을 수 있다고 보고했습니다(NFB 세션 이전에는 신경병성 통증으로 인해 샌들만 신을 수 있었습니다).

환자는 초기 12회 NFB 세션을 완료한 후 NFB 전과 비교할 때 약 60%의 통증 감소를 보고했습니다. 3개월 후 환자는 추가 NFB 치료를 위해 내원했으며 통증이 50% 감소했다고 보고했습니다. 후속 NFB 세션은 이전 NFB 기간과 비교할 때 약 75%의 통증 감소를 제공했습니다. 통증 개선 기간 동안 완료된 QEEG는 델타와 베타 과발현의 현저한 감소와 섬 조절 장애의 해결을 보여주었습니다(그림 6.6A 및 B).

환자는 지금까지 총 45회 세션을 완료된 상태에서 여전히 NFB 치료를 계속하고 있습니다.

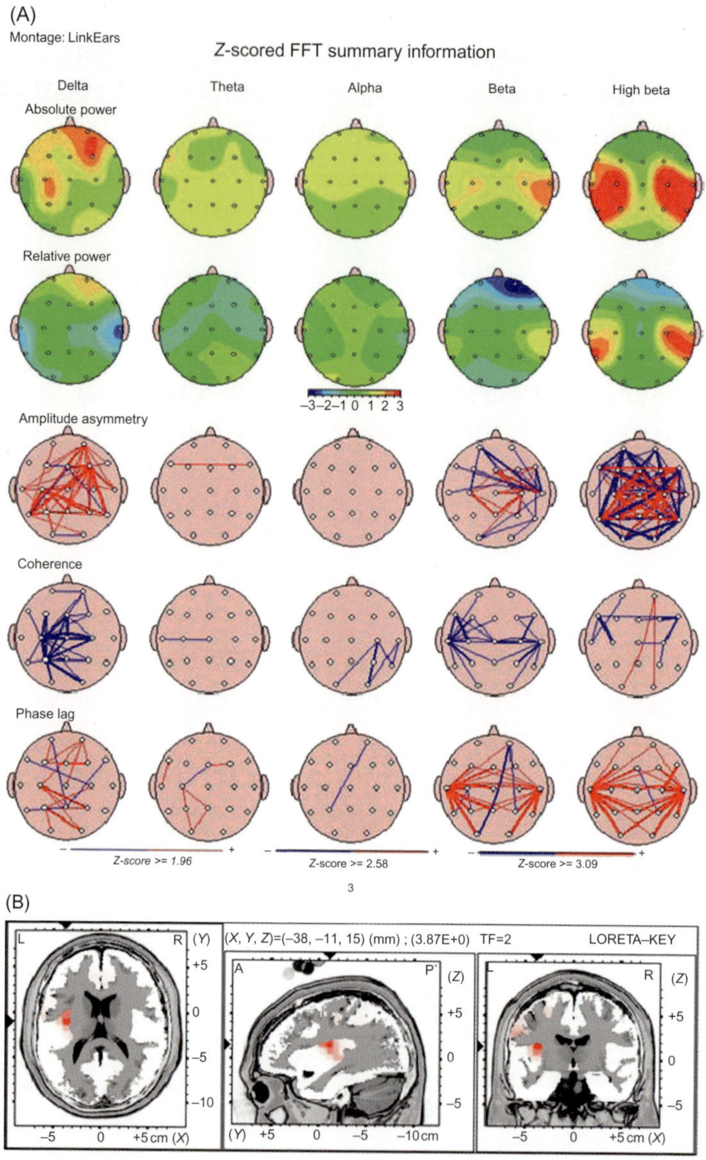

그림 6.5 **(A)** 만성 말초 신경병증이 있는 68세 남성. QEEG는 양측 측두부 베타 파워의 증가와 전두부 델타 파워의 증가를 보였습니다. **(B)** NFB 시작 전 LORETA는 왼쪽 섬 피질 조절 장애(빨간색)를 보여주었습니다.

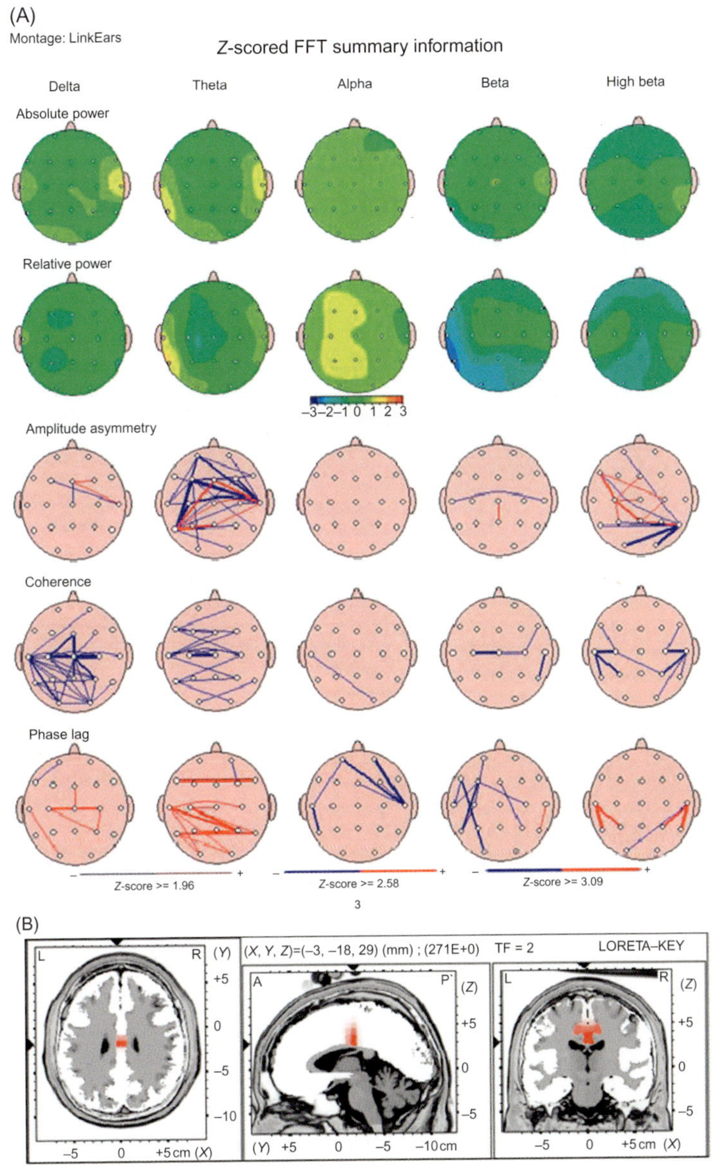

그림 6.6 **(A)** NFB 개시 후 QEEG 및 현저한 통증 감소는 델타 및 베타 파워 과발현에서 주요한 개선을 보였습니다. **(B)** NFB 개시 및 현저한 통증 감소 후 LORETA는 왼쪽 섬 피질 조절 장애의 해결을 보여주었습니다.

사례 4

이 환자는 오른쪽 삼차신경통을 18개월 동안 앓고 있었습니다. 신경통 통증으로 인해 리리카(Pregabalin)를 하루에 두 번씩 100 mg씩 복용하고 있으며, 우울증과 통증을 위해 심발타(Duloxetine, Cymbalta)를 복용하고 있었습니다. 환자는 이전에는 리리카를 하루에 두 번씩 50 mg씩 복용하고 있었으나, 효과가 없었고 체중이 300파운드를 초과할 정도로 크게 증가했습니다. 이에 대체 요법인 Z 점수 LORETA NFB를 시

(A)

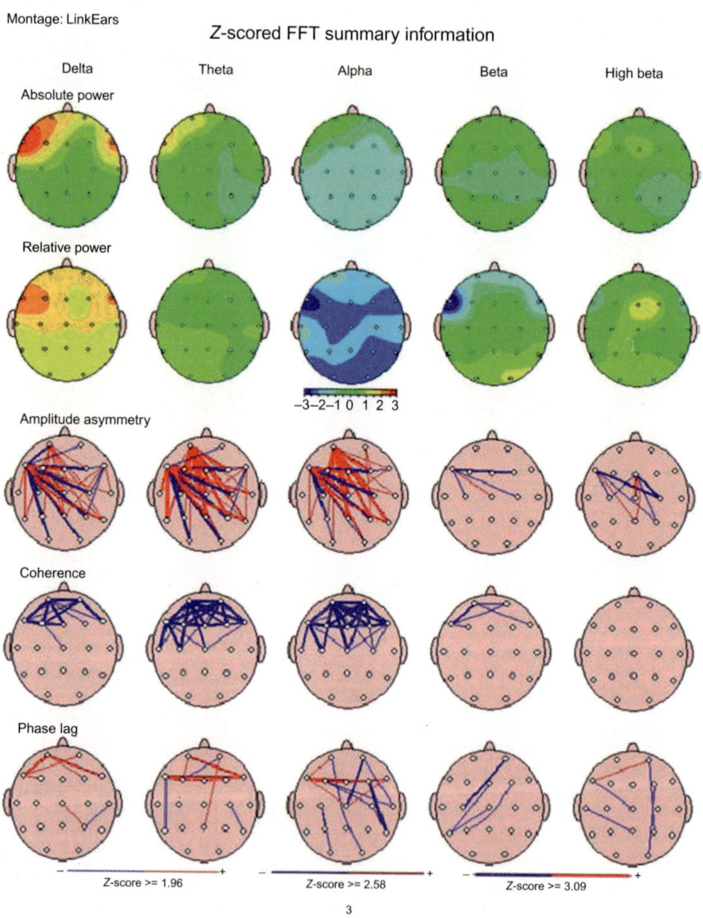

그림 6.7 **(A)** 삼차신경통으로 인한 만성 통증을 앓고 있는 46세 여성. QEEG 결과에서는 전두측 측두 델타 파워가 현저히 증가하고 전두 중앙 베타 파워가 약간 증가했습니다.

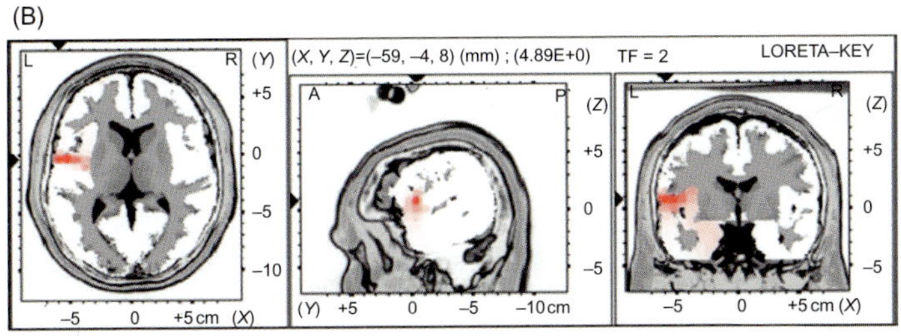

그림 6.7 **(B)** NFB-LORETA 시작 전 좌측 섬피질의 조절이상 영역을 보여줍니다.(빨간색으로 표시됨)

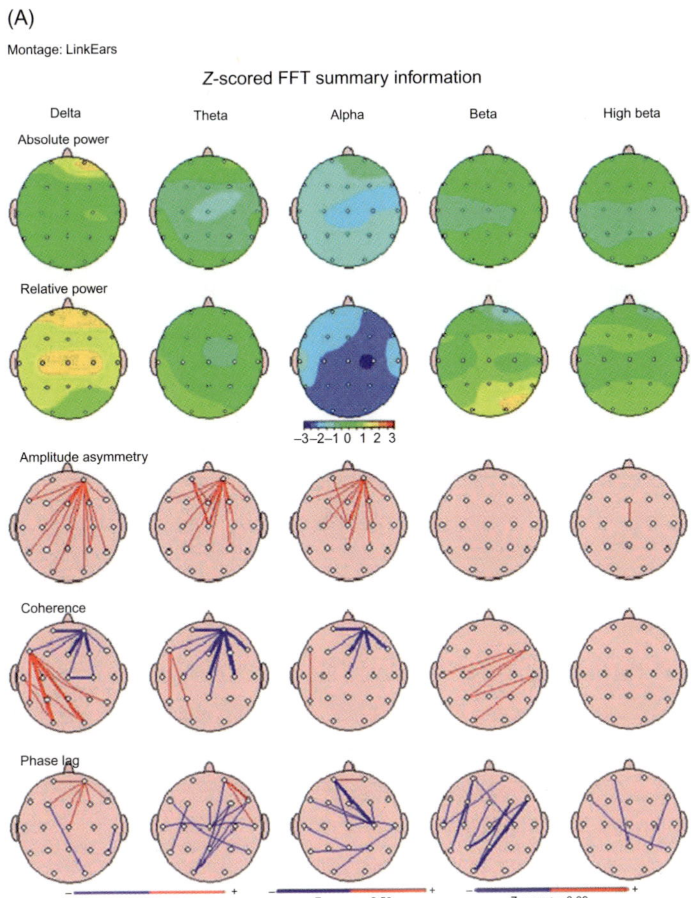

그림 6.8 **(A)** NFB 시작과 통증 해결 후 QEEG는 델타와 베타 과발현 모두에서 현저한 개선을 보였습니다.

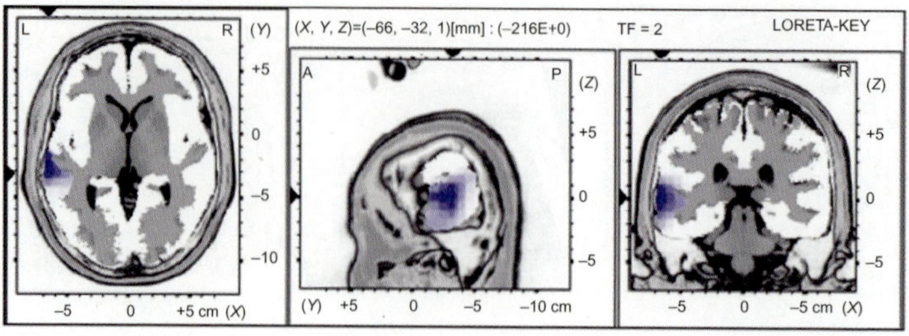

그림 6.8 **(B)** 뉴로피드백 시작 및 통증 해결 후 LORETA는 좌측 섬 피질 조절 장애의 증거를 더 이상 나타내지 않았습니다.

도하고자 했습니다. 초기 QEEG 결과에서는 전두측 측두 델타 및 세타 파워가 증가했고, 전두 베타 파워도 상승하였습니다(그림 6.7A). 또한, LORETA 분석에서는 왼쪽 섬 피질에서 조절 장애 영역이 발견되었습니다(그림 6.7B). NFB 첫 번째 세션 이후 통증이 크게 개선되었으며, 두 번째 세션 이후 리리카 용량을 줄일 수 있었고 네 번째 세션 이후에는 완전히 중단할 수 있었습니다. 환자는 NFB 10회 세션을 완료하였고 4개월 이상의 완전한 호전 상태를 유지했습니다. 전체 통증 해소 후 완료된 QEEG 결과에서는 전두 델타, 세타, 베타 파워의 개선과 뇌섬 피질(insular cortex) 조절 장애의 해결이 확인되었습니다(그림 6.8A 및 B).

사례 5

53세 여성이 저희 클리닉으로 2년간의 하지 신경통으로 인해 내원하였습니다. 이전에 가바펜틴 및 심발타 등의 약물을 시도했으나 증상이 미미하게 개선되었습니다. NFB 이전에 완료된 QEEG 지도는 중앙 영역의 베타 파워 증가를 보였으며(그림 6.9A). LORETA 이미징에서는 BA-7 (2차 감각 운동 피질) 전기적 조절 장애가 나타났습니다(그림 6.9B). NFB 5회 세션 후 환자는 증상 개선을 보고, 뇌 맵핑/LORETA 결과 이전에 조절 장애가 있던 BA-7 영역이 해결되었습니다(그림 6.10A 및 B). 현재까지 총 10회의 NFB 세션을 완료하였습니다.

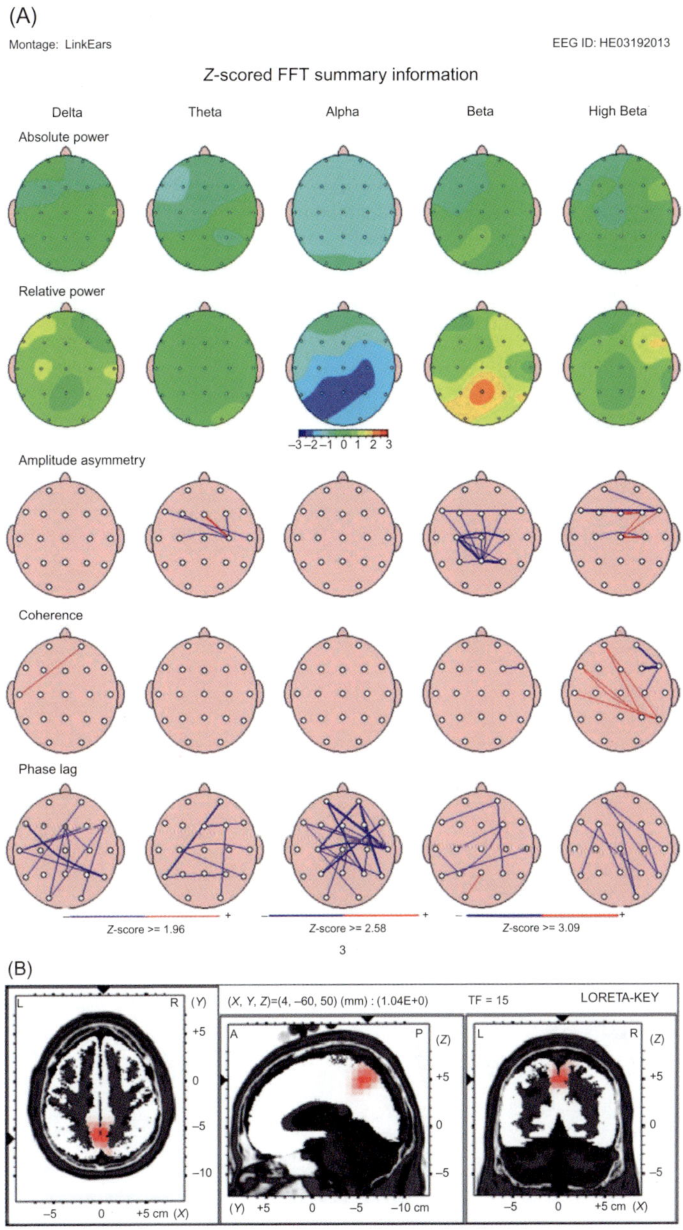

그림 6.9 **(A)** NFB 이전 신경통을 가진 53세 여성의 중심 및 후두 베타 파워 증가 영역을 보여줍니다. **(B)** NFB-LORETA 이전 신경통을 가진 53세 여성의 전기적 조절 장애가 나타난 영역인 B-7을 보여줍니다(빨간색으로 표시됨).

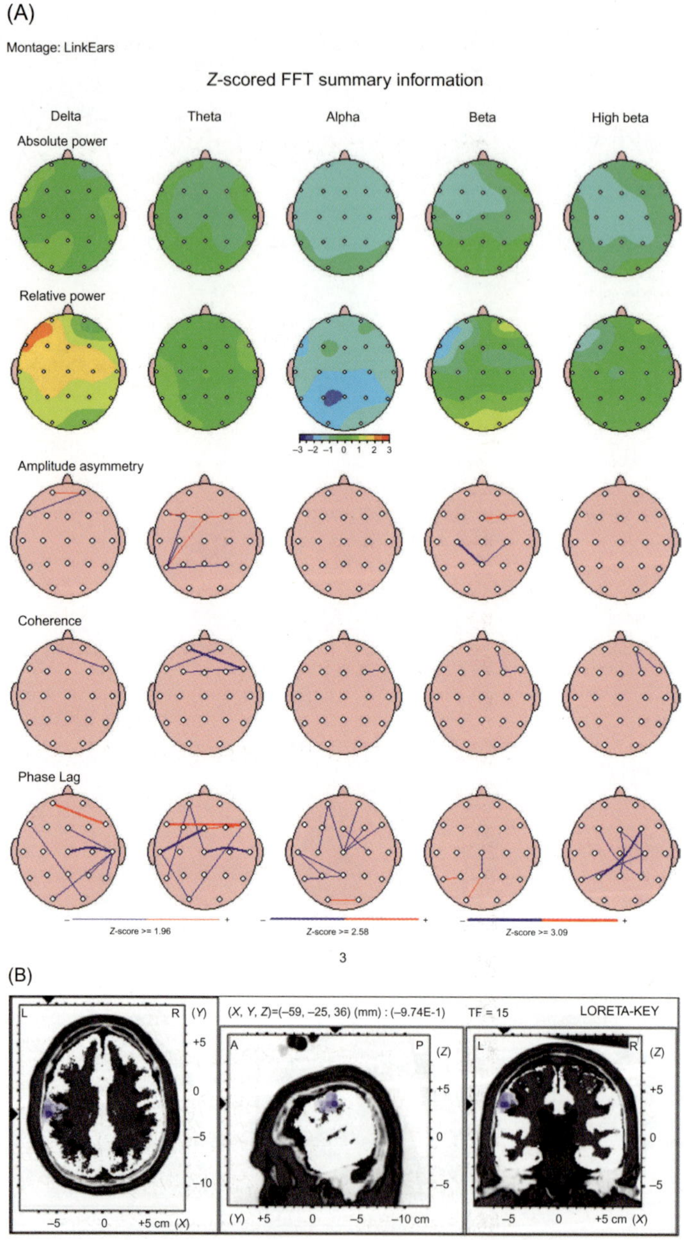

그림 6.10 **(A)** 신경병증성 통증이 있는 53세 여성이 NFB 이후, 이전에 높았던 베타 파워 해소 후 QEEG. **(B)** 신경병증성 통증이 있는 53세 여성이 NFB 이후, 이전에 조절되지 않던 BA-7 피질 조절 장애 해소 후 LORETA.

사례 6

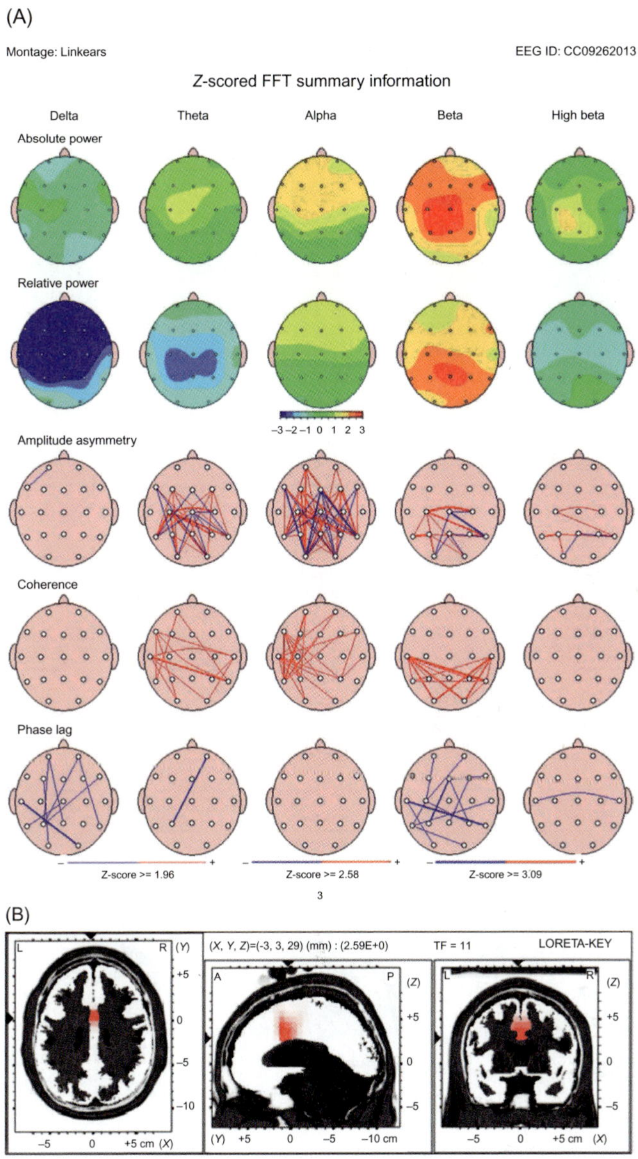

그림 6.11 **(A)** NFB-QEEG 이전에 두통이 있는 65세 남성은 전두 및 중추 베타 파워가 과발현된 것으로 나타났습니다. **(B)** NFB-LORETA 이전에 두통이 있는 65세 남성은 대상피질 영역-BA-24(빨간색)에서 피질 조절 장애 영역을 보였습니다.

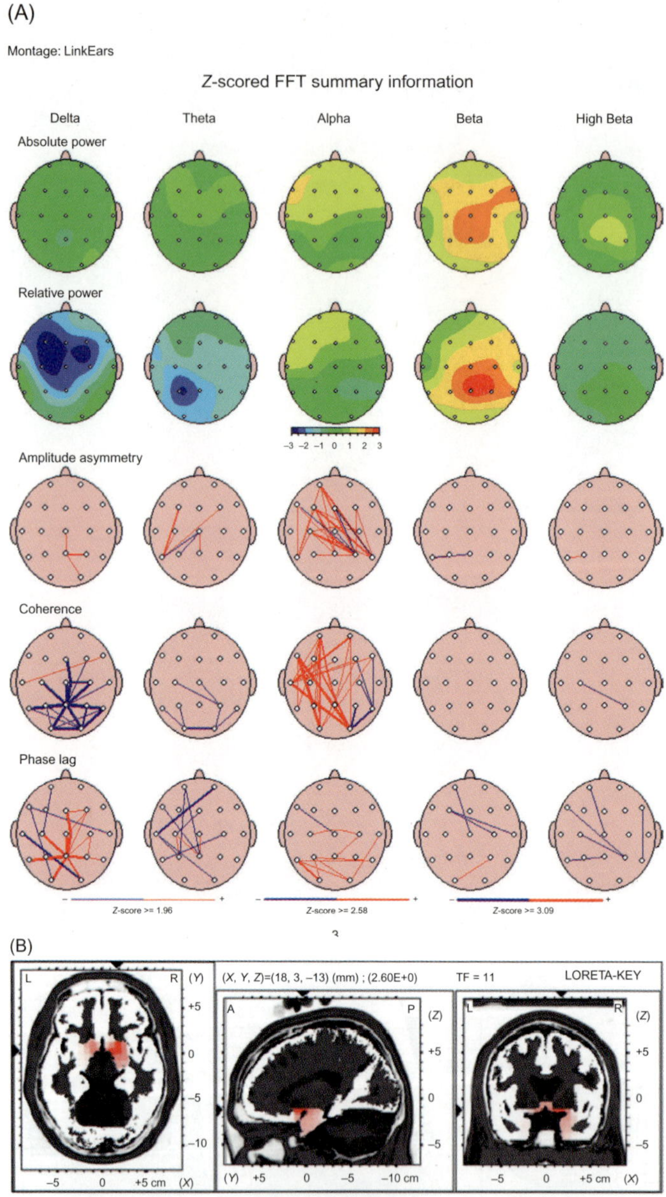

그림 6.12 **(A)** NFB-QEEG 후 두통이 있는 65세 남성은 이전에 과발현된 전두 및 중추 베타 파워가 개선된 것으로 나타났습니다. **(B)** NFB-LORETA 후 두통이 있는 65세 남성은 이전에 조절되지 않았던 BA-24가 해결된 것으로 나타났습니다.

이 환자는 편두통 및 긴장성 두통의 오랜 병력이 있는 65세 남성입니다. 환자는 약물에 대한 반응이 좋지 않은 최근 두통의 악화를 발견했기 때문에 NFB에 관심을 표명했습니다. 그의 QEEG는 증가된 전두엽 및 중앙 베타 파워를 보였고 LORETA 영상은 대상회(BA-24) 전기 조절 장애를 나타냈습니다(그림 6.11A 와 B). 그의 두통의 초기 개선은 첫 번째 NFB 세션 후에 기록되었습니다. LORETA Z 점수 NFB의 10회 세션 후 그의 두통과 전두엽 베타 파워가 눈에 띄게 개선되었습니다(그림 6.12A). NFB 과정 후 LORETA 영상은 또한 이전에 조절되지 않은 피질 전기 활동의 해상도를 보여주었습니다(그림 6.12B). 이 환자는 최근에 치료를 마쳤기 때문에 두통이 재발하기까지 얼마나 걸릴지 확신할 수 없습니다.

표 6.1에는 저자의 클리닉에서 Z 점수 LORETA NFB를 완료한 23명의 두통 환자에 대한 요약이 포함되어 있습니다. 우리가 볼 수 있듯이 대부분의 환자(23명 중 22명)가 NFB 치료에 매우 잘 반응하여 95%가 두통 감소(주관적 반응)를 보고했습니다. 대다수의 환자(23명 중 17명)는 또한 뇌 매핑 재분석에서 객관적인 개선(베타 파워 과발현의 74% 개선)이 있는 것으로 나타났습니다. 대부분의 환자는 NFB 세션 #5에서 개선을 알아차렸습니다. 그러나 그들 중 다수는 2-3회 세션 후에 바로 통증 개선을 느꼈습니다.

위의 사례는 Z 점수 LORETA NFB를 사용한 직접적인 피질 조절에 의한 만성 통증 감소의 놀라운 가능성을 나타냅니다. 신경병성 통증, 삼차신경통 또는 대상포진 후 신경통, 밀초 신경병증 또는 만성 척추 통증을 유발하는 손상의 기원에 관계없이 피질 조절 장애에서 유사한 소견을 확인할 수 있습니다. 동시에, 위의 증상을 개선하기 위해 매우 유사한 치료적 접근을 수행할 수도 있습니다. 이전에 다른 연구자들은 두통, FMS 및 기타 통증 증후군을 포함한 통증 감소에서 NFB의 효율성을 설명했습니다. 스토크스(Stokes) 박사는 편두통 환자의 70%가 최소 50%의 통증 감소를 경험했다고 보고했습니다. 심지어 더 나은 반응이 보고되기도 하였는데, 워커(Walker) 박사는 재발성 편두통 환자의 54%가 NFB 완료 후 완전한 두통 중단을 경험했으며 추가로 39%의 환자가 편두통 빈도가 50% 이상 감소한 것을 발견하였습니다. 구강작열감증후군(burning mouth syndrome), 복합부위통증증후군(complex regional pain syndrome), 삼차신경통(trigeminal neuralgia) 등 신경질환도 NFB로 효과적으로 치료되는 것으로 보고되고 있습니다. 이브릭(Ibric)과 드레고미레스쿠(Dragomirescu)(2009)는 만성 질환, 부상, 수술 또는 기타 원인으로 인한 통증 치료에 실패한 74명의 환자 중 68명(92%)이 최소 19회 NFB 치료 후 통증이 임상적으로 유의미하게 개선되었다고 보고했습니다. 그러나 이전 보고서는 일반적으로 과도한 베타 피질 활동의 감소를 목표로 하는 표준 1-2 전극 시스템을 사용했습니다. 펜필드(Penfield)의 감각 호문쿨루스 피질 영역도 잠재적 NFB 시작 대상으로 설명되었습니다.

최근 프린슬루(Prinsloo) 박사는 종양학적 통증 관리를 위한 신경가소성을 강화하기 위한 학습 패러다임으로 뇌-컴퓨터 인터페이스를 제안했습니다.

제시된 장의 보고서는 상대적으로 짧은 19전극 Z 점수 LORETA NFB 치료 과정 후 통증 조절의 현저한 개선을 보여줍니다. 우리 센터는 이전에 Z 점수 LORETA 19-전극 NFB를 신경정신병 환자의 전통적인 1전극 NFB 요법과 후향적으로 비교했는데, Z 점수 19-전극 NFB 훈련을 사용하여 훨씬 더 빠른 개선을 나타냈습니다. 통증 조절 및 기타 의학적 상태에 대한 Z 점수 19-전극 NFB의 전체 잠재력을 탐색하려면 더 큰 연구가 필요할 수 있습니다.

표 6.1 두통 환자의 요약

환자	주관적 인식	베타 파워의 객관적인 감소	주관적 개선을 알리는 데 필요한 세션 수	총 # NFB 세션
1. 35세, 여성	개선	−	2	5
2. 20세, 여성	개선	+	3	15
3. 53세, 여성	개선	−	6	7
4. 22세, 남성	개선	−	2	4
5. 58세, 여성	개선	+	5	21
6. 50세, 여성	개선	−	4	10
7. 20세, 여성	개선	+	3	8
8. 20세, 여성	개선	+	3	6
9. 44세, 여성	개선되지 않음	−	−	10
10. 24세, 여성	개선	+	3	26+
11. 52세, 여성	개선	+	3	10
12. 43세, 여성	개선	−	4	8
13. 23세, 여성	개선	+	2	11+
14. 38세, 여성	개선	+	5	14
15. 36세, 여성	개선	+	2	10
16. 31세, 남성	개선	+	2	10

환자	주관적 인식	베타 파워의 객관적인 감소	주관적 개선을 알리는 데 필요한 세션 수	총 # NFB 세션
17. 49세, 여성	개선	+	6	7
18. 27세, 여성	개선	+	3	3
19. 50세, 여성	개선	+	2	10
20. 57세, 여성	개선	+	4	26+
21. 38세, 여성	개선	+	4	10
22. 65세, 남성	개선	+	1	10
23. 51세, 남성	개선	+	4	15

TN, 삼차신경통(trigeminal neuralgia)

결론

Z 점수 LORETA NFB는 EEG 바이오피드백 분야에서 상당한 발전을 보여주며, LORETA 영상을 적용하여 조절 장애가 있는 뇌 구조를 직접 표적으로 삼을 수 있습니다. 위에서 설명한 통증 사례(이전의 기존 치료에 실패한 환자)는 통증 관리에 Z 점수 LORETA NFB를 효과적으로 임상에 적용한 좋은 예입니다.

Acknowledment

이 장의 편집에 기여한 Dr. Eric Harris에게 특별한 감사를 드립니다.

참고문헌

Altmaier, E. M., Lehmann, T. R., Russell, D. W., Weinstein, J. N., & Kao, C. F. (1992). The effectiveness of psychological interventions for the rehabilitation of low back pain: A randomized controlled trial evaluation. Pain, 49(3), 329-335.

Ambrosini, A., deNoordhout, A. M., Sandor, P. S., & Schoenen, J. (2003). Electrophysiological studies in migraine: A comprehensive review of their interest and limitations. Cephalalgia, 23(Suppl. 1), 13-31.

Bannwarth, B., Blotman, F., Lay, K. R., Caubère, J. -P., André, E., & Taïeb, C. (2009). Fibromyalgia syndrome in the general population of France: A prevalence study. Joint Bone Spine, 76(2), 184-187.

Bennett, R. M. (2009). Clinical manifestations and diagnosis of fibromyalgia. Rheumatic Disease Clinics of North America, 35(2), 215-232.

Bennett, R. M., Jones, J., Turk, D. C., Russell, I. J., & Matallana, L. (2007). An internet survey of 2,596 people with fibromyalgia. BMC Musculoskeletal Disorders, 8, 27.

Bittar, R. G., Kar-Purkayastha, I., Owen, S. L., Bear, R. E., Green, A., Wang, S. Y., et al. (2005). Deep brain stimulation for pain relief: A meta-analysis. Journal of Clinical Neuroscience, 12, 515-519.

Calvo-Muñoz, I., Gómez-Conesa, A., & Sánchez-Meca, J. (2013). Physical therapy treatments for low back pain in children and adolescents: A meta-analysis. BMC Musculoskeletal Disorders, 14, 55.

Caro, X. J., & Winter, E. F. (2011). EEG biofeedback treatment improves certain attention and somatic symptoms in fibromyalgia: A pilot study. Applied Psychophysiology and Biofeedback, 36(3), 193-200.

Finnerup, N. B., Sindrup, S. H., & Jensen, T. S. (2010). The evidence for pharmacological treatment of neuropathic pain. Pain, 150, 573-581.

Glombiewski, J. A., Hartwich-Tersek, J., & Rief, W. (2010). Two psychological interventions are effective in severely disabled, chronic back pain patients: A randomised controlled trial. International Journal of Behavioral Medicine, 17(2), 97-107.

Hanakawa, T. (2012). Neural mechanisms underlying deafferentation pain: A hypothesis from a neuroimaging perspective. Journal of Orthopaedic Science, 17(3), 331-335.

Ibric, V. L., & Dragomirescu, L. G. (2009). Neurofeedback in pain management. In T. H. Budzynski, H. K. Budzynski, J. R. Evans, & A. Arbarbanel (Eds.), Introduction to quantitative EEG and neurofeedback: Advanced theory and applications (2nd ed., pp. 417-452). Boston, MA: Academic Press.

Jensen, M., Greirson, C., Tracy-Smith, V., Bacigalupi, S., & Othmer, S. (2007). Neurofeedback for treatment of pain associated with complex regional pain syndrome type I: A case series. Journal of Neurotherapeutics, 11, 45-53.

Jensen, M. P., Hakimian, S., Sherlin, L. H., & Fregni, F. (2008). New insights into neuromodulatory approaches for the treatment of pain. Journal of Pain, 9(3), 193-199.

Jessup, B. A., Neufeld, R. W. J., & Merskey, H. (1979). Biofeedback therapy for headache and other pain: Evaluative review. Pain, 7, 225-270.

Kayiran, S., Dursun, E., Dursun, N., Ermutlu, N., & Karamu¨rsel, S. (2010). Neurofeedback intervention in fibromyalgia syndrome: A randomized, controlled, rater blind clinical trial. Applied Psychophysiology and Biofeedback, 35(4), 293-302.

Kayiran, S., Dursun, E., Ermutlu, N., Dursun, N., & Karamu¨rsel, S. (2007). Neurofeedback in fibromyalgia syndrome. A ğrı - The Journal of The Turkish Society of Algology, 19(3) 47-53.

Keefe, F. J., Schapira, B., & Williams, R. B. (1981). EMG-assisted relaxation training in the management of chronic low back pain. American Journal of Clinical Biofeedback, 4(2), 93-103.

Kenchadze, R., Iverieli, M., Okribelashvili, N., Geladze, N., & Khachapuridze, N. (2011). The psychological aspects of burning mouth syndrome. Georgian Medical News, 194, 24-28.

Koberda, J. L. (2012). Autistic spectrum disorder (ASD) as a potential target of Z 점수 LORETA neurofeedback. NeuroConnections. edition (ISNR), 4(winter) 22-24.

Koberda, J. L., Moses, A., & Koberda, P. (2012). Cognitive enhancement using 19-electrode Z-score neurofeedback. Journal of Neurotherapy, 16, 224-230.

Koberda J.L., Moses A., Koberda P., & Koberda L. Comparison of the effectiveness of Z-score surface/LORETA 19-electrodes neurofeedback to standard 1-electrode neurofeedback. Presented during the ISNR meeting in Orlando, FL 2012.

Lefaucheur, J. P. (2006). New insights into the therapeutic potential of non-invasive transcranial cortical stimulation in chronic neuropathic pain. Pain, 122, 11-13.

Lefaucheur, J. P., Drouot, X., Keravel, Y., & Nguyen, J. P. (2001). Pain relief induced by repetitive transcranial magnetic stimulation of precentral cortex. Neuroreport, 12, 2963-2965.

Lima, M. C., & Fregni, F. (2008). Motor cortex stimulation for chronic pain: Systematic review and meta-analysis of the literature. Neurology, 70, 2329-2337.

Lipton, R., & Bigal, M. (2005). Migraine: Epidemiology, impact and risk factors for progression. HeadacheS3-S13.

Lipton, R., Bigal, M., Diamond, M., Freitag, F., Reed, M. L., & Stewart, W. F. (2007). Migraine prevalence, disease burden, and the need for preventive therapy. Neurology, 68(5), 343-349.

Moisset, X., & Bouhassira, D. (2007). Brain imaging of neuropathic pain. Neuroimage, 37 (Suppl. 1), S80-S88.

Moont, R., Crispel, Y., Lev, R., Pud, D., & Yarnitsky, D. (2012). Temporal changes in cortical activation during distraction from pain: A comparative LORETA study with conditioned pain modulation. Brain Research, 1435, 105-117.

Mora, M. C. S., Bleichhardt, G., Weber, D., Neff, A., & Rief, W. (2010). Biofeedback-based cognitive-behavioral treatment for chronic temporomandibular disorders. Psychotherapeutica, 55(3), 217-224.

Nestoriuc, Y., Martin, A., Rief, W., & Andrasik, F. (2008). Biofeedback treatment for headache disorders: A comprehensive efficacy review. Applied Psychophysiology and Biofeedback, 33, 125-140.

Orlando, B., Manfredini, D., Salvetti, G., & Bosco, M. (2007). Evaluation of the effectiveness of biobehavioral therapy in the treatment of temporomandibular disorders: A literature review. Behavioral Medicine, 33(3), 101-118.

Prinsloo, S., Gabel, S., Lyle, R., & Cohen, L. (2013). Neuromodulation of cancer pain. 25 February.

Sawamoto, N., Honda, M., Okada, T., Hanakawa, T., Kanda, M., Fukuyama, H., et al. (2000). Expectation of pain enhances responses to nonpainful somatosensory stimulation in the anterior cingulate cortex and parietal operculum/posterior insula: An event-related functional magnetic resonance imaging study. Journal of Neuroscience, 1(20), 7438-7445.

Sime, A. (2004). Case study of trigeminal neuralgia using neurofeedback and peripheral biofeedback. Journal of Neurotherapeutics, 8, 59-71.

Stern, J., Jeanmonod, D., & Sarnthein, J. (2006). Persistent EEG overactivation in the cortical pain matrix of neurogenic pain patients. Neuroimage, 31(2), 721-731.

Stokes, D. A., & Lappin, M. S. (2010). Neurofeedback and biofeedback with 37 migraineurs: A clinical outcome study. Behavioral and Brain Functions, 6, 9.

Thatcher, R. W. (1999). EEG database guided neurotherapy. In J. R. Evans, & A. Abarbanel (Eds.), Introduction to quantitative EEG and neurofeedback. San Diego, CA: Academic Press.

Thatcher, R. W. (2000). EEG operant conditioning (biofeedback) and traumatic brain injury. Clinical EEG, 31(1), 38-44.

Thatcher, R. W. (2010). LORETA Z-score biofeedback. Neuroconnections, December, 9-13.

Thatcher, R. W. (2013). Latest developments in live Z-score training: Symptom check list, Phase reset, and Loreta Z-score biofeedback. (Version of record first published: February 26) Journal of Neurotherapy, 17, 69-87.

Walker, J. E. (2011). QEEG-guided neurofeedback for recurrent migraine headaches. Clinical EEG Neuroscience, 42(1), 59-61.

Williams, A. C., Keefe, F., & Vlaeyen, J. W. S. (2010). Pain psychology for nonpsychologists. In J. Mogil (Ed.), Pain 2010—An updated review: Refresher course syllabus (pp. 161-178). Seattle, WA: IASP Press.

CHAPTER

7

LORETA Z 점수 뇌파 바이오피드백을 사용한 실행 기능 장애 치료

William A. Lambos, PhD, Rebecca A. Williams, BSc

ABF Behavioral Health, Tampa, FL, USA

전두엽은 모든 뇌에서 이른바 실행 기능이라 불리는 가장 진보되고 복잡한 기능을 수행합니다. 이는 의도성, 목적성과 복잡한 의사 결정과 연결되어 있습니다. 이는 인간에게만 상당한 발달에 도달합니다. 틀림없이 그들은 우리를 인간으로 만듭니다. 인간 진화 전체를 "전두엽의 시대"라고 부릅니다. 나의 스승인 알렉산드르 루리아(Alexandr Luria)는 전두엽을 "문명의 기관"이라고 불렀습니다.

골드버그(Goldberg), 2009

소개

인간 뇌의 어떤 측면도 전전두엽 피질보다 우리의 조상격 동물들과 우리를 그렇게 구별하지 못합니다. 우리의 가장 가까운 진화적 친척인 침팬지에서 같은 영역의 두 배 크기인 인간의 전두엽은 뇌에서 뉴런이 가장 밀집되게 증식하는 특징이 있습니다. 신경세포 간의 상호 연결은 깊이와 복잡성 면에서도 놀라울 정도로 복잡하며, 인지 신경 과학 분야는 이 가장 복잡하고 단일한 구조에 대해 아직 이해하지 못한 부분이 많습니다. 이러한 상황과 밀접하게 얽혀 있는 현실 중 하나는 대부분의 정신 건강에 기반을 두는 진단 병리학인 DSM에 '실행 기능 장애'에 해당하는 진단을 포함하고 있지 않다는 것입니다. DSM-IV-TR에서 실무자가 사용할 수 있는 유일한 진단은 "인지 장애 NOS" 였습니다. DSM-5에서는 "신경 인지 장애"에 대한 장을 포함하기 위한 노력이 이루어졌으며, "주요 또는 경도 신경 인지 장애"라는 새로운 진단을 사용할 수 있습니다. 그러나 주어진 거의 모든 사례에서, 신경 퇴행성 질환(예: 알츠하이머 치매), 유전적 이상(예: 윌슨병) 또는 외상성 뇌 손상(MRI 스캔과 같은 신경 영상을 통해 증명됨) 병인과 관련이 있어야 합니다.

그러나 이것은 우리가 우리 클리닉에서 경험하는 현실과 맞지 않으며 우리 지역에서 경험이 풍부한 동료들과 논의하는 것과도 맞지 않습니다. 예를 들어, AD/HD, 반항 장애, 아스퍼거 증후군, 특정되지 않은 신경 발달 장애의 사전 진단을 받고 우리에게 의뢰된 많은 아동과 청소년은 신중한 평가를 통해 이러한 조건에 대한 기준을 충족하지 못하는 것으로 판명되었습니다. 특히 AD/HD는 우리에게 언급된 사례의 절반 이상이 오진되는 것으로 보입니다. 우리는 QEEG와 표준 신경심리학적 평가를 모두 사용하여 이러한 개인을 평가했을 때, 부주의 또는 과잉행동의 전형적인 뇌 패턴이나 신경 인지적 결함을 나타내지 않기 때문에 이렇게 믿게 되었습니다. 예를 들어, AD/HD로 분류된 개인의 절반 이상이 지속적인 성능 검사 또는 복합 주의력 검사에서 비임상 개인의 표준보다 훨씬 높은 점수를 받을 수 있습니다. 더욱이, 이들 환자 중 다수는 각성제 약물 요법에 잘 반응하지 않습니다. 각성제 약물 요법은 교실에서의 방해가 적어지고 관련된 활동 수준이 약간 감소했을 수 있지만 성적과 학습 습관이 개선되지 않은 경우도 종종 있습니다. 이러한 환자 중 다수가 부작용을 경험할 것도 우려되며, 부작용에는 식욕 부진과 체중 감소, 불면증, 이전의 사회적 상호 작용 패턴에서 벗어나는 것 및 기타 달갑지 않은 성격 변화를 포함합니다. 더욱 걱정스러운 것은 각성제 약물 치료에 노출된 아동이 약물을 사용하지 않는 또래보다 추후에 약물 남용과 의존성 장애 문제를 경험할 가능성이 훨씬 더 높다는 증거가 증가하고 있습니다.

이러한 환자들을 평가하는 것은 근본적인 문제가 실행 기능 장애 중 하나라고 의심되는 경우에도 가설을 뒷받침하는데 필요한 민감도와 특이성을 제공하는 성능 기반 검사가 거의 없다는 불행한 현실로 인해 더욱 복잡해집니다. 사실, 임상 신경심리학에 대한 박사후과정 인증기간 동안 엘코넨 골드버그(Elkhonen Goldberg)의 학생으로서 우리 중 한 명인 람보스(Lambos)는 기존 실행 기능 검사의 결함에 매우 적응하게 되었습니다.

이에 대한 이유는 다음 장에서 가정됩니다.

실행 기능 장애의 영역

다소 지나치게 단순화한 것이지만 실행 기능을 특징짓는 것으로 알려진 본질적으로 6가지 영역이 있으며 두 가지 광범위한 영역으로 분류됩니다. 때때로 전두 볼록부(frontal convexity)라고 지칭하는 배외측 전전두피질(dorsolateral prefrontal cortex, DLPFC)과 관련된 영역은 브로드만 영역 6, 9, 10, 44, 45, 46, 68을 포함합니다. 이러한 영역들은 상황이나 과제에 적절한 계획 활동, 인지 과정의 조직화, 목표 지향적 행동, 비판적 판단에 참여하는 개인의 능력을 중재하는 것으로 보입니다. 시간적 순서화는 또한 전전두피질(prefrontal cortex, PFC)의 이 넓은 영역과 관련된 것으로 보입니다. 이러한 능력 중 하나라도 질병, 병변, 외상 또는 기타 뇌 손상으로 인해 지장을 받으면 주의력도 손상될 가능성이 매우 높습니다.

전두엽 피질의 두 번째 주요 영역은 안와 전두엽 피질로, 브로드만 영역 11, 12, 47로 구성됩니다. 전두 오목부(frontal concavity)라고도 하는 이 영역은 자신의 충동을 통제하는 능력, 자신의 행동의 결과를 이해하는 능력, 마음 이론으로 알려진 다른 사람의 관점에서 세상을 보는 능력과 관련이 있습니다.

우리의 의견으로는 전두엽의 이러한 영역 중 하나의 조절 장애가 종종 주의력 문제와 또는 과잉행동 문제로 특징지어지고 그 후에 AD/HD로 분류되는 것은 놀라운 일이 아닙니다. 하지만 이는 주의력 장애 그 자체의 예는 아닙니다. 오히려 위에서 설명한 실행 기능의 결함을 반영합니다. 우리는 이러한 환자에 대한 생체 인식 및 신경심리학적 평가와 다양한 중재에 대한 반응을 바탕으로 이러한 주장을 합니다. 다음 장에서 이 중에서 첫 번째로 평가에 대해 살펴봅니다.

실행 기능 장애 환자의 평가

우리가 평가하는 모든 환자와 마찬가지로 프로세스는 긴 진단 인터뷰로 시작됩니다. 주의력 장애 또는 충동 조절 장애 진단을 받은 개인(아동이든 성인이든)에게 언제, 누구에 의해, 어떤 기준에 따라 진단을 내렸는지 질문합니다. 아마도 5건 중 4건에서는 진단을 뒷받침할 객관적인 기준이 제시되지 않았습니다. 보다 일반적으로, 교사가 부모에게 자녀가 주의력 결핍 장애가 있다는 의견을 표명했거나 소아과 의사 또는 신경과 전문의가 20분 미만 동안 환자 또는 부모의 행동 설명을 기반으로 진단을 제공했습니다. 우리의 인터뷰에서 그러한 환자들의 일상적인 하루에 대해 물었을 때, 우리는 조직화 기술 부족, 계획 부족, 행동 선택의 결과에 대한 무감각(즉, 과거의 실수로부터 배우지 않음), 감정적 폭발과 AD/HD보다 전두엽 기능 장애의 더 전형적인 다른 징후에 대한 증거를 들을 가능성이 더 큽니다. 게다가, 우리는 실행 기능과 관련된 보다 광범위한 문제로부터 초점 주의력 장애를 구별하기 위한 목적으로 다양한 평가 도구를 사용합니다. 여기에는 연속 수행력 검사(예: Conners CPT-II), CNS-VS 신경인지 검사 배터리, 젊은 고객의 경우 코너스 행동 평가 척도(connors behavioral rating scales, CBRS)와 같은 행동 척도와 최근에는 종합 실행 기능 일람(comprehensive executive functioning inventory, CEFI)라고 하는 잘 설계된 실행 기능 목록을 포함하고 있습니다. QEEG는 모든 환자에게도 실시됩니다.

우리가 지난 몇 년 동안의 데이터를 살펴보면, 많은 AD/HD로 진단된 환자들이 연속적 수행 과제에서 비임상적 기준 이상의 성과를 낼 수 있다는 사실이 드러납니다. 많은 환자들이 복잡한 주의력 테스트에서도 잘 수행할 수 있습니다. 이는 AD/HD 진단과 어울리기 어렵습니다. 반면, 이들은 전두엽 기능과 관련된 문제를 격리하는 데 더 적합한 테스트에서는 성능이 저조할 수 있습니다. 예를 들어, 정신적 유연성을 평가하는 위스콘신 카드 분류 테스트, 계획력을 평가하는 런던 타워 과제 등에서 성능이 저하되거나, 충동 제어 문제나 부적절한 조직 및 계획 능력을 여러 관찰자들 사이에서 일관되게 보일 수 있습니다. 또한 논의할 가치가 있는 것은 주의력 장애가 고유한 실행 기능 문제로 간주되어야 하는지 여부입니다. 실행 기능을 평가하는 거의 모든 테스트나 척도에는 어떤 형태의 주의력 평가가 포함되어 있습니다. 특히 Stroop 과제와 같이 다른 자극의 하나의 측면을 다른 측면과 비교하는 복잡한 주의력 과제에 대해, 복잡한 주의력 테스트에서의 성능 저하를 주의력 장애로 특성화해야 할지, 아니면 실행 기능의 문제로 특성화해야 할지 명확하지 않습니다.

대뇌 전방엽 장애를 치료하는 실무자에게 중요한 문제 중 하나는 보상적인 조절 문제입니다. 전두엽 피질의 복잡성과 전반적인 행동 및 선택을 안내하는 역할의 중요성, 즉 대리성 문제—이러한 문제들은 대뇌 피질 네트워크가 실행 기능이 어려운 영향을 받은 개인에게 제공할 수 있는 많은 보상적 기전 집합을 야기시켰습니다. 예를 들어, 부분적으로 복잡한 주의력과 관련된 증상들을 가진 개인들의 QEEG 맵에서 부분척추역의 조절 문제가 매우 자주 관찰됩니다. 우리는 이러한 조절 문제가 원칙적으로 전두엽 기능 장애에 대한 보상적인 성질을 가지고 있으며, 그러므로 이러한 조절 문제를 EEG 바이오피드백의 대상으로 삼는 것은 역효과적입니다. 이러한 전략을 따를 때 대부분의 경우 환자는 증상이 악화된다고 보고합니다. 우리는 더 많은 경우에 대해, 증상을 증상이 발생하는 피질 내 위치와 일치시키고, 독립적인 표준화된 신경심리학적 테스트를 사용하여 실행 기능 조절의 우위성을 확인한 다음, 현재 문제를 위한 증상 체크리스트(SCL)과 가장 일치하는 프로토콜을 선택하는 것이 훨씬 생산적임을 발견했습니다. 후속 QEEG

맵에서, 대부분의 경우 두 번째 이차적이거나 보상적인 조절 문제들은 뇌가 통제를 행하고 규범적인 실행 기능을 회복하기 위한 보다 직접적인 기전을 찾을 때 거의 자연스럽게 해결됩니다.

우리의 접근법은 실용적이며, 우리는 이것이 과학적이라고 믿습니다. 주의력과 연관된 문제가 특별히 나타나는 사람들, 예를 들어 CPT-II에서의 성능이 저조하지만 그 외에 전두엽 기능이 정상인 것처럼 보이는 사람들에게는 주의력 장애를 진단하고 일반적으로 치료합니다. 다른 사람들, 즉 주의력 결핍과 함께 작업 기억이 나쁘거나 평균 미만의 정신적 유연성, 또는 다른 전두엽 기능 속성을 가지고 있는 사람들은 실행 기능 장애를 갖고 있다고 여깁니다. QEEG 뇌 맵도 한 진단을 다른 진단보다 우위에 올려주는 데 사용됩니다. "위치, 위치, 위치"에 기반한 QEEG 지도의 조절 진단을 내리는 법칙 외에도, NeuroGuide의 SCL에서 다른 증상에 대한 비교적 일치 또는 불일치를 활용하여 진단 결정을 안내합니다. 무엇보다도, 우리는 일반적인 Z 점수 범위를 벗어나 있기 때문에 조절이 필요한 피질 영역을 훈련시키지 않습니다.

최종적으로, 진단은 단순히 "명명화(이름 붙이기)"에 불과합니다. 환자들은 자신이나 자녀의 학업, 사회, 감정적 어려움을 극복하기 위해 도움을 원합니다. 그러나 우리가 이 장에서 제시하는 사례 연구들이 보여줄 것으로 기대하는 대로, 기능적 행동 건강 문제를 특징 짓는 라벨이 무엇인지에 따라 상당한 차이가 생길 수 있습니다. 특히, 평가 과정에서 전반적인 실행 기능에 미치는 영향이 클수록, 개인이 자극제 약물 치료에서 혜택을 받을 가능성이 적을 것으로 발견되었습니다. 또한, 주의력 결핍이나 반항적 행동을 치료하기 위해 Z 점수로 LORETA 바이오피드백을 선택하는 경우, 더 일반적인 실행 기능 문제를 겪는 환자들에게는 적절하지 않을 수 있습니다.

일반적으로 우리의 경험에 의하면 AD/HD(특히 부주의한 유형)가 짧은 시간 동안(약 15-20분) 반복적이거나 흥미 없는 작업에 집중을 유지하는 능력의 초점 결핍으로 정의된다면, 그것은 발표된 유병률이 시사하는 것보다 훨씬 드문 장애라고 믿게 만들었습니다. 한편, 주의력 장애가 전반적인 실행 기능 문제와 관련된 문제의 일부인 경우, 이러한 문제가 전두하부 또는 전두측하부의 다양한 종류로 발생한다면, 대다수의 개인들, 특히 어린이들이 사실은 전두엽 기능에 대한 더 복잡한 문제로 고통받고 있음에도 불구하고 "주의력 결핍/과잉행동 장애(AD/HD)"를 진단 받는 경우가 많습니다. 따라서 이러한 개인들은 실행 기능의 결핍 기준을 충족하는 것으로 더 잘 진단되지만, DSM에 기재된 방식으로 진단될 수 있습니다.

마지막으로 앞서 언급한 바와 같이 AD/HD가 실행 기능 장애로 오인되는 유일한 상태는 아닙니다. 학업과 사회적 기능에 영향을 미치지만 성격 장애, 반응성 애착 장애, 적대적 반항 행동 장애 등으로 잘못 특성화되는 여러 다른 조건에 대해 동일하거나 유사한 분석이 이루어질 수 있습니다. 다음 사례 연구는 이러한 점들을 가능한 한 두드러지게 만들기 위한 것입니다.

실행 기능 장애 사례 연구

사례 1은 13세의 약물을 복용하지 않은 남학생으로 조직화와 계획 능력에 큰 어려움을 겪었습니다. 프로젝트와 장기 과제를 위한 자기 주도적 능력은 형편 없었지만 어머니와 선생님의 많은 지원을 받아 학교에서 평균 이상의 일을 할 수 있었습니다. 그의 어머니는 그가 고등학교에 다니게 된 다음 해에 그가 기능을 발휘할 수 있을지 확신이 없었으며 선생님들과 학교의 지원받기가 더 어려워졌고 학교생활을 유지할 수 있도록 평가를 위해 그를 데려왔습니다.

평가 결과 전두엽 기능의 여러 영역에서 낮은 점수를 받았지만 코너스 CPT-II에서는 비임상 분류로 나타났습니다. CNS-VS에서 그가 가장 큰 결손을 보인 영역은 작업 기억력과 인지적 유연성이었습니다. 단순 주의력 점수와 복합 주의력 점수 모두 연령 표준 내에 있었지만, 그는 주의력 결핍 장애 진단을 두 번 받았습니다(한 번은 그의 주치의이자 일반 의사에게, 한 번은 학교 심리학자에게). 그의 부모는 그에게 각성제를 투약하는 것을 매우 꺼렸고 대체 치료를 위해 우리에게 왔다. 19채널 LORETA 뉴로피드백으로 치료한 후 사례 1은 과제를 조직화하고 계획하는 능력이 향상되었다고 보고했습니다. 그의 어머니와 그의 선생님들은 모두 사례 1이 그의 프로젝트를 제시간에 완수하는 데 많은 지원이 필요하지 않다고 보고했습니다. 또한 사례 1은 새로 찾은 독립성 때문에 자부심이 증가했다고 보고했습니다. 그림 7.1은 눈을 감은 상태에 대한 라플라시안(Laplacian)[1] 몽타주(Montage)[2]에서 치료 전과 10회 세션 후 절대 파워 지도를 보여줍니다. 치료 전 지도는 DLPFC 결함에서 예상되는 것처럼 거의 모든 주파수에서 상당한 전두부에 과잉 파워를 보여줍니다. 추가적으로, 베타 주파수 범위의 중앙 및 후방 부위에 현저한 과잉 파워가 있습니다. "실행 기능" 증상 프로토콜과 함께 증상에 따른 19채널 LORETA 뉴로피드백의 10회 세션을 실시한 후, 낮은 주파수에서 과도한 전두부 파워가 현저하게 감소하고 베타 주파수 범위에서 중앙 및 후방 부위의 파워 이상 조절이 현저하게 감소합니다.

그림 7.2는 DLPFC의 브로드만 영역 9와 브로드만 영역 10, 44, 45 사이의

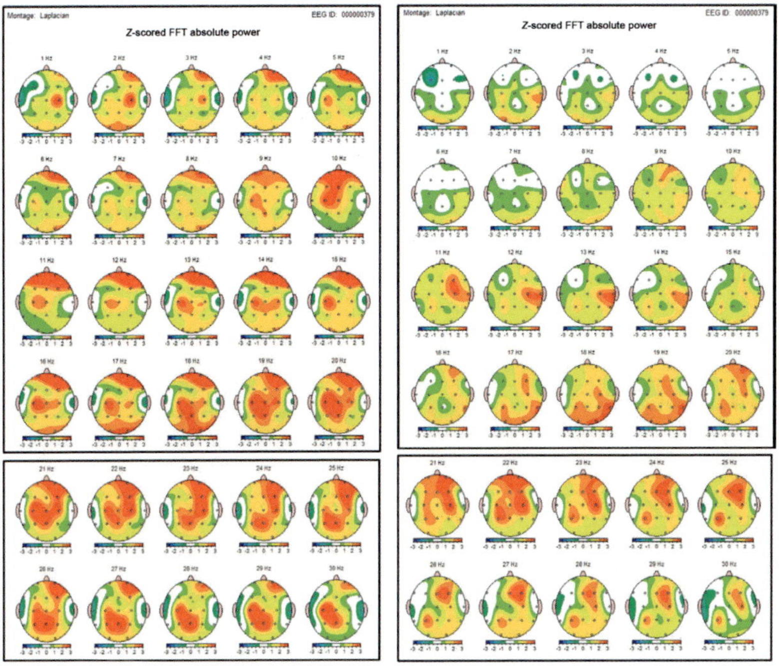

그림 7.1 사례 1, 라플라시안 몽타주에서 눈 감은 Z 점수 FFT 절대 파워.
치료전(왼쪽)과 집행 기능 결손과 관련된 프로토콜을 사용한 증상 주도 19채널 LORETA 뉴로피드백 10회 세션 후(오른쪽) 비교

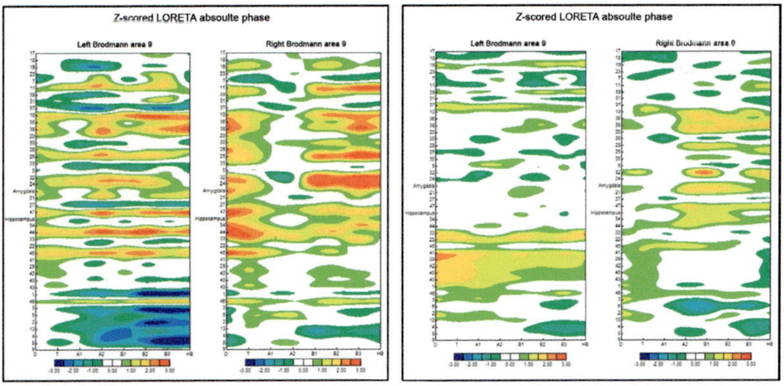

그림 7.2 사례 2, 눈을 감은 상태의 치료 전(왼쪽)과 19채널 LORETA 뉴로피드백 10회 세션 후(오른쪽)에서 Z 점수 LORETA 절대 위상 측정

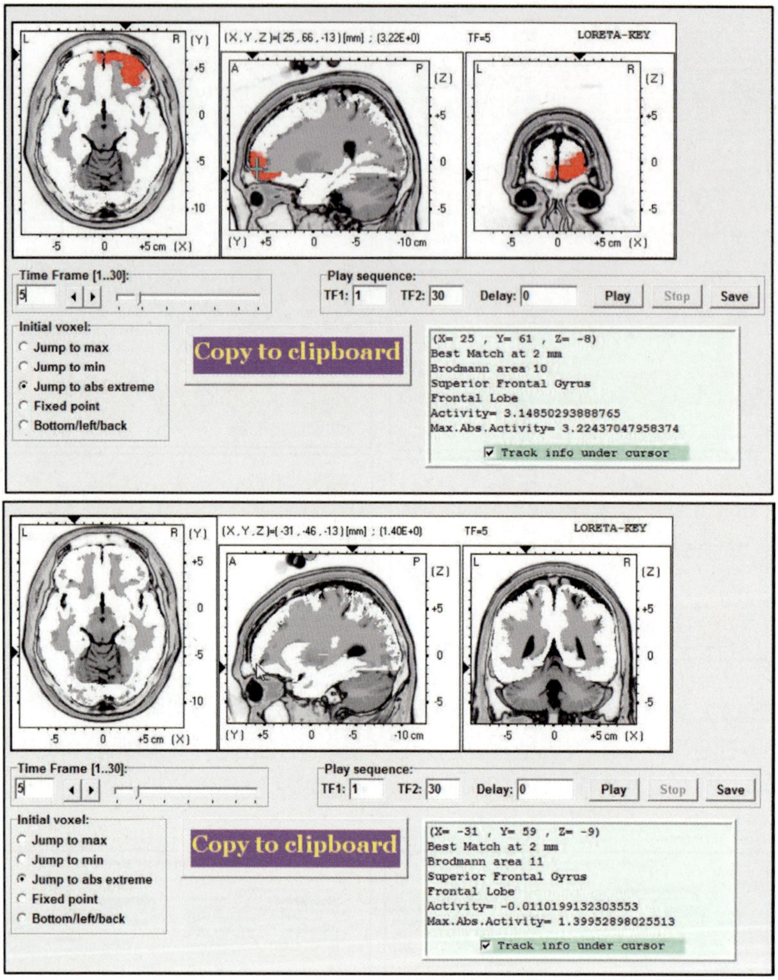

그림 7.3 사례 1, DLPFC의 전두이랑에 대한 치료 전(상단) 측정에서 눈을 감은 LORETA 전류원 밀도 조절 장애. 10세션 후 19채널 LORETA 뉴로피드백(하단) DLPFC 측정

LORETA 위상 지연 이상 조절을 보여줍니다. 가설이 시사하는 바와 같이 계획, 조직화 주의력을 포함하는 집행 기능 결핍은 이러한 피질 영역과 그 사이의 비정상적인 활동과 관련이 있습니다. LORETA 뉴로피드백 10번의 세션 후, 이러한 브로드만 영역 사이의 위상 지연(phase lag) 메트릭에서 정규화를 볼 수 있습니다.

그림 7.3은 세 가지 이상의 표준 편차, 치료 전에서 DLPFC 영역의 전류원 밀도(current source density, CSD) 측정의 이상 조절을 보여줍니다. 이러한 결과는 계획, 주의력과 조직화와 같은 실행 기능의 결함과 관련된 증상과 일치합니다. 증

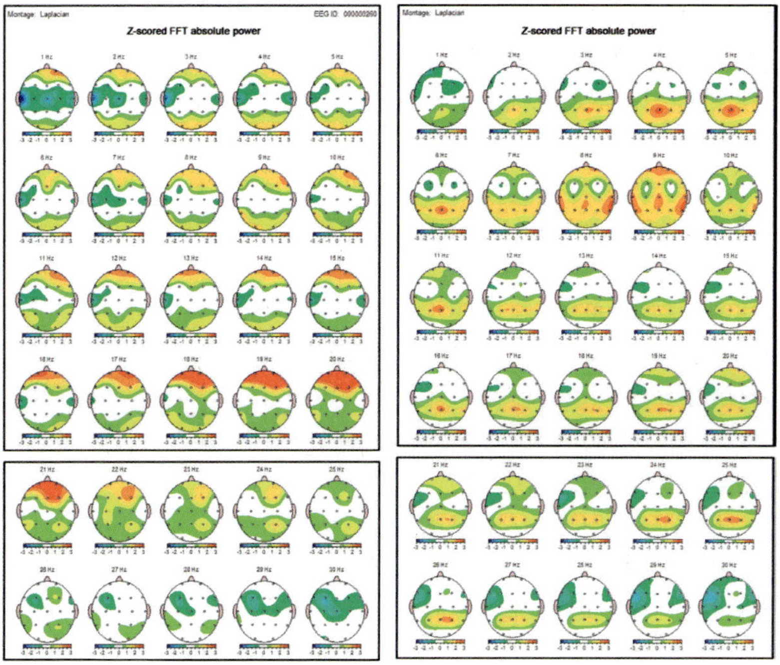

그림 7.4 사례 2, 라플라시안 몽타주에서 눈 감은 상태에 대한 Z 점수 FFT 절대 파워. 치료 전(왼쪽)과 19채널 LORETA 뉴로피드백 30회 세션 후(오른쪽) 비교

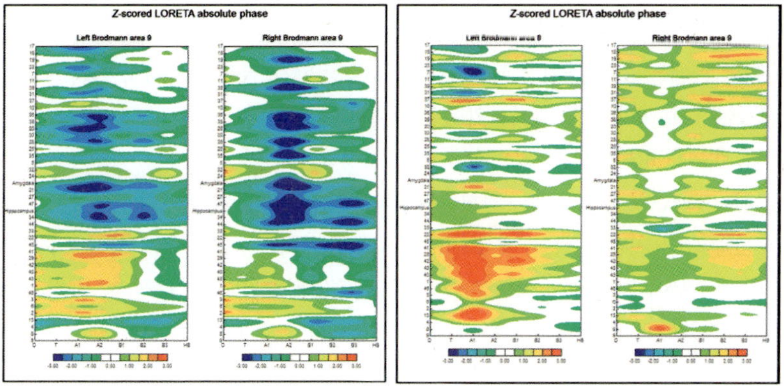

그림 7.5 사례 2, 눈 감은 상태의 치료 전 Z 점수 LORETA 절대 위상(왼쪽)과 30회 세션 후 19채널 LORETA 뉴로피드백(오른쪽) 비교

상에 따른 LORETA 뉴로피드백 10회 세션 후, CSD 측정은 정상적(neurotypical) 범위 내에서 정규화되었으며 선생님들과 부모의 외부 도움 없이 과제 지시를 수행하고 마감일을 맞출 수 있는 능력이 증가함에 따라 환자 피드백은 긍정적이었습니다.

사례 2는 콘서타(concerta 27.0 mg)를 처방받은 15세 남학생으로 수업 참여도가 낮고 지시를 따르지 못하는 증상을 보입니다. 그는 다른 사람의 감정에 무감각하고, 형편없는 의사 결정, 비효율적인 계획과 비조직화를 보이는 것으로 묘사됩니다. 훈련과 재매핑 과정에서 세 가지 서로 다른 SCL 일치가 설정된 19채널 증상 주도 LORETA 뉴로피드백의 30회 세션 후, 사례 2는 약물 치료에서 완전히 벗어날 수 있었고 행동과 조직화 능력이 크게 개선되었다고 보고되었습니다. 또한 그의 마음 이론이 개선된 것으로 보고되었으며 학교에서의 친구를 사귀는 능력이 크게 향상되었습니다.

그림 7.4에서 볼 수 있는 Z 점수 절대 파워 측정은 12-21 Hz 사이의 베타 주파수의 전두엽 파워 측정값이 기준 모집단에서 3 표준 편차 이상인 것으로 나타냅니다. 이러한 발견은 전두엽 조절 장애가 있습니다는 가설과 일치합니다. 실행 기능의 증상을 대상으로 하는 19채널 LORETA 뉴로피드백의 30회 세션 후에 전두엽의 과잉 파워의 현저한 감소가 입증되었습니다. 이러한 주파수의 측정값은 이제 표준 한계 범위 내에 있습니다.

그림 7.5에서 볼 수 있는 LORETA 위상 맵은 브로드만 영역 9와 피질의 많은 부분 사이의 연결에서 상당한 이상 조절을 보여줍니다. 전두엽 기능과 관련하여 브로드만 영역 9와 브로드만 영역 47 (안와 전두), 45 (DLPFC), 해마와 편도체 사이의 관계는 중요합니다. 치료 전 DLPFC 영역 간 위상 연결에서 현저한 이상을 보여주며, 이 개인의 조직화와 주의력뿐만 아니라 마음 이론에 대한 결손에 기여합니다. LORETA 뉴로피드백은 이러한 영역에서 위상 측정을 성공적으로 개선하고 사례 2의 주의력과 조직화 능력, 마음 이론을 개선했습니다.

그림 7.6은 기준 모집단, 치료 전에서 3 표준 편차를 초과하는 DLPFC의 CSD 측정값을 보여줍니다. 이 영역은 앞서 언급한 바와 같이 계획, 구성, 순서 지정 및 관심과 직접적으로 관련됩니다. LORETA 뉴로피드백의 30회 세션 후, CSD 측정은 정상적(neurotypical) 한계로 간주되는 범위 내에 있습니다. 예상대로 개인의 실행 기능은 자신, 부모와 교사가 보고한 바와 같이 눈에 띄게 개선되었습니다.

사례 3은 18세 여성으로, 공감 능력이 부족하고 마음 이론과 탈억제가 나타납니다. 이러한 안와 전두 실행 기능 외에도 사례 3은 주의력 및 청각 처리 결함, 사회적 상호 작용 부족과 불안을 나타냅니다. 사례 3은 실행 기능 저하와 관련된 증

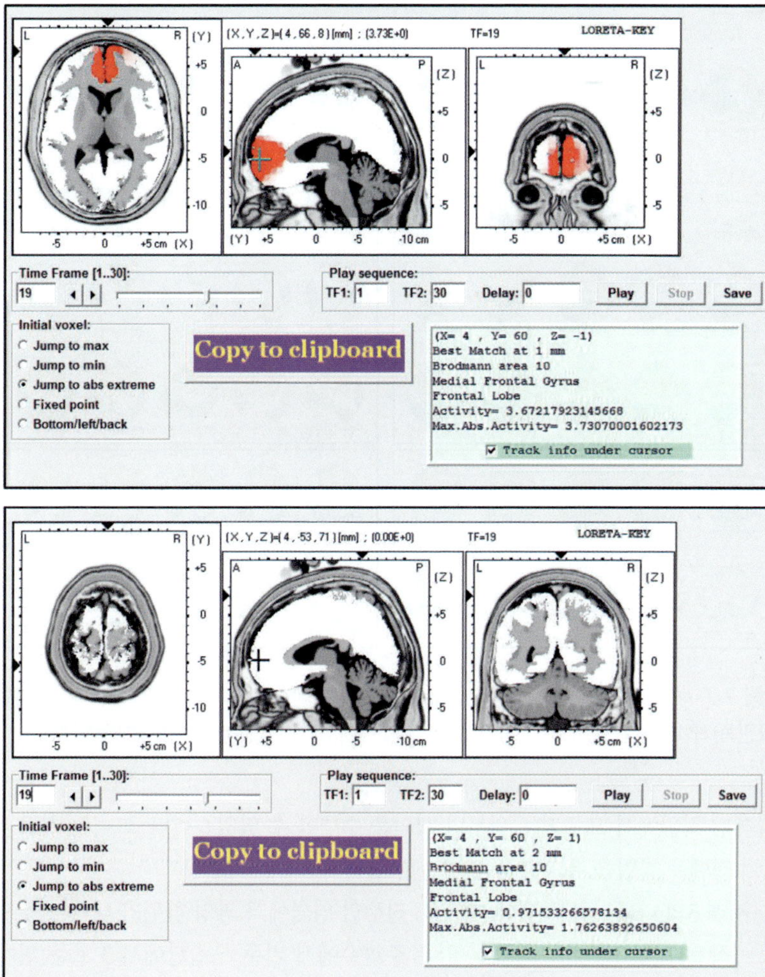

그림 7.6 사례 2, 눈 감은 상태의 치료 전(상단)과 30회 세션 후 LORETA 뉴로피드백(하단) 전류원 밀도 측정

상에 초점을 맞춘 증상 주도 19채널 LORETA 뉴로피드백의 30회 세션에 참여했습니다. 30회의 세션 후 내담자와 그녀의 가족은 그녀의 기분 변화가 눈에 띄게 감소했고 긍정적인 기분이 증가했다고 보고했습니다. 그녀의 사회적 상호 작용이 개선된 것으로 보고되었으며 다른 사람들과의 상호 작용이 더 이해심 많고 참을성이 있는 것으로 나타났습니다. 그녀는 또한 학업과 주의력 향상에 있어 더 많은 독립성을 보였다고 보고되었습니다. 또한 치료 후 사례 3은 일자리를 확보하

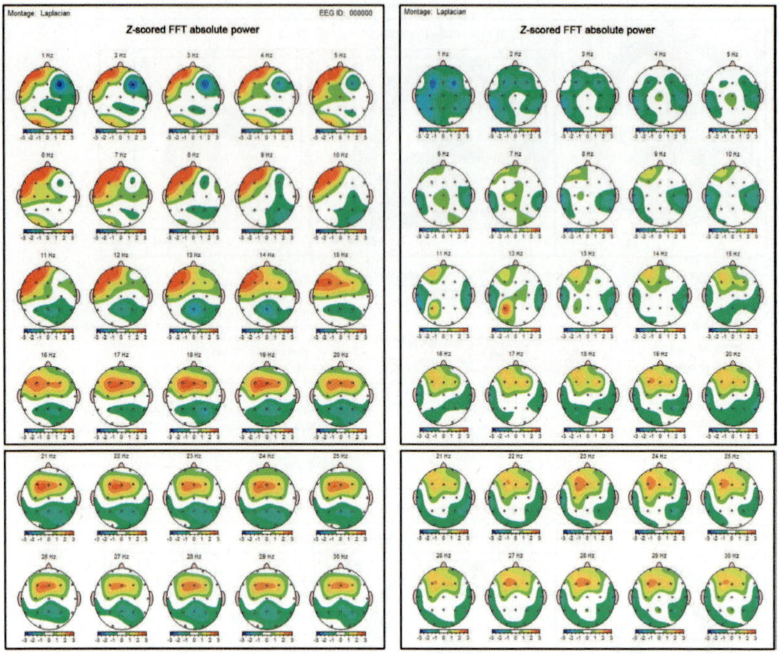

그림 7.7 사례 3, 라플라시안 몽타주에서 눈 뜬 상태에 대한 Z 점수 FFT 절대 파워. 치료 전(왼쪽)과 19채널 LORETA 뉴로피드백 30회 세션 후(오른쪽) 비교

고 해당 직위에서 요구되는 의무와 책임을 수행할 수 있었습니다. 그녀는 치료를 받기 전에는 직업을 유지할 수 없었습니다.

사례 3의 나타나는 상태에 따르면, 전두엽 영역에서 과잉 파워가 나타날 것으로 예상됩니다(그림 7.7). 파워는 일부 주파수에서 기준 모집단에서 3 표준 편차 이상입니다. 이 조절 장애는 모든 주파수 대역에서 볼 수 있습니다. LORETA 뉴로피드백의 30회 세션 후 전두부 과잉 파워는 주파수 스펙트럼 전반에 걸쳐 대체로 정상화되었습니다. 일부 조절 장애가 남아 있는 높은 베타 주파수에서는 일탈 영역이 눈에 띄게 더 작습니다.

사례 3은 DLPFC와 전두엽의 안와 전두 영역 모두와 관련된 실행 기능의 결함을 나타냅니다. 예상대로 브로드만 영역의 조절 장애가 나타났습니다. 브로드만 영역 10(상단)은 DLPFC에 속하며 모든 주파수 대역폭에서 DLPFC의 다른 영역을 포함하여 대부분의 다른 브로드만 영역과 상당한 LORETA 일관성(coherence)을 보여주기 위해 치료 전 맵에서 볼 수 있습니다. 브로드만 영역 11 (아래)은 안와 전두 피질에 속하며 안와 전두엽과 DLPFC 및 전체 피질에 걸친 다른

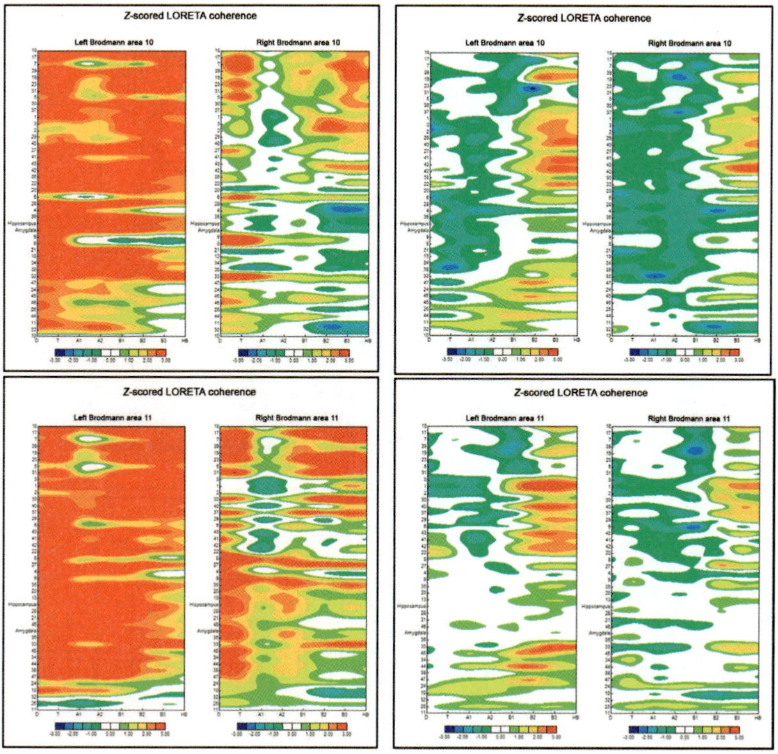

그림 7.8 사례 3, 눈 뜬 상태의 Z 점수 LORETA 일관성. 치료 전(왼쪽)과 19채널 LORETA 뉴로피드백30개 세션 후(오른쪽) 비교

브로드만 영역 내에서 상당한 일관성을 보여줍니다.

집행 기능 결손에 초점을 맞춘 LORETA 뉴로피드백 30회 세션 후, 브로드만 10과 11 사이의 모든 영역과 대부분의 주파수에서 다른 모든 영역에서 일관성 수차가 거의 정상화되었습니다. 환자가 보고한 바와 같이, 실행 기능은 물론 수학 능력과 청각 처리 기능과 같은 기타 인지 기능도 눈에 띄게 향상되었습니다(그림 7.8).

그림 7.9는 표준 데이터베이스 보다 거의 4 표준 편차를 초과한 브로드만 영역 38의 CSD를 보여준다. 이 영역은 마음 이론, 억제와 공감과 같은 실행 기능을 담당합니다.

그림 7.10은 조직, 계획과 주의와 같은 집행 기능 작업에 관련된 구조인 브로드만 영역 9에서 CSD 측정의 이상 조절을 보여줍니다. 유사하게, 이상 조절은 기준 모집단으로부터 3 표준 편차 이상입니다. 집행 기능 증상에 초점을 맞춘 30회의

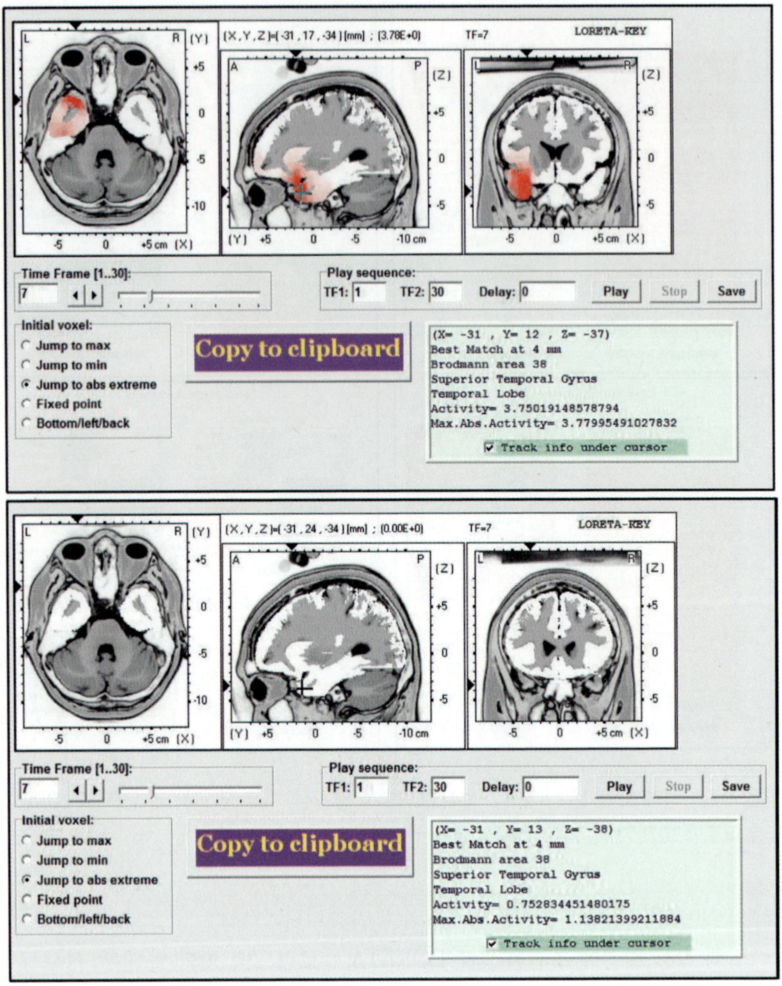

그림 7.9 사례 3, 눈 뜬 상태의 전류원 밀도. 치료 전(상단)과 LORETA 뉴로피드백 30회 세션 후(하단) 측정

LORETA 뉴로피드백 세션 후 전두엽이 정상화되었습니다. 마찬가지로, 이러한 영역과 관련된 보고된 증상이 크게 개선되었습니다.

결론

실행 기능은 아마도 뇌에서 가장 복잡한 피질 상호 관계 집합을 나타냅니다.

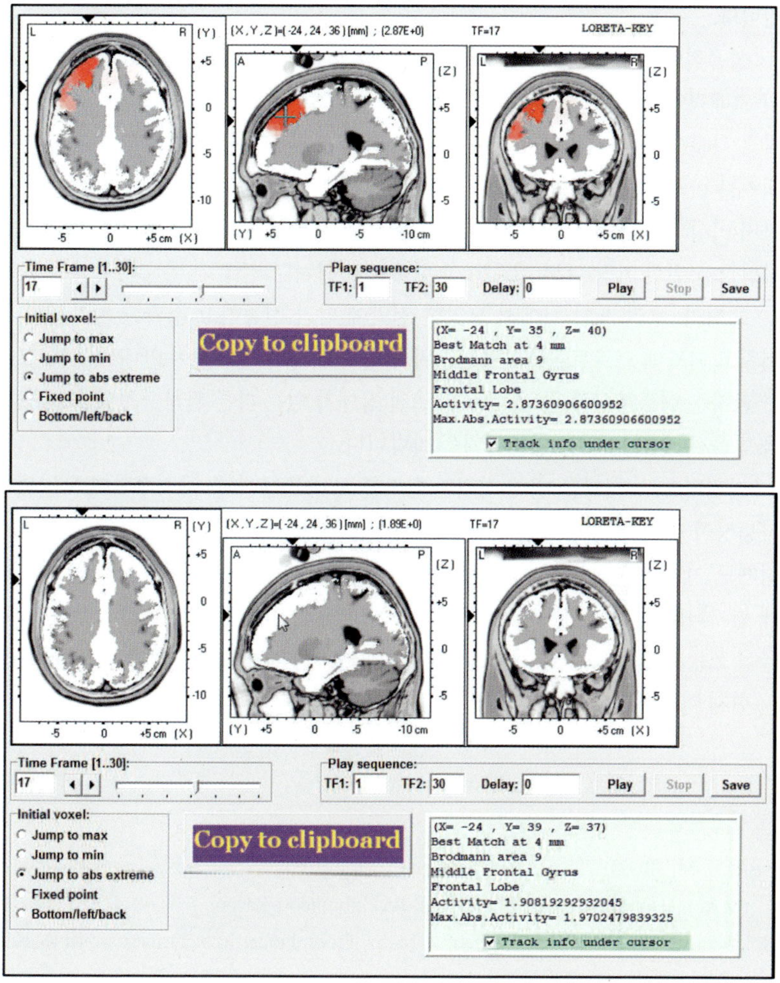

그림 7.10 사례 3, 눈 뜬 상태의 치료 전(상단)과 LORETA 뉴로피드백 30회 세션 후(하단) 전류원 밀도 측정

이전 학습과 기억을 사용하는 목표, 인과 관계에 대한 지식, 환경의 일상적인 거래 경로를 따라 모든 지점에서 각 행동 선택의 영향을 예상하고 평가하는 능력은 엄청나게 복잡합니다. 필요에 따라 여러 가지 가능한 미래 현실을 만들고 다른 사람에게 원치 않는 영향을 미치지 않으면서 개인의 지속적인 요구를 얼마나 잘 충족하는지에 대한 기준과 각각을 비교해야 합니다. 항상 중요한 것은 평정심을 유지하고 동료들이 인식하는 개인에 대한 가능한 한 긍정적인 관점을 유지하는 것

입니다.

성공적인 실행 기능을 수행하는 업무의 복잡성과 미묘함을 고려할 때, 우리의 지배적인 정신 건강 병리학인 DSM에서 단일 현상으로 간과되어 온 것은 정말 놀라운 일은 아닙니다. 이것으로 국소적인 조절 장애를 식별하고 환자가 개선되기를 바라며 정상화를 시도하는 것이 더 쉬워졌습니다. 그러나 실행 기능의 한 가지 이상의 측면에 장애를 겪고 있는 환자를 위해 조절 장애를 쫓는 것은 그러한 사람들을 위한 가장 나쁜 치료법 중 하나에 속합니다.

오히려, 우리가 이 장에서 요약한 전략에 따라 신중하고 정확한 평가가 이루어지고 피드백 프로토콜을 증상 및 위치 일치에 따라 선택하여 안내된다면, 그러한 환자는 대부분의 조금 덜 복잡한 조절 장애가 있는 다른 환자들처럼 쉽게 도움을 받을 수 있다는 것을 입증하기를 바랍니다.

마지막으로, 치료를 위해 이러한 환자를 보낸 전문가 중 극소수만이 오진했을 가능성이 높기 때문에 기존 진단의 정확성을 결코 의심할 수는 없습니다. 다행스럽게도 이러한 환자에 대해 증상에 따른 LORETA 바이오피드백은 일단 적절하게 평가되면 이러한 환자에게 매우 성공적인 잠재적 중재 전략을 제공합니다. 이 글을 쓰는 시점에서 실행 기능 장애가 있는 환자를 빠르고 효율적으로 도울 수 있는 현재 이용 가능한 유일한 개입일 것입니다.

참고문헌

Fuster, J. M. (1997). The prefrontal cortex: Anatomy, physiology, and neuropsychology of the frontal lobe (3rd ed.). Philadelphia, PA: Lippincott-Raven.

Goldberg, E. (2009). The new executive brain: Frontal lobes in a complex world (Kindle Locations 110-112). Kindle Edition.

Thatcher, R. W. (2012). Handbook of quantitative electroencephalography and EEG biofeedback. St. Petersburg, FL: ANI Publishing Co.

CHAPTER

8

LORETA Z 점수 뉴로피드백과 심박변이도 훈련의 결합

Michael Thompson, Lynda Thompson and Andrea Reid-Chung

ADD Centre & Biofeedback Institute of Toronto, Mississauga, ON, Canada

소개

이 장은 임상 실무에서 저해상도 전자기 토모그래피(LORETA) 뉴로피드백(LNFB)을 사용하는 데 중점을 둡니다. 세 가지 영역을 다룰 것입니다: (i) 적절한 평가와 치료 계획, (ii) LNFB와 심박수 변동성(HRV) 트레이닝을 결합한 개입, 그리고 (iii) 환자, 부모, 그리고 추천 의사에게 결합된 개입의 이유를 설명하는 방법에 대한 것입니다. 이 중요한 부분에서 관련된 신경해부학과 신경생리학을 간단한 용어로 인용하여 설명할 것입니다. 숙련된 임상의는 일반적으로 환자를 돕기 위해 다중 모드 접근 방식을 사용합니다. 토론토의 ADD 센터 및 바이오피드백 연구소(the ADD Centre and Biofeedback Institute)에서는 뉴로피드백(NFB; 단일 채널, 2채널 및 LORETA Z 점수 NFB, 해당하는 경우), 바이오피드백[BFB, 특히 HRV 훈련뿐만 아니라 근전도(electromyogram, EMG), 온도 및 전기피부반응(electrodermal response, EDR; 필요할 때)], 교육적 접근(세션 중 메타인지 전략) 및 상담이 모두 정기적으로 사용됩니다. 경두개 직류 자극(transcranial direct current stimulation, tDCS), 수동 적외선 혈액 뇌파 검사(passive infrared hemoencephalography, pIR HEG), 시청각 자극을 포함한 기타 양식(audiovisual stimulation, AVS) 및 Cogmed(주의력과 기억력을 향상시키기 위한 가정용 컴퓨터 운동)는 선택된 환자에게 추가로 사용될 수 있습니다. 식이요법, 수면, 운동에 대한 논의가 항상 있으며 이러한 변수를 최적화하도록 권장합니다. NFB 및 HRV 교육은 오래 지속되는 결과를 안정적으로 생성하는 핵심 구성 요소입니다. 두 접근 방식 모두 진동 시스템을 훈련하며 이 장의 뒷부분에서 자세히 설명하는 것처럼 심장-뇌 연결로 인해 신경계의 많은 동일한 구조에 영향을 미치기 때문에 상호 보완적입니다. HRV 교육을 추가하면 일반 단일 채널 NFB가 향상된다는 임상 경험이 있기 때문에 LNFB를 사용할 때 결합된 접근 방식을 계속 사용합니다. 이 후자의 조합은 복잡한 사례인 청소년과 성인에게 점점 더 많이 적용되고 있습니다. 장의 개요는 다음과 같습니다.

평가: 초기 평가 데이터는 단일 또는 2채널 NFB가 아닌 LNFB 사용에 관한 결정을 내리는 데 사용됩니다. 단일 채널 NFB를 사용하면 이점이 있을 수 있는 경우에 대해 언급합니다. 이 섹션에서는 LNFB 교육을 위해 관련 브로드만 영역(Broadmann areas, BAs)을 선택하는 방법에 관한 의사 결정 개요를 추가로 제공합니다(BA, 주요 기능 및 10-20개 사이트와의 관계에 대한 설명은 Thompson, Thompson, & Wenqing, 2008를 참조).

개입: 이 장에서는 임상 실습에서 LNFB가 HRV 훈련과 결합되는 이유와 방법을 설명합니다.

HRV 측정: 이 장에서는 HRV 훈련이 수행되는 방법에 대한 개요를 제공합니다.

신경해부학적 연결: 이 섹션에서는 심장 뇌 연결을 설명하여 HRV 훈련과 LNFB를 결합하기 위한 신경해부학적 및 신경생리학적 근거를 제공합니다.

사례: LNFB와 HRV를 결합하는 방법에 관한 특정 사항을 설명하기 위해 세 가지 사례가 제공됩니다.

평가

초기 평가의 첫 번째 부분은 반나절(약 3.5시간)이 소요되며 설문지 작성, 임상 인터뷰, 2개의 연속 수행력 검사[주의 변수 검사(test of variables of attention, T.O.V.A)와 통합 시각 및 청각 연속 성능 검사(integrated visual and audi- tory continuous performance test, IVA)와 Cz에서 기록되는 단일 채널 정량적 뇌파도(QEEG)가 포함됩니다. 그런 다음 샘플 NFB + HRV 교육 세션이 수행됩니다. 관련 매개변수에 대한 통계는 5개의 눈을 뜬 상태의 그래프로 표시됩니다: 기준선이 되는 3분(눈 뜨고) 원 뇌파 화면(피드백 없음), 3분 HRV 훈련 화면[호흡 및 심박수(HR) 변화에 대한 선을 보여주고 환자가 "동기화"하려고 시도하는 시각적 피드백], 그런 다음 NFB용 교육 화면을 사용하는 3개의 2분 세그먼트. 뉴로피드백은 애니메이션과 오디오 피드백(음악)의 형태로 시각적 피드백을 제공하며 선택한 주파수 대역에 대한 뇌파 진폭이 올바른 방향으로 변경될 때 둘 다 활성화됩니다; 예를 들어, 집중력이 흐려지는 것(tuning out)을 줄이기 위해 4-8 Hz로 낮추고, 차분하고 기민한 정신 상태를 위해 13-15 Hz로 높이고, 근육 아티팩트를 최소화하기 위해 52-58 Hz로 매우 낮게 유지합니다. 실습 교육 세션의 5개 세그먼트는 학습 곡선을 보여주기 위해 그래프로 표시됩니다. 기준선 상태에서 환자의 EEG 샘플은 아티팩트된 다음 2-40 Hz의 각 주파수에 대한 크기(평균 진폭)를 보여주는 스펙트럼 배열로 그래프화 됩니다. 학습 곡선과 이 그래프는 주의력 결핍/과잉 행동 장애(ADHD)를 조사하기 위한 세타/베타 파워 비율처럼, 추적된 중요한 비율은 해당하는 경우 내담자와 부모 또는 배우자와 논의됩니다. 만약 뉴로피드백 개입에 적합한 후보자인 경우 교육 목표도 논의됩니다.

초기 평가가 끝나면 세 가지 결정이 내려집니다. 첫 번째는 평가자가 그 사람을 교육에 적합한 후보로 간주하는지 여부입니다(제외는 심각한 가족 기능 장애로 인한 것일 수 있으며, 이 경우 가족 치료 또는 결혼 치료가 첫 번째 단계로 권장될 수 있으며 BFB 개입은 향후 고려를 위해 예비로 보류됩니다.). 두 번째 결정은 이 정보가 교육의 메타인지 전략 구성 요소를 안내하는 데 도움이 되는 학습 강점과 약점을 평가하기 위해 심리 교육 테스트를 예약해야 하는지 여부에 관한 것입니다. 점점 더 고객의 시간과 비용을 절약하기 위해 CNS Vital Signs라는 회사를 통해 청소년과 성인이 온라인 신경 심리 검사 배터리를 완료하도록 하고 있습니다. 학습 장애(learning disability, LD)가 있을 수 있는 학생들과 함께 전체 지적 및 학업 검사를 실시합니다. 세 번째 결정은 LORETA 분석을 포함한 19채널 QEEG 평가를 수행해야 하는지 여부에 관한 것입니다. 우리 센터의 19채널("full cap") 평가에는 EEG 데이터 수집(눈을 뜨고 눈을 감음)뿐만 아니라 지속적인 성능 테스트 중에 수행되는 유발 전위[1](event related potentials, ERP)에 대한 데이터 수집과 HRV 데이터 수집이 포함됩니다.

19채널 평가를 위해 누가 진행하는지에 대한 이 결정은 적절한 치료를 안내하기에 충분한 정보를 제공하는 최소 침습적이고, 최소 방해적이고, 최소 비용이 드는 평가가 수행되어야 한다는 점을 시사하는 임상 표현과 약식 원리[2](principle of parsimony)에 기반합니다. 예를 들어, LD, 행동 문제 또는 두부 손상 병력과 같은 합병증 없이 ADHD를 나타내는 아동은 적절한 개입이 단일 채널 평가를 기반으로 할 수 있기 때문에 19채널 평가가 필요하지 않을 가능성이 높습니다. 그 아동은 각 세션의 해당 부분이 "작업 중"으로 수행되는 메타인지 전략("학습하는 법")으로 HRV[3] 훈련(또는 HRV에 사용되는 센서를 만지작거릴 수 있는 어린 아이에게는 복식 호흡)과 코칭과 함께 중앙 위치(Cz)에서 단일 채널 NFB의 기본 치료 조합을 사용하여 주의력을 자기 조절하도록 훈련받을 수 있습니다. 반면에 외상성 뇌손상(traumatic brain injury, TBI) 병력과 같이 더 복잡한 양상을 보이는 환자는 19채널 QEEG를 실시해야 합니다. 더 복잡한 증상에는 모자를 쓰는 것을 참을 수 있는 경우 중증 LD, 자폐 스펙트럼 장애(ASD, 아스퍼거 증후군 포함), 정동 장애 또는 TBI/뇌진탕을 포함하지만 이에 국한되지는 않습니다. 경미한 TBI는 한 번 이상의 뇌진탕이나 편타성 손상을 입은 지 수년이 지난 후에도 뇌진탕 후 증상을 보이는 환자에게 19채널 QEEG 및 LORETA를 이용하여, 보다 포괄적인 접근이 필요한 상태의 좋은 예입니다. 그들은 뇌의 다른 영역과 증상과 일치하는 다른 신경 네트워크를 포함하는 관련된 데이터베이스 표준(DBN)에서 벗어난 것으로 밝혀졌습니다. 두 명의 내담자가 정확히 똑같지는 않지만 뇌진탕 후 증후군이 있는 거의 모든 내담자는 인지 및 기억 장애에 대해 호소합니다. 대다수는 또한 우울증, 불안, 과민성("급한 성미"), 스트레스에 직면했을 때 회복력 저하 등 영향 네트워크와 관련된 증상을 보입니다. 일부는 손상으로 인해 아스퍼거 증후군 환자에서 발견되는 것과 유사한 비정상적인 EEG 소견이 나타나며 오른쪽 측두-두정엽 접합부, 후대상피질 및 왼쪽 안와 전두엽 피질이 덜 활성화된 것으로 보입니다. 이 환자들은 사회적 상호 작용을 올바르게 해석하는 능력의 변화를 보여줍니다. 많은 사람들이 네트워크의 조합에 영향을 받아 다른 가족 구성원이 환자가 더 이상 자신이 알던 사람이 아니라고 말하는 정도로 심각한 성격 변화를 초래합니다. 뇌진탕 후 증상이 있을 때 거의 변함없이 QEEG, ERP, CPT (지속적인 수행 작업), HRV 및 신경심리학적 검사 결과가 정상과 다릅니다.

뇌진탕 후 ERP 데이터는 종종 P3a 및 P3b 구성 요소의 감소된 진폭 및 긴 대기 시간("낮고 느린")을 나타내며 N1과 P2 구성 요소에서도 유사한 변화를 나타낼 수 있습니다(P3a는 P300 반응 - Cz에서 측정된 자극 후 약 300 ms 또는 그 이후에 발생하는 양성 파동을 나타냅니다. 주로 주의력과 각성과 관련된 뇌 속도를 반영합니다. P3b는 작업 기억과 정보 처리를 반영하는 Pz에서 측정된 반응입니다. N1과 P2 반응은 자동적이며 사람이 아직 의식적으로 자극을 인식하지 못하더라도 뇌가 자극의 발생을 기록했음을 나타냅니다.). CPT는 큰 파란색 원이 나타날 때 클릭하지만 더 작은 파란색 원이나 시각적 산만함(바둑판 이미지) 또는 소리에 대해서는 클릭하지 않습니다. CPT 점수는 누락 오류(omission error), 수행 오류(commission error), 반응 시간 및 반응 시간 가변성에서 DBN과의 차이를 나타낼 수 있습니다. QEEG, ERP, HRV 데이터는 눈 뜨고, 눈 감고, CPT 작업을 수행하면서 20분 기록 절차를 사용하여 클리닉에서 기록되며, 분석은 뉴욕의 Evoke Neuroscience사에서 수행됩니다(Evoke Neuroscience. DJ Technologies, 1133 Broadway, Suite #412, New York, NY). 또한 뉴로가이드(NeuroGuide, NG)를 사용하여 자체 QEEG 분석을 수행합니다. 또한 데이터 수집을 위한 Thought Technology Infiniti 장비와 HRV 연구에 사용되는 국제적으로 승인된 통계를 생성하기 위한 CardioPro 소프트웨어를 사용하여 HRV 데이터를 자체적으로 분석합니다. 젊은 운동 선수의 경우에도 정규화(N) R-R 간격(SDNN)의 표준 편차(SD) 차이가 관찰됩니다. 이는 70 ms 이상이어야 하지만 뇌진탕 후 종종 30 ms 미만입니다. 또한, 이 환자들은 2000 ms^2이상이어야 하는 총 전력이 500 ms^2미만으로 감소함을 보여줍니다. QEEG는 LORETA Z 점수를 사용하여 분석할 때 대부분 DBN에서 2 SD 초과의 차이가 있는 여러 사이트(site)를 보여줍니다. 표준은 WinEEG, NG 및 SKIL (Sterman-Kaiser Imaging Labs)을 포함하여 일반적으로 사용되는 여러 데이터베이스에서 사용할 수 있습니다. 뇌진탕 후 증후군 환자의 경우 과거에는 단일 채널 NFB를 사용하여 DBN 외부에 있는 다양한 사이트와 매개변수를 순차적으로 교육하여 우수한 결과를 얻었지만, 이제는 더 많은 사이트와 더 많은 매개변수(진폭, 일관성)를 동시에 교육함으로써 더 효율적이 되는 동시에 대상 피질(cingulate cortex)과 같은 피질의 더 깊은 영역을 대상으로 할 수 있는 LNFB 세션을 포함합니다.

LNFB는 소스(source) 위치로 관련된 다수의 중앙선 및 복측 구조가 있고 사이트(site)에 DBN 외부에 여러 매개변수(진폭, 일관성 및 위상 측정)가 있는 경우 매력적인 옵션입니다. 뇌 지도를 볼 때 우리가 실제로 다루고 있는 피질의 구조가 무엇인지 명확하지 않은 경우가 많습니다. DBN과의 편차를 보여주는 뇌 지도의 표면 사이트는 편차의 원인인 기본 BA에서 상당히 멀리 떨어져 있을 수 있습니다. 그 출처는 로베르토 파스쿠알-마르키(Roberto Pasqual-Marqui)가 개발한 LORETA 수학을 통해 식별됩니다. 예를 들어, BA 25는 슬하 영역(subgenual area, 대상회의 "무릎 아래")에 위치한 깊은 복측 중앙선 구조이며 종종 표면에 F3, F4, Fz에서 보이는 뇌 지도에서 관찰된 편차의 소스(source)로 국지화됩니다. 다른 한편으로 우리는 이러한 경우에 FCz와 HRV에서 단일 채널 NFB를 사용하여 정규화해야 하는 편차 및 정동 증상을 종종 관찰했다는 점에 주목해야 합니다. 이제 LNFB를 사용할 때 더 빠른 결과를 기대합니다. 우리는 HRV 교육이 효과와 결과 달성 속도를 추가로 증가시킬 수 있다고 가정합니다. 예를 들어, 네트워크 장애에 영향을 미치면 대상회, BA 25와 대뇌섬(insula)은 모두 골수(medulla)의 단일 핵에서 직접 연결됩니다. 그것은 HRV 훈련에서 중요한 압력수용기로부터 구심성의 핵심 핵이며 NFB와 결합된 HRV 훈련을 사용할 때 매우 빠른 감정 조절과 환자 만족도를 관찰합니다.

기존 NFB에 비해 LORETA Z 점수 NFB의 장점은 훈련의 특이성과 기존 표면 EEG로 식별할 수 없는 위치에서 활동을 훈련할 수 있는 가능성을 높이고 동시에 최대 24개의 목표 영역(BA)을 훈련시킬 수 있습니다. 단점은 이 절차가 각 세션에서 설정하고 정리하는 데 더 많은 시간이 걸린다는 것입니다. 또한 신경해부학과 BA 기능에 대한 실무 지식이 풍부한 경험 많은 임상의만 수행해야 한다고 생각합니다. 그러한 사람들은 훈련에 적합한 매개변수에 대해 합리적인 판단을 내릴 수 있으며 Z 점수가 DBN 외부에 있을 수 있는 영역을 대상으로 하지 않도록 주의할 것입니다. "비정상적" 발견의 예로는 보상현상을 나타내거나 해당 개인의 우수한 기능 영역에서의 이탈을 포함합니다. 즉, 이상적으로, "비정상적" 발견 중 목표로 삼지 않는 것은 보상적 현상을 나타내는 DBNs (정상 범위의 경계)에서의 이탈이거나 해당 개인의 우수한 기능 영역에서의 이탈입니다. 예를 들어, 유능한 연설자이자 국제적인 "베스트셀러"의 저자가 'Wernicke의 영역' 근처에서 2 표준편차(SD) 밖의 결과가 나와 "비정상적인"것으로 나타났더라도 그 사람의 결과를 변경하려고 훈련하지는 않습니다. 마치 그 사람의 IQ를 130 아래로 낮추려는 것만큼이나요. 이는 특정 뇌 영역에서 이탈이 발견되더라도, 그 사람의 탁월한 능력을 유지하고 싶어한다는 것을 강조하는 것 같습니다. 다시말해, 특정 뇌 영역에서 정상 범위를 벗어나는 활성화가 발견되었지만, 이것이 보상적으로 작용하거나 해당 개인이 탁월한 능력을 발휘하는 영역에서의 이탈일 경우, 이를 변경하기 위해 목표로 삼지 않는 것이 바람직합니다. 또 다른 주의해야 할 점은 LNFB는 데이터베이스가 개발될 때 데이터를 수집하는 데 사용된 컴퓨터의 속도가 더 느리고 샘플링 속도가 초당 128개에 불과했기 때문에 원래 데이터베이스가 30 Hz로 제한되었다는 것입니다. 0.5-30 Hz 범위는 NFB에서 사용되는 거의 모든 자발적으로 생성된 EEG를 포함하지만, 더 높은 주파수에서 훈련이 필요한 환자에게는 여전히 단일 채널 표면 NFB를 사용합니다. 예를 들어, 일부 환자는 31-35 Hz 범위에서 부정적인 반추와 관련된 베타 스핀들링[4](spindling)을 보입니다. 또한 일부 환자는 39-41 Hz의 감마 활동을 주의 깊게 강화하여 이점을 얻습니다.

우리는 무엇을 목표로 삼고 있습니까?

단일 채널 NFB를 하든 LNFB를 하든 우리는 신경망에 영향을 미치려고 합니다. 이들은 다양한 BA를 포함하는 상호 연결되고 기능적으로 관련된 뉴런 그룹입니다. 브로드만(Broadmann)은 1909년에 세포 구조(세포 모양/형태)를 기반으로 1에서 52까지의 숫자로 피질의 모든 다른 부분을 보여주는 인간 피질에 대한 그의 연구를 발표했습니다. 중심구(central sulcus) 아래의 피질 중앙 근처에서 시작하여 그는 이 영역을 "1"이라고 명명했습니다. 그런 다음 그는 새로운 세포 유형으로 구성된 인접한 각 영역에 새로운 번호를 부여했습니다. "구조가 기능을 결정한다."는 속담은 대부분 피질의 다른 영역을 식별하는 이 방법에 의해 합리적으로 충족됩니다. 각 브로드만 영역은 원시적인 기능을 가지고 있는 것처럼 보이나, 각 브로드만 영역이 다른 많은 기능을 가질 수 있고 다양한 기능 네트워크에 포함될 수 있다는 것도 사실입니다. 순간의 기능은 활성화된 네트워크에 따라 달라집니다.

BA는 다른 뇌 구조와 분리되어 활성화되지 않습니다. 각 BA는 피질 하부 피질 연결을 포함하는 하나 이상의 신경망에 관련된 많은 영역 중 하나를 나타냅니다. 행동에는 기능적으로 관련된 많은 피질 영역을 포함하는 조정된 활동이 필요합니다. 이것이 Cz와 같은 단일 사이트에서 NFB를 수행할 때 의사가 좋은 결과를 얻은 이유 중 하나일 수 있습니다. Cz와 같은 단일 부위에서 EEG 진폭의 약 50%는 전극 바로 아래의 뉴런(전극 직경 0.5-1.0 cm)에서 발생하고 95%는 중심에서 측정한 반경 6 cm 영역에서 발생합니다. 그러나 Cz, Fz, Pz와 같은 중앙 정중선 부위에서의 훈련은 해당 전극 바로 아래에 있는 피질의 작은 영역뿐만 아니라 많은 네트워크와 관여하는 대상회와 같이 피질의 일부 아래에 있는 주요 영역에도 영향을 미칠 가능성이 높습니다. 네트워크는 대뇌 피질의 다양하지만 기능적으로 관련된 많은 부분의 뉴런 그룹의 기능을 동기화하는 역할을 합니다. 대상회는 실행, 정서, 돌출 및 기본 네트워크의 기능에 관여하는 하나의 중심 영역입니다. 기저핵과 뇌간에 대한 피질하 연결 외에도, 대상회를 통해 전두엽, 두정엽 및 측두엽에 직접 연결됩니다. 가설적으로, 뇌파 활동의 NFB 조작적 조절이 두피 표면의 한 부위에서 이루어지더라도 대상회의 활동에 영향을 미치는 것은 많은 더 깊은 구조에 간접적인 영향을 미치는 것으로 가정할 수 있습니다. 이 가설에 대한 강력한 지원은 캐나다 몬트리올에서 Cz에 전극 배치와 함께 NFB 훈련을 받은 ADHD 아동에 관한 연구에서 나옵니다. 사전 사후 측정으로 fMRI를 사용하여 실험 그룹은 대조군에 비해 많은 피질 및 피질 하부 영역에서 활성화가 증가한 것으로 나타났습니다. 구체적으로, 스트룹(Stroop) 작업의 수를 세는 동안 왼쪽 흑색질(substantia nigra)과 왼쪽 미상(caudate), 오른쪽 전대상회, 왼쪽 상부 두정엽 영역에서 활성화의 변화가 있었습니다. GO/NO GO 작업 중에 왼쪽 흑색질, 왼쪽 미상 및 오른쪽 전방 대상회에서 활성화가 다시 증가했으며 왼쪽 시상, 오른쪽 및 왼쪽 측면 전두엽 영역의 변화도 있었습니다. 피질의 더 깊은 영역의 그룹화는 중앙 정중선 구조(central midline structures, CMSs)라고 합니다. 이러한 영역의 대부분은 그림 8.5에서 볼 수 있습니다. 따라서 이러한 영역에 영향을 미치는 EEG BFB 훈련은 Cz, FCz, CPz, 단일 채널 NFB와 적절한 인지 운동을 결합하여 다양한 정신 상태를 활성화하고 환자가 변경하고자 하는 적절한 신경망에 영향을 미치거나 또는 대안으로 LORETA NFB를 사용하여 이러한 영역에 영향을 미치면 보다 직접적인 효과를 얻을 수 있습니다. 후자의 접근 방식이 더 효율적이어야 합니다.

NFB를 수행할 때 전문가는 표적 사이트가 특정 뉴런 네트워크에 영향을 미치면서 표적 기능과 관련되지 않은 다른 모든 네트워크를 억제합니다고 가정합니다. 이 목표는 피질에서 기저핵, 시상, 그리고 피질의 기능적으로 관련된 영역으로 이어지는 고리에 의해 달성할 수 있습니다. 이것이 시상이 리듬 활동을 생성하는 데 매우 중요한 이유입니다. 시상 내의 특정 핵이 활성화되면 특정 시상 관문을 열어 "메시지"가 피질의 기능적으로 관련된 모든 영역으로 전송되는 것과 같습니다. 이것은 종종 광범위하게 분리된 많은 피질 영역을 포함하는 선택된 행동 프로그램을 강화할 수 있습니다. 우리는 이러한 기능적으로 관련된 영역을 "신경망"으로 생각합니다.

이론적 딜레마

저자는 경우에 따라 단일 채널 NFB 훈련이 여러 사이트를 포함하는 훈련보다 이론적인 이점을 가질 수 있다고 가정합니다. 단일 중앙 사이트에서 네트워크에 영향을 미침으로써 단일 채널 NFB는 뇌가 해당 네트워크 내에서 영향을 받는 다른 사이트가 변경되는 정도의 균형을 맞출 수 있습니다. 한 사이트의 NFB는 Z 점수 지정 LNFB를 사용할 때 여러 사이트가 "정규화"되는 정도에 대해 잘못된 결정을 내리는 것을 방지합니다. 단일 채널 NFB는 뇌를 변화시키는 보다 "균형 잡힌" 또는 자연스러운 접근법일 수 있으며 천재성 또는 보상적 변화로 인해 DBN 외부에 있는 사이트에 부정적인 영향을 미칠 이론적 위험을 가지고 있지 않다고 주장할 수 있습니다. 이 이론적 딜레마는 수년간의 데이터수집과 연구를 통해서만 해결할 수 있습니다.

그러나 앞선 우려에 대응하기 위해 LNFB에서 프로그램은 환자의 주요 증상을 가져와 동일한 증상을 포함하는 것으로 알려진 BA와 "일치(match)"합니다. DBN 외부에 있지만 일치하지 않는 BA는 Z 점수 정규화 교육에 참여하지 않습니다. 의사는 이 "일치" 프로세스가 완료된 후에도 선택한 BA와 주파수 대역을 변경할 수 있습니다. 예를 들어, 우리 환자 중 한 명은 우울증(오직 불안만)을 문제로 확인하지 않았습니다. 그러나 그의 평가에서 BA 25는 DBN을 훨씬 벗어났습니다. 이것은 프로그램의 "일치"에 포함되지 않았습니다. 그래서 우리는 그것을 입력했습니다(참고: 환자가 우울증을 주요 증상으로 꼽았다면 1순위로 포함되었을 것입니다.).

일치 과정이 완료되면 환자는 컴퓨터 모니터 앞에 앉아 시각 및 청각 피드백을 받는다. 이것은 조작적 조건화입니다. 한 번에 168개의 측정값을 훈련할 수 있습니다. 중요한 것은 임상의가 피드백 기준을 정의된 한계 내 점수의 85%에서 100%로 변경할 수 있는 옵션이 있다는 것입니다. 이는 긍정적인 피드백을 얻기 위해 모든 표적 BA의 모든 표적 변수가 충족되어야 함을 의미합니다. 이 옵션은 특정 환자에 대한 하나 또는 두 개의 가장 중요한 영역이 DBN 외부에 있지만 85%의 기본 설정이 사용되는 경우 영향을 받지 않을 때 사용됩니다. 이렇게 하면 환자가 피드백을 받기 위해 모든 훈련 매개변수를 선택한 Z 점수 창으로 이동해야 합니다. 아래의 사례 2는 이 문제를 해결합니다.

중재: LNFB로 수행한 훈련에 HRV 훈련 추가

반복적으로 ADD 센터에서 우리의 성인 및 심지어 청소년 환자들도 훈련 초기에 집과 직장에서 HRV 호흡 기술을 수행하는 것이 과거에 압도적으로 스트레스가 많았던 상황에 대한 즉각적인 통제를 얻는 것과 절대적으로 관련이 있다고 말했습니다. 다른 사람들은 자신이 불안하거나 과도하게 스트레스를 받고 있다고 생각하지 않았지만 HRV 기술이 집중력, 집중력 및 작업 효율성을 향상시켰다고 말했습니다. 대부분의 환자들에게는 그들이 근육을 이완하고 손을 따뜻하게 하고 HRV를 어느 정도 제어하도록 가르치는 것이 우리 프로그램에 비교적 간단하게 추가되었습니다. 이러한 환자 중 다수는 초기 20분 스트레스 테스트에서 피부 전도, 피부 온도, 근육 긴장, 심박수, 호흡수, 깊이, 규칙성과 같은 생리적 변수가 모두 약간의 스트레스에도 현저하게 변한다는 사실을 입증했습니다. 그들은 또한 그들이 이러한 변수를 통제할 수 있다는 것을 관찰했습니다. 트레이너의 경우 이러한 변수 중 어떤 것이 스트레스에 따라 가장 많이 변경되었으므로 BFB로 훈련하는 데 유용할 수 있는지 보여주었습니다.

스트레스 검사

스트레스 평가를 위한 센서에는 맥박을 감지하기 위해 주로 사용하지 않는

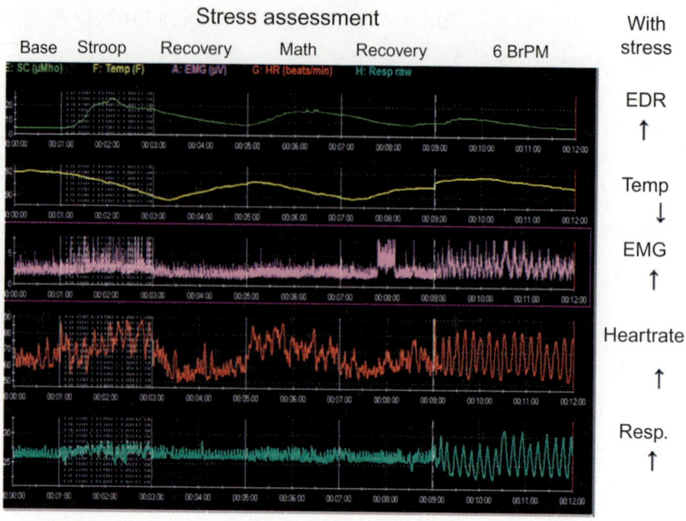

그림 8.1 스트레스 평가 프로파일. 마지막 부분에서 6 BrPM으로 호흡할 때, 이 환자는 호흡할 때 어깨(그리고 아마도 흉부) 근육(EMG)을 사용했음을 관찰하시오. 이것은 주목되었고 그들은 근육을 이완하고 횡격막으로 호흡하는 법을 배웠습니다. Thompson & Thompson의 화면, Thought Technology Biograph Infiniti 장비 사용

(왼손) 손의 손가락이나 엄지손가락에 있는 BVP (blood volume photoplethysmographic, 혈류광체적맥파기능검사)가 포함됩니다. 온도 센서는 환자의 오른쪽 새끼 손가락 끝에 위치합니다. 피부 전도/피부 전기(EDR) 센서는 일반적으로 오른쪽 검지와 약지에 배치됩니다. 횡격막 호흡을 감지하기 위해 신축성 수용체 벨트를 허리에 착용합니다. 근육 긴장은 EMG 기록으로 증명됩니다. 이것은 이마에 센서가 있는 헤드 밴드를 사용하여 수행할 수 있습니다. 그러나 우리는 승모근(어깨) 근육에 EMG 센서를 사용하는 것을 선호합니다. EMG 센서의 이 배치는 환자가 숨을 들이마시기 위해 어깨와 흉부 장력을 사용할 때를 보여줍니다(그림 8.1). EMG 센서의 이러한 어깨 배치는 환자가 근육 긴장을 이완하고 동시에 횡격막 호흡을 배울 수 있게 합니다.

HR은 손가락이나 엄지손가락의 혈관에서 반사되는 붉은 빛을 측정하는 혈량계(plethysmograph)를 사용하여 측정됩니다. 심전도(EKG) 리드로 R-R 간격을 측정하는 대신(19채널 EEG 평가 중에 수행됨) 맥박 간 시간을 측정하고 있으며, 이는 SDNN이라고 하는 "보정된" 아티팩트가 있는 R-R 간격의 SD에 대해 휴식 시(작업 중에는 그렇지 않을 수 있음) 동일한 수치를 제공합니다. SDNN 및 스펙트럼 파워(spectral power)는 Thought Technology의 CardioPro 프로그램을 사용하여 세션 후에 계산됩니다. 이 프로그램은 HRV 측정을 위해 국제적으로 사용되는 통계를 제공하기 위해 개발되었습니다.

스트레스 테스트에는 가벼운 스트레스 요인이 두 개뿐이지만 수백 명의 환자들에게 충분한 스트레스를 생성하는 데 매우 효과적이었습니다. 1분 기준선 후 스트레스 테스트의 이 버전에서 첫 번째 스트레스 요인은 스트룹 색상 테스트(Stroop Color Test)입니다. 색상(빨간색, 녹색, 파란색 등)을 나타내는 각 단어 목록에서 클라이언트는 단어가 인쇄된 색상을 말하고 단어를 읽지 않도록 지시받습니다. 따라서 "빨간색"이라는 단어는 "녹색" 잉크로 인쇄될 수 있으며 고객은 "녹색"이라고 말해야 합니다. 스트레스 테스트의 이 버전에서 두 번째 스트레스 요인은 수학 문제(예: 일련번호 7s)입니다. 우리의 목적에 문제가 되는 아티팩트를 발견하지 못했지만, 음성으로 인해 생성되는 아티팩트가 없이 데이터를 얻으려면 훈련자는 환자가 테이블 위에 손을 올려놓고 색상을 가리키도록 하거나, 수학 시험에서 하나의 숫자를 답으로 출력하도록 할 수 있습니다. 아니면, 환자는 5개의 대안 중 하나를 가리킬 수 있습니다. 그림 8.1에 데이터가 요약되어있는 내담자는 스트레스와 회복에 대한 전형적인 반응을 보였습니다. 일반적으로 스트레스가 있으면 피부 전도가 증가하고 피부 온도가 감소하며 이는 그림 8.1에 나와 있습니다. EMG로 측정한 근육 긴장이 증가하고 심박수가 증가하며 호흡이 하나 이상의 변화를 보일 수 있으며 빠르고 얕고 불규칙해질 수 있습니다. 각 스트레스 요인 후, 환자에게 2분의 회복 시간이 주어지고 판독자는 스트룹 테스트와 회복에 허용된 2분의 시간 이후 피부 전도 감소, 피부 온도 상승, 근육 긴장 감소, 심박수 감소, 호흡이 규칙적이었음 을 알 수 있습니다. 모든 사람들이 스트레스에 반응할 것이고, 중요한 요소는 그들이 얼마나 빨리 회복하느냐입니다. 또한 판독자는 2분간의 수학 후 테스트 회복 후 임상의가 환자를 횡격막 호흡법, 약 6회의 분당 호흡(breaths per minute, BrPM)으로 이끄는 마지막 3분간의 섹션을 수행한다는 점에 유의할 것입니다. 이 마지막 부분에서 지시자의 호흡을 따라가는 동안 대부분의 환자는 HR이 아름다운 사인파 패턴으로 호흡과 어떻게 동기화되는지 확인할 수 있습니다. 실제로 이것은 그림 8.2에서 볼 수 있습니다. 우리는 환자가 스트레스가 자신의 생리에 미치는 영향을 보고 자신의 생리를 스스로 조절하고 제어할 수 있는 방법에 대한 생생한 데모를 보는 것이 매우 동기 부여가 된다는 것을 발견했습니다. 만성 스트레스를 경험한 내담자는 비정형 패턴을 보일 수 있습니다. 스트레스를 받으면 피부 온도가 감소하지 않고 증가할 수 있으며 피부 전도(EDR)가 일반적인 증가를 나타내기보다는 평평한 선이 될 수 있습니다.

그림 8.1의 화면은 첫 번째 스트레스가 멈췄을 때 약간의 회복이 뒤따랐지만

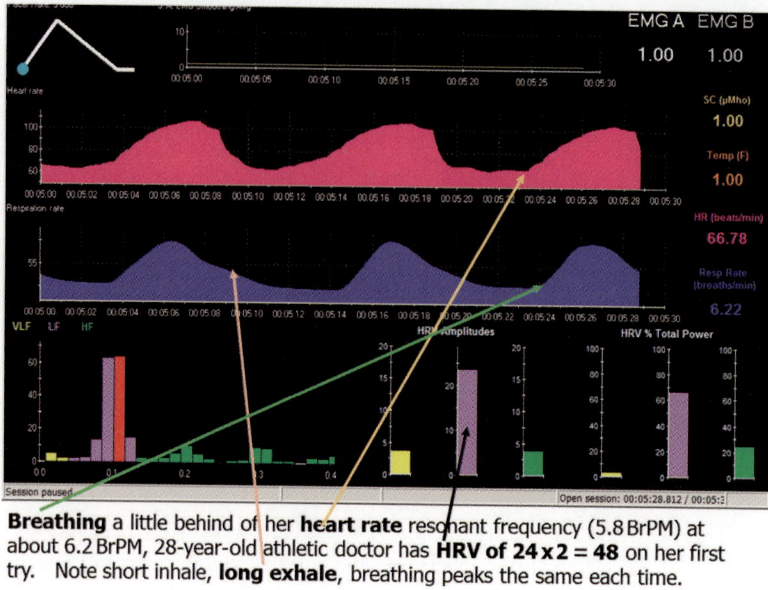

그림 8.2 HRV 피드백 화면. 그림출처: Thompson과 Thompson, 2003.
약 6.2BrPM의 심박수(5.8BrPM)보다 약간 늦게 호흡하는 28세의 운동 의사는 첫 시도에서 24 x 2 = 48의 HRV를 기록했습니다. 짧게 들이마시고 길게 내쉬고, 호흡은 매번 같은 피크를 기록합니다.

두 번째(수학) 스트레스 요인 이후에는 회복 능력이 다소 떨어지는 스트레스가 있는 각 측정의 변화를 보여줍니다. 마지막 3분 섹션에서 고객은 흡기보다 호기가 더 긴 6 BrPM을 트레이너와 함께 천천히 호흡합니다. 환자는 일반적으로 트레이너의 호흡을 따르라는 말을 들었을 때 약간의 스트레스를 느끼며 이는 그림 8.2에 표시된 것처럼 피부 전도가 약간 상승하고 피부 온도가 약간 떨어지는 것으로 반영될 수 있습니다. 각 섹션에 대한 EEG 변화(일반적으로 Cz)를 볼 수도 있지만 이 요약에는 표시되지 않습니다.

HRV 훈련 방법

임상적으로 스트레스와 불안을 통제하고 세션 중에 차분하고 집중된 집중을 달성하기 위해 우리 센터에서 가장 효과적인 BFB 훈련은 HRV인 것으로 나타났습니다. 각 세션의 시작 단계 및 EEG NFB 세션 중에 EEG 센서가 적용되는 동안 모든 환자가 이 교육을 수행하도록 하는 것 또한 매우 쉬웠습니다. 환자가 가장 일반적으로 사용하는 화면은 그림 8.2와 같습니다.

이 의사는 시연 중 피부 전도, 피부 온도 및 EMG와 같은 다른 BFB 변수를 사용하지 않았습니다. 이러한 변수는 필요한 경우 화면 오른쪽에 있습니다. 왼쪽 아래 모서리의 스펙트럼에서 x축은 주파수입니다. 그녀는 6 BrPM에서 숨을 쉬고 있으며 HR은 이를 따르고 있으며 분당 6개의 변화를 보여줍니다. HRV에 대한 국제 통계는 HR에 대해 매우 낮은(VLF), 낮은(LF) 및 높은(HF) 빈도수를 정의합니다. LF 0.04 0.15 Hz는 피드백 화면에서 보라색입니다. 이것은 일반적으로 가장 높은 전력을 가져야 하는 것이며 HRV 훈련에서 우리가 권장하는 것입니다. 이것은 교감신경과 부교감신경 활동의 균형을 반영한다고 합니다. VLF는 노란색으로 0.04 Hz 미만이며 교감 활동 및 기타 변수를 반영할 수 있지만 현재로서는 합의되지 않았습니다. HF는 녹색으로 0.15-0.4 Hz입니다. HF는 부교감신경 활동을 반영한다고 합니다. LF/HF의 비율은 일반적으로 약 1.5-2여야 합니다. 그림에서 이 젊은 운동 의사는 LF 활동이 매우 높다는 것을 알 수 있습니다.

ADD 센터에서 고객은 호흡수를 찾도록 요청받으며, 일반적으로 5.5-6.5 BrPM 사이의 호흡수를 찾아 호흡과 HR 변화의 진폭이 HR 변화와 BrPM의 동기화와 일치하는지 확인해야 합니다. 이를 달성하기 위해 그들은 흡기를 호기보다 짧게 만들고 각각의 파란색과 빨간색 "산"을 정확히 같은 높이와 모양으로 만들도록 요청합니다(그림 8.2). 처음에 일부 환자들에게 다음과 같이 말합니다: "들이쉬고, 1, 2, 3, 내쉬고, 4, 5, 6, 7, 8, 멈추고, 9, 10, 들이쉬고..."이러한 동기화를 빠르게 달성하기 어려운 경우 지시자는 레러가 설명한 방법론을 사용하여 7.5 BrPM에서 시작하여 0.5초 난세씩 4.5 BrPM까지 감소하여 특정 환자에 대한 공명 HR 주파수를 설정하기 위해 HR 변동의 진폭이 최대가 되는 주파수를 찾습니다. ADD 센터의 단일 및 2채널 NFB 교육 화면에는 환자가 NFB를 수행하는 동안 심박수와 호흡 사이의 동기화 달성을 추적할 수 있도록 각 화면에 이중선 그래프(심박수는 빨간색, 호흡수는 파란색으로 겹침)가 있습니다. LNFB를 사용하면 환자가 LNFB를 수행하는 동안 별도의 컴퓨터와 모니터가 HRV 피드백에 사용됩니다.

심박수 변동성

정의

- HRV는 심장 박동 사이의 간격(R-R) 변화입니다.
- 호흡동성부정맥(respiratory sinus arrhythmia, RSA)은 자연적으로 발생하는

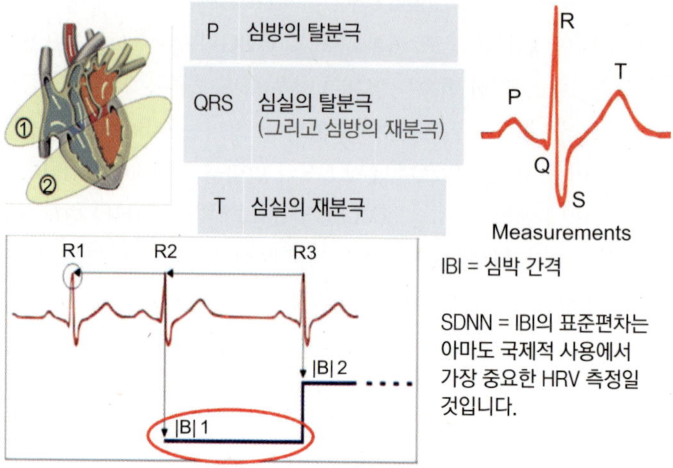

그림 8.3 EKG 기원 및 SDNN 표준 측정. Thought Technology의 허가를 받은 그림. 프로콤프 인피니티(Procomp Infiniti) 와 카디오프로(CardioPro) 프로그램. Thought Technology, 몬트리올, 캐나다

호흡 주기 동안 발생하는 HR의 변화입니다. 이것은 HRV에 정비례합니다.

- HRV 훈련에는 RSA 모니터링 및 HRV를 증가시키기 위한 호흡 조정이 포함됩니다.

HRV는 건강한 개인에서 관찰될 수 있는 HR의 지속적인 변화를 나타냅니다. 이러한 변화는 심박간격(interbeat intervals, IBIs)으로 측정될 수 있습니다. 이것은 심장 박동 사이의 간격입니다. 이 간격은 인접한 심전도검사(electrocardiogram, EKG) QRS 복합체의 R파 사이에서 측정됩니다. 이러한 IBI의 SD를 SDRR이라고 하며 모든 아티팩트가 "수정"된 후 계산할 때 SDNN이라고 합니다. "N"은 "정상"을 의미합니다. 심박 간격, R1-R2과 R2-R3 (IBI 1) 간격은 그림 8.3에 예로 나와 있습니다. 평가 데이터에는 아티팩트가 있을 수 없습니다. EEG에서 아티팩트를 제거하는 것과 달리 EKG 기록 시간 섹션은 제거해서는 안 됩니다. 전문가들은 아티팩트를 수동으로 "보정"할 수 있지만 다행히 CardioPro 프로그램은 일반 개업의들을 위해 이 작업을 신속하게 수행할 수 있습니다.

간단히 말해서 이 프로그램은 작은 IBI 값을 함께 추가하고 큰 값을 두 개 이상의 IBI로 분할하여 IBI 데이터를 정규화합니다. 하나는 짧고 다른 하나는 긴 IBI 값 쌍이 평균화됩니다. HRV 분석이 유효하려면 박동 시간 정보(즉, 각 박동의 순간)가 유지되어야 하며 프로그램이 이를 수행한다는 것을 이해하는 것이 중요합니다.

그림 8.3은 EKG와 IBI, R1 R2 및 R2-R3의 QRS파를 보여준다. 박동사이(R-R) 간격(IBI)은 대부분의 HRV 통계의 기초입니다. RR 간격은 기록에서 아티팩트가 "수정"된 후 NN이 됩니다.

심장–뇌 연결 진동 생성

독자는 피부 온도, EDR 및 EMG와 같은 대부분의 BFB 측정이 자율 신경계(autonomic nervous system, ANS)의 교감신경 부분에만 관련된다는 점에 유의할 것입니다. 그들은 "긴장성(tonic)" 측정입니다. HRV는 완전히 다른 현상입니다. 진동 측정이며 긴장성 측정이 아닙니다. ANS의 부교감신경 부분을 간단하게 측정할 수 있는 유일한 수단이라고 합니다.

심장은 진동하는 시스템

건강하게 뛰는 심장은 심혈관계(CVS)라고 하는 진동 시스템의 주요 구성 요소입니다. 건강한 심장은 지속적으로 속도를 변화시킵니다. 모든 사람의 심장에는 고유한 공명 주파수가 있습니다. 이것은 종종 분당 6개의 변형에 가깝습니다. 그러나 전체 혈액량에 부분적으로 의존하기 때문에 남성은 여성보다 적고 키가 큰 사람은 키가 작은 사람보다 적습니다. 따라서 성인보다 어린이의 경우 더 높을 것입니다. 공명 주파수에 도달하면 임상의는 호흡과 심박 변화 사이의 거의 완벽한 동시성(흡기 및 심박 증가, 호기 및 심박 감소)을 확인할 것입니다. 이것은 HRV 훈련 화면에서 볼 수 있습니나(그림 8.2).

HRV의 훈련 목표

우리의 HRV 훈련의 목표는 심박변이도(heart rate variations, HRV)를 증가시키는 것입니다. 이것이 달성되면 이러한 변형의 진폭이 증가하고 SDNN이 증가하는 것을 볼 수 있습니다. 환자가 자신의 심장의 공명 주파수로 호흡할 때 최대 변화가 발생합니다. 공명 시스템(예: 심장)이 공명 주파수에서 리드미컬하게 자극되면 외부 자극이 지속적인 진동을 확대하여 전체 변동성을 크게 증가시킵니다. 그네에서 아이를 미는 것을 생각해 보십시오. 아이가 그네 진동의 높이에 도달했을 때 그네를 미는 경우 최대 호에 도달할 때까지 미는 동안 그네는 점점 더 높아집니다. 이 경우 최댓값은 그네 좌석을 고정하는 로프의 길이에 따라 달라집니다. 심장의 경우 HRV는 해당 환자의 훈련을 통해 최댓값으로 증가합니다. 이 공명 주파수에서 횡격막 호흡은 일반적으로 그 사람의 HRV 진폭이 가장 높은 것으로 관찰됩니다.

HRV의 미주 신경 조절

부교감신경 조절이 없으면 동방 결절의 타고난 리듬[약 100 bpm(분당 박동수)]이 HR을 구동합니다. 건강은 진동 시스템과 밀접한 관련이 있습니다. 미주 입력의 진동은 HR의 진동을 제어하는 주요 시스템입니다. 오른쪽 미주 신경은 주로 SA 결절을 자극합니다. 왼쪽 미주신경은 주로 심방결절(AV)을 자극합니다. 그러나 이 해부학적 분포에는 상당한 중복이 있습니다. 심방 근육은 또한 미주 원심성(vagal efferents)에 의해 자극되는 반면, 심실 심근은 미주 원심성(vagal efferents)에 의해 드물게만 자극됩니다. 교감 원심성 신경은 심방(특히 SA 결절)과 심실 전체에서 발견됩니다. 그림 8.4는 경동맥 및 대동맥궁 압수용체(baroreceptors)를 보여줍니다. 이 압수용체는 혈압(BP)에 반응하는 기계적 수용체입니다. BP가 상승하면 이러한 압수용기의 결과적인 확장이 구심성 신호를 연수의 고립로(solitary tract) 핵으로 보냅니다. 이 핵은 뇌의 많은 영역에 신호를 보내지만, HR에 대한 최종 결과는 뇌간에서 미주신경의 등쪽 핵과 모호핵(nucleus ambiguous)이 심박수를 늦추는 부교감성 미주 원심성 신경을 심장으로 보내서 혈압을 감소시킨다는 것입니다. 반대로 BP가 떨어지면 반대 현상이 발생하여 부교감신경이 감소하고 HR이 증가합니다.

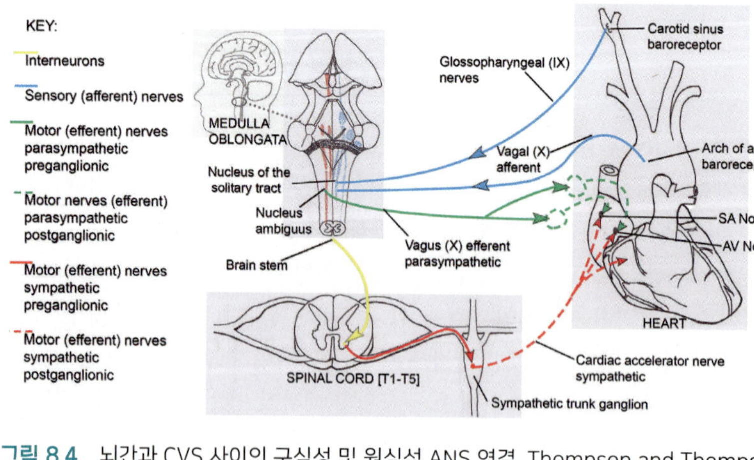

그림 8.4 뇌간과 CVS 사이의 구심성 및 원심성 ANS 연결. Thompson and Thompson에서 Maya Berenkey가 그린 그림, 2003.

HRV 훈련의 목표와 NFB와 결합하는 이유

HRV 훈련의 목표는 심박변이도(HRV)를 증가시키는 것입니다. 공명 시스템(예: 심장)이 공명 주파수에서 리드미컬하게 자극되면 외부 자극이 지속적인 진동을 확대하여 전체 변동성을 크게 증가시킵니다. 공진 주파수에서 횡격막 호흡을 하면 일반적으로 HRV 진폭이 가장 커지는 것으로 관찰됩니다. HRV 훈련은 ADD 센터에서 보는 대부분의 환자에게 중요합니다. HRV 훈련은 불안과 스트레스를 줄이는 것으로 알려져 있습니다. 또한 스트레스가 많은 조건에서 인지 기능을 향상시킬 수 있습니다.

HRV 훈련만으로 연구자들은 정신 처리 및 정서적 안정의 개선을 입증했습니다. HRV 훈련은 우울증 및 불안과 같은 정서 장애의 치료에서 조사되었습니다. HRV 훈련은 또한 천식, 고혈압, 심장 기능과 같은 신체 상태에 도움이 되는 것으로 나타났습니다. 많은 심장-뇌 연결이 있으며 센터에서는 HRV 훈련과 함께 개선된 뇌파 패턴, 즉 감각 운동 리듬(12-15 Hz) 활동의 진폭 증가에 대한 증거를 문서화했습니다. 사람이 심장 박동 사이의 시간 변화를 증가시킬 때 도움이 되는 다양한 조건을 고려할 때, NFB 훈련에 적합한 환자와 작업할 때 이 개입을 추가하는 것이 합리적이었습니다.

19채널 QEEG 평가에는 모두 EKG가 포함됩니다. TBI가 심장 기능을 손상시킨다는 관찰은 차량 사고(자동차, 오토바이, 자전거) 및 스포츠 중 뇌진탕을 겪은 환자와의 작업을 통해 점점 더 분명해졌습니다. 이전에 언급한 바와 같이, 토론토의 바이오피드백 연구소에서 머리 부상을 입은 상내적으로 젊거나 건강한 운동선수의 다양한 HRV 측정값에서 예상되는 정상값에서 크게 벗어나는 것을 관찰했습니다. 이것은 운동선수의 뇌진탕 효과를 연구하는 다른 사람들에 의해 문서화되었습니다. 톰슨(Thompson)과 하게돈(Hagedorn)은 뇌진탕 후 건강한 운동선수도 주요 심장 변화를 보일 수 있음을 입증했습니다. 아티팩트 영향을 제거한 후 HR 변동의 진폭과 HR 변동의 SD (SDNN)는 모두 비슷한 연령과 건강을 가진 사람에게서 예상되는 것보다 낮았습니다.

우리는 또한 정동 장애가 있는 환자에서 예상보다 낮은 HRV 측정값(SDNN 및 총 전력 등)을 기록했습니다. 이 관찰은 문헌에서 뒷받침됩니다. 그립포(Grippo) 등은 스트레스와 우울증이 HRV에 미치는 영향을 검토했습니다. 그들은 심장 기능, 특히 HRV 변수를 손상시킬 수 있다고 보고했습니다.

따라서 우리가 LNFB를 사용하기를 원하는 바로 그 환자들은 HRV 훈련으로부터 혜택을 받을 수 있는 환자들입니다.

이러한 임상 관찰의 기초가 되는 연결은 무엇입니까?

문헌은 HRV와 뇌 기능 사이의 연결 중 일부가 심장 기능에 대한 뇌 손상의 영향을 조사함으로써 해명되고 있음을 보여줍니다. 많은 TBI 평가에서 LORETA는 뇌섬(insulae, BA 13)의 관련성을 나타내며 이 영역은 LNFB를 사용하는 작업에서 "표적" 중 하나였습니다. 흥미롭게도 연구 결과에 따르면 뇌졸중으로 인한 우측 뇌섬엽 손상은 자율신경 균형과 심장 기능에 극적인 영향을 미칩니다. 우측 뇌섬엽에 영향을 미치는 뇌졸중은 아티팩트화된 R-R 간격(SDNN)의 SD 값이 낮을 수 있습니다. 또한 지속되지 않는 심실 빈맥 및 조기 심실 수축의 소견 외에도 LF/HF 스펙트럼 출력(spectral power)의 진폭 비율에 대해 더 높은 값을 초래할 수 있습니다. 이는 야간 혈압이 증가하고 노르에피네프린 수치가 높아집니다. 좌측 섬 피질 침범이 있는 환자는 압수용체 민감도(baroceptor sensitivity, BRS)가 감소합니다. BRS 압력 반사 기능 지수는 BP 변화와 관련된 RR 간격 변화의 정량화를 기반으로 하며 ms/mm Hg로 측정됩니다.

뇌섬(insula)은 자율 균형의 중요한 조절기입니다. 오른쪽 뇌섬은 우세하게 교감신경계에 영향을 미치고 왼쪽은 부교감신경계에 영향을 미치며 부분적으로는 측좌핵(nucleus accumbens)과의 연결을 통해 교감신경계와 부교감신경계의 균형을 맞추는 역할을 합니다. 섬피질은 전대상회, 편도체, 후각피질, 안와전두피질, 측두엽과 상호 연결되어 있으며 이들은 모두 정서 및 기본 네트워크에 관여하고 실행 기능에도 관련될 수 있습니다. 그것은 해마 형성과 구심성 연결이 있습니다. 또한, 섬피질은 시상하부 뇌실주위 핵을 포함하는 피질하 자율신경 중심과 조밀한 상호 연결을 가지고 있습니다. 뇌실주위핵(paraventricular nuclei)은 시상하부-뇌하수체-부신 축(hypothalamic-pituitary-adrenal axis, HPA)과 ANS의 부교감 및 교감신경 측면을 모두 제어할 수 있습니다. 이들 핵은 또한 측면 시상하부 영역(교감신경계), 고립로핵(nucleus tractus solitarius-HRV 제어) 및 상완주위핵(parabrachial nucleus-호흡 제어)에 중요한 연결이 있으며, 이들 센터 모두 서로 상호 연결되어 있습니다.

비슷한 맥락에서 바굴레이(Baguley) 등은 자율신경실조증이 있거나 없는 16명의 TBI 연령 일치 피험자(각 그룹에서 8명의 피험자)와 16명의 비손상 대조군에 대한 HRV 데이터를 비교했습니다. 피험자의 평균 연령은 32 ± 12세였습니다. TBI 그룹에는 남성 피험자가 더 많았습니다. 부상 유형에는 자동차 사고 8건, 폭행 4건, 낙상 2건, 스포츠 사고 2건이 포함됩니다. 부상 후 평균 일수는 81 ± 58일이었습니다. TBI 그룹은 대조군과 비교하여 HRV 매개변수에서 상당한 차이를 나타냈습니다. TBI 그룹은 손상 후 평균 77일이었고 대조군보다 평균 HR이 훨씬 더 높았습니다(89.5 대 67.6 bpm, $p < 0.001$). HRV의 푸리에 분석은 대조군에 비해 TBI 그룹에서 더 낮은 총 전력을 보여주었습니다. 대조군의 평균 SDNN (ms)은 60.2 (SD 26.9)인 반면 TBI 그룹의 평균 SDNN (ms)은 40.6 (SD 16.4)이었습니다. 그들은 TBI 그룹의 값이 대조군보다 현저히 낮다고 결론지었습니다. 대조군의 총 전력(ms^2)은 4065 (SD 4082)였으며 TBI 그룹에서는 1656 (SD 1237)에 불과했습니다. 대조군의 LF 전력(ms^2)은 1304 (SD 1484)였으며 TBI 그룹에서는 189 (SD 152)에 불과했습니다. 따라서 TBI는 HRV의 변화로 이어지는 것으로 보입니다.

우울증 환자에서도 비슷한 결과가 나타났습니다. 우울한 환자는 심장의 자율조절에 변화를 보입니다. 그리포(Grippo)와 존슨(Johnson)의 광범위한 검토에서는 교감신경이 활성화되고 미주 신경 긴장도가 감소하여 HR이 증가하고 HRV가 감소하며 압수용체 반사 기능이 감소한다고 합니다. 이 검토에서는 유사한 자율신경계 변화가 고혈압, 체질량 지수 증가, 혈당 수치 증가와도 연관될 수 있으며 이러한 자율신경계 변화가 급성 및 만성 심혈관 질환 모두에서 관찰된다는 점에 주목합니다. 이러한 변화는 심실세동의 선행요인이 될 수 있습니다. 우리 작업에서 중요한 것은 HRV가 심혈관 질환이 있거나 없는 우울증 환자에서 감소하는 것으로 나타났으며 HRV는 더 심각한 우울증 환자에서 더 낮을 수 있다는 것입니다. 우리는 LNFB와 HRV 교육을 강조해 왔다. 그러나 적절한 식이, 수면 및 운동 습관을 훈련 프로그램에 통합하는 것의 중요성에 대해 임상의가 환자에게 조언해야 한다는 것을 보여주는 훌륭한 연구가 있습니다.

HRV 훈련과 NFB 훈련 사이의 신경해부학적 연결

우리는 이미 건강하게 뛰는 심장이 CVS라고 하는 진동 시스템의 주요 구성 요소임을 언급했습니다. HRV 훈련 중에 공명 주파수가 달성되면 임상의는 흡기와 HR 증가 사이, 호기 및 HR 감소 사이에 거의 완벽한 동시성을 확인할 것입니다.

몇 년 전 ADD 센터에서는 임상적 관찰을 넘어 BFB와 NFB를 결합한 두 가지 방법이 어느 한 가지 방식만 사용하는 것보다 복잡한 증상을 보이는 환자에게 도움이 될 수 있는 이유를 설명할 수 있는지에 대한 질문이 제기되었습니다. 간단히 말해서, 이러한 서로 다른 시스템과 네트워크를 포괄하는 뇌 영역이 신경해부학적으로 연결되어 있고 연결 방식이 NFB와 HRV 훈련의 조합에 합리적으로 반응할 것으로 예상된다는 것을 보여줄 수 있습니까? HRV 및 EEG 변수를 동시에 개선하는 훈련이 환자의 사고, 감정 및 행동을 개선할 수 있습니까? 우리는 그 대답이 이론적으로도 그렇고, 실제로도 그렇다는 결론을 내렸습니다.

결합된 EEG NFB 및 말초 BFB 분야는 기능적 신경해부학 및 신경생리학에 기반을 두고 있습니다. QEEG는 통계 및 이미지, 정상, 평균 인구, 데이터베이스 수치를 벗어난 패턴을 구별하기 위해 고속 컴퓨터를 사용하여 EEG 데이터를 정량화하는 수단입니다. LORETA는 시술자가 피질 내 깊은 곳에서 다양한 주파수의 소스를 찾을 수 있도록 합니다. QEEG 및 LORETA의 데이터는 서로 다른 BA의 주요 기능 및 신경망과의 관계에 대한 실무자의 지식과 결합되었을 때 해당 부위의 특정 주파수가 환자의 증상과 관련이 있는지 여부를 의사가 결정하는 데 도움을 줄 수 있습니다. 이 데이터는 임상의가 패턴이 특정 환자의 인지, 운동, 감각 또는 정서 문제와 관련이 있는지 여부를 결정하는 데 도움이 될 수 있습니다.

그런 다음 NFB + HRV를 사용하여 거의 즉각적인 시각, 청각 및/또는 촉각 피드백을 제공하여 환자에게 EEG 패턴과 HRV를 기능에 대해 보다 최적의 수준으로 이동하기 위한 목표를 달성하고 있는지 여부를 알릴 수 있습니다. 독자는 "비정상"이라는 단어에 대한 이 논의에서 고의적인 생략을 주목하게 될 것입니다. 한 환자에게는 최적의 변화가 다른 환자에게는 최선이 아닐 수 있습니다.

QEEG 및 LORETA를 사용하여 ADD 센터에서 정동 장애, LD, ASD 또는 TBI (한 번 이상의 뇌진탕을 앓은 지 몇 년이 지난 후에도)가 있는 환자는 뇌의 다른 영역과 다른 신경망을 포함하는 DBN의 편차와 상관관계가 있는 많은 증상을 가지고 있음을 발견합니다. 이 장의 시작 부분에서 언급한 바와 같이, 지난 20년 동안 토론토의 바이오피드백 연구소에서 발표한 사실상 모든 뇌진탕 후(TBI) 고객은 기억력과 관련된 어려움을 포함하여 인지 장애가 있었습니다. 대다수는 또한 우울증, 불안, 과민성 및 스트레스 처리 능력의 변화를 포함하여 영향 네트워크와 관련된 증상을 보였습니다. 일부에서는 손상으로 인해 아스퍼거 증후군에서 발견되는 것과 유사한 비정상적인 EEG 소견이 나타나며 오른쪽 측두정엽 접합부, 후측 대뇌 피질 및 왼쪽 안와 전두엽 피질이 덜 활성화된 것으로 나타납니다. 후자의 환자들은 사회적 상호 작용을 올바르게 해석하는 능력에 변화를 보입니다.

특히 이러한 복잡한 환자의 경우, 우리는 지시자가 임상 관찰을 넘어 NFB 및 HRV 교육이 동일한 신경망에 영향을 미치고 따라서 이러한 환자에게 도움이 될 수 있는 이유를 이해하도록 돕고 싶었습니다. 간단히 말해서, 이러한 서로 다른 시스템과 네트워크를 포괄하는 뇌 영역이 신경해부학적으로 연결되어 있고 연결 방식이 HRV 훈련과 결합된 NFB의 조합에 반응할 것으로 합리적으로 예상될 수

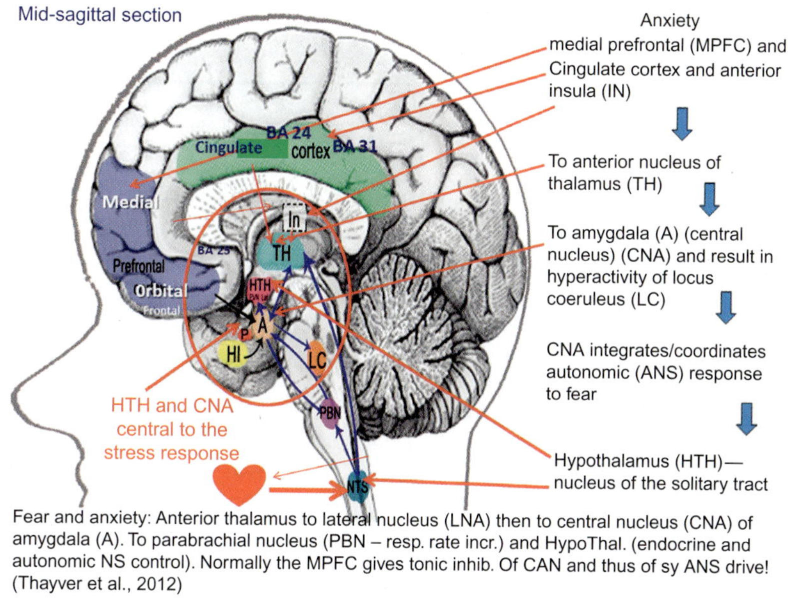

그림 8.5 중앙 피질 및 피질 하부 구조. 중요하게도 뇌실주위핵은 미주 신경의 배측 운동핵과 모호핵에 직접 투사되어 HRV에 직접적으로 영향을 미칩니다. 또한 뇌간의 교감 자율 신경 중계 핵에 직접 투사합니다.

TH, Thalamus, 시상; CNA, central nucleus amygdala, 중앙 핵 편도체; HI, hippocampus, 해마; IN, insula, 뇌섬; A, amygdala, 편도체; PBN, parabrachial nucleus, 상완주위핵; HTH, hypothalamus, 시상하부; ANS, autonomic nervous system, 자율 신경계; NTS, nucleus tractus solitarius, 고립로핵; P, pituitary, 뇌하수체; PVN, paraventricular nucleus, 방실 핵. Thompson and Thompson의 Maya Berenkey가 작성한 다이어그램, 2003.

있음을 보여줄 수 있습니까? 이러한 연결은 그림 8.5 및 8.6에 설명되어 있습니다.

그림 8.6에서 편도체가 시상하부 핵을 자극합니다는 점에 유의하라. 또한 호흡률을 조절하는 상완주위 핵과 노르에피네프린을 생성하여 혈압 증가 및 두려움 관련 행동과 관련된 청반(locus coeruleus)을 자극합니다. 편도체는 내측 전두엽 피질과 방추형 및 상부 측두엽 영역에 의해 억제됩니다.

HRV 훈련을 NFB와 LNFB와 어떻게 결합합니까?

BFB와 NFB를 동시에 수행할 수 있는 여러 도구가 있습니다. 우리의 경험은

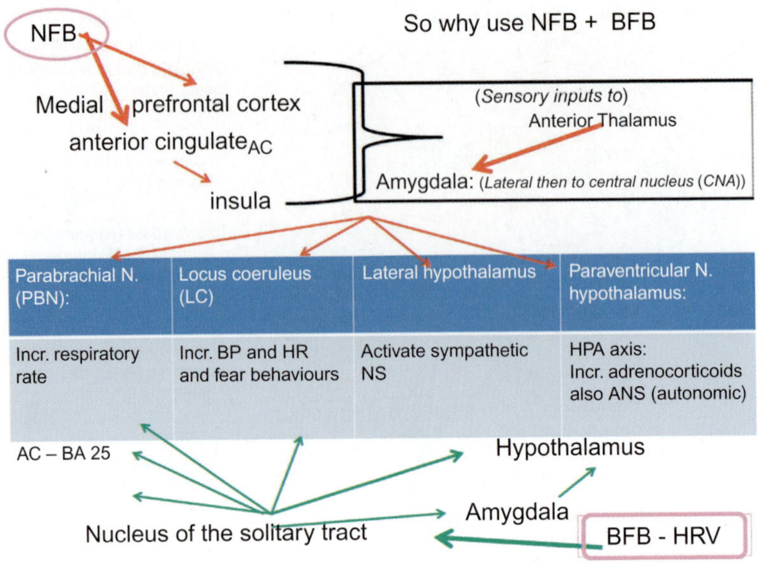

그림 8.6 NFB 및 HRV 교육이 동일한 중앙 구조에 어떻게 영향을 미칠 수 있는지에 대한 그림입니다. Thompson과 Thompson의 그림, 2003.

낮은 주파수의 진폭을 빠르게 증가시키면서 느린 파동(theta) 및 일부 HF 베타파의 진폭을 감소시키는 것과 같은 EEG 매개변수에 대한 피드백을 제공하는 화면이 있는 Biograph 프로그램 및 Infiniti 기기(thought technology)에 대한 경험이었습니다. 파동[감각 운동 리듬(SR) 또는 베타]과 동시에 사람이 호흡과 HR의 변화 사이에 동시성이 있는 시기를 보여줍니다. LNFB를 수행할 때 HRV 훈련은 지시자가 19채널 전기캡을 착용시키는 동안 수행되므로, 캡을 착용하고 모든 전극에 대해 적절한 임피던스 값을 달성하는 데 걸리는 시간을 잘 활용합니다. 환자는 이 시간을 생산적으로 사용할 수 있고 자신의 세션 중에 그리고 자신이 진정을 느낄 필요가 있을 때 일상생활에서도 사용할 수 있는 기술을 배울 수 있는 것을 높이 평가합니다. 또한 공명 주파수(resonance 혹은 resonant frequency)라고 하는 심박수에서 가장 높은 변동성을 달성하는 속도로 힘들이지 않고 횡격막 호흡을 매일 연습할 수 있습니다. 연습을 통해 스트레스를 받을 때 이 횡격막 호흡을 활용하는 것이 더 쉬워집니다. 예를 들어 마감일이 있고 직장이나 학교에서 스트레스가 많은 기간 동안 고도로 집중해야 하는 경우입니다. 그 점에서 모자를 쓰는 것은 약간 불편할 수 있고 약간의 스트레스를 구성하므로, 5-10분 동안 집중할 수 있고 차분하고 안전하다고 느끼는 것과 관련된 미주신경성 반응을 모집하는 작업보다 더 나은 작업을 제공하는 것이 도움이 됩니다. 또한 환자가 LORETA Z 점수 세션을 최대한 활용할 수 있도록 정신적, 생리학적으로 준비하는 데 도움이 됩니다. 그들은 설정 시간을 사용하여 호흡과 HR 사이의 동기화를 달성할 때 훈련을 위한 올바른 사고방식을 얻는 데 도움이 된다고 보고했습니다. 그들은 종종 LORETA Z 점수 세션 중에 뇌파 패턴을 바꾸려고 노력하면서 호흡을 계속 사용합니다.

일부 환자는 LNFB 세션을 수행하는 동안 HRV 훈련도 수행합니다. LORETA Z 점수 세션은 한 대의 컴퓨터를 사용하여 수행되고 두 번째 컴퓨터는 HRV 교육에 사용되는데, 이러한 프로그램에는 많은 양의 데이터 처리가 필요하기에 한 대의 컴퓨터에서 두 프로그램을 모두 실행하는 것은 바람직하지 않기 때문입니다. 임상의는 환자가 HRV 훈련을 위해 모니터를 보는 동안 LNFB를 제공하는 컴퓨터 화면에서 임피던스를 확인할 수 있습니다. 또한 클라이언트/환자가 자신의 뇌파에 관한 피드백을 보고 듣는 동안 임상의가 해당 화면을 모니터링할 수 있기 때문에 LNFB 동안 클라이언트 호흡 및 HR과 관련하여 무슨 일이 일어나고 있는지 모니터링할 수 있습니다. 환자가 불안하거나 좌절하고 있습니까? 호흡과 맥박 매개변수 사이의 적절한 동기화를 회복할 때까지 HRV 화면에 다시 초점을 맞춥니다. TBI, 학습 장애, 불안 장애 또는 우울증 증상과 같은 다양한 인구에서 HRV 훈련과 LNFB를 결합한 효과를 연구하는 것은 대학원생에게 획기적이고 임상적으로 관련된 주제를 제공하는데, 왜냐하면 임상적으로 적용하고 있지만 아직 엄격한 방법으로 연구되지 않았기 때문입니다.

뇌파 및 HRV 패턴 변경 작업의 최적 학습을 위한 LNFB + HRV 훈련을 어떻게 수행합니까?

사례 1

사례 1은 실무율(ALL-OR-NONE) 교육을 사용하는 근거를 보여줍니다. 우리는 LORETA Z 점수 프로그램에서 사용할 수 있는 z-tunes 스타일 피드백을 사용하여 교육을 성공적으로 수행해왔습니다. z-tunes를 사용하면 환자가 선택한 임계값 미만의 특정 비율의 뇌파 패턴을 달성하면 보상을 받을 수 있습니다. 경우에 따라 환자는 데이터베이스 평균에서 SD가 가장 높은 뇌파 패턴을 이동하지 않고 훈련 중에 보상을 받을 수 있습니다. SD가 가장 높은 이러한 영역은 일반적으로 가장 심각한 증상과 관련되기 때문에 환자에게 가장 큰 관심 영역이기도 합니다. z-tunes 방법을 사용하면 다른 뇌파 패턴의 특정 비율이 임계값 미만인 한, 이러한 중요한 영역이 높게 유지되더라도 환자는 여전히 피드백으로 보상을 받을 수 있습니다. 이 문제를 해결하기 위해 LORETA Z 점수 NFB 프로그램에서 제공하는 실무율 기능을 사용하고 있습니다. 아래 예와 같이 많은 사이트에서 작업하는 경우 100% 실무율 설정을 사용하는 것 외에도 상위 3개의 "일치"만 선택하여 사용합니다(내담자의 가장 심각한 증상과 "일치하는" SD가 가장 높은 세 영역).

아래 예시에서는 세션 11에서 훈련된 사이트(BA)의 수를 줄인 다음 세션 12-16에서 상위 3개만 훈련하는 데 집중했습니다. 12번째 세션에서 우리는 청중(학생)이 있었고 환자는 부담감을 느끼며 매우 잘 수행했습니다. 다음 세션에서 값이 상승한 다음 나머지 세션에서 점차 감소했습니다. 이 환자의 모든 증세는 이제 차도 상태입니다(그림 8.7).

세션 11에서는 가장 극단적인 Z 점수 편차(환자의 가장 심각한 증상과 일치)가 있는 3개의 BA만 훈련 중에 대상이 되었고 "실무율"이 사용되었습니다. 이는 내담자가 설정된 임계값 창 내에 모든 대상 영역을 두어야 함을 의미했습니다. 그래프에서 SD가 1.5 미만으로 표시될 때 즉시 훈련을 중단하지 않는 것이 중요합니다. 우리는 여행으로 인해 훈련을 중단한 뒤로 악화된 사례를 경험했습니다.

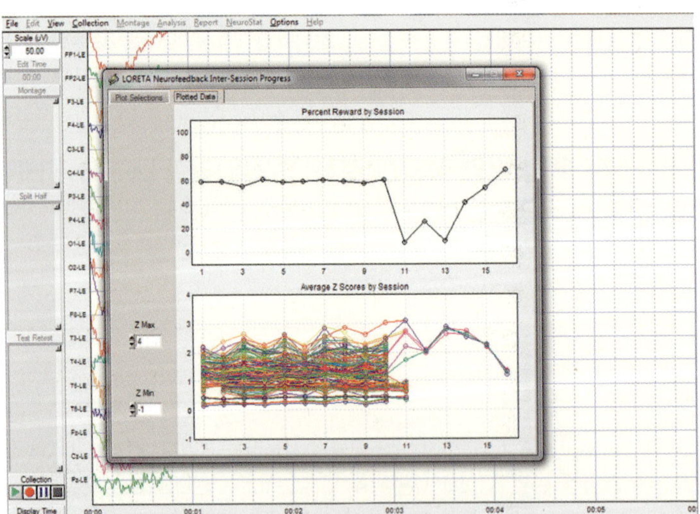

그림 8.7 16개의 LNFB (+HRV) 세션을 진행했습니다. Thompson과 Thompson의 그림, 2003.

사례 2

사례 2는 세션 보상 포인트 개선 및 HRV 변경 내에서 LNFB를 보여준다. 내담자(U)는 밤 시간에 공황 발작이 있었고 하루 종일 불안했습니다. 그의 마음은 항상 바쁘지만 종종 부정적인 반추로 가득 차 있습니다. 심박수 상승에 대한 두려움에 사로잡혀 운동을 하지 않았습니다. 40회의 NFB 교육 세션과 추후에 LNFB 교육이 모두 HRV 교육과 결합된 후 그의 SDNN은 58-67 ms 범위에서 103-149 ms 범위로 증가했습니다. 번스 불안 척도(Burns Anxiety Inventory)에서 그의 점수는 가벼운 범위로 떨어졌습니다. 그는 수영을 하고 테니스를 치며 조깅을 했고 심박수를 높이면 공황 발작이 일어날까 봐 더 이상 두려워하지 않았습니다. 실제로 그는 매우 가벼운 걱정과 불안을 경험한다고 인정하지만 몇 달 동안 공황 발작을 일으키지 않았습니다. 그는 여전히 개선을 유지하기 위해 훈련 중이며 현재 자신이 최적의 성능을 보이는 내담자라고 생각합니다(그림 8.8).

이 세션의 다섯 번째 부분(#5)에서 그는 영화의 강렬한 부분을 보고있었고 그의 불안 수준이 높아져 점수가 떨어졌습니다. 그는 세션 6번째(#6) 일부에서 빠르게 차분한 느낌을 되찾을 수 있었습니다. 앞서 언급했듯이 스트레스 평가 논의에서 중요한 것은 스트레스에 대한 반응이 아니라 회복 속도와 정도입니다.

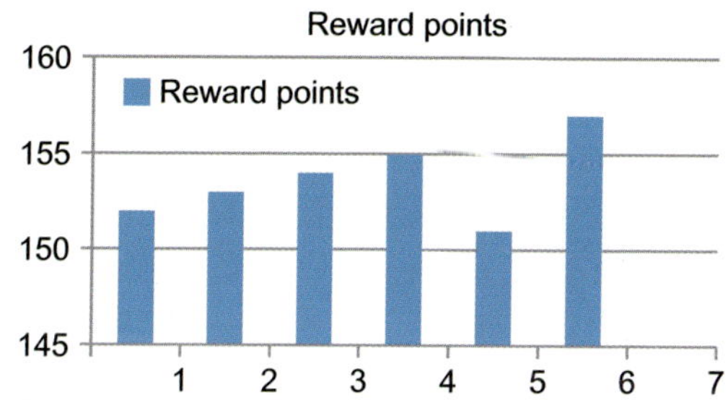

그림 8.8 세션 내 개선. 이 세션에서는 30분의 LNFB가 수행되었습니다(6개의 5분 세그먼트).

사례 3

이전에 운동을 잘하던 25세 여성이 뇌진탕 후 증상으로 인해 평가 및 치료를 위해 내원했습니다. 그녀는 평가 1년 전에 자동차 사고로 머리 부상을 입었습니다. 그녀의 TBI 이후 그녀는 더 이상 학문적으로 기능할 수 없었지만, 부상 전에는 석사 프로그램에서 최고의 학생이었기 때문에 몇 가지 요구 사항이 면제되고 학위가 부여되었습니다. 부상을 입기 전에 그녀는 공부를 하면서 아르바이트를 했었지만, 그녀는 1년 동안 일을 할 수 없었습니다. 운동도 줄일 수밖에 없었습니다.

주 2회 HRV 훈련과 결합된 LNFB 40회 세션 후, 그녀는 부상 전에 복용했던 고혈압에 대한 프로파놀롤(propanolol) 약물이 더이상 필요하지 않았습니다. 그녀는 근시로 인해 항상 안경을 착용했습니다. 뇌진탕 후 그녀는 읽기에 어려움을 겪었고 이중 초점 안경이 필요했습니다. NFB 이후 그녀는 더이상 이중 초점 렌즈를 착용할 필요가 없었고 거리에 대한 그녀의 새로운 안경은 뇌진탕 이전만큼 강하게 필요하지 않았습니다. 그녀의 안과 의사는 이전에 이런 개선이 일어나는 것을 본 적이 없다고 말했습니다. HRV 측정과 관련하여 그녀의 SDNN은 32 ms에서 74 ms로 향상되었습니다. 총 전력은 454 ms^2에서 2073 ms^2로, LF 전력은 149 ms^2에서 714 ms^2로 증가했습니다. ERP와 관련하여 그녀의 P3a 응답(Cz에서 측정되고 주의와 경계를 반영함)은 더 빠른 처리를 나타냈으며 433 ms에서 376 ms로 떨어졌습니다. 연속 성능 테스트 반응에서 시간은 약 1/10초 더 빨라져 544 ms에서 439 ms로 떨어졌고, 그녀의 누락 오류는 11.4%에서 5.7%로 떨어졌습니다. CPT에서 그녀의 점수는 모두 정상 범위로 이동했습니다. EEG 측정과 관련하여 그녀의 최고 주파수는 9.6 Hz에서 10 Hz로 증가했으며, 이는 더 높은 우세 주파수가 더 밝아지는 것과 관련이 있고 최고 주파수(최대 개별 알파라고도 함)가 일반적으로 두부 손상 후 떨어지기 때문에 개선된 것으로 간주됩니다. 또 다른 전형적인 발견은 특히 상위 알파 및 베타 범위에서 뇌진탕 후 EEG 파워의 감소입니다. 이러한 및 기타 QEEG 변화는 이 환자의 경우와 같이 지속될 수 있습니다. 그녀의 치료 후 EEG는 전체적으로 파워가 증가했음을 보여주었습니다. 총 파워의 증가는 그녀의 증상 개선과 관련이 있습니다. 이것은 증가된 신경 모집을 나타낼 수 있으며 더 많은 뉴런이 동시에 발화되고 있음을 시사합니다. 이 긍정적인 변화는 장기 강화(long-term potentiation, LTP)로 인한 시냅스 변화의 결과일 수 있습니다.

TBI는 일반적으로 혈류를 감소시켜 영향을 받는 부위의 뉴런에 필요한 산소와 영양분을 박탈합니다. 또한 축삭의 스트레칭 및 뒤틀림을 포함하는 미만성 축삭 손상(diffuse axonal injury, DAI)이 있으며, 이는 시냅스 접합부로 글루타메이트(glutamate)가 범람할 수 있습니다. 이로 인해 시냅스후로의 나트륨 및 칼슘 유입이 비정상적으로 증가하여 결국 미토콘드리아[크렙스(Krebs) 주기]의 억제로 인해 뉴런의 에너지원이며 특히 신경세포막을 가로질러 능동 수송하는데 사용되는 아데노신 삼인산(adenosine triphosphate, ATP) 생산이 저하될 수 있습니다. 이러한 일련의 사건은 부상 후 EEG 진폭이 감소하는 이유의 일부라고 가정할 수 있습니다. 경도 TBI의 경우 모든 QEEG 결과에도 불구하고 전체 원 EEG 검토를 대체할 수 없다는 점을 항상 기억해야 합니다. 여기에는 짧지만 지속되지 않는 모든 주파수의 높은 진폭 폭발을 포함하여 발작성 EEG 활동을 포함하는 부상 후 변화가 있을 수 있으며, QEEG 분석을 사용하여 평균 진폭을 관찰할 때 약간의 증가만 발생하기 때문에 정량적 데이터만 보면 알아차리지 못할 수 있습니다. 따라서 의사는 전체 원시 EEG를 살펴보아야 하며 그러한 고립된 폭발에 대해 단일 지점 분석(NG 프로그램에서 LORETA를 사용하여 이용 가능)을 수행하도록 권고받을 것입니다. 소스가 환자의 증상과 관련이 있는 경우 LNFB를 수행할 때 해당 영역을 표적으로 할 수 있으며, 이는 이 접근 방식을 사용하는 추가 이유가 될 수 있습니다.

사례 예시

요약 및 결론

위에서 언급한 정동, 실행, 현저성(salience) 및 기본 네트워크를 포함하는 네트워크는 모두 대상회 및 기타 CMS와 공통적으로 관련되어 있습니다. CMS와 관련된 기능 장애는 다른 부위 외에도 Fz, Cz 및 Pz에서 표면 EEG에 반영될 수 있습니다. 기능적으로 적절한 정신 상태를 가정하는 환자와 결합될 때 부분적으로 대상회와 그 많은 연결에 영향을 미치기 때문에 정중선 부위에서의 표면 NFB 훈련은 효율적이고 적절한 정신 기능에 중요한 네트워크의 변화를 장려할 수 있습니다. LNFB는 이러한 네트워크와 관련된 중앙 정중선 및 복부 구조를 보다 직접적으로 타겟팅할 수 있습니다. 따라서 LNFB는 임상 개선을 달성하는 데 필요한 교육 세션 수를 줄일 수 있는 잠재력을 가질 수 있습니다. HRV 훈련은 또한 NFB 훈련의 영향을 받는 많은 동일한 피질 및 피질 하부 영역과 네트워크에 영향을 미치며, 표면 NFB 또는 LNFB와 결합될 때 환자의 자기 조절을 강화한다고 합리적으로 가정할 수 있습니다. 특히 감정 및 스트레스 관리와 관련하여 결과를 더욱 향상시킵니다.

가장 효과적인 개입의 마지막 열쇠는 여전히 환자와 임상의의 연결일 수 있습니다. 긍정적인 기대와 효과적인 NFB 제공자의 지원은 환자가 목표한 기능 장애를 수정하는 적절한 정신 상태를 달성하는 데 도움이 됩니다. HRV와 결합된 LNFB를 수행하는 동안 긍정적인 정신 상태에 있는 것은 이론적으로 이 상태를 강화하고 환자가 교육 목표를 달성하도록 도울 것입니다.

참고문헌

Applehans, B. M., & Lueken, L. J. (2006). Attentional processes, anxiety, and regulation of cortisol reactivity. Anxiety, Stress & Coping: An International Journal, 19(1), 81-92.

Baguley, I. J., Heriseanu, R. E., Felmingham, K. L., & Cameron, I. D. (2006). Dysautonomia and heart rate variability following severe traumatic brain injury. Brain Injury, 20(4), 437-444.

Beauregard, M., & Levesque, J. (2006). Functional magnetic resonance imaging investigation of the effects of neurofeedback training on the neural bases of selective attention and response inhibition in children with attention-deficit/hyperactivity disorder. Applied Psychophysiology and Biofeedback, 31(1), 3-20.

Beniamini, Y., Rubenstein, J. J., Zaichkowsky, L. D., & Crim, M. C. (1997). Effects of high intensity strength training on quality-of-life parameters in cardiac rehabilitation patients. The American Journal of Cardiology, 80, 841-846.

Giardino, N. D., Lehrer, P. M., & Edelberg, R. (2002). Comparison of finger plethysmograph to ECG in the measurement of heart rate variability. Psychophysiology, 39(2), 246-253.

Grippo, A. J., & Johnson, A. K. (2009). Stress, depression and cardiovascular dysregulation: A review of neurobiological mechanisms and the integration of research from preclinical disease models. Stress, 12(1), 1-21.

Hassett, A., Radvanski, D., Vaschillo, E., Vaschillo, B., Sigal, L., Karavidas, M., et al. (2007). A pilot study of the efficacy of heart rate variability (HRV) biofeedback in patients

with fibromyalgia. Applied Psychophysiology and Biofeedback, 32(1), 1-10.

Karavidas, M., Lehrer, P., Vaschillo, E., Vaschillo, B., Marin, H., Buyske, S., et al. (2007). Preliminary results of an open label study of heart rate variability biofeedback for the treatment of major depression. Applied Psychophysiology and Biofeedback, 32(1), 19-30.

Klabunde, R. E. (2013). Cardiovascular physiology concepts, http://www.cvphysiology.com.,

Korn, A., Golan, H., Melamed, I., Pascual-Marqui, R., & Friedman, A. (2005). Focal cortical dysfunction and blood-brain barrier disruption in patients with postconcussion syndrome. Journal of Clinical Neurophysiology, 22, 1-9.

Kropotov, J. D. (2009). Quantitative EEG, event-related potentials and neurotherapy. San Diego, CA: Academic Press, Elsevier, pp. 292-309.

La Rovere, M. -T., Pinna, D., & Raczak, G. (2008). Baroreflex sensitivity: Measurement and clinical implications. Annals of Noninvasive Electrocardiology, 13(2), 191-207.

Lehrer, P. M. (2007a). Biofeedback training to increase heart rate variability. In P. M.

Lehrer, R. L. Woolfolk, & W. E. Sime (Eds.), Principles and Practice of Stress Management (3rd ed., pp. 148-227). New York: Guilford Press.

Lehrer, P. M. (2013). How does heart rate variability biofeedback work? Resonance, the baroreflex, and other mechanisms. Biofeedback, 41, 26-31.

Lehrer, P., & Vaschillo, E. (2008). The future of heart rate variability (HRV) biofeedback. Biofeedback, 36, 11-14.

Lehrer, P., Vaschillo, E., Lu, S. -E., Eckberg, D., Vaschillo, B., Scardella, A., et al. (2006). Heart rate variability biofeedback: Effects of age on heart rate variability, baroreflex gain, and asthma. Chest, 129, 278-284.

Lehrer, P. M., & Eddie, D. (2013). Dynamic processes regulation and some implications for biofeedback and behavioral interventions. Applied Psychophysiology and Biofeedback, 38 (2), 143-155.

Lehrer, P. M., Karavidas, M. K., Lu, E. -E., Feldman, J., Kranitz, L., Abraham, S., et al. (2008). Psychological treatment of comorbid asthma and panic disorder: A pilot study. Journal of the Anxiety Disorders, 22, 674-683.

Lin, G., Xiang, Q., Fu, X., Wang, S., Wang, S., Chen, S., et al. (2012). Heart rate variability biofeedback decreases blood pressure in prehypertensive subjects by improving autonomic function and baroreflex. Journal of Alternative and Complementary Medicine, 18(2), 143-152.

Lloyd, D. (2007). Brownell Professor of Philosophy, Trinity College, 300 Summit Street, Hartford, CT (Personal Communications).

Mikosch, P., Hadrawa, T., Laubreiter, K., Brandl, J., Pilz, J., Stettner, H., et al. (2010). Effectiveness of respiratory-sinus-arrhythmia biofeedback on state-anxiety in patients undergoing coronary angiography. Journal of Advanced Nursing, 66(5), 1101-1110.

Monastra, V. J., Lubar, J. F., Linden, M., et al. (1999). Assessing attention deficit hyperactivity disorder via quantitative electroencephalography: An initial validation study. Neuropsychology, 13, 424-433.

Nagai, M., Hoshide, S., & Kario, K. (2010). The insular cortex and cardiovascular system: A new insight into the brain-heart axis. Journal of the American Society of Hypertension, 4 (4), 174-182.

Northoff, G., Heinzel, A., de Greck, M., Bermpohl, F., Dobrowolny, H., & Panksepp, J. (2006). Self-referential processing in our brain—A meta-analysis of imaging studies on the self. NeuroImage, 31, 440-457.

Nunez, P. L. (1981). Electrical fields of the brain. New York, NY: Oxford University Press.

Nunez, P. L. (1995). Neocortical dynamics and human EEG rhythm. New York, NY: Oxford University Press.

Peper, E., Shaffer, F., & Lin, I. -E. (2010). Garbage in; garbage out-identify blood volume pulse (BVP) artifacts before analyzing and interpreting BVP, blood volume pulse amplitude, and heart rate/respiratory sinus arrhythmia data. Biofeedback, 38(1), 19-23.

Porges, S. W. (2007). The polyvagal perspective. Biological Psychiatry, 74, 116-143.

Prinsloo, G. E., Rauch, H. G., Lambert, M. I., Muench, F., Noakes, T. D., & Derman, W. E. (2011). Effectiveness of respiratory-sinus-arrhythmia biofeedback on state-anxiety in patients undergoing coronary angiography. Journal of Advanced Nursing, 66 1101-1110.

Reid, A., Nihon, S., Thompson, L., & Thompson, M. (2013). The effects of heart rate variability training on sensorimotor rhythm: A pilot study. Journal of Neurotherapy: Investigations in Neuromodulation, Neurofeedback, and Applied Neuroscience, 17(1), 43-48.

Reiner, R. (2008). Integrating a portable biofeedback device into clinical practice for patients with anxiety disorders: Results of a pilot study. Applied Psychophysiology and Biofeedback, 33, 55-61.

Seeley, W., Menon, V., Schatzberg, A., Keller, J., Glover, G., Kenna, H., et al. (2007). Dissociable intrinsic connectivity networks for salience processing and executive control. The Journal of Neuroscience, 27(9), 2349-2356.

Shah, S. G., Klumpp, H., Angstadt, M., Nathan, P. J., & Phan, K. L. (2009). Amygdala and insula response to emotional images in patients with generalized anxiety disorder. Journal of Psychiatry Neuroscience, 34(4), 296-302.

Supekar, K., Uddin, L. Q., Prater, K., Amin, H., Greicius, M. D., & Menon, V. (2010). Development of functional and structural connectivity within the default mode network in young children. Journal of Neuroimage, 52, 290-301.

Sykora, M., Diedler, J., Rupp, A., Turcani, P., & Steiner, T. (2009). Impaired baroreceptor reflex sensitivity in acute stroke is associated with insular involvement, but not with carotid atherosclerosis. Stroke, 40, 737-742.

Task Force of The European Society of Cardiology, & The North American Society of Pacing and Electrophysiology (1996). Heart rate variability: Standards of measurement, physiological interpretation, and clinical use. European Heart Journal, 17, 354-381.

Thayer, J. F., A hs, F., Fredrikson, M., Sollers, J. J., III, & Wager, T. D. (2012). A meta-analysis of heart rate variability and neuroimaging studies: Implications for heart rate variability as a marker of stress and health. Neuroscience and Behavioral Reviews, 36, 747-756.

Thatcher, R. W. (2012). Handbook of quantitative electroencephalography and EEG biofeedback: Scientific Foundations and Practical Applications. , www.appliedneuroscience.com.

Thompson, J., & Hagedorn, D. (2012). Multimodal analysis: New approaches to the concussion conundrum. Journal of Clinical Sport Psychology, 6, 22-46.

Thompson, M., Thompson, J., & Wenqing, W. (2008). Brodmann areas, 10-20 sites, primary functions booklet. San Rafael, CA: ISNR Publications.

Thompson, M., & Thompson, L. (2001). "Setting-Up-For-Clinical-Success" Suite. Biofeedback Federation of Europe: Amsterdam.

Thompson, M., & Thompson, L. (2003). The neurofeedback book: An introduction to basic concepts in applied psychophysiology. Wheat Ridge, CO: Association for Applied Psychophysiology. Polish translation 2012.

Thompson, M., & Thompson, L. (2007). Neurofeedback for stress management. In P. M. Lehrer, R. L. Woolfolk, & W. E. Sime (Eds.), Principles and practice of stress management (3rd ed., pp. 249-287). New York, NY: Guilford Publications.

Thompson, M., & Thompson, L. (2010). Functional neuroanatomy and the rationale for using EEG biofeedback for clients with asperger's syndrome. Journal of Applied Psychophysiology and Biofeedback, 35(1), 39-61.

Thompson, M., Thompson, L., & Reid, A. (2010). Functional neuroanatomy and the rationale for using EEG biofeedback for clients with Asperger's syndrome. Journal of Applied Psychophysiology and Biofeedback, 35(1), 39-61.

Thompson, M., Thompson, L., Reid-Chung, A., & Thompson, J. (2013). Managing TBI: Appropriate assessment and a rationale for using neurofeedback and biofeedback to enhance recovery in postconcussion syndrome. Biofeedback, 41(4), 158-173.

Thompson, M., Thompson, L., Thompson, J., & Hagedorn, D. (2011). Networks: A compelling rationale for combining neurofeedback, biofeedback and strategies. NeuroConnections, 8-17. Summer 2011.

Thompson, M., Thompson, L., Thompson, J., Reid, A., & Hagedorn, D. (2013). Heart-brain connections underlie effective neurofeedback plus biofeedback interventions: Complex case with depression. NeuroConnections, 11-26. Winter 2013.

Zoeller, R. F. (2007). Physical activity: Depression, anxiety, physical activity, and cardiovascular disease: What is the connection? American Journal Lifestyle Medicine, 1, 175-180.

Zöllei, E., Paprika, D., & Rudas, L. (2003). Measures of cardiovascular autonomic regulation derived from spontaneous methods and the Valsalva manoeuver. Autonomic Neuroscience, 103(1-2), 100-105.

CHAPTER

9

Z 점수 뇌파 뉴로피드백을 사용한 불안 장애 치료

William A. Lambos, PhD
and Rebecca A. Williams, BSc
ABF Behavioral Health, Tampa, FL, USA

불안과 씨름하고 이해하는 것은 어떤 의미에서 인간의 상태와 씨름하고 이해하는 것입니다... 히포크라테스(Hippocrates)가 설명한 증후군은 일반 정신의학 기록 보관소(Archives of General Psychiatry)의 최신 호와 메닝거 클리닉(Menninger Clinic)의 회보에 설명된 것과 동일한 임상 현상임을 인식할 수 있습니다. 그들의 유사성은 문화와 환경의 모든 차이에도 불구하고 인간 경험의 생리적으로 불안한 측면이 어떻게 보편적일 수 있는지에 대한 감각을 제공하면서 그들을 갈라놓는 천년의 큰 격차와 상황을 연결합니다. 그들의 유사성은 수천 년의 커다란 격차와 그들을 분리시키는 환경을 연결하여 문화와 환경의 모든 차이에도 불구하고 인간 경험의 생리학적으로 불안한 측면이 어떻게 보편적일 수 있는지에 대한 감각을 제공합니다.

— 보낸 사람: 스캇 스토셀(Scott Stossel), "나의 불안의 나이", iBooks, https://itun.es/us/KOtkQ.l

소개

불안 장애로 분류된 상태의 그룹보다 더 많은 개인에게 영향을 미치는 행동이나 정신 건강 문제는 없습니다. 미국과 유럽 문화권에서 발병률은 평생 유병률이 25% 이상인 것으로 추정됩니다. 그리고 많은 분야, 특히 미국[거친 개인주의의 문화적 풍속이 지속되는 곳, 이른바 말보로 맨 페르소나(Marlboro Man persona)]

에서 정신 건강 상태와 계속 연관되어있는 오명을 고려할 때, 우리는 불안 장애가 실제로 경험되는 비율이 보고된 발병률 수치보다 상당히 높다고 의심합니다. 불안은 일반적으로 혼자 "문 안으로" 오지 않습니다. 적어도 50%의 사례에서, 불안 환자는 우울증, 반추 또는 다른 문제를 동반하는 것으로 나타납니다. 지난 5-10년 동안 다른 노드와 광범위한 상호 연결을 공유하는 특정 신경 활동의 노드 집중에 기반한 뇌 네트워크에 대해 배운 것을 고려하면 이는 놀라운 일이 아닙니다. 순간적이고 상황에 맞는 불안은 유용한 목적에 기여하며, 앞으로 살펴보겠지만 뇌의 피질 및 피질하 영역 모두의 정서적, 변연계, 집행, 각성 관련 및 시상 동기화 영역 간의 복잡한 상호 작용을 포함합니다. 따라서 이러한 복잡한 네트워크의 하나 이상의 측면이 조절 장애가 되면 다른 상호 연관된 네트워크도 조절 장애에 빠지고 동반 질환이 발생하는 것은 예상치 못한 일이 아닙니다.

따라서 행동 건강 문제의 치료를 실천하는 사람은 불안 장애와 동반 질환 및 합병증으로 고통받는 환자와 오랫동안 대면하는 것을 피할 가능성이 없습니다. 그리고 이 책의 독자들에게 잘 알려져 있는 것처럼 불안 장애에 대한 표준 기존 치료법은 거의 만족스럽지 않습니다. 두 가지 주요 접근 방식은 치료사가 사용할 수 있는 유일한 방법은 아니지만 (a) 약물 요법과 (b) 인지 행동 요법으로 분류할 수 있습니다. 전자는 정서적 조절을 위한 약물(일반적으로 항우울제 및 기분안정제)과 억제성 신경 전달 물질 감마-아미노부티르산(gamma-anminobutyric acid, GABA)의 방출을 억제하는 약물의 두 그룹에 크게 의존합니다. 후자의 물질 그룹 중 가장 흔한 물질은 자낙스(xanax)와 발륨(valium)을 포함하는 벤조디아제핀이며 산업화된 국가에서 가장 많이 남용되는 물질 중 하나입니다.

인지 행동 또는 다른 형태의 상담에 기반한 후자의 치료 그룹도 마찬가지로 부족했습니다.

웰부트린(wellbutrin), 아티반(ativan) 및 렉사프로(lexapro)에 대해 작성된 모든 처방과 매일 발생하는 불안 치료를 목표로 하는 수천 건의 대화 요법 세션에서 불안 장애의 유병률은 감소하지 않았습니다. 오히려 발생률이 증가하는 것으로 보입니다. 이 가장 널리 퍼진 정신 건강 장애에 대한 대체 치료법은 분명히 환자와 치료사 모두에게, 그리고 우리 사회 전체에 적지 않은 가치가 있을 것입니다.

우리는 2006년부터 Z 점수 뇌파(EEG) 바이오피드백을 사용하여 불안 장애 고객을 치료해 왔습니다. C-Z 또는 기타 사이트[정량적 뇌파(qEEG) 매핑 기반]를 통해 규범보다 과도하게 높은 베타를 줄이기 위한 4채널 프로토콜로 시작하여 환자가 만성적이고 심지어 무력한 불안감을 극복하도록 돕는 데 점점 더 많은 성공을 거두었습니다. 정상적인 일상 기능의 장기적인 회복은 이러한 사례의 대부분의 결과였으며, 추세는 훈련 세션 수가 감소함에 따라 효율성이 증가하는 것으로 보입니다. 또한 대부분의 환자는 치료 후 항불안제를 정기적으로 사용하는 것을 중단할 수 있었습니다. 오늘날 우리 클리닉에서는 불안 장애에 대한 여러 가지 치료법을 계속 제공하고 있지만, 대다수의 환자는 지속적인 인지 행동 지원과 결합된 저해상도 EEG 단층 분석(low-resolution EEG tomographic analysis, LORETA) 19채널 증상 유도 뇌파 바이오피드백을 받습니다. 외상 경험 이력이 있는 일부는 EEG 바이오피드백 세션 사이에 안구 운동 탈감작 및 재처리(eye movement desensitization and reprocessing, EMDR) 요법도 받습니다. 이러한 환자들에게는 치료법의 조합이 상당히 시너지 효과가 있음이 입증되었습니다. 전반적으로, 19채널 Z 점수 EEG 바이오피드백을 사용한 우리의 실습은 불안 장애를 나타내는 환자의 결과가 지속적으로 개선되고 있음을 입증했으며, 우리는 불안 장애를 행동 건강 문제 중 가장 쉽게 치료할 수 있는 문제로 간주합니다. 이 장에서 제공하는 데이터는 이 주장을 뒷받침하기 위한 것입니다.

불안 장애 환자의 초기 평가

우리 클리닉의 모든 환자는 60-90분 동안 지속되는 긴 진단 인터뷰로 경험을 시작합니다. 처음 25-40분 정도는 일반적으로 "치료를 통해 우리가 달성하고자 하는 것은 무엇입니까?"라는 질문에 답변할 수 있도록 환자(그리고 가족이 있는 경우 가족 구성원들)에게 그들이 온 이유를 설명하도록 요청하는 자유 형식의 탐색 토론으로 구성됩니다. 때로, 목표는 환자의 상황과 정교화 수준에 따라 어느 정도 운영적으로 다시 언급되어야 합니다. 이 면담 동안 환자의 행동을 관찰하는 것은 매우 중요합니다. 환자의 비언어적 단서가 고통 수준과 대처 메커니즘에 대해 많은 것을 드러내기 때문입니다. 면담 후반부는 의학적 및 신경학적 문제뿐만 아니라 생물심리사회학적 요약, 교육, 직업, 약물 사용 및 관련 배경 질문을 다루는 12개 정도의 구조화된 질문으로 구성됩니다(즉, 환자의 건강력, 과거 뇌손상 및 뇌의 감염성 질환의 증거, 간질 증상, 뇌부종 등).

이 면담 이후, 환자가 추가 평가를 위한 적절한 후보로 간주되고 이를 추구하는 데 동의하는 경우, 환자는 19채널 QEEG 매핑은 물론 연령과 현재 상태에 적합한 기타 여러 평가를 받을 예정입니다. 불안 장애가 있는 환자의 경우, 12세 이상은 벡 불안 검사(Beck Anxiety Inventory) 또는 클라크 벡 강박장애 검사(Clarke Beck OCD Inventory), 적절한 성인용 또는 청소년용 버전의 성격 평가 검사(Personality Assessment Inventory)를 받아야 합니다. 12세 미만인 경우, 부모 또는 가정 보호자 2명과 교사 2명의 행동 척도를 대신 요청합니다. 우리는 코너스 행동 평가 척도(Conners Behavioral Rating Scales, CBRS), 코너스 유아기 척도(Conners Early Childhood Scales, CECS), 아동용 다차원 불안 척도(Multidimensional Anxiety Scale for Children, MASC), 소아 행동 평가 척도(Pediatric Behavior Rating Scale, PBRS) 또는 적절하다고 판단되는 다른 척도를 사용합니다.

실무자의 관점에서 중요한 것은 수렴되기를 바라는 독립적인 데이터의 여러 소스를 수집하는 것입니다. 또한 치료 과정에서 발생한 변화의 정도와 크기에 대한 규범적 데이터 수집하는데 도움이 되도록 환자를 재평가하기 위해 일부 검사가 치료 후 제공될 수 있습니다.

정량화 뇌파 지도의 평가 및 분석 및 해석 점수를 매긴 후 서면 보고서를 작성하여 환자와 공유합니다. 이 보고서는 환자의 증상 및 병력을 요약하고, 평가 지표의 일관성, QEEG 지도에서 발견된 불안 장애의 마커를 설명하고, 치료가 특정 환자에게 유익할 것으로 판단되는 경우 치료 계획을 제안합니다.

뇌의 불안 네트워크

대처는 뇌의 불안 네트워크의 핵심 구성 요소로 간주되는 영역과 상호 연결의 구성 요소를 요약했습니다. 상호 연결을 요약한 그의 다이어그램이 그림 9.1에 나와 있습니다.

불안 네트워크의 대부분의 구성 요소가 피질 외부에 있기 때문에 이 그림은 전혀 흥미롭지 않습니다. 해마와 편도체 모두 선단 수상돌기(apical dendrites)를 포함하고 있으므로 LORETA 영상으로 볼 수 있는 EEG를 생성하지만 사실 이 네트워크의 대부분은 EEG 바이오피드백을 통한 신경조절에 적합하지 않습니다.

이것은 다음과 같은 질문을 합니다: 공포 반응을 매개하는 대부분의 중추 신경계 구조가 EEG 기반 신경 조절 기술에 둔감한 경우 불안 장애에 대한 치료로서 19채널 Z 점수 증상 기반 EEG 바이오피드백이 매우 효과적인 이유는 무엇입니까?

다음 페이지에 제시된 환자 모집단의 사례 연구 및 기타 데이터는 이 질문에 답하기 위한 시도입니다. 우리는 확정적인 답변을 제공한다고 주장하지 않습니다. 그러나 수년간 이러한 환자들과 함께 일한 우리의 경험은 다음과 같은 주장으로 다소 간결하게 요약될 수 있는 가설을 제안합니다.

불안 장애는 일반적으로 비임상적 개인의 활동을 억제하는 피질 구조의 억제 제어 하에 더 이상 존재하지 않는 피질하 공포 및 각성 관련 구조의 만성 활성화를 특징으로 합니다. 따라서 불안 장애의 효과적인 치료는 이러한 피질 하부 영역

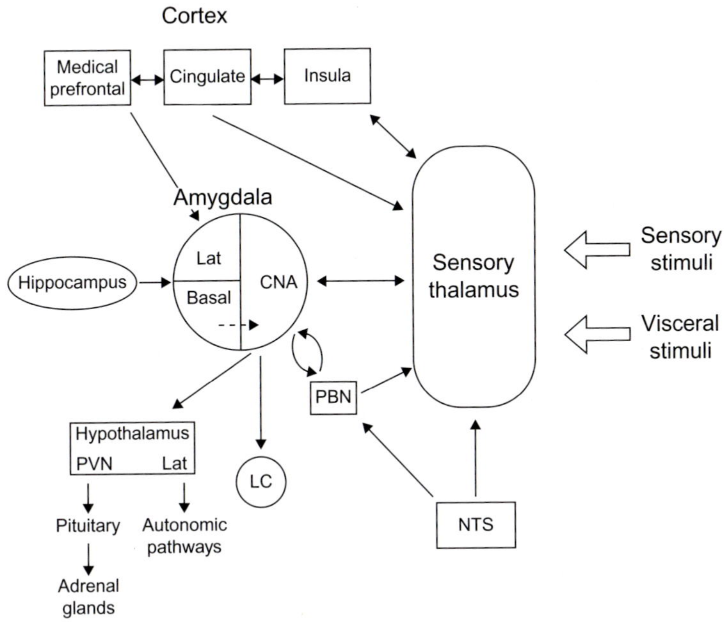

그림 9.1 뇌의 불안 네트워크. 불안을 매개하는 중요한 역할을 하는 피질 영역에 비해 많은 수의 피질 하부 및 뇌간 구조에 주목하십시오. Thatcher(2012)에서 허가를 받아 재인쇄했습니다.

의 피질 영역에 대한 억제 피질 제어를 복원하는 것을 포함합니다.

따라서 주어진 상황에 적절한 공포 유발 자극(즉, 늦은 밤 집에 침입하는 소리)이 없으면 편도체, 시상하부, 청반 및 기타 피질 하부 구조가 부적절하게 활성화된 상태로 남아 있으며, 이는 만성 불안을 특징짓는 지속적인 과잉 경계와 과도한 스트레스를 초래합니다. 더욱이, 일반적으로 이 활성화를 억제하는 역할을 하는 피질 구조는 그렇게 하는 능력을 상실한 것으로 보입니다.

우리는 독자가 이 가설을 참신하거나 혁신적으로 받아들이기를 기대하지 않습니다. 그러나 놀라운 것은 LORETA Z 점수 유도 EEG 바이오피드백이 피질 제어의 회복을 달성할 수 있고 따라서 만성 불안의 다양한 징후와 관련된 고통으로부터 지속적인 완화를 제공할 수 있는 명백한 효능이 있습니다.

불안 장애의 QEEG 마커

전자의 논의를 감안할 때 우리는 불안 환자들 사이에서 QEEG 뇌 지도에서 특정 마커를 볼 것으로 예상할 수 있으며 실제로 이것이 종종 사례에서 확인됩니다. 이 환자의 QEEG 지도에는 세 가지 마커가 정기적으로 나타납니다.

1. 대상회(cingulate gyrus)와 섬(insula)에서 과도한 Z 점수 파워 활동. 이들은 가장 일반적으로 중앙 대상회에 있지만 종종 전방 대상회에서 볼 수 있으며 드물게는 후방 대상회에서도 볼 수 있습니다. 그들은 항상 과잉한 파워이며 결코 부족하지 않습니다.
2. 해마이랑(parahippocampal gyrus)을 포함하는 편도체 근처 LORETA에서 영상화 할 수 있는 영역에서 비정상적인 Z 점수 파워 활동. 뇌의 이 영역의 정확한 영역에 따라 표준과의 이러한 불일치는 Z 점수 파워가 과도하거나 부족할 때 나타납니다. 예를 들어, 측두엽과 관련하여 이상 조절의 위치가 더 멀리 있을수록 정상에서 벗어나는 수치가 파워를 초과하기보다는 표준 이하로 보일 가능성이 더 높습니다. 이는 이러한 영역의 위치가 편도체와 같은 변연계 각성 구조에 억제적인 영향을 미친다는 것을 시사합니다. 이러한 영역이 표적을 억제하기에 충분한 파워를 생성하지 못할 경우 불안이 발생할 수 있습니다.
3. 배외측 전두엽 피질(dorsolateral prefrontal cortex, DLPFC)과 편도체 근처 영역(즉, 해마이랑과 해마) 사이의 비정상적인 Z 점수 연결 메트릭. 또한 어떤 경우에는 배외측 전두엽 피질(DLPFC), 섬(insula)과 두정엽(parietal lobe) 영역 사이를 포함하여 다른 피질 영역 사이의 연결 측정에서 더 넓은 조절 장애가 있습니다.

이 세 가지 메커니즘은 각성, 불안 및 공포에 관한 현재의 신경과학 문헌과 우리가 수년에 걸쳐 우리 병원에서 본 치료 전 및 후 QEEG 지도와 모두 일치합니다. 우리는 하나 또는 다른 유형의 불안 장애에 대해 100명 이상의 환자를 치료했으며, 그 중 30명은 19채널 Z 점수 증상 기반 LORETA EEG 바이오피드백을 사용했습니다. 우리는 이 장의 결론에서 전반적인 결과 측정을 다룰 것입니다. 현재로서는 우리의 작업 가설을 뒷받침하기 위해 사례 연구로 전환합니다. 가설은 그룹으로서의 불안 장애는 상위 수준의(실행 제어) 구조에 의한 하위 수준(파충류 뇌) 구조의 억제 제어 실패를 공유합니다. 따라서 불안을 성공적으로 치료하려면 환자에게 이 높은 수준의 통제력을 회복시켜야 합니다. 다음 세 가지 사례 연구는 이 주장과 관련하여 설득력 있는 주장과 일관된 데이터를 제시하기를 희망합니다.

불안 장애 사례 연구

사례 1, 58세의 남성 내담자는 지난 40년 동안 지속되는 일반화된 불안을 나타냈습니다. 최근 5년 동안 그는 벤조디아제핀을 처방받았습니다. 사례 1은 19채널 LORETA Z 점수 증상 기반 뉴로피드백의 20회 세션을 받았습니다. 그는 세션 후 자신의 불안이 상당히 완화되었고 더 이상 밤에 잠드는 데 문제가 없다고 보고했습니다. 그는 또한 불안감 없이 깨어났고 스트레스가 높은 작업 환경에서 더 나은 대처 기술을 가졌다고 보고했습니다.

그림 9.2의 절대 파워 지도는 불안과 관련된 잘 알려진 마커인 대상회(cingulate gyrus)와 같은 변연계 구조 위 부위의 과도한 표면 파워를 보여줍니다. 이상 조절은 증상 중심의 LORETA 뉴로피드백으로 훈련한 후 규준적 측정에 대한 개선을 보여줍니다. 비정상적인 LORETA 전류 소스 밀도 전력의 유사한 감소가 그림 9.3에 나와 있습니다. 언급한 바와 같이, 알려진 마커와 일치하여, 초과 전류원 밀도(CSD) 측정값은 기준 모집단에서 4개 이상의 표준 편차에서 뇌섬 영역에서 나타납니다. 정상 범위 내에서 비정상적인 파워의 현저한 감소가 관찰됩니다.

이 사례에서 주목할만한 점은 LORETA 연결 측정을 포함하여 증상 중심 프로토콜을 사용할 수 있기 전에 신경 요법에 대한 일반적인 치료 표준은 뇌섬에서 발산되는 과도한 Z 점수 파워를 하향 훈련하는 것이었습니다는 것입니다. 그러나 불안 네트워크와 관련된 연결 메트릭스를 살펴보면 DLPFC와 변연계 브로드만(Brodmann) 영역 사이의 연결성에서 광범위하지만 집중적인 추가 조절 장애가 드러났습니다. 이를 치료 프로토콜에 추가하는 것(뉴로가이드 뉴로피드백의 증상 체크리스트 매치에서 제안한 대로)은 이 환자의 결과에 중요한 요소인 것으로 보입니다.

이는 그림 9.4에서 치료 전 및 치료 후 LORETA 일관성 그래프를 비교하여 입증됩니다. 20회의 LORETA 뉴로피드백 세션 후 브로드만 영역 8, 9, 10, 46과 편도체 및 해마 사이에서 관찰된 LORETA 일관성 측정에서 매우 중요한 개선이 있었습니다. 이 사례는 LORETA 뉴로피드백이 변연계 또는 피질 구조의 국소 과잉 파워가 qEEG 지도에서 드러나는 경우에도 불안 장애의 마커인 전두-변연계 관련 조절 장애에 얼마나 효과적인지 보여줍니다.

사례 2는 심각한 사회적 불안을 나타내는 15세 남성 내담자를 포함합니다. 그의 증상은 수업에 참여할 수 없고 사회적 상호 작용을 피하고 운전 방법을 배우는 데 주저할 정도로 그의 삶에 부정적인 영향을 미쳤습니다. 그는 자신의 증상이 약 2년 동안 지속되었고 나이가 들면서 악화되는 것을 보았다고 보고했습니다. 사례

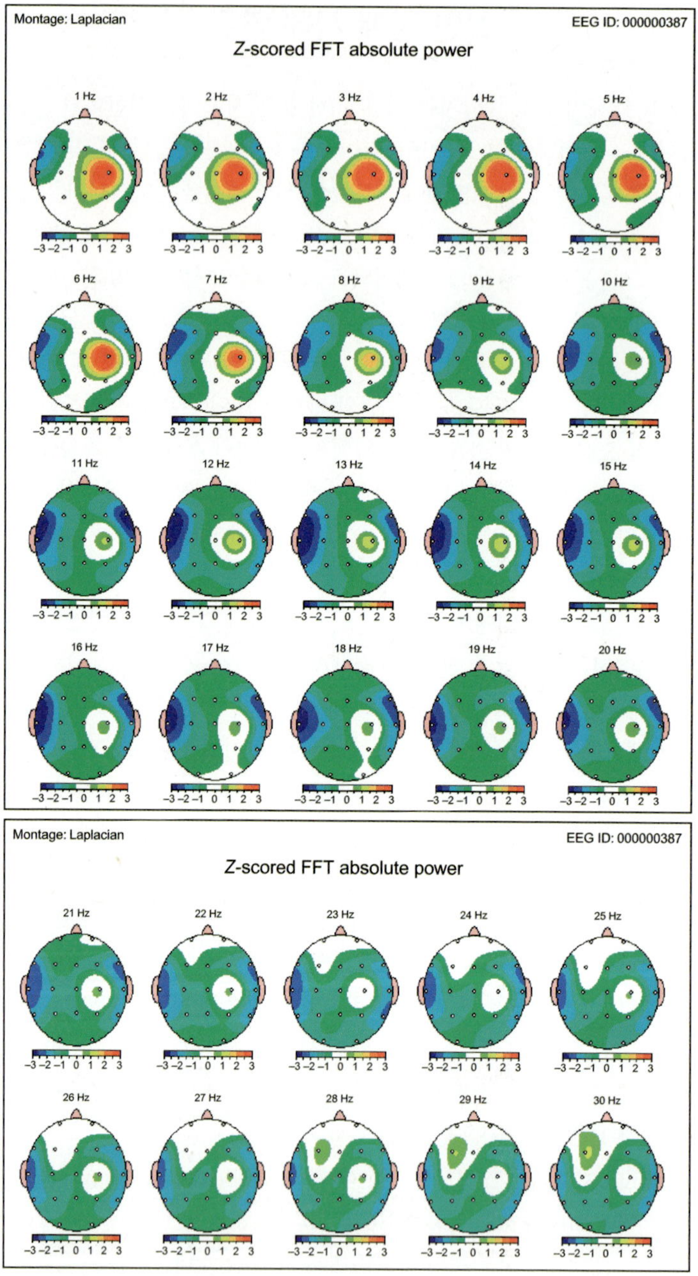

그림 9.2 눈을 감은 상태의 사례 1에 대한 라플라시안 몽타주(Laplacian montage)에서 LORETA 뉴로피드백 Z 점수 고속 푸리에 변환(Fast Fourier Transform, FFT) 절대 파워 지도의 전처리(왼쪽) 및 20회 후 세션(오른쪽)

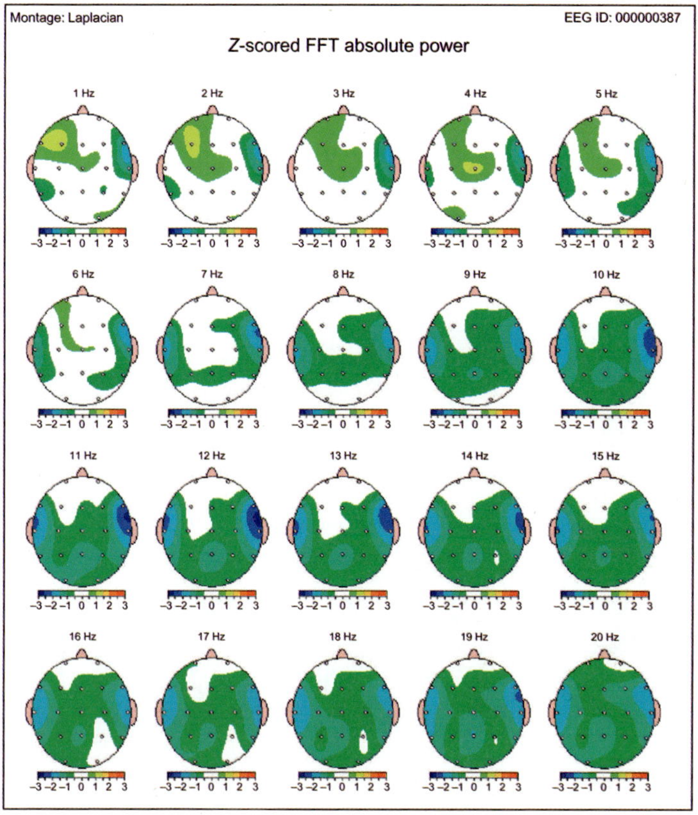
Montage: Laplacian
EEG ID: 000000387
Z-scored FFT absolute power
1 Hz
2 Hz
3 Hz
4 Hz
5 Hz
6 Hz
7 Hz
8 Hz
9 Hz
10 Hz
11 Hz
12 Hz
13 Hz
14 Hz
15 Hz
16 Hz
17 Hz
18 Hz
19 Hz
20 Hz
-3 -2 -1 0 1 2 3

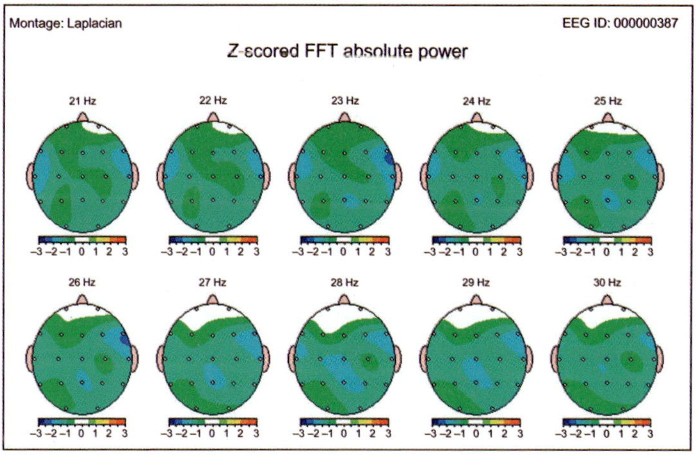
Montage: Laplacian
EEG ID: 000000387
Z-scored FFT absolute power
21 Hz
22 Hz
23 Hz
24 Hz
25 Hz
26 Hz
27 Hz
28 Hz
29 Hz
30 Hz
-3 -2 -1 0 1 2 3

그림 9.2 (계속)

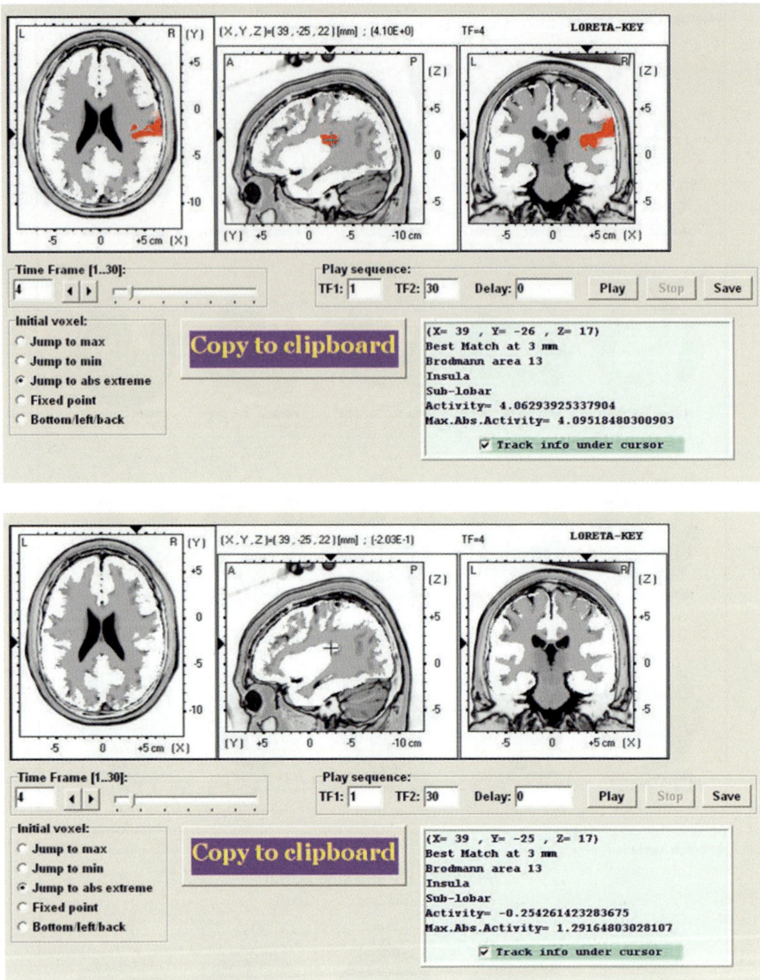

그림 9.3 눈을 감은 상태의 사례 1에 대한 LORETA 뉴로피드백의 Z 점수 LORETA CSD 지도의 치료 전(위) 및 20회 후 세션(아래). 이상 조절은 섬(insula)에서 볼 수 있습니다.

2는 19채널 LORETA Z 점수 증상 기반 뉴로피드백의 20회 세션을 받았습니다. 그는 세션이 끝난 후 그룹 설정과 새로운 사람들과의 사회적 상호 작용이 크게 향상되었다고 보고했습니다. 그는 점점 더 수다스러워지고 사람들과 쉽게 눈을 마주치게 되었다고 보고했지만, 이전에는 이것이 거의 불가능했습니다.

그림 9.5는 사례 2 (다시, 라플라시안 몽타주) 지도에서 델타, 세타, 알파 주파

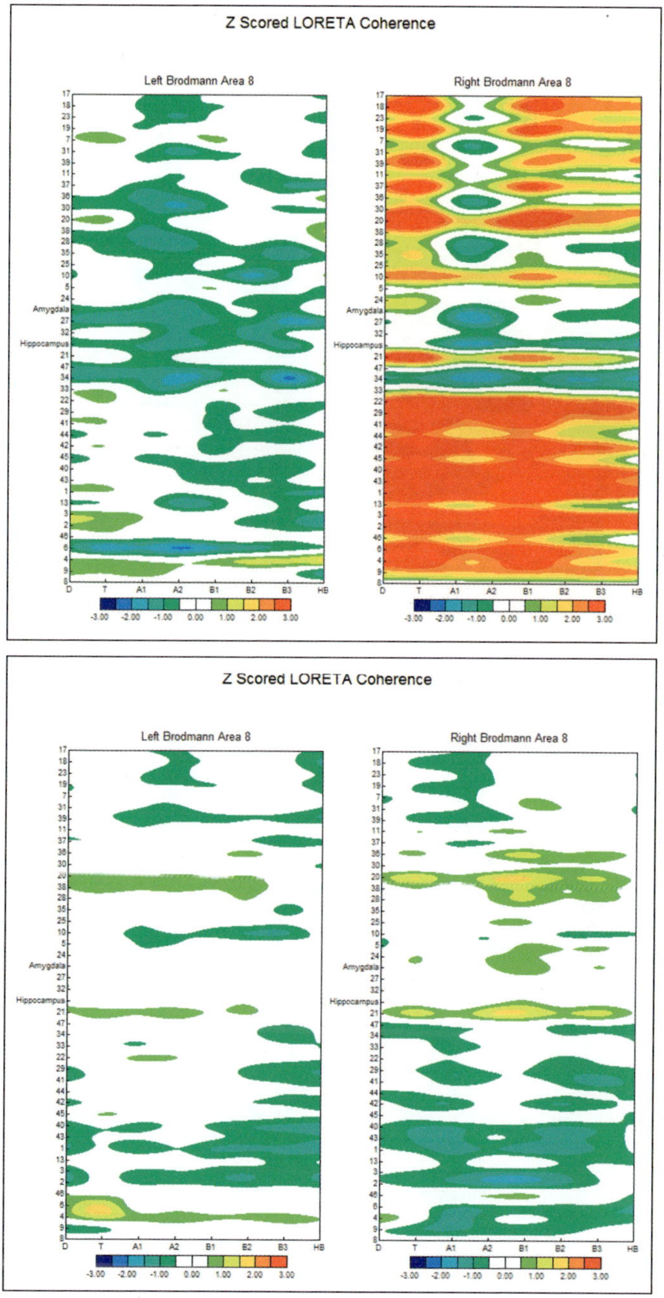

그림 9.4. 사례 1에서 LORETA 일관성은 치료 전(상단)과 LORETA 19채널 Z 점수 기반 뉴로피드백(하단)의 20개 세션을 매핑합니다. 비정상적인 일관성은 치료 후 정상화를 보여줍니다.

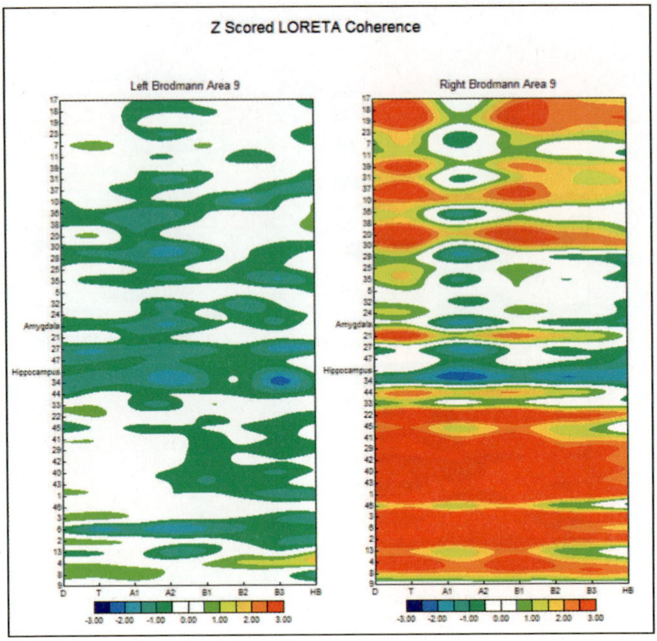
Z Scored LORETA Coherence
Left Brodmann Area 9
Right Brodmann Area 9
Amygdala
Hippocampus
D T A1 A2 B1 B2 B3 HB
-3.00 -2.00 -1.00 0.00 1.00 2.00 3.00

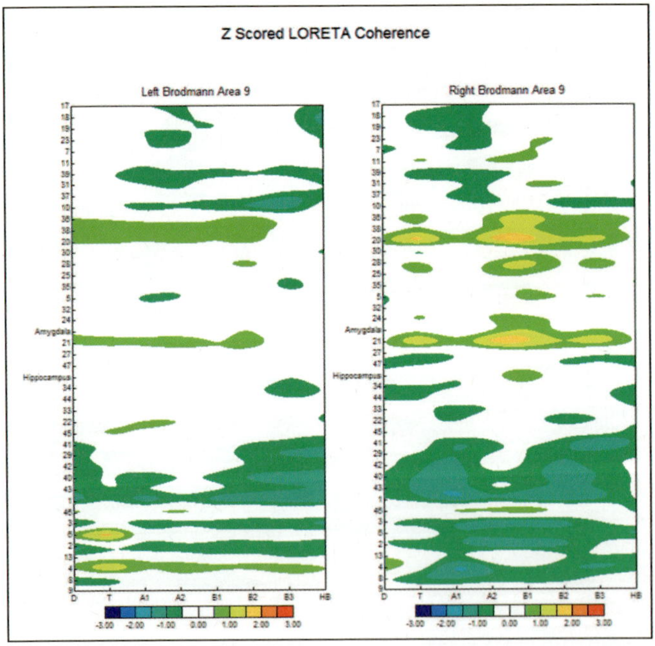
Z Scored LORETA Coherence
Left Brodmann Area 9
Right Brodmann Area 9
Amygdala
Hippocampus
D T A1 A2 B1 B2 B3 HB
-3.00 -2.00 -1.00 0.00 1.00 2.00 3.00

그림 9.4 (계속)

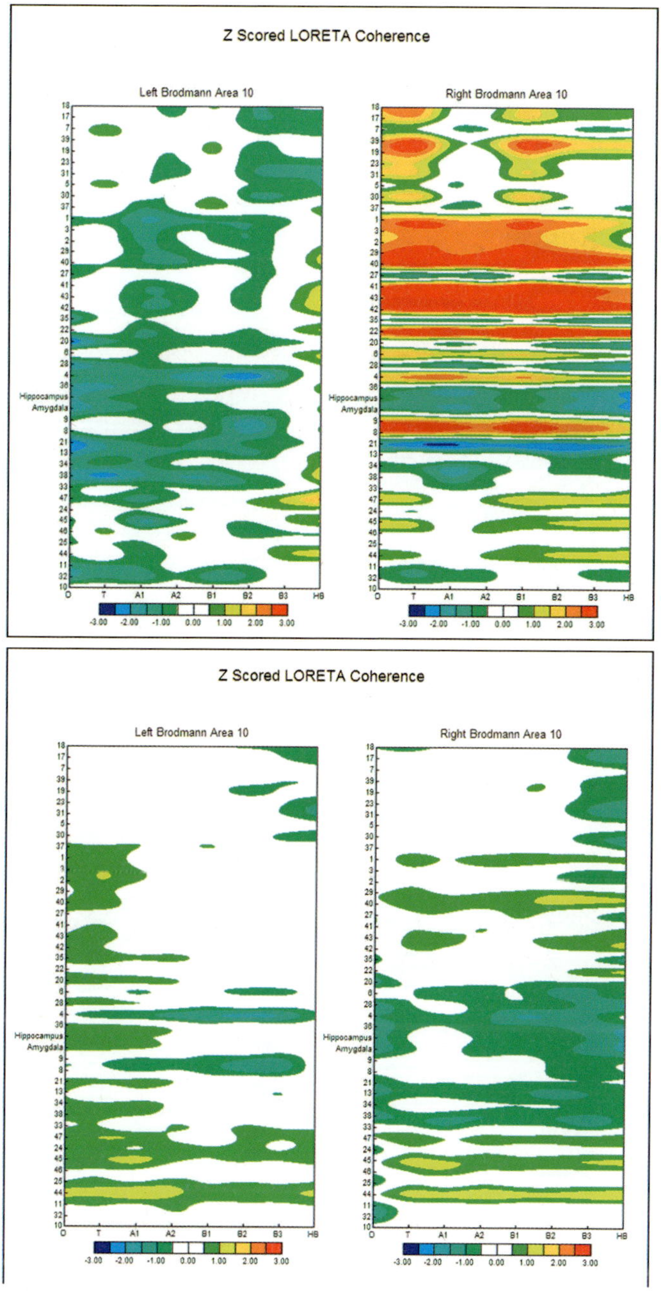
Z Scored LORETA Coherence
Left Brodmann Area 10
Right Brodmann Area 10
Hippocampus
Amygdala
D T A1 A2 B1 B2 B3 HB
-3.00 -2.00 -1.00 0.00 1.00 2.00 3.00
Z Scored LORETA Coherence
Left Brodmann Area 10
Right Brodmann Area 10
Hippocampus
Amygdala
D T A1 A2 B1 B2 B3 HB
-3.00 -2.00 -1.00 0.00 1.00 2.00 3.00

그림 9.4 (계속)

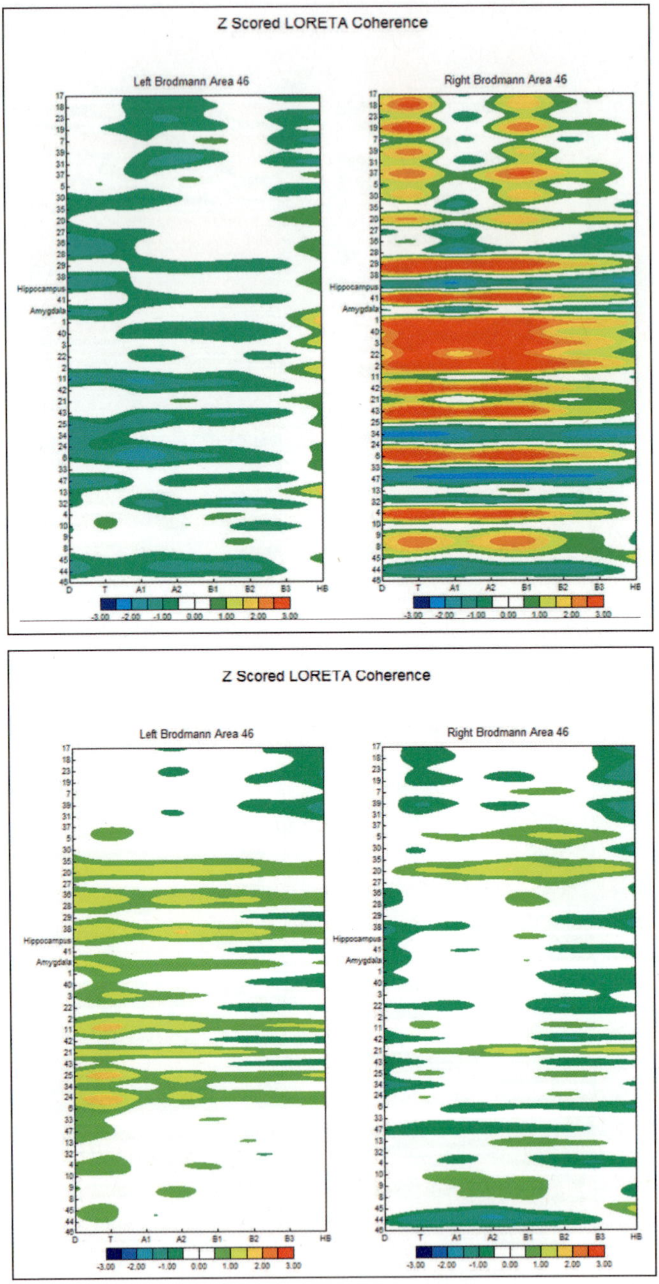
Z Scored LORETA Coherence
Left Brodmann Area 46
Right Brodmann Area 46
Hippocampus
Amygdala
D T A1 A2 B1 B2 B3 HB
-3.00 -2.00 -1.00 0.00 1.00 2.00 3.00
Z Scored LORETA Coherence
Left Brodmann Area 46
Right Brodmann Area 46
Hippocampus
Amygdala
D T A1 A2 B1 B2 B3 HB
-3.00 -2.00 -1.00 0.00 1.00 2.00 3.00

그림 9.4 (계속)

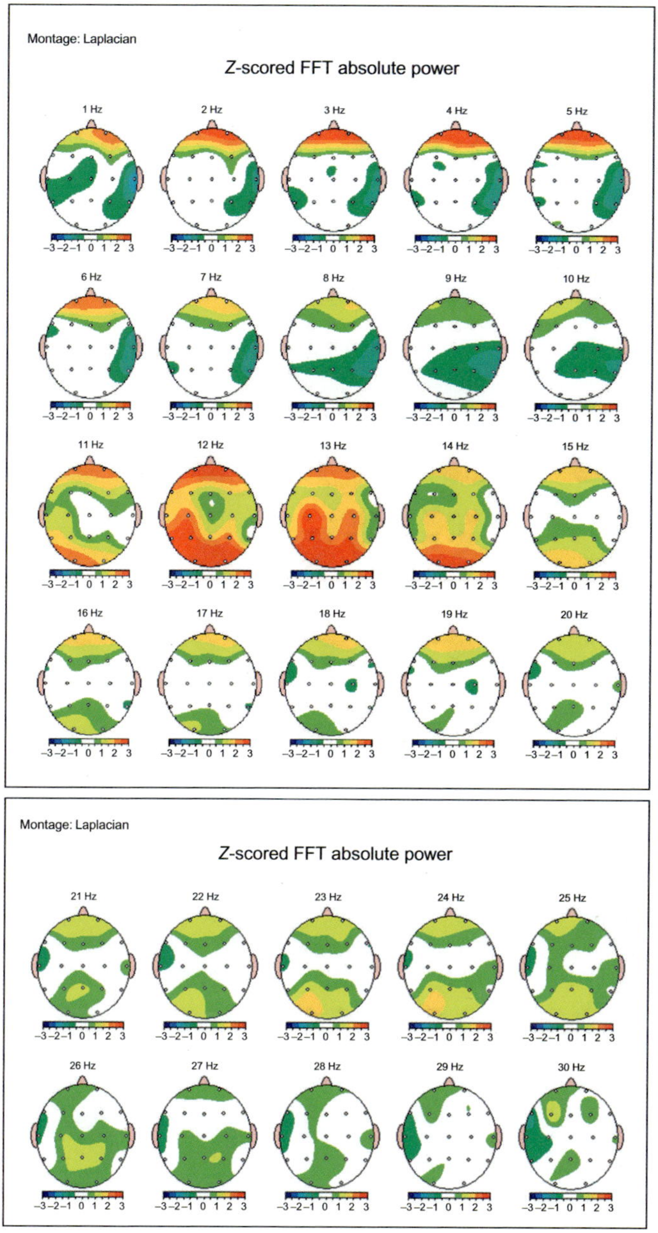

그림 9.5 눈을 감은 상태의 사례 2에 대한 라플라시안 몽타주에서 LORETA 뉴로피드백 Z 점수 FFT 절대 파워 지도의 치료 전(왼쪽) 및 20회 후 세션(오른쪽)

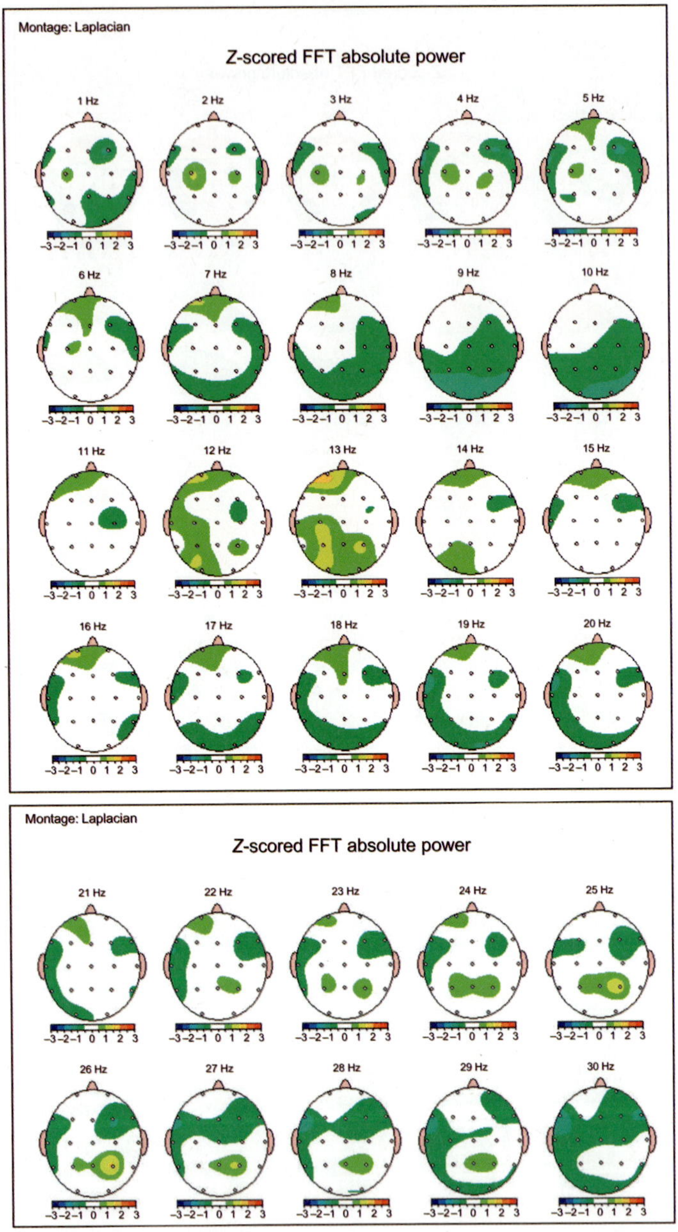
Montage: Laplacian
Z-scored FFT absolute power
1 Hz
2 Hz
3 Hz
4 Hz
5 Hz
6 Hz
7 Hz
8 Hz
9 Hz
10 Hz
11 Hz
12 Hz
13 Hz
14 Hz
15 Hz
16 Hz
17 Hz
18 Hz
19 Hz
20 Hz
−3 −2 −1 0 1 2 3
Montage: Laplacian
Z-scored FFT absolute power
21 Hz
22 Hz
23 Hz
24 Hz
25 Hz
26 Hz
27 Hz
28 Hz
29 Hz
30 Hz
−3 −2 −1 0 1 2 3

그림 9.5 (계속)

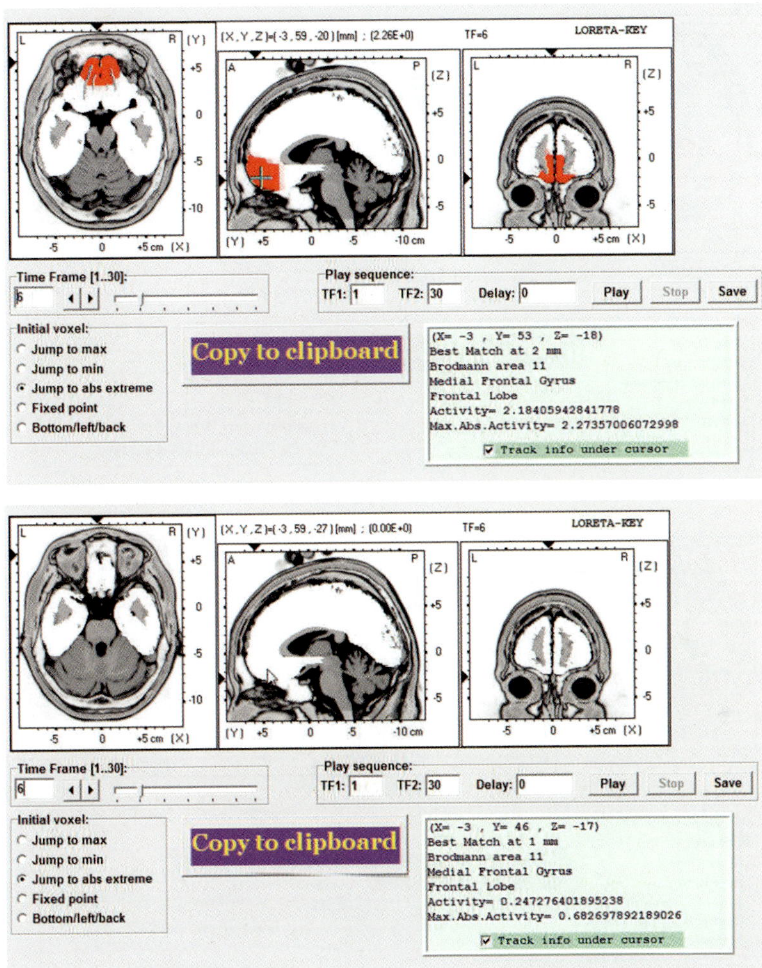

그림 9.6 눈을 감은 상태의 사례 2에 대한 LORETA 뉴로피드백의 Z 점수 LORETA CSD 지도의 치료 전(위) 및 20회 후 세션(아래). 이상 조절은 내측전두이랑과 전대상회에서 관찰됩니다.

수의 전두엽 영역에서 표면 파워 과잉과 알파 주파수의 두정엽 파워의 과잉을 보여줍니다. 이러한 표면 발견은 본질적으로 피질-피질입니다. LORETA 뉴로피드백의 20회 세션 후 표면 파워의 이상 조절이 이 주파수에서 정상화되었습니다. 표면 파워와 관련하여 모든 조치는 표준 범위 내에 있습니다.

그림 9.6과 9.7은 각각 내측전두이랑(medial frontal gyrus)과 해마옆이랑(parahippocampal gyrus)의 과도한 전류원 밀도(CSD) 측정값을 보여줍니다. 이 관계

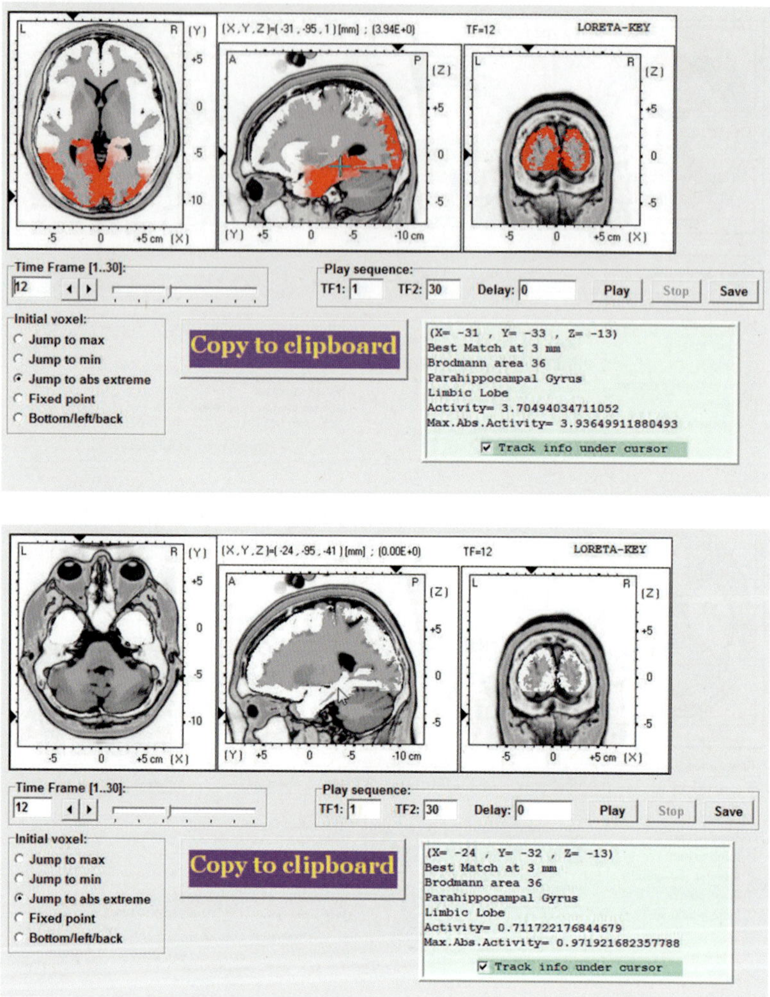

그림 9.7 눈을 감은 상태의 사례 2에 대한 LORETA 뉴로피드백의 Z 점수 LORETA CSD 지도의 치료 전(위) 및 20회 후 세션(아래). 이상 조절은 해마곁이랑(parahippocampal gyrus)에서 볼 수 있습니다.

는 사례 1에서 볼 수 있는 패턴보다 변연 피질 영역(내측 측두엽 포함) 사이에 더 집중되어 있지만, 그럼에도 불구하고 불안 네트워크의 치료 전의 이상 조절은 분명합니다. 이러한 영역 간의 LORETA 일관성을 정상화한 환자에게 보상하는 것을 포함하여 LORETA 뉴로피드백은 20회 세션 후 CSD 측정에서 이상 조절을 정상화하는 데 효과적인 것으로 다시 나타났습니다. 이 비교에서 개선 변화는 거의 2 표준 편차입니다. 정규화되면 이러한 지역 간의 연결성도 향상되었습니다.

그림 9.8은 편도체, 해마 및 브로드만 영역 46 사이의 연결성 측정을 보여줍니다. 이러한 변연계 영역 사이에 현저한 과응집성(hypercoherence)이 있어 불안 증상에 기여합니다. 이 두정-변연계 불안 조절 장애는 LORETA 뉴로피드백 훈련에 긍정적으로 반응하며, 이 경우 사례 2의 사회적 환경에서 기능하는 능력이 크게 향상되었고 그가 보고한 바와 같이 "다시 정상적으로 행동"하는 것과 관련이 있습니다.

사례 3은 불안과 광장공포증을 보이는 62세 여성입니다. 그녀의 증상은 폐경 후 시작되었고 내원 2년 전 심근성 심방세동 및 관련 합병증으로 입원한 후 악화된 것으로 보였습니다. 그녀는 편집증적이고 정신적으로 불안정하다고 묘사한 그녀의 여동생에게 스스로 지정된 간병인이었습니다.

사례 3은 19채널 LORETA Z 점수 증상 기반 뉴로피드백의 10회 세션을 받았습니다. 세션 후, 그녀는 사회화의 증가, 수면 개선, 운전 중 불안 감소를 보고했습니다. 그녀는 또한 체육관으로 돌아가 친구들과 매주 사교 모임에 참석할 수 있다고 보고했습니다.

그림 9.9는 그녀의 치료 전 지도에서 델타 및 세타 주파수의 정면 및 왼쪽 정수리 위치에서 과도한 표면 파워를 보여줍니다. 높은 베타 주파수에서 두정부의 과도한 표면 파워가 나타납니다. 이러한 결과는 불안 장애에 대한 가설화된 마커와도 일치합니다. 10회 훈련 후 델타 및 세타 주파수의 비정상적인 표면 파워는 완전한 정규화를 보여줍니다. 베타 주파수 이상 조절은 최소 하나의 표준 편차만큼 과도한 표면 파워의 감소를 보여줍니다.

사례 3은 또한 해마곁이랑(parahippocampal gyrus) 및 오른쪽 측두이랑(temporal gyri)에서 현저한 초과 전류원 밀도(CSD) 측정을 보여주었습니다. 해마곁이랑의 치료 전 비정상적인 CSD 측정은 참조 모집단에서 4 표준 편차 이상이었습니다. 10회 세션 후, LORETA 파워는 표준 범위 내로 3 표준 편차만큼 감소했습니다(그림 9.10 참조). 그림 9.11은 초과 CSD 측정값이 2 이상의 표준 편차에서 거의 1.5 표준 편차로 감소한 것을 보여줍니다. 이러한 비정상적인 파워의 감소는 LORETA 뉴로피드백 10회 세션 후 기준 범위 내에 있습니다.

그림 9.12는 치료 전과 LORETA 뉴로피드백의 10회 세션 후 일관성 지도를 보여줍니다. 과응집(hypercoherence)은 브로드만 영역 42와 43과 편도체 및 해마곁이랑 사이에서 두드러졌습니다. 이러한 결과는 거의 모든 주파수 대역에서 볼 수 있으며 앞서 설명한 것처럼 불안 마커와 강하게 일치합니다. 10회 세션 후에 연결성이 눈에 띄게 개선되었으며 일관성 측정은 이러한 브로드만 영역의 모든 대

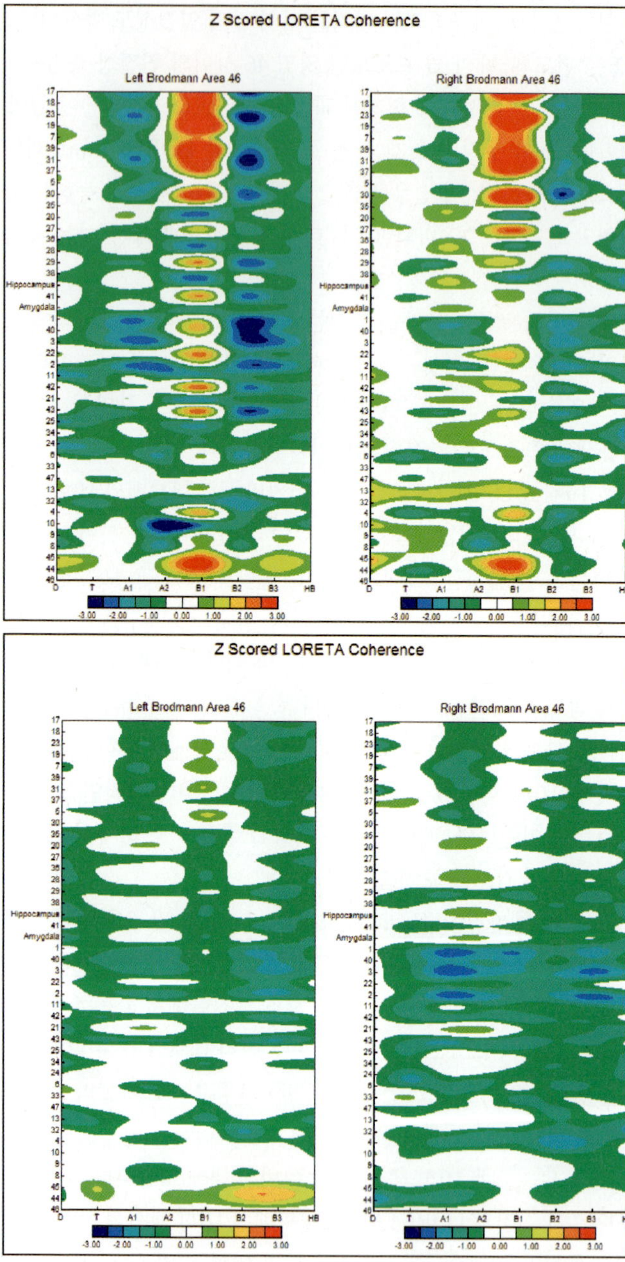

그림 9.8. 사례 2의 LORETA 일관성은 치료 전(상단)과 LORETA 19채널 Z 점수 기반 뉴로피드백의 20회 세션(하단)을 매핑합니다. 비정상적인 일관성은 치료 후 정상화를 보여줍니다.

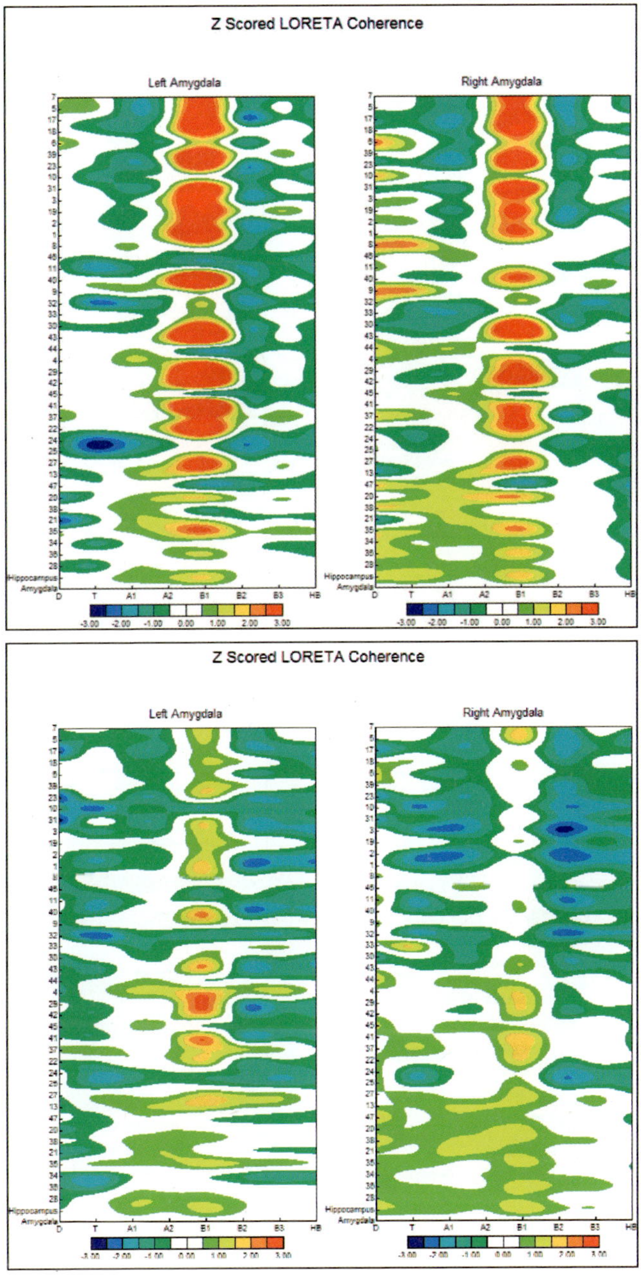
Z Scored LORETA Coherence
Left Amygdala
Right Amygdala
Hippocampus
Amygdala
D T A1 A2 B1 B2 B3 HB
-3.00 -2.00 -1.00 0.00 1.00 2.00 3.00
Z Scored LORETA Coherence
Left Amygdala
Right Amygdala
Hippocampus
Amygdala
D T A1 A2 B1 B2 B3 HB
-3.00 -2.00 -1.00 0.00 1.00 2.00 3.00

그림 9.8. (계속)

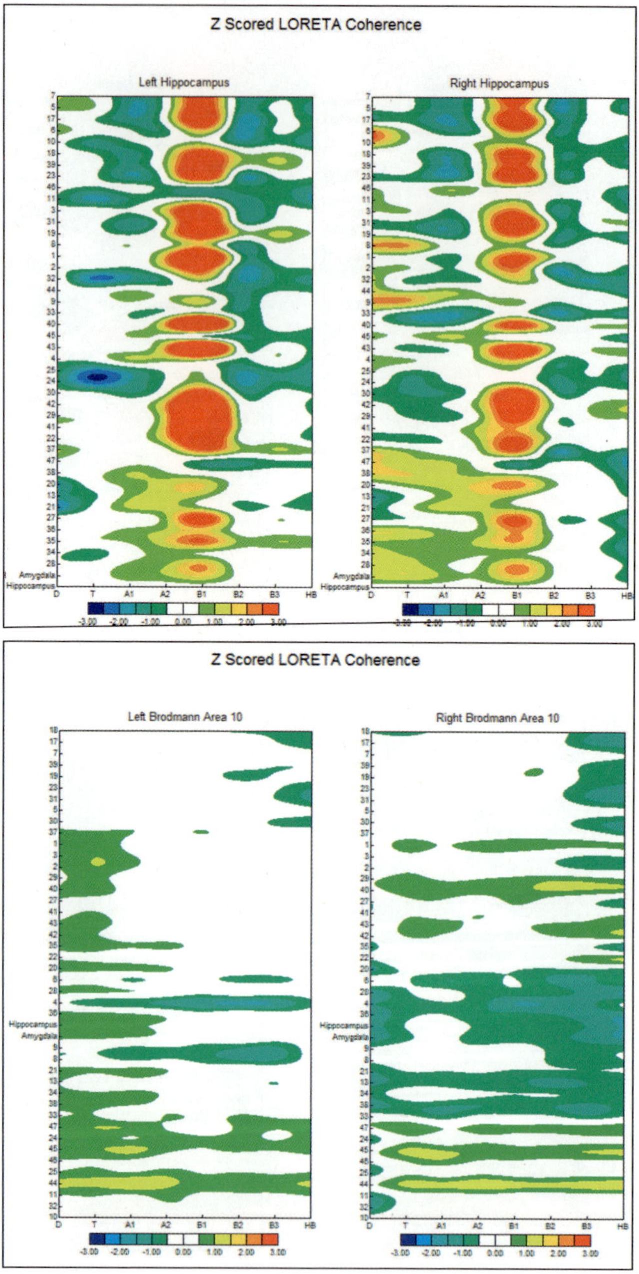
Z Scored LORETA Coherence
Left Hippocampus
Right Hippocampus
Amygdala
Hippocampus
D T A1 A2 B1 B2 B3 HB
-3.00 -2.00 -1.00 0.00 1.00 2.00 3.00
Z Scored LORETA Coherence
Left Brodmann Area 10
Right Brodmann Area 10
Hippocampus
Amygdala
D T A1 A2 B1 B2 B3 HB
-3.00 -2.00 -1.00 0.00 1.00 2.00 3.00

그림 9.8. (계속)

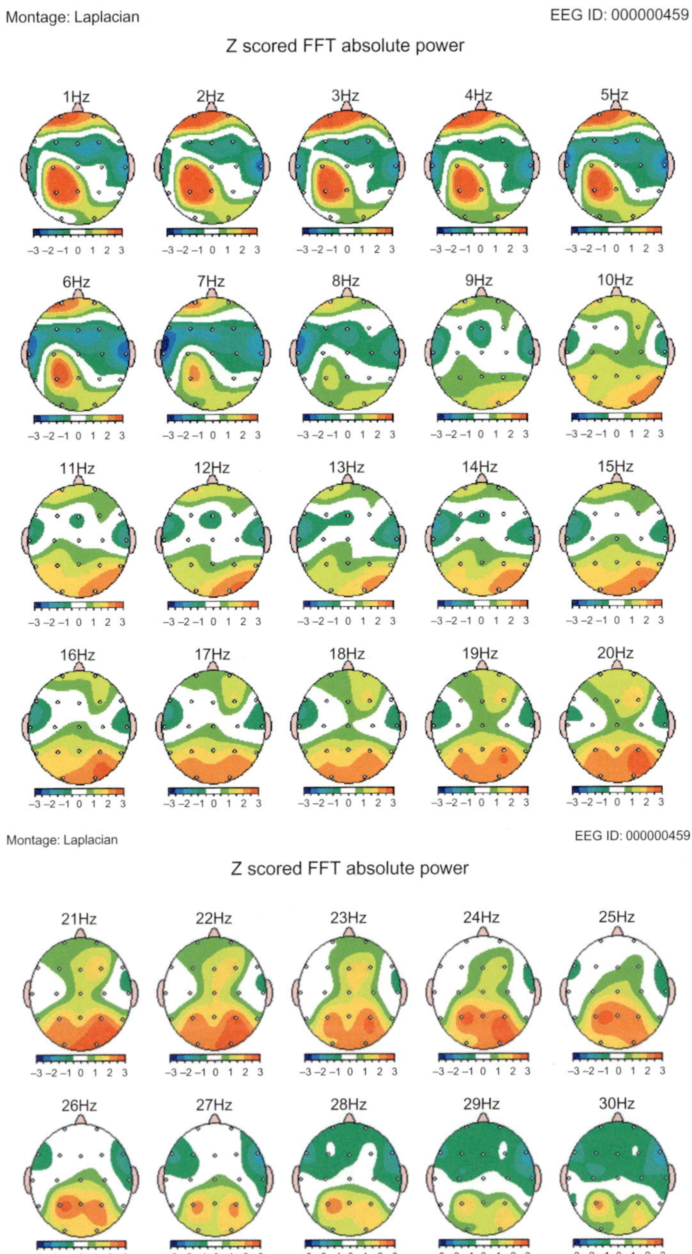

그림 9.9 눈을 감은 상태에서 사례 3에 대한 라플라시안 몽타주에서 LORETA 뉴로피드백 Z 점수 FFT 절대 파워 지도의 치료 전(왼쪽) 및 10회 후 세션(오른쪽)

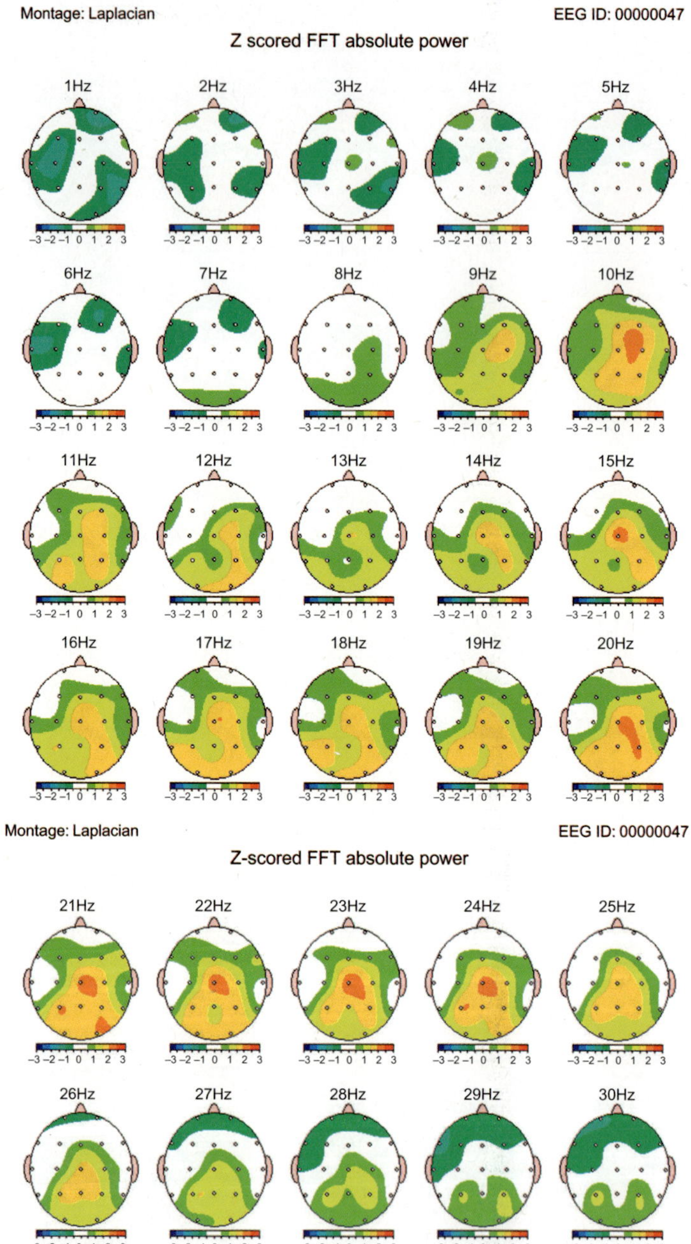
Montage: Laplacian
EEG ID: 00000047
Z scored FFT absolute power
1Hz
2Hz
3Hz
4Hz
5Hz
6Hz
7Hz
8Hz
9Hz
10Hz
11Hz
12Hz
13Hz
14Hz
15Hz
16Hz
17Hz
18Hz
19Hz
20Hz
Montage: Laplacian
EEG ID: 00000047
Z-scored FFT absolute power
21Hz
22Hz
23Hz
24Hz
25Hz
26Hz
27Hz
28Hz
29Hz
30Hz

그림 9.9 (계속)

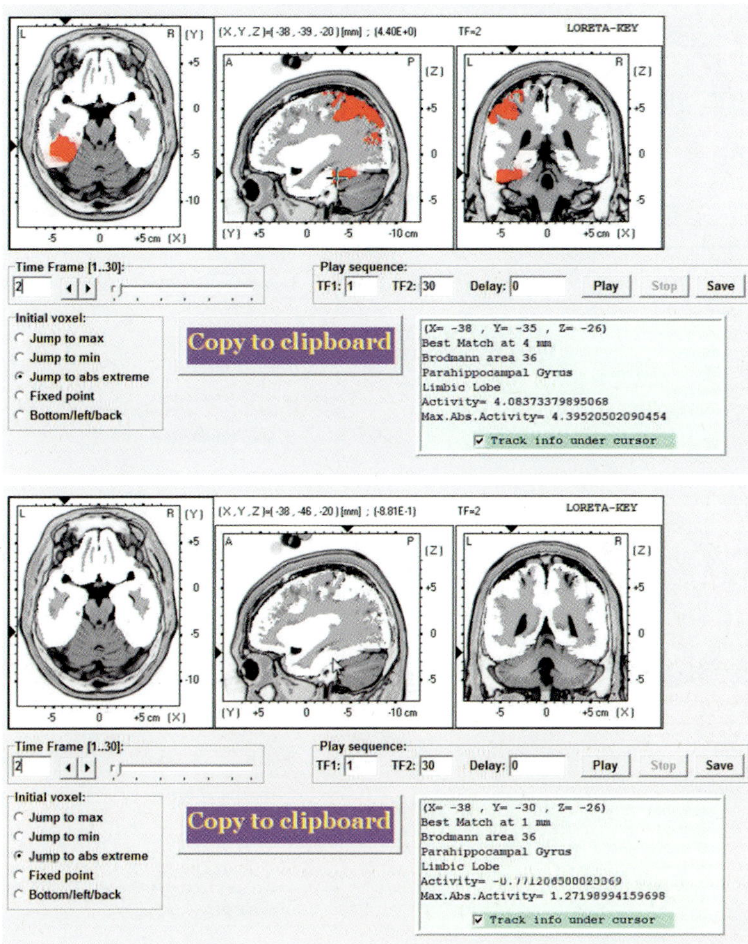

그림 9.10 눈을 감은 상태에서 사례 3에 대한 LORETA 뉴로피드백의 Z 점수 LORETA CSD 지도의 치료 전(위) 및 10회 후 세션(아래). 이상 조절은 해마주위이랑에서 볼 수 있습니다.

역폭에서 대체로 정규화되었습니다.

이 사례는 전두측두엽-변연계 불안 사례와 증상 중심 LORETA 19채널 뉴로피드백이 특히 전두엽과 변연계 영역 사이의 연결성 조절 장애가 교정될 때 어떻게 효과적인지를 보여줍니다.

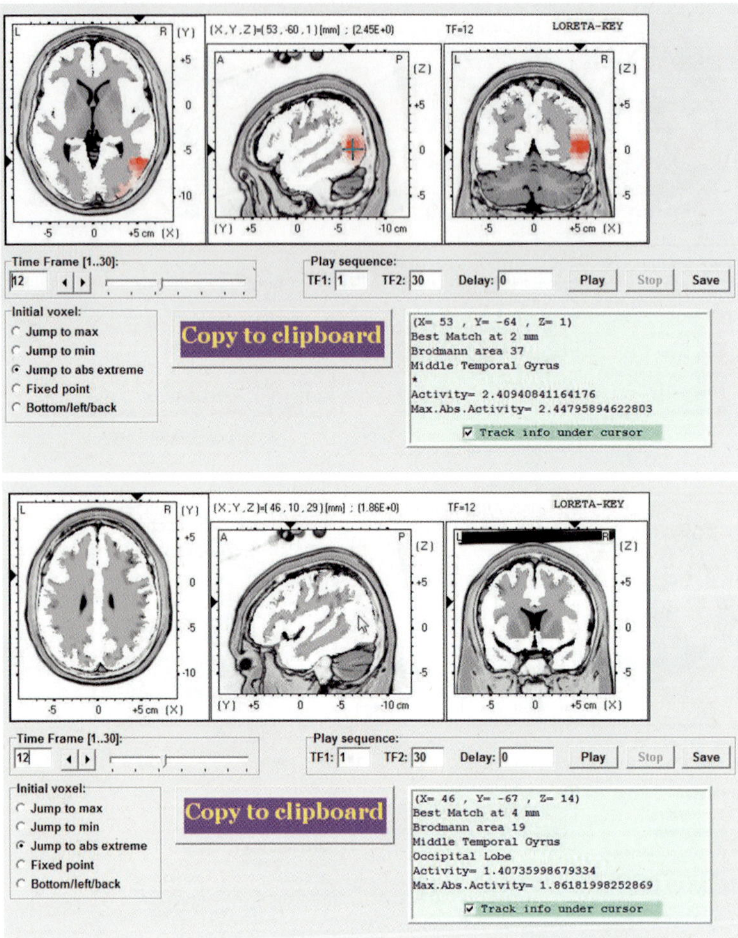

그림 9.11 눈을 감은 상태에서 사례 3에 대한 LORETA 뉴로피드백의 Z 점수 LORETA CSD 지도의 치료 전(위) 및 10회 후 세션(아래). 이상 조절은 오른쪽 측두 이랑에서 볼 수 있습니다.

결론

이 장에서 검토한 세 가지 사례 연구는 (a) 각각 우리가 정기적으로 불안 장애 환자에서 관찰하고 치료하는 세 가지 조절 장애 메커니즘 중 하나의 원형이며 (b) 세 가지 사례 모두 서로 다른 관점에서 볼 때, 하나의 계층으로써 불안 순서에 공통적인 다음의 가설을 입증하기 때문에 선택되었습니다. 하위 수준의 변연계 구조에 대해 상위 수준의 전두엽 구조에 의한 억제 제어의 상실. 조절 통제 상

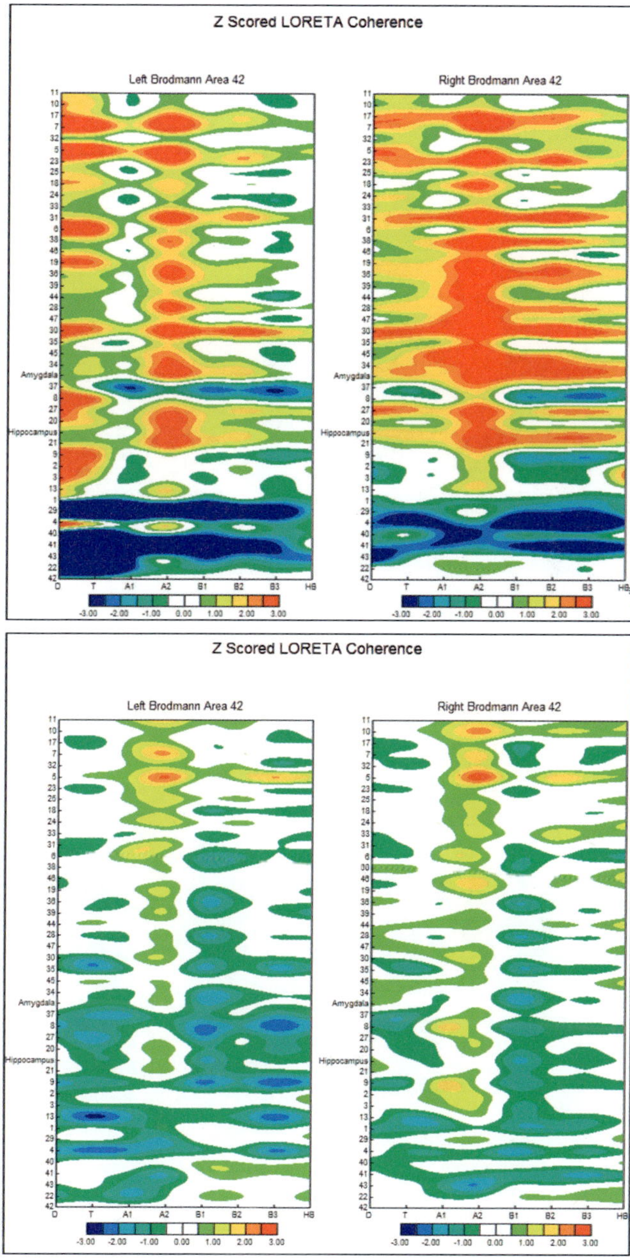

그림 9.12 사례 3의 LORETA 일관성은 치료 전(상단)과 LORETA 19채널 Z 점수 기반 뉴로피드백(하단)의 10회 세션을 매핑합니다. 비정상적인 일관성은 10회 세션 후 정규화를 보여줍니다.

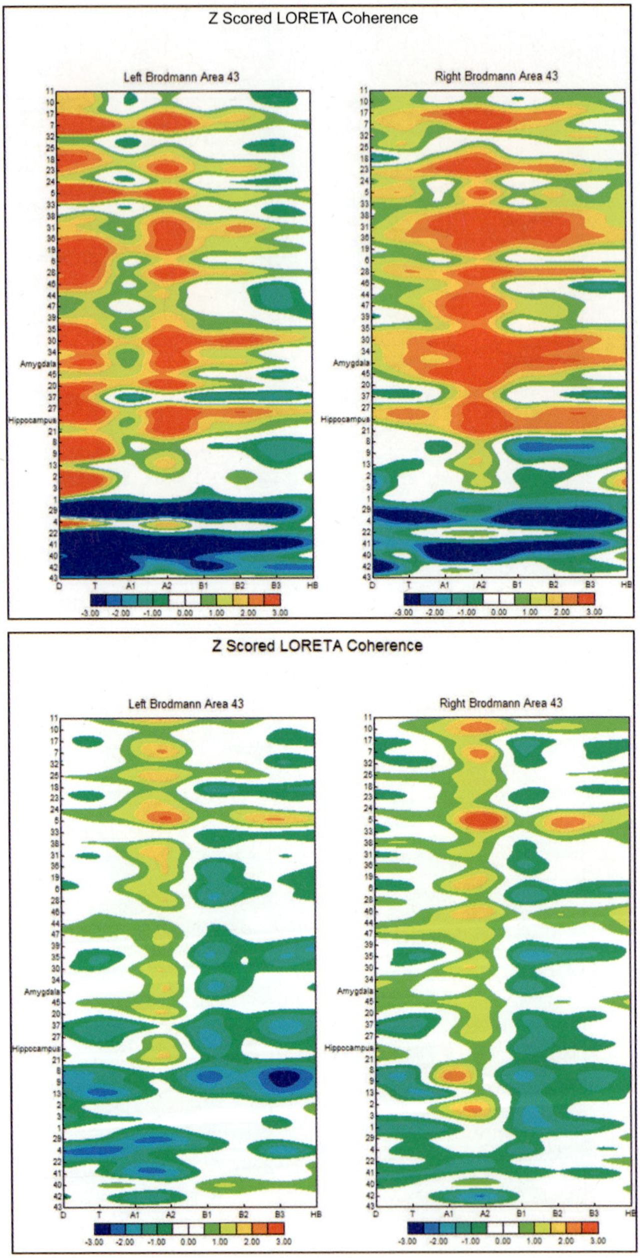
Z Scored LORETA Coherence
Left Brodmann Area 43
Right Brodmann Area 43
Amygdala
Hippocampus
D T A1 A2 B1 B2 B3 HB
-3.00 -2.00 -1.00 0.00 1.00 2.00 3.00
Z Scored LORETA Coherence
Left Brodmann Area 43
Right Brodmann Area 43
Amygdala
Hippocampus
D T A1 A2 B1 B2 B3 HB
-3.00 -2.00 -1.00 0.00 1.00 2.00 3.00

그림 9.12 (계속)

실의 정확한 메커니즘은 환자마다 다르지만, 비정상적인 힘이 있는 모든 경우에 LORETA 일관성(또는 위상) 메트릭에 의해 입증된 바와 같이 비정상적인 연결성도 있습니다.

19채널 Z 점수 증상 기반 LORETA 뉴로피드백을 사용할 수 있게 된 이후로 우리는 이 접근 방식을 사용하여 30명의 불안 환자를 치료했습니다. 주관적인 환자 보고서(환자와의 후속 연락 포함)와 이 장에 제시된 것과 같은 치료 후 매핑 데이터의 조합을 기반으로 한 장기 성공률을 확인하면, 평균 환자당 70-90%로 개선되는 성공률을 추정할 수 있었습니다('생체 인식 및 주관적 데이터 모두에서 상당한 개선과 불안 완화 약물의 필요성 감소'로 정의됨).

우리는 이러한 연구를 임상 시험 데이터와 동등하게 제공하는 것은 아닙니다. 우리는 연구 장소가 아니라 치료 센터입니다. 우리는 통제된 연구를 실행하지 않으며 치료 조건에 피험자를 무작위로 할당하지도 않았습니다. 그러나 우리는 여기에 제시된 데이터가 그러한 연구에 자금을 지원하는 좋은 사례라고 생각하며, 또한 미래에 허용되는 표준 치료의 초석이 될 것으로 잘 입증될 수 있는 일부 미묘한 중재(즉, 연결성 조절 장애를 먼저 평가하고 수정)를 설명했을 수도 있다고 믿습니다. 이러한 결점에도 불구하고 우리는 독자가 불안 치료를 위해 Z 점수 LORETA 피드백을 사용하는 잠재적인 힘에 대한 열정을 공유할 수 있는 더 나은 위치에 있기를 바랍니다.

참고문헌

Etkin, A., Prater, K. E., Schatzberg, A. F., Menon, V., & Greicius, M. D. (2009). Disrupted amygdalar subregion functional connectivity and evidence of a compensatory network in generalized anxiety disorder. Archives of General Psychiatry, 66(12), 1361-1372.

Hagmann, P., Cammoun, L., Gigandet, X., Meuli, R., Honey, C. J., Wedeen, V. J., et al. (2008). Mapping the structural core of human cerebral cortex. PLoS Biology, 6, e159.

Hollander, E., & Simeon, D. (2003). Concise guide to anxiety disorders. Washington, D.C.: American Psychiatric Publishing.

Kent, J. M., Sullivan, G. M., & Rauch, S. L. (2002). Neural circuitry and signaling in anxiety. In G. B. Kaplan, & R. P. Hammer (Eds.), Brain circuitry and signaling in psychiatry: Basic science and clinical implications. Washington, DC: American Psychiatric Publishing.

Kim, M. J., Loucks, R. A., Palmer, A. L., Brown, A. C., Solomon, K. M., Marchante, A.

N., et al. (2011). The structural and functional connectivity of the amygdala: From normal emotion to pathological anxiety. Behavioural Brain Research, 223(2), 403-410.

Silverman, S. J. (2011). Effecting peak athletic performance with neurofeedback, interactive metronome, and EMDR: A case study. Biofeedback, 39(1), 40-42.

Stossel, S. (2013). My age of anxiety: Fear, hope dread and the search for peace of mind. New York, NY: Alfred A Knopf.

Thatcher, R. W. (2012). Handbook of quantitative electroencephalography and EEG biofeedback. St. Petersburg, FL: ANI Publishing Co.

CHAPTER

10

Z 점수 LORETA 뉴로피드백을 통한 발작 및 뇌전증 치료

J. Lucas Koberda, MD, PhD[1]

Tallahassee NeuroBalance Center, Tallahassee, FL, USA

개요

발작은 사지의 경련 운동으로 자주 나타나는 피질의 비정상적인 방전입니다. 발작은 대사 문제나 피질의 구조적 기능 장애로 인해 발생할 수 있습니다. 뇌전증은 피질 손상으로 자주 발생하는 재발성 발작으로 진단됩니다.

발작은 전체 피질에 전기 방출을 퍼뜨리지 않고 피질 영역의 작고 국부적인 부분에만 영향을 미칠 수 있습니다. 이것은 때때로 단기간의 착란상태(confusion)와 관련이 있습니다. 이러한 경우, 환사는 부분 복합 발작으로 진단됩니다. 국소적 개시 후 전기 방출이 전반적으로 퍼지면(따라서 전체 피질에 영향을 미침) 환자는 이차성 전신 발작으로 진단됩니다.

발작을 시작하는 초기 신경 방전의 위치에 따라 환자는 다른 유형의 조짐(전구 증상)을 경험할 수 있습니다. 측두엽 뇌전증은 종종 "데자부(de'ja' vu)" 감각으로 묘사되는 기운과 관련이 있습니다. 1차 감각 영역(primary sensory area)에서 발생하는 발작은 발작이 시작되기 전에 이상한 감각을 유발할 수 있습니다. 원발성 전신 뇌전증(primary generalized epilepsy)은 발작의 시상 및 전두부 기원이 자주 있는 피질 뉴런에서 전신 뇌전증 방전을 생성합니다. 2차 전신성 뇌전증에서 강직-간대성 발작이 자주 국소 발병 방전에 의해 선행되며, 많은 경우 기존의 뇌

1 www.TallahasseeNeuroBalanceCenter.com

파 검사(electroencephalogram, EEG)로 감지할 수 있습니다.

간질의 병인(병인학)

뇌전증의 유병률은 200명 중 1명으로 추산됩니다. 뇌전증 발작은 대뇌피질 뉴런의 비정상적인 전기 방전을 초래하는 뇌의 기능 장애의 결과입니다. 피질과 시상 연결 사이의 조절 장애는 뇌전증 발작 형성에 기여하는 요인이 될 수 있습니다. 시상피질 세포는 피질에 대한 흥분성(주로 글루타메이트성) 돌기를 가지고 있습니다. 피질 뉴런은 차례로 시상과의 흥분성 연결에 의해 상호 연결됩니다.

신경전달물질이 GABA (γ-aminobutyric acid)인 억제 뉴런은 시상뿐만 아니라 피질 전체에 위치하지만, 거의 순수한 GABA를 생성하는(GABAergic) 뉴런의 층은 시상의 측면 부분에 위치합니다. 이것은 시상의 특별한 부분인 시상망상핵(thalamic reticular nucleus, nRT)으로, 시상피질 및 피질시상 축삭의 부수적인 부분(collaterals)을 받습니다. 이러한 부수적인 부분은 nRT의 세포를 자극합니다. nRT의 GABA를 생성하는(GABAergic) 세포는 시상으로 다시 돌출하고 또한 억제 시냅스를 통해 다른 nRT 세포와 연결됩니다.

피질시상 뉴런의 강화된 파열하는 발화(burst firing)는 시상에서 $GABA_B$ 수용체 활성화를 증가시켜 극서파복합체(spike-wave) 발작에서 볼 수 있는 더 느리고 더 동시적인 진동을 유발할 수 있습니다. 또한, 다른 피질 하부 구조가 뇌전증 발작 조절에 기여할 수 있습니다. 예를 들어, 흑질그물부(substantia nigra pars reticulata, SNR)에서 복측 내측(ventral medial, VM) 시상핵의 시상피질 뉴런으로의 GABA를 생성하는 신경세포의 투사(GABAergic projections)는 기저핵에 의한 발작 제어를 위한 강력한 네트워크를 제공하는 것으로 보고되었습니다. 해마는 특히 뇌전증 유발 활동에 민감하며 종종 뇌전증 발작의 원인이 됩니다. 발작은 NMDA 타입 글루탐산 수용체[N-methyl-daspartate (NMDA-)를 활성화하고, 빠져나간 뉴런 사이의 연결을 강화합니다. 장기 강화(long-term potentiation, LTP)는 진행 중인 뇌전증 활동의 촉진에 기여할 수 있으며 특정 부위의 발작 활동이 종종 다른 시냅스로 연결된 피질 영역으로 확산되는 이유를 설명할 수 있습니다. 반복적인 피질 활성화는 흥분성 전달을 강화하고 억제성 전달을 억제하여 자기 영속적인 흥분 회로를 만들고 이웃 뉴런의 흥분을 촉진합니다. 발작에 의해 발생하는 비정상적인 전기적 활동은 뇌량을 포함한 다양한 연결 구조를 이용하여 뇌 전체에 걸쳐 다른 영역으로 퍼집니다.

뇌 손상은 또한 발작 활동을 일으킬 수 있습니다. 두부 손상은 종종 흉터 조직 형성과 그에 따른 비정상적인 전기 방전 생성과 함께 신경 손상을 일으킵니다. 대부분의 발작은 두부 손상 후 1년 이내에 시작되지만, 뇌 손상 후 수년 후에 발생하는 먼(remote) 발작도 보고되었습니다. 혈액 유출 및 피질 자극이 발생하기 쉬운 혈관 기형도 뇌전증 발작의 원인이 될 수 있습니다. 정맥 혈관종 또는 동정맥 기형은 발작을 일으킬 수 있는 선천적 이상입니다. 허혈성 또는 출혈성 뇌졸중으로 인한 신경 손상도 발작을 일으킬 수 있습니다.

피질 발달 이상 또는 결절성 경화증과 같은 유전적 장애는 종종 뇌전증에 기여합니다. 원발성 또는 전이성 뇌종양은 또한 혈관성 부종 및 신경 손상으로 인해 재발성 발작을 일으킬 수 있습니다. 뇌염을 포함한 뇌 감염은 종종 측두엽 뇌전증으로 나타나는 내측두 경화증(mesial temporal sclerosis)을 유발할 수 있습니다.

뇌전증의 임상 묘사

발작이 시작된 위치에 따라, 발작의 시작은 따끔거림이나 다른 유형의 체감각 현상으로 나타날 수 있습니다. 시각적 또는 청각적 자극을 환자가 경험할 수 있습니다.

국소 운동 강직-간대성 사지 운동, 안면 찡그림 또는 상복부 감각과 같은 자율신경계 증상도 나타날 수 있습니다. 부분 복합 발작의 경우 정의상 의식 변화가 있어야 합니다. 씹는 동작과 같은 정신 운동 현상이나 옷을 뜯는 것과 같은 자동화 현상은 환자가 자주 경험합니다. 1차 전신 뇌전증과 2차 전신 뇌전증에서 강직성 및 간대성 근육 수축의 발달은 발작 후 착란과 함께 전형적입니다.

뇌에 주요 구조적 병변이 없는 한, 발작 사이의 신경학적 검사는 종종 눈에 띄지 않습니다.

이전에 소발작(petit mal)이라고 불렸던 결신 발작은 대부분 소아 인구에서 나타납니다. 결신 발작은 소아에게 짧은 시간 동안 부주의하고 혼란스러워지는 모습으로 나타납니다. 이러한 에피소드 동안 눈 깜빡임이 자주 나타납니다. EEG는 확정적인 진단 확인을 제공하며 일반적으로 짧은 전반적 양방향 동기식 3 Hz 극서파복합체 방전(brief generalized bilaterally synchronous 3 Hz spike-and-wave discharges)을 보여줍니다. 과호흡은 결신 발작을 촉진할 수 있습니다. 청소년 근간대성 뇌전증은 일반적으로 10대에 시작되고 깨어난 직후 아침 근간대성 경련과 관련이 있는 원발성 전신 뇌전증입니다. 많은 환자들이 간헐적인 전신 발작을 경험합니다. EEG는 가변 주파수에서 양방향 동시 극서파복합체(spike-and-wave) 또는 폴리스파이크(polyspike) 방전을 자주 보여줍니다.

진단 고려 사항

여러 다른 신경학적 상태는 뇌전증 발작을 모방할 수 있습니다. 발작과 혼동될 수 있는 가장 흔한 신경학적 상태는 실신입니다. 발작 후 착란, 혀 깨물기, 전신 강직-간대성 운동은 발작이나 뇌전증을 암시합니다.

종종 뇌전증과 구별하기 어려운 또 다른 상태는 심인성 발작입니다. 이 상태를 가진 많은 환자들은 뇌전증성 발작과 비뇌전증성 발작을 함께 경험하고 있습니다. 정상적인 발작간기 EEG (interictal EEG)의 경우, 최종 진단을 제공하기 위해 보행 24시간 EEG 또는 비디오 EEG 원격 측정이 필요한 경우가 많습니다. 비뇌전증성 발작의 경우, 비디오 EEG 원격 측정은 증상의 전형적인 임상 징후에도 불구하고 뇌전증성 이상을 나타내지 않습니다.

때때로 야경증을 포함한 사건수면과 같은 수면 장애는 발작과 유사한 활동을 일으킬 수 있습니다. 빈도가 적지만, 편두통 사건도 발작으로 오인될 수 있으며, 특히 기면 및 의식 상실과 관련될 때 그러합니다.

이러한 유형의 증상은 기저형 편두통(basilar type migraine)과 연관될 수 있습니다. 유사한 상황이 일과성 허혈 발작 중에 나타날 수 있는데, 이때 환자는 뇌전증으로 오인될 수 있는 낙상으로 이어지는 의식 변화 또는 국소부위 약화를 나타낼 수 있습니다. 공황발작과 과호흡을 동반한 불안과 같은 정신과적 징후도 발작으로 오인될 수 있습니다. 초기 평가에는 표준 EEG 또는 이동형 EEG가 포함됩니다. 자기공명 영상(magnetic resonance imaging, MRI)(국소부위 이상을 배제하기 위해)을 포함한 뇌 영상이 일반적으로 권장됩니다. 필요한 경우 추가적인 검사에는 지속적인 EEG 및 비디오 모니터링을 통해 환자를 24시간 이상 관찰하는 비디오 EEG 원격 측정이 포함될 수 있습니다. 양전자 방사 단층 촬영법(positron emission tomography, PET) 및 단일 광자 단층 촬영(single photon emission tomography, SPECT), 기능적 자기 공명 영상(functional magnetic resonance imaging, fMRI)을 사용한 핵 및 기능 영상은 더 복잡한 사례에 도움이 될 수 있습니다.

종종 뇌전증과 구별하기 어려운 또 다른 상태는 심인성 비뇌전증성 발작입니다. 이 상태를 가진 많은 환자들은 뇌전증성 발작과 비뇌전증성 발작을 함께 경험하고 있습니다. 정상적인 발작 간기(interictal) EEG의 경우 최종 진단을 제공하기 위해 이동형 24시간 EEG 또는 비디오 EEG 원격 측정이 필요한 경우가 많습니다. 비뇌전증성 발작의 경우, 비디오 EEG 원격 측정은 증상의 전형적인 임상 징후에도 불구하고 뇌전증성 이상을 나타내지 않습니다. 때때로 수면 장애는 뇌의 다른 영역에서 혈액 산소 공급의 이상을 나타냅니다. PET는 발작의 원인이 되는 신경 손상의 영향을 받는 영역에서 포도당 대사 이상을 보여줍니다. 발작기(ictal) SPECT는 뇌의 뇌전증 영역에서 증가된 혈류를 보여줍니다.

뇌전증의 치료

뇌전증 치료의 주요 진전에도 불구하고, 불행하게도 환자의 약 30%가 여전히 치료에 반응하지 않습니다.

수술적 치료는 이러한 환자 중 일부에게는 선택사항일 수 있지만, 많은 환자들이 수술적 치료에 관심이 없거나 적합하지 않을 수 있습니다. 따라서 상당한 발작 감소를 제공할 수 있는 대체 치료법을 개발할 필요가 있습니다. 현재 뇌전증 치료의 주류는 약물요법입니다. 다양한 유형의 뇌전증에 대해 여러 약물이 시판되고 있습니다. 그중 일부는 1차 전신 뇌전증과 2차 전신 뇌전증을 모두 다루는 광범위한 스펙트럼의 약물입니다. 상대적으로 범위가 좁은 다른 약물은 대부분 특정 유형의 발작에 효과적입니다.

가장 오래된 항발작제 중 하나인 페노바르비탈(phenobarbital)은 GABAA 수용체와 결합하여 신경 억제 활성을 강화합니다.

페니토인(phenytoin), 포스페니토인(fosphenytoin)(페니토인 전구약물), 카바마제핀(carbamazepine), 옥스카바마제핀(oxcarbamazepine)(카바마제핀의 활성 대사물질), 라모트리진(lamotrigine) 및 발프로익산(Valproic acid)를 포함한 여러 항경련제는 뇌에서 전압 개폐성 나트륨 채널(voltage-gated sodium channels)을 차단하고 뇌의 간질성 활동의 확산뿐만 아니라 발작 병소들을 억제하는 동시에 정상적인 신경 활동은 상대적으로 온전한 상태로 유지합니다. 발프로익산(valproic acid)은 전압 개폐성 나트륨 채널(voltage-gated sodium channels)을 통한 나트륨 이온 유입 억제 외에도 가바아미노기전달효소(GABA transaminase) 억제 및 T형 칼슘 채널을 통한 칼슘 이온 유입 억제를 비롯한 여러 작용을 합니다. 에소숙시마이드(ethosuximide)를 포함하는 숙신아미드(succinamides)는 주로 T 채널의 억제를 통해 작용합니다. 토피라메이트(topiramate)의 작용 기전은 명확하지 않지만 전압 개폐성 나트륨 채널의 억제, GABA 매개 시냅스 억제 강화, 아미노-메틸 프로프리온산/카이네이트(amino-methyl proprionic acid/kainate, AMPA/KA) 민감성 수용체의 길항작용 및 탄산 탈수 효소(carbonic anhydrase) 억제를 포함하는 것으로 보입니다.

불행히도 뇌전증 환자의 약 30%는 약물치료에 반응하지 않습니다. 이러한 환자는 의학적으로 난치성 환자로 분류되며 발작 빈도를 줄이기 위해 다른 형태의 치료를 적용해야 합니다. 소아 인구에서 케톤 식이요법은 선별된 환자의 발작 횟수를 줄이는 데 효과적인 것으로 나타났습니다. 수술 옵션에는 미주 신경 자극기 이식과 같은 소수술 또는 병변 절제 또는 뇌엽절제술을 포함한 대수술이 포함됩니다. 뉴로피드백(Neurofeedback, NFB)은 약물치료에 반응하지 않는 환자에게 효과적인 치료 방식인 것으로 밝혀졌습니다.

캘리포니아대학교 로스엔젤레스(University of California, Los Angeles, UCLA)의 스터만(Sterman) 박사는 뇌전증 치료에서 감각 운동 리듬(sensory motor rhythm, SMR) 동조의 효과를 입증한 뉴로피드백 실험을 시작했습니다. 그의 프로토콜은 1개 또는 2개의 전극 유형의 뉴로피드백을 기반으로 했으며, 이는 약물 불응성 환자의 발작을 상당히 감소시켰습니다. SMR파 동조를 사용한 임상 연구에서 약 60%의 발작 빈도 감소가 나타났습니다. 현재 Z 점수 뉴로피드백을 포함하여 뇌전증 치료의 효과에 대해 새로운 뉴로피드백 프로토콜이 테스트되고 있습니다. Z 점수 표면(Z 점수 surface) 및 저해상도 전자기 단층촬영[low-resolution electrode-magnetic tomography analysis, LORETA] 19-전극(캡 시스템)이 최근 시장에 출시되었습니다. 이 시스템은 치료에 적용되는 더 많은 수의 전극을 기반으로 더 빠른 결과를 얻을 가능성이 있습니다. LORETA 기반 요법은 또한 표준 EEG 기반 뉴로피드백에 의해 모니터링되는 것보다 더 깊은 피질의 표적 활동을 가능하게 합니다. 또한, 상대적으로 저렴한 컴퓨터 소프트웨어와 EEG 하드웨어는 이 절차를 잠재적으로 비용 효율적으로 만듭니다. 본 저자의 진료실에서 나온 예비 데이터는 이러한 유형의 치료에 대한 성공적인 1차 및 2차 전신 발작 반응을 나타냅니다.

표 10.1은 본 저자의 진료실에서 LORETA 및/또는 표면 Z 점수 뉴로피드백으

표 10.1 발작을 겪은 환자 사례 요약

뇌전증 환자의 Z 점수 뉴로피드백:
1. 이차 전신 발작을 동반한 난치성 뇌전증이 있는 18세 여성
2. 전신 발작을 동반하는 난치성 원발성 특발성 뇌전증이 있는 17세 여성
3. 전신성 전두엽 뇌전증으로 종양 절제술을 시행한 44세 남성
4. 국소 뇌전증 및 간헐적 전신화 및 인지 기능 장애로 종양 절제술을 시행한 46세 여성
5. 인지 문제가 있는 난치성 결신 뇌전증이 있는 16세 여성
6. 난치성 전신 뇌전증 및 인지 문제(알코올성)가 있는 59세 남성
7. 자폐 스펙트럼 및 난치성 부분 복합 뇌전증이 있는 18세 남성
8. 자폐증 및 빈번한 전신 발작이 있는 23세 남성
9. 빈번한 난치성 전신 발작이 있는 28세 약사 여성
10. 약물 중단을 원하는 발프로이트(valproate)로 잘 조절된 전신 뇌전증이 있는 19세 남성

로 치료받은 10명의 환자를 요약한 것입니다.

지금까지 이러한 유형의 뉴로피드백에(적어도 부분적으로라도) 반응하지 않은 발작 환자가 없었기 때문에 지금까지 이 요법의 100% 효과를 보고할 수 있습니다. 뉴로피드백 요법에 대한 반응은 발작 빈도의 감소로 정의됩니다. 다음 페이지에서 환자에 대한 추가 정보를 제공하였습니다.

사례 1

발작이 11세에 시작되어 때때로 눈 깜박임 에피소드로 진행되는 18세 고등학교 3학년 여학생으로, 그녀의 현재 약물에는 매일 케프라엑스알서방정(keppra XR) 1500 mg과 매일 라믹탈정(lamictal) 150 mg이 포함되었습니다. 뇌의 이전 MRI는 정상인 것으로 보고되었습니다. EEG는 P3, P4 T5, T6, O1, O2를 포함한 여러 위치에서 여러 개의 뾰족한 부분을 보여주었습니다.

인지 검사에서는 정보 처리 속도와 기억력이 낮은 것으로 나타났습니다(그림 10.1). UCLA의 광범위한 신경학적 평가와 여러 약물에도 불구하고 발작 감소는 관찰되지 않았습니다.

그녀의 어머니는 심지어 항뇌전증제를 사용하면서 발작 횟수가 증가했다고 보고했습니다. Barry Sterman 박사에게도 상담을 받아 SMR 뉴로피드백을 시작하였고, 약간의 발작 감소가 나타났습니다. 그러나 뉴로피드백 90-100세션을 완료하였음에도 불

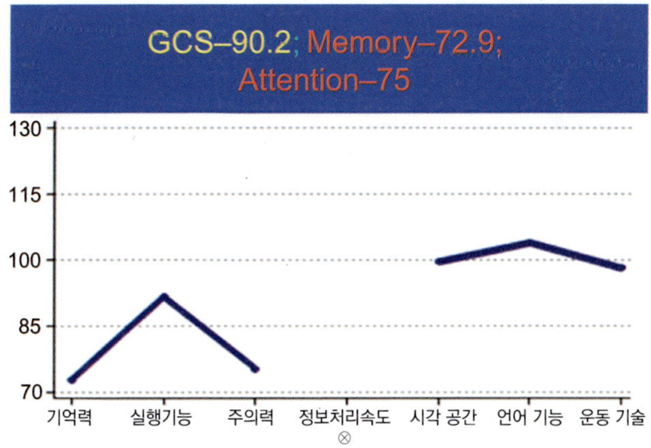

그림 10.1 예상보다 낮은 인지 점수, 특히 기억력과 주의력 및 정보 처리 속도(점수를 매기기에는 너무 낮음). 표준 편차(standard deviation, SD)(15)가 있는 예상 점수(100). GCS: 전체 인지 점수(Global Cognitive Score)

구하고 빈도는 낮았지만 발작은 여전히 발생했습니다. 이 환자는 Z 점수 LORETA 뉴로피드백(1일 2회)으로 1주일 동안 집중 치료를 받기 위해 내원했습니다. LORETA 영상은 피질 전기 조절 장애(cortical electrical dysregulations)의 여러 영역을 보여주었습니다(그림 10.2). 8번의 뉴로피드백 세션 완료 후, 더 긴 완해(이전에는 발작이 더 자주 발생함)가 달성되었습니다(약 4개월간 발작이 없음). 추가 뉴로피드백 치료는 다른 부위에서 계속되었지만 빈도는 훨씬 낮아졌습니다.

Z 점수 LORETA 뉴로피드백 요법을 시작한 이후(약 11개월) 발작이 두 번만 나타났습니다. 또한 대학에 입학하여 1학년 때 매우 좋은 성적(대부분 A)을 받으며 인지 상태가 현저하게 개선되었습니다.

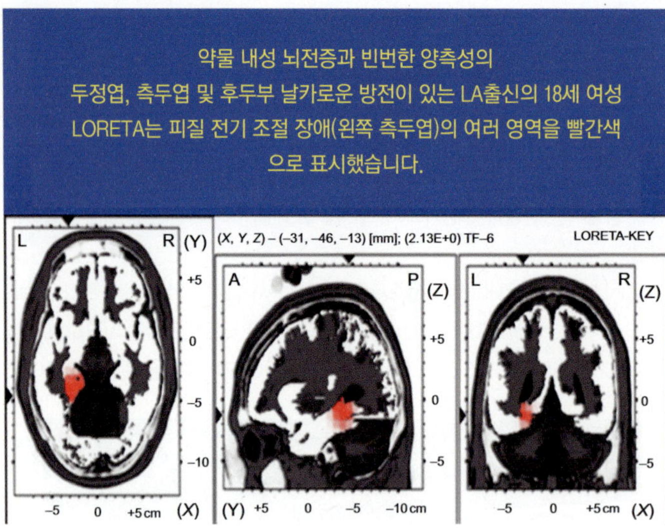

그림 10.2 뉴로피드백 시작 전 LORETA 영상-피질 조절 장애(cortical dysregulation)의 여러 영역 중 하나만 표시

사례 2

지난 3년 동안 내 진료를 받은 17세 여성이 약물 치료에 내성이 있는 원발성 전신 뇌전증으로 진단되었습니다. 그녀의 발작은 간헐적인 전신 발작과 함께 여러 번의 짧게 지속되는 착란상태의 에피소드로 구성되었습니다. 환자는 이전에 발프로익산(valproic acid), 라모트리진(lamotrigine), 클로나제팜(clonazepam), 조니사미드

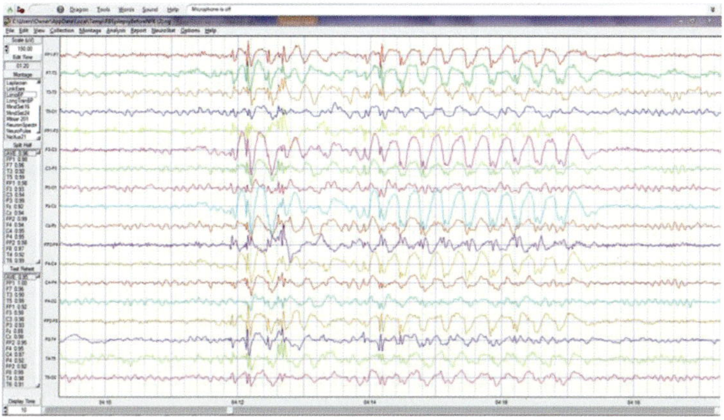

그림 10.3 원발성 전신 뇌전증과 빈번한 뇌파 발작(electrographic seizures)이 있는 17세 여성의 EEG-정상 EEG 배경에 이어 6초 동안 지속된 전반적 극파 삽화를 참조.

(zonisamide), 레비티라세탐(levetiracetam), 토피라메이트(topiramate)를 자주 조합하여 여러 약물을 복용했습니다. 불행히도 그녀의 약물은 기억력 문제와 졸음과 같은 부작용을 일으키고 있었습니다. 약물(최근에 라모트리진 및 조니사미드 포함)의 여러 조정에도 불구하고 환자는 여전히 간헐적 돌발 발작을 보였습니다. 환자는 또한 발작 및 약물 부작용으로 인해 학교 성적이 악화되었다고 보고했습니다.

한자 정밀 검사에는 뇌의 정상적인 MRI가 포함되었습니다. EEG는 실질적으로 모든 EEG 기록(과거의 다중 EEG)에서 몇 초 동안의 다중 전반적 뇌파 발삭1(multiple generalized electrographic seizures)을 보여주었습니다(그림 10.3).

플로리다 대학교 뇌전증 섹션에서 후속 비디오 EEG 원격 측정을 완료하여 일차 전신 뇌전증의 진단을 확인했습니다.

환자의 전산화된 신경심리 검사(그림 10.4)는 기억력, 정보 처리 속도 및 기타 영역의 결함과 함께 85점(예상 점수 100점)의 전체 인지 점수(global cognitive score)를 보여주었습니다(그림 10.4)

약물에 대한 저항성으로 인해, 환자는 기록 전반에 걸쳐 다중 전반적 극서파복합체(multiple spike-and-wave generalized) 방전으로 완전히 비정상적인 뇌파도의 정규화에 초점을 맞춘 Z 점수 뉴로피드백을 시도하기로 자원했습니다. Z 점수 LORETA 뉴로피드백은 0에 가까운 Z 점수에 도달하는 것을 목표로 비정상적인 EEG를 정상화하기 위해 일반적으로 19개 전극 동시 치료가 수행되는 최신 형태의 뉴로피드백 중 하나입니다.

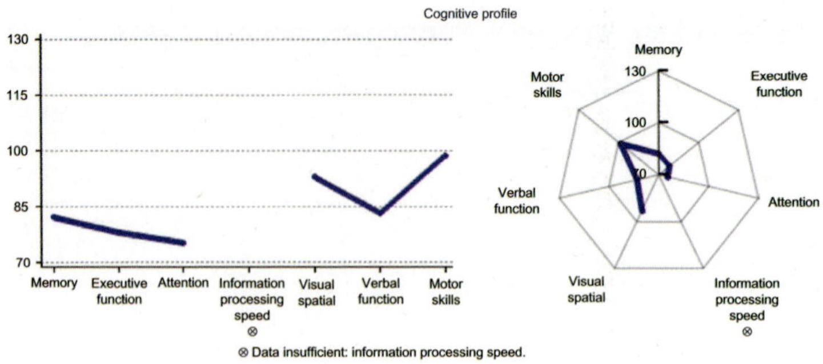

전체 인지 점수: 85
기억력: 82.1
실행기능: 78
주의력: 75.2
시각 공간: 92.9
언어 기능: 83.2
운동 기술: 98.8

그림 10.4 뇌전증 및 인지 문제가 있는 17세 환자—NeuroTrax는 이 환자를 평균(100) 및 표준 편차(standard deviation, SD)(15)인 연령 및 교육수준이 대등한 대조군과 비교하는 전산화된 신경심리학적 검사입니다. 검사한 대부분의 영역에서 이 환자들은 예상 평균값보다 낮은 점수를 받았습니다. 정보 처리(information processing)가 가장 취약했으며, 수행능력이 떨어져 점수를 매길 수 없었습니다.

환자가 뉴로피드백 치료를 중단하기로 결정했기 때문에 계획된 세션 10개 중 8개만 완료되었습니다. 후속 방문에서 더 이상 임상적 발작이 나타나지 않았습니다. 2개의 후속 뇌파도가 완료되어 더 이상 뇌파 발작(electrographic seizures)의 증거가 없는 EEG의 완전한 정상화를 보여주었습니다. 또한 정량화 뇌파(quantitative EEG) 분석에서도 이전의 비정상적인 스펙트럼 패턴이 현저하게 개선되었습니다(그림 10.5A 및 B).

이 환자는 뉴로피드백 개시 이후 1년 이상 발작이 없었고 계속해서 라모트리진과 조니사마이드를 복용하고 있습니다. 환자는 또한 인지기능과 학교 성적이 향상되었다고 보고했습니다.

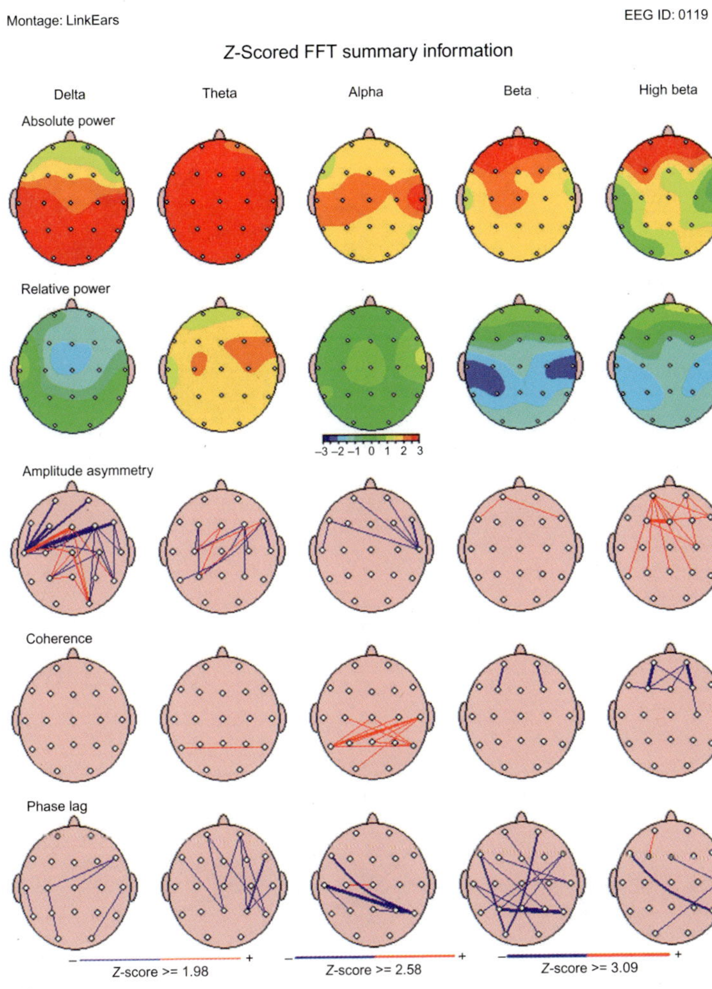

그림 10.5 **(A)** 색상으로 구분된 QEEG 맵(뉴로피드백 수행 이전). 환자의 EEG를 정상 대조군과 비교했습니다. 녹색 영역은 0과 1 표준 편차(SD) 사이입니다. 노란색 영역은 1-2 SD 사이이고 표준에서 2-3 SD 사이는 빨간색으로 표시됩니다. 델타, 세타 및 전두부 베타 파워(Delta, Theta, and frontal Beta power)의 현저한 증가가 기록되었습니다.

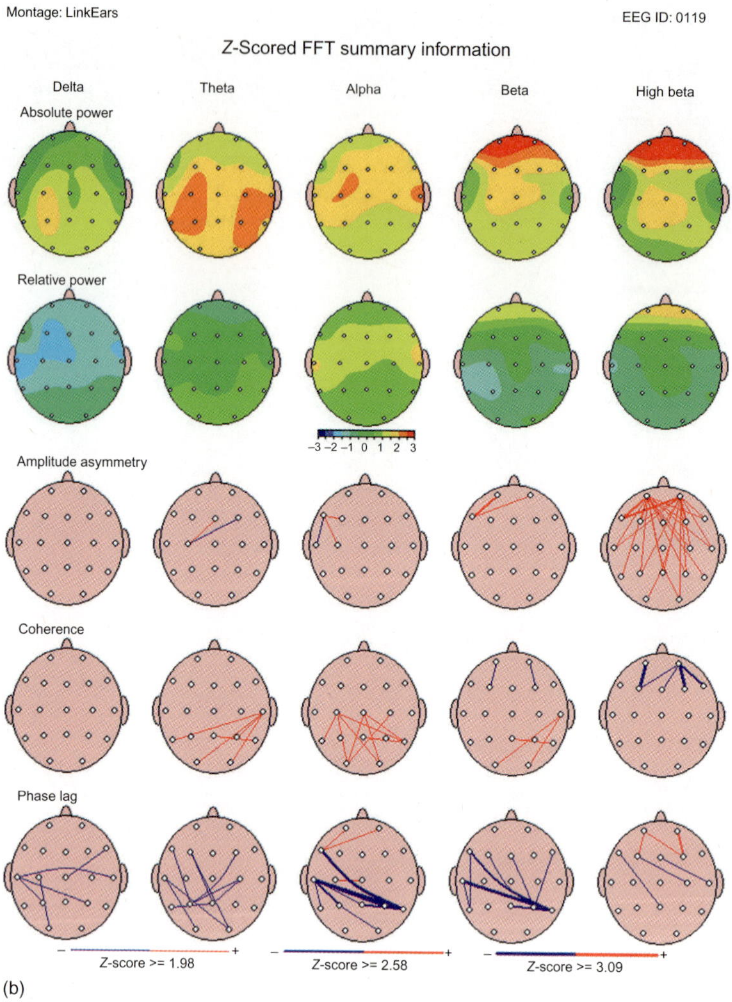

그림 10.5 **(B)** 델타(delta) 및 세타(theta) 파워(power) 과발현의 현저한 개선. 전두엽 베타 파워의 상승은 전두부 근육 아티팩트와 관련이 있을 가능성이 높습니다.

사례 3

40세 남성이 두통과 관련된 왼쪽 상지 무감각의 여러 에피소드를 경험한 후 첫 번째 발작을 알아차렸습니다. 전신 발작은 왼쪽 상지의 갑작스런 움직임(jerking movements)이 선행되었습니다. 동일한 패턴을 가진 발작이 여러 번 더 있었다고 환자가 보고했습니다. 환자는 몇 차례 전신 발작 중에 요실금과 혀 깨물기가 발생했다고 보고했습니다. 환자는 과거에 비슷한 에피소드를 경험한 적이 없었습니다. 환자는 다른 심각한 의학적 문제는 보고하지 않았습니다. 환자는 과도한 음주나 흡연은 하지 않았다고 진술했습니다.

MRI는 조영 증강이 된 우측 전두부 중앙부로 뇌수막종 가능성이 있는 병변을 밝혀냈습니다. EEG는 우측 전두부에서 예파(sharp waves)가 보였고 이차성 전신 발작으로 진단되었습니다.

환자는 발작 예방을 위해 항경련제인 레비티라세탐(케프라)(levetiracetam, Keppra)을 복용하기 시작했습니다. 존스 홉킨스 대학교로 신경외과 진료 의뢰를 요청했으며 수막종 가능성이 높다는 것을 보여주었습니다. 이후 진행된 수술에는 전두부 개두술과 종양 절제술이 포함되어 수막종 진단이 확인되었습니다.

불행하게도 레비티라세탐(케프라)을 복용했음에도 불구하고 환자는 여전히 수술 후 하나의 흉터 조직 형성으로 인해 돌발성 발작을 경험했습니다. 후속 EEG는 날카

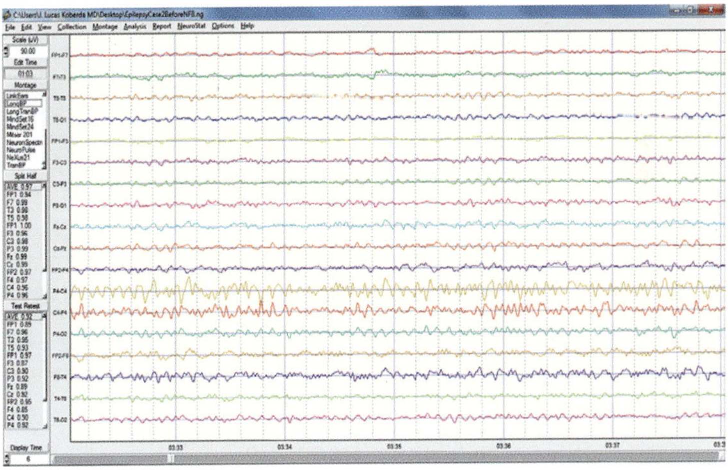

그림 10.6 잦은 전반화를 보이는 부분 복합 뇌전증이 있는 40세 남성 환자-EEG는 C4에서 빈번한 위상 반전과 함께 날카로운 모양(sharp contoured)의 파를 포함하여 뇌전증 활동이 있는 틈새리듬(breach rhythm)을 보여줍니다.

로운 모양 2 (sharp contoured) 활동 가능성이 있는 왼쪽 전두엽 중앙의 틈새리듬 3(breach rhythm)을 보여주었습니다(그림 10.6).

후속 Z 점수 뉴로피드백(10 세션) 결과 더 이상의 임상적 발작 없이 임상적 관해가 나타났습니다. 이 환자는 "재충전" 뉴로피드백 세션(발작 재발에 대해 걱정함)을 위해 주기적으로 오며 케프라(keppra)의 용량은 초기 1000 mg에서 하루 2회 750 mg, 이후 하루 2회 500 mg으로 점차적으로 감량했습니다. 약물 감소는 또한 주관적 개선(덜 졸린 느낌)과 관련이 있었고 그는 2년 이상 계속해서 발작이 없었습니다.

사례 4

50세 여성이 전두엽 수막종으로 인한 발작으로 입원한 후 종양 절제 후 상태로 내원하였습니다.

환자는 하루에 두 번 케프라(Keppra) 1000 mg을 복용했음에도 불구하고 인지 문제와 간헐적인 발작을 호소했습니다. 뉴로피드백 수행 전의 그녀의 전산화 인지 검사는 기억력 점수 45.4, 정보 처리 속도 66.7로 전체 인지 점수 81.7을 보여주었습니다. LORETA Z 점수 뉴로피드백 10회 세션에서 발작을 완전히 제거하고 전반적인 인지 점수 87점, 기억력 54.9점, 정보 처리 속도 88.5점으로 인지 기능이 현저하게 향상되었습니다. 이 환자는 2년 이상 발작이 없었습니다.

사례 5

결신 발작, 인지 및 시각적 통합 문제로 인해 신경학적 평가를 위해 16세 여성이 내원했습니다. 학교에서의 "왕따" 때문에 그녀의 부모는 그녀를 홈 스쿨링 프로그램으로 전환하기로 결정했습니다. 초기 전산화 인지 검사는 기억력 및 정보 처리 속도 문제의 증거를 보여주었습니다.

LORETA 영상은 BA-38 및 40을 포함하여 그녀의 인지 결핍과 상관관계가 있는 전기 조절 장애(electrical dysregulation)의 여러 영역을 밝혀냈습니다(이러한 영역은 다른 기능 외에도 기억, 인지, 감정, 시각 처리의 조절에 관여합니다). (그림 10.7-10.9).

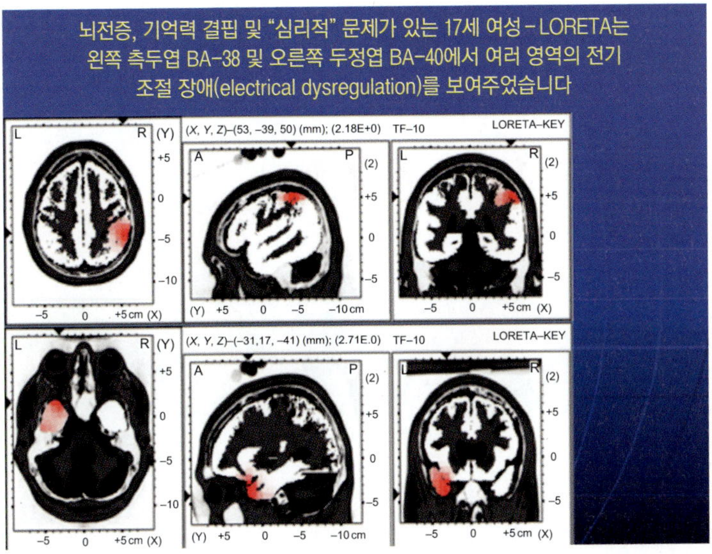

그림 10.7 뉴로피드백 이전의 LORETA는 BA-38 및 40 (빨간색)을 포함하여 여러 영역의 전기 조절 장애(electrical dysregulation)를 보여주었습니다.

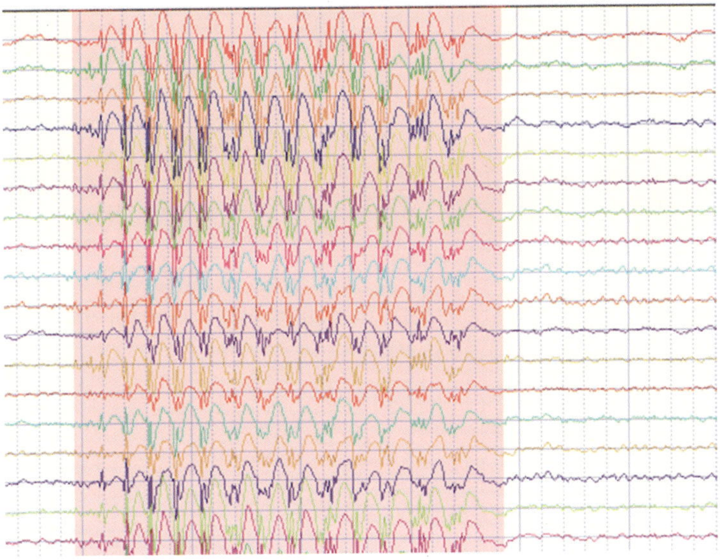

그림 10.8 16세 여성(뉴로피드백 이전)의 EEG는 결신 발작의 전형적인 전반적 극서파복합체(generalized spike-and-wave) 방전(몇 초 지속)을 보여줍니다.

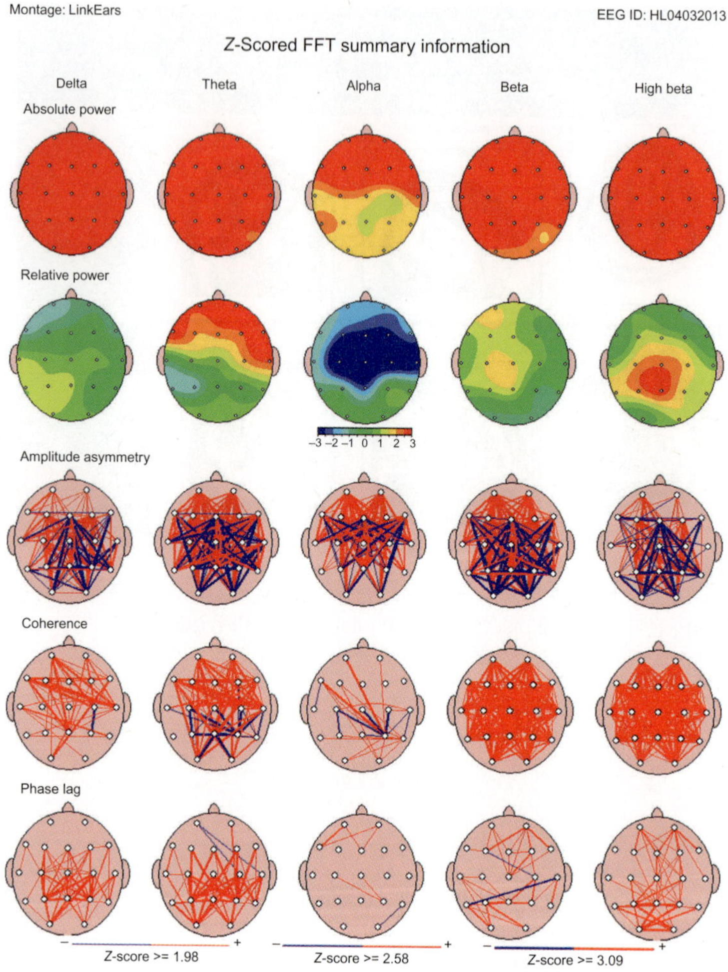

그림 10.9 선택된 발작 단편의 QEEG (뉴로피드백 이전)는 대부분의 주파수 대역에서 일관성(coherence)과 진폭의 현저한 증가를 보여줍니다.

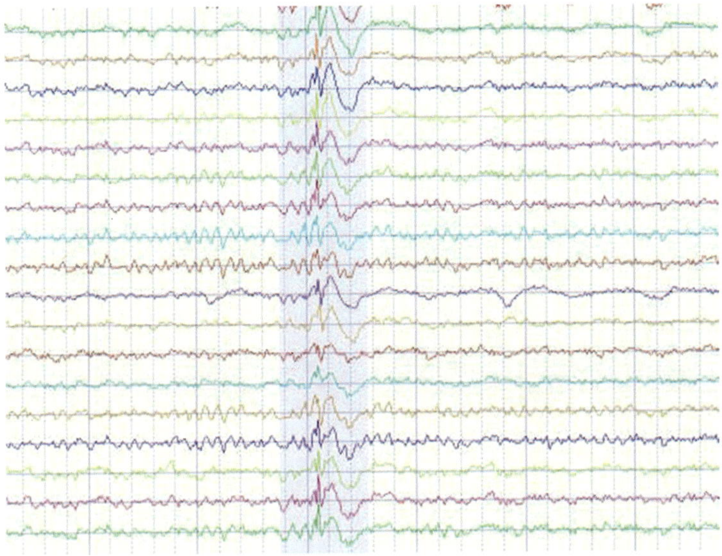

그림 10.10 뇌전증이 있는 16세 여성-단 몇 번의 뉴로피드백 세션으로 인해 뇌파 결손 발작(electrographic absence seizures)의 빈도와 지속 시간이 현저하게 감소했습니다[전반적 극서파복합체(generalized spike-and-wave) 방전이 1초만 기록됨].

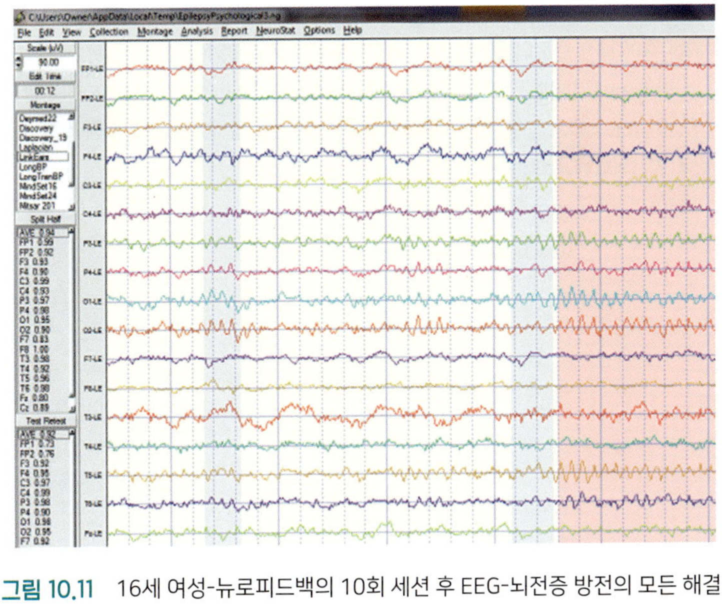

그림 10.11 16세 여성-뉴로피드백의 10회 세션 후 EEG-뇌전증 방전의 모든 해결

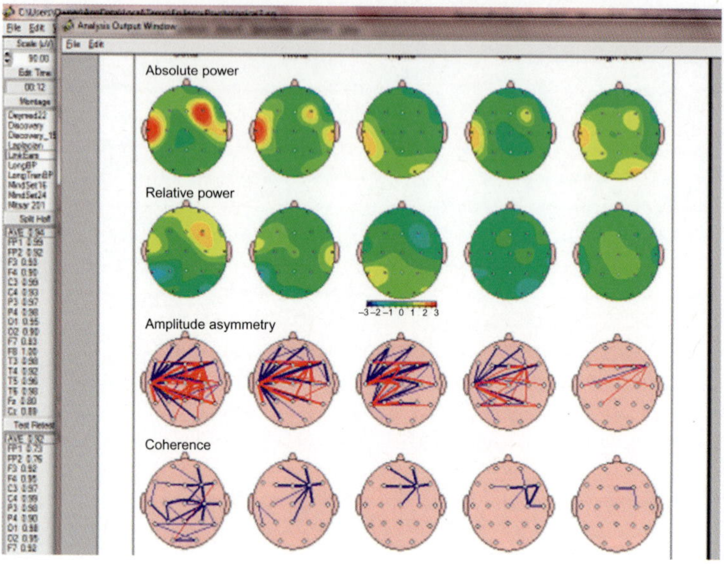

그림 10.12 뇌전증이 있는 16세 여성—QEEG는 LORETA Z 점수 뉴로피드백의 10회 세션 후 그녀의 QEEG가 거의 완전히 정상화되었음을 보여주었습니다.

환자는 LORETA Z 점수 뉴로피드백에 등록하기로 결정했고 단 세 번의 뉴로피드백 세션 후에 발작 빈도의 현저한 감소가 나타났습니다(그림 10.10).

10회의 뉴로피드백 세션을 마친 후, 뇌파 발작(electrographic seizures)의 완전한 해결이 확인되었고(그림 10.11) 반복적인 전산화 인지 검사에서 그녀의 기억력이 현저하게 향상되었음을 보여주었습니다.

반복된 QEEG는 또한 파워(power) 및 일관성(coherence)을 포함하여 이전에 확인된 이상에서 현저한 개선을 보여주었습니다(그림 10.12).

사례 6

알코올 남용의 오랜 병력이 있는 59세 남성이 다발성 재발성 전신 발작 진단을 받았습니다. 또한, 인지 문제와 말초 신경병증도 확인되었는데, 이는 그의 오랜 알코올 남용력과도 관련이 있는 것으로 보입니다. 환자는 케프라(keppra), 클로나제팜(clonazepam) 및 가바펜틴(gabapentin)을 포함한 약물을 투여 받았지만 여전히 매달 간헐적 돌발 발작이 있었습니다. 그의 뇌전증 EEG는 정상이었습니다. Z 점수 뉴로피드백 과정(총 23회 세션)을 마친 후 발작이 가라앉았고 약 1년 동안 발작이 없었습니다. 또한 그의 아내도 그의 인지 상태가 호전되었다고 보고했습니다.

사례 7

고기능 자폐 스펙트럼 장애 및 빈번한 부분 복합 발작으로 진단된 18세 남성. EEG는 여러 번 정상으로 판독되었습니다. Z 점수 뉴로피드백 치료는 발작 빈도 감소와 인지 능력 향상을 가져왔지만 발작이 완전히 사라지지는 않았습니다.

사례 8

실어증 및 사회적 상호 작용 문제를 동반한 주요 인지 기능 장애를 특징으로 하는 저기능 자폐 스펙트럼 장애 진단을 받은 23세 남성. 또한, 발프로익산(valproic acid) 투여에도 불구하고 빈번한 전신 발작이 보고되었습니다.

EEG는 정상으로 판독되었습니다. QEEG는 전두부 델타(delta) 및 세타(theta) 파워(power)의 증가를 보여주었습니다(그림 10.13). LORETA Z 점수 뉴로피드백 과정 이후에 발작은 완전히 가라앉았고(22개월 이상) 사회적 기능의 향상이 관찰되었습니다. 반복된 QEEG는 또한 이전에 과발현되었던 베타(beta) 파워의 개선을 보여주었습니다(그림 10.14).

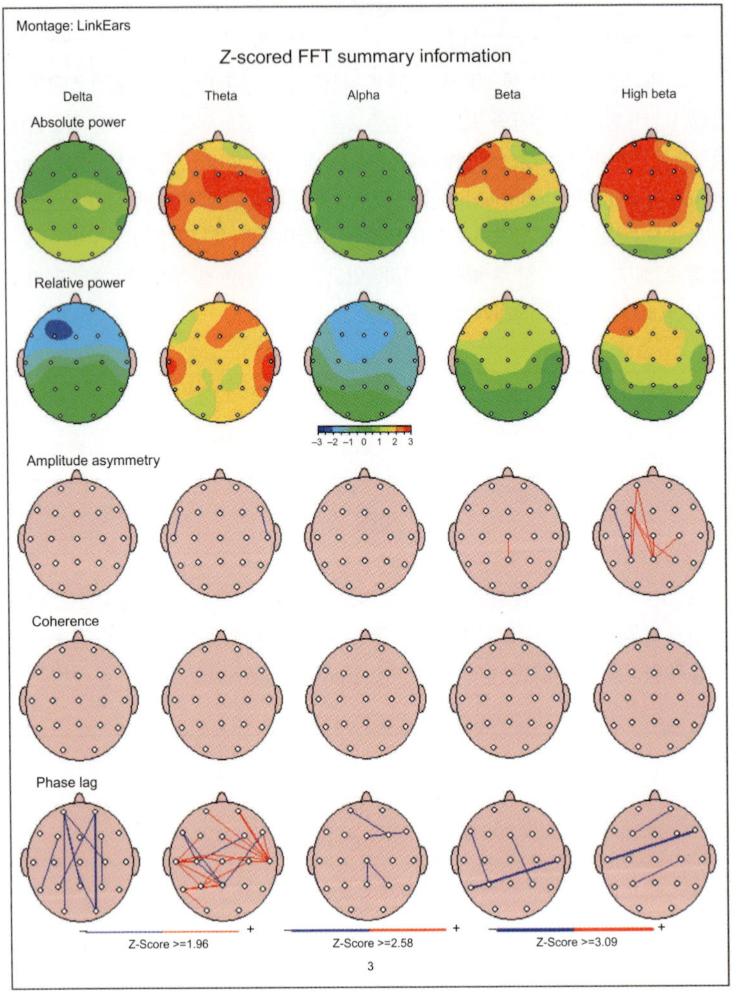

그림 10.13 23세 자폐증 남성의 QEEG-뉴로피드백 완료 전
현저하게 증가된 전두부 베타 파워(beta power)와 전두 및 측두 세타 파워(theta power)가 확인되었습니다.

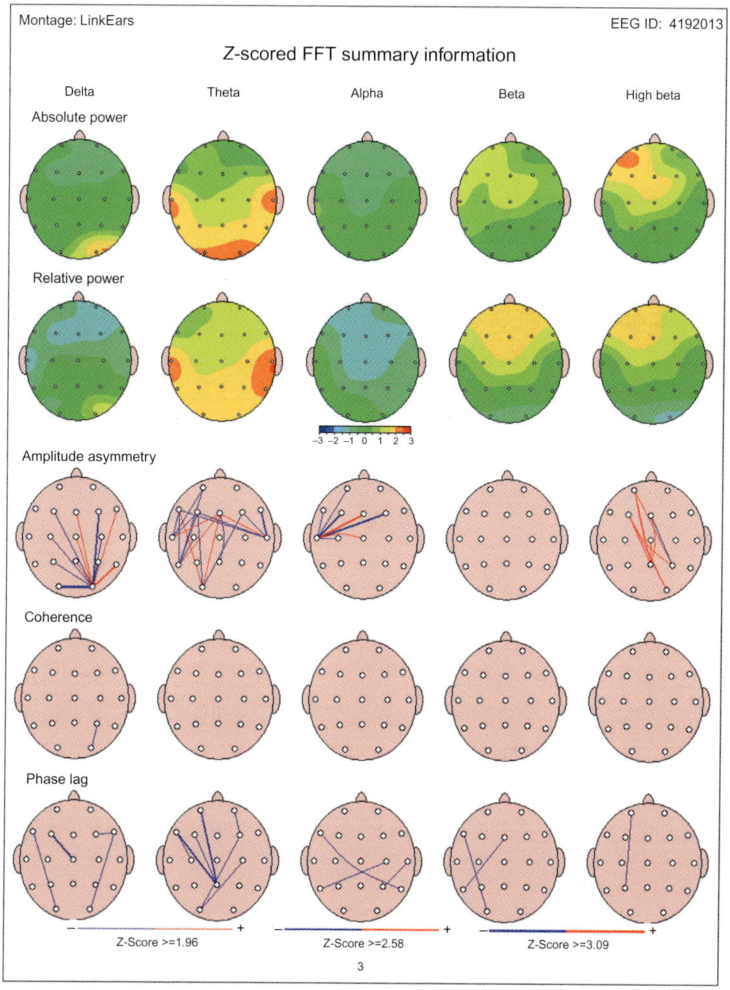

그림 10.14 뉴로피드백 과정 완료 후 QEEG-이전에 과발현된 베타 및 세타 파워의 감소가 확인되었습니다.

사례 9

25세의 약사는 특히 아침에 일어날 때 빈번한 전신 발작을 호소했습니다. 다중 EEG는 정상이었고 EEG 원격 측정은 플로리다 대학교에서 완료되었습니다.

그녀의 MRI도 정상이었습니다. 케프라(keppra) 1000 mg 1일 2회, 토파맥스(topamax) 200 mg 1일 2회, 빔펫(라코사미드)(vimpat) 150 mg 1일 2회 등 여러 항경련제를 사용했음에도 불구하고 발작이 계속되었습니다.

Z 점수 LORETA 뉴로피드백 과정(총 18회 세션) 후, 발작이 가라앉았고 모든 발작 약물을 점차적으로 중단했습니다. 이 환자는 계속해서 발작이 없었습니다(21개월).

사례 10

19세 남성이 데파코트(depakote)로 잘 조절되는 빈번한 전신화를 동반한 가능성 있는 청소년기 근간대성 뇌전증(juvenile myoclonic epilepsy)으로 진단받았습니다. 그의 발작간 EEG는 정상이었습니다. 환자는 뉴로피드백 요법의 도움으로 약물을 중단하는 것에 관심이 있었습니다. Z 점수 LORETA 뉴로피드백 과정에서 데파코트(depakote)는 점차 중단하였습니다.

환자는 약 6개월 동안 발작이 없었고 그 후 간헐적인 근간대 경련이 재발하기 시작했습니다. 환자는 운전 면허증을 잃을까 두려워 항경련제를 다시 복용하기로 결정했습니다.

요약

surface/LOTERA Z 점수 뉴로피드백을 받은 우리 클리닉의 이 10명의 뇌전증 환자는 뇌전증의 유형에 관계없이 오래 지속되는 임상적 관해 또는 발작 빈도 감소를 포함하여 모든 사례에서 현저한 임상적 개선을 보였습니다[일부 경우에는 뇌파 기록 개선(electrographic improvement)도 나타났습니다].

많은 환자들이 LORETA 뉴로피드백을 2-5회를 받은 후에 현저한 개선을 보고했습니다. 대부분의 환자들은 발작 감소 외에도 뉴로피드백과 관련되었을 수 있는 일부 인지 개선을 보고했습니다. 뉴로피드백의 최소 빈도는 주 1회였지만,

뉴로피드백 세션을 더 자주 받을수록 더 많은 이점을 주는 것으로 보입니다.

위의 사례는 원발성 전신 및 이차 전신 뇌전증을 포함한 다양한 발작 유형에 대한 치료법으로서 LORETA Z 점수 뉴로피드백의 큰 잠재력을 보여줍니다. 또한 이러한 유형의 요법이 비뇌전증성 발작(nonepileptogenic seizures)에 효과적일 가능성이 있습니다.

감사의 글

이 장의 편집에 기여한 Dr. Eric Harris에게 특별한 감사를 드립니다.

참고문헌

Blumenfeld, B. H. (2003). From molecules to networks: Cortical/subcortical interactions in the pathophysiology of idiopathic generalized epilepsy. Epilepsia, 44(Suppl. 2), 7-15.

Jones, H. R. (2012). Netter's neurology. Philadelphia, PA: Elsevier.

Koberda, J. L. (2012). Comparison of the effectiveness of Z-score surface/LORETA 19-electrode neurofeedback to standard 1-electrode neurofeedback. Journal of Neurotherapy, 7, 302.

Koberda, J. L., et al. (2012). Cognitive enhancement using 19-electrode Z-score neurofeed-back. Journal of Neurotherapy, 3, 224-230.

Moeller, F., Maneshi, M., Pittau, F., Gholipour, T., Bellec, P., Dubeau, F., et al. (2011). Functional connectivity in patients with idiopathic generalized epilepsy. Epilepsia, 52 (3), 515-522.

Paz, A. -J. T., et al. (2007). Activity of ventral medial thalamic neurons during absence seizures and modulation of cortical paroxysms by the nigrothalamic pathway. Journal of Neuroscience, 27, 929-941.

Rowland, L. P., & Pedley, T. A. (2010). Merritt's neurology. Philadelphia, PA: Lippincott.

Sterman, M. B. (2010). Biofeedback in the treatment of epilepsy. Cleveland Clinic Journal of Medicine, 77(Suppl. 3), S60-S67 (Review).

Sterman, M. B., & Egner, T. (2006). Foundation and practice of neurofeedback for the treat-ment of epilepsy. Applied Psychophysiology and Biofeedback, 31(1), 21-35 (Review).

Thatcher, R. W. (2010). LORETA Z score biofeedback. Neuroconnections 9-13.

Thatcher, R. W. (2013). Latest developments in live Z-score training: Symptom check list, phase reset, and Loreta Z-score biofeedback. Journal of Neurotherapy, 17, 69-87.

Wang, Z., Zhang, Z., Jiao, Q., Liao, W., Chen, G., Sun, K., et al. (2012). Impairments of thalamic nuclei in idiopathic generalized epilepsy revealed by a study combining morpho-logical and functional connectivity MRI. PLoS One, 7(7), e39701.

CHAPTER

11

알코올 사용 장애에서의 LORETA 뉴로피드백: 사례 연구

Wesley D. Center
Liberty University, Lynchburg, VA, USA; Focus for Living, PLLC, Burlerson, TX, USA

개요

알코올 사용 장애(alcohol use disorders, AUDs)는 약 1,700만 명의 미국인에게 영향을 미칩니다. 2012년에는 18세 이상 인구의 약 87.6%가 인생의 어느 시점에 술을 마신 것으로 보고했고, 71%는 지난 1년 동안, 56.3%는 지난 한 달 동안 술을 마셨다고 보고했습니다. 알코올 사용 장애를 가진 사람들의 대중문화에서 이미지는 사회경제적 지위가 낮은 사람이지만, 실제로는 알코올 사용 장애의 영향을 받는 대부분의 사람들이 모든 면에서 성공적이고 생산적이라는 것입니다. 중요한 것은 알코올 사용 장애의 영향을 받은 사람들 중 약 15%만이 치료를 찾는다는 것입니다. 전통적인 대중 요법 모델 또는 12단계 회복 프로그램을 찾는 대다수의 사람들에게 치료 실패는 일반적인 현상입니다. 알코올 사용 장애는 다른 정신질환과 분리되어 발생하는 경우는 거의 없습니다.

기분 장애, 수면 장애, 불안장애, 외상 후 스트레스 장애, 가벼운 외상 뇌 손상(mild traumatic brain injury, mTBI), 주의력 결핍/과잉행동 장애 및 조현병은 알코올 사용 장애 치료에서 흔히 볼 수 있는 동반이환 정신 질환입니다. 자살은 또한 일반 인구보다 알코올 사용 장애 환자에서 훨씬 더 흔합니다. 그런 다음 알코올 사용 장애를 보이는 환자의 알코올 사용 패턴뿐 아니라 동반이환 정신과적 상태와 생물심리사회적 기능에 대한 전반적인 영향을 평가하는 것이 중요합니다.

뇌 기능에 대한 에탄올의 효과

알코올음료에서 가장 일반적으로 섭취되는 알코올의 형태인 에틸 알코올(ethyl alcohol, ethanol, ETOH)은 뇌에서 특정한 약리학적 효과를 나타냅니다. 잘 이해되지 않는 것은 이러한 효과 중 어느 것이 중독을 초래하는지입니다. ETOH 분자는 상대적으로 작고 수용성 및 지용성이기 때문에, 섭취 후 혈액-뇌 장벽(blood-brain barrier, BBB)을 가로질러 상대적으로 빠르게 수송됩니다. 에탄올은 특정 수용체 부위를 선호하는 것으로 보이지 않지만, 여러 개의 상이한 신경전달물질(neurotransmitters. NTs)의 작용에 영향을 미치고 뉴런 내 전령 분자(messenger molecules)의 작용을 방해합니다. ETOH에 의해 영향을 받는 많은 신경전달물질 시스템 중에는 도파민(dopamine, DA), 감마아미노뷰티르산$_A$(γ-aminobutyric acid$_A$, GABA$_A$), 글루탐산(glutamate)(특히 N-메틸-D-아스파르트산(NMDA)), 엔도카나비노이드(endocannabinoids), 니코틴(nicotinic), 노르에피네프린(norepinephrine) 및 전압 개폐 칼슘 이온 채널이 있습니다. 에탄올은 복측 분절 영역(ventral tegmental area, VTA) 및 측좌핵(nucleus accumbens, NAc)에서 도파민(DA) 및 타우린(taurine)의 방출에 흥분 효과가 있습니다.

에탄올은 뇌에서 도파민 뉴런이 가장 많이 집중되어 있는 복측 분절 영역(VTA)의 GABA$_A$ (작용제) 및 NMDA(길항제) 수용체에 향정신성 효과가 있습니다.

목표 지향 행동 및 보상(그리고 중독-보상 네트워크와 관련됨)과 가장 관련이 있는 신경전달물질은 도파민이며, 중뇌-측핵(mesoaccumbens) 경로와 보상 사이의 연결은 수십 년 동안 문헌에서 잘 확립되었습니다. 도파민(DA)이 측좌핵(NAc)과 복측 분절 영역(VTA) 사이의 보상 예측에 관여한다는 증거도 있는데, 이는 파블로프 보상 학습뿐만 아니라 연관 학습의 요소입니다. ETOH 중독의 결과로 VTA 뉴런과 일반적인 보상 회로의 과도한 활성화는 글루탐산 수준을 증가시키고 GABA를 감소시켜 중독 보상 네트워크의 신경 화학을 조절하지 못하게 합니다.

"뇌의 관점에서 보면 도파민(DA)은 그 자체로 쾌락의 출현에 직접적으로 관여하지 않는 것 같습니다. 오히려 쾌락 중추에서 도파민성 뉴런의 발화율은 현재 기대치의 함수로서 자극의 현저성[1](saliency)을 암호화하고 그러한 자극에 연결된 기억 흔적의 응고화[2](consolidation)를 촉진할 가능성이 있습니다." 중독 치료에 있어 중요한 문제를 제시하는 것은 이러한 현저성, 결과 기대 및 기억의 복잡한 상호작용입니다.

중요한 것은 ETOH 중독과 관련된 학습 과정에는 에피소드 및 절차적 기억뿐만 아니라 ETOH 소비의 초기 즐거움과 관련된 정서적 요소도 포함된다는 것입니다. 중독이 심화될수록 소비의 즐거움은 줄어들고 술을 마시고 싶은 욕구는 증가합니다. 연관 학습은 뉴로피드백(Neurofeedback, NFB)을 사용하여 중독자를 치료하는 데 매우 중요합니다. 중독성 행동은 보상 안내 학습을 통해 획득되고 약물 쌍 단서(drug-paired cues)에 의해 유지되기 때문입니다. 매우 동일한 학습 네트워크의 구성 요소(배측 외측 전전두엽(dorsal lateral prefrontal), 안와전두엽(orbitoforontal), 전측 대상회(anterior cingulate) 및 운동/전운동 피질(motor/premotor cortices))는 목표 지향적 학습(조작적 조건화 포함)에 중요하며 알코올 사용 장애를 나타내는 환자의 뉴로피드백 훈련을 목표로 합니다. 반복적이고 확장된 교육은 도구적 학습과 관련된 네트워크에 영향을 미쳐야 합니다.

알코올은 다른 약물과 마찬가지로 뇌의 전기생리학에도 영향을 미칩니다. 리틀(Little)과 맥어보이(McAvoy)(1952)는 알코올 중독자의 EEG가 느리고 빠른 활동의 증가와 알파파 결핍으로 대표된다고 보고했습니다. EEG에 대한 ETOH 영향에 대한 다른 초기 연구는 급성 금단 및 장기간 금욕과 관련된 비정상적인 뇌 활동을 조사했습니다. 대부분의 초기 연구는 ETOH가 만성 사용자의 EEG에서 장기적인 병리학적 변화(지속적인 부정맥[3](arrhythmia), 부정맥[4](dysrhythmia), 빈맥[5](spiking), 저전압 서파 증가[6]와 급성 알코올 금단의 경우 단기적인 효과(발작에 대한 경향)를 가지고 있다고 결론지었습니다. 뇌전도 지도(Topographic electroencephalographic mapping, tEEG[7])는 또한 알코올 의존 환자의 재발을 정확하게 예측하는 데 사용되었으며, 고주파 베타가 재발의 예측인자가 되었습니다. 다른 연구에서는 EEG를 알코올 중독에 대한 취약성의 지표로 사용하고자 했습니다. 1950년대부터 1990년대 후반까지 알코올 중독자에 대한 대부분의 EEG 연구는 만성 알코올 사용 인구에서 베타(>12 Hz)의 증가를 발견했으며, 드물게 알파(8-12 Hz)의 증가를 발견했습니다.

알코올 중독자에 대한 다수의 tEEG 연구는 정상 대조군에 비해 뇌의 전두엽 영역에서 델타/세타 및 알파 절대 파워가 감소하고 넓은 분포로 베타 절대 및 상대 파워가 크게 증가한 것으로 나타났습니다. 살레투-자일라스(Saletu-Zyhlarz) 외 (2004)는 “저전압의 고속 비동기화 패턴은 중추신경계의 과각성으로 해석될 수 있다(p. 233).”는 가설을 세웠지만, 다른 사람들과 마찬가지로 알코올 중독자의 전두엽 조절 장애가 알코올 의존증의 발병에 기여하는 전조 증상일 수 있다고 경고했습니다. 알파 감소, 베타 증가 또는 일관성 증가와 같은 EEG의 다른 변화도 알코올 중독의 발병에 대한 전조 및 선행 요인으로 나타낼 수 있습니다.

쿠틴-처치만(Coutin-Churchman)과 모레노(Moreno)(2004)는 델타 절대 파워의 부족이 알코올 중독자와 동반이환 우울증이 있는 알코올 중독자에게 공통적이라고 제안하지만, 전류원(current source) 부족과는 다릅니다. 저해상 전자기 단층 촬영(low-resolution electromagnetic tomographic analysis, LORETA)을 통한 그들의 분석은 우울증을 가진 알코올 중독자들이 정상적인 건강한 대조군에 비해 해마곁이랑(parahippocampal gyrus)에서 양측 델타의 전류원을 상당히 감소시켰다는 것을 보여주었습니다. 우울하지 않은 알코올 중독자는 대조군에 비해 좌측 해마곁이랑(parahippocampal gyrus)와 내측 영역뿐만 아니라 양측 후측 대상(posterior cingulate)에서 델타의 전류원이 부족했습니다. Coutin-Churchman et al. (2006)은 알코올 환자에서 델타/세타의 감소된 파워가 알코올 관련 뇌 위축 또는 손상을 나타낼 수 있는 반면, 베타 빈도의 증가는 피질 흥분성에 영향을 미치는 여러 내인성 및 외인성 변수와 관련될 수 있다고 제안합니다.

알코올 중독자 사이에서 서파의 절대 파워가 감소했다는 연구와 달리, 많은 다른 연구들은 만성 알코올 중독자에서 ETOH의 장기간의 사용이 델타 및 세타 진폭을 증가시킨다는 것을 발견했습니다.

일부는 만성 알코올 중독자의 EEG에서 서파의 과잉이 ETOH에 장기간 노출되어 영구적인 뇌 변화를 나타낼 수 있다는 이론을 세웠습니다. Pollock, Schneider, Zemansky, Gleason 및 Pawluczyk(1992)는 회복된 알코올 중독자(회복 후 0.5년)를 비알코올 중독자 대조군과 비교하였을 때, 회복된 알코올 중독자에서 양측 전방 및 후방 세타 진폭이 유의하게 증가하는 것을 발견했습니다. Rangaswamyet al. (2003)은 알코올 의존 환자의 모든 표면 부위에서 세타 절대 파워가 증가한다는 것을 발견했으며, 세타의 증가가 알코올 중독자의 정보 처리 결함을 반영할 수 있다는 가설을 세웠습니다.

서파 진폭이 알코올 사용 장애의 대부분의 tEEG연구에 관련되어 있지만, 알코올 사용 장애에 대한 단일 또는 결정적인 EEG 마커는 없습니다.

중요한 것은 EEG의 지형적/공간적 해상도가 제한적이며 tEEG는 인공물과 왜곡에 취약하게 만드는 여러 가지 생리학적 및 수학적 혼란에 노출되어 있다는 것입니다. LORETA 및 그 후속 제품[sLORETA(standardized LORETA) 및 eLORETA(exact LORETA)] 이전에는 더 깊은 피질의 발생기(deeper cortical generators)가 두피 위치에서 가져온 EEG 데이터의 지형적 표현에 어떻게 기여하는지에 대한 지식도 제한적이었습니다. 서파 활동의 기원은 시상의 피질하 돌출부/투사(subcortical projections)와 깨어있는 뇌의 전내측 전두엽 피질에 있으며, 뇌에 대한 ETOH의 직접적인 영향은 주로 중피질변연계(mesocorticolimbic) 경로에 있기 때문에, LORETA는 다른 뇌파 신경 영상 기술 중에서 알코올 사용장애(AUD)를 평가하고 해결하기에 고유하게 적합한 것으로 보입니다.

뉴로피드백 및 약물 남용 치료

알파/세타 뉴로피드백을 사용한 물질 사용 장애(substance use disorders, SUD)의 치료는 엘머(Elmer)와 앨리스 그린(Alyce Green)이 메닝거 재단(Menninger Foundation)의 자발적 대조군 프로그램(Voluntary Controls Program)에서 심리 요법의 확대로서 개척했습니다. 알파/세타 뉴로피드백을 온도 및 근전도 바이오피드백 훈련과 심리 요법과 결합하여 퇴역군인에게 사용한 유진 페니스톤(Eugene Peniston)의 연구는 물질 사용 장애(SUD)를 치료하기 위해 뉴로피드백을 최초로 사용한 것으로 널리 알려져 있습니다. 페니스톤 프로토콜(Peniston Protocol, 피부 온도 바이오피드백 및 스크립트로 작성된 자동 생성 문구 및 알파/세타 뉴로피드백을 통한 깊고 편안한 상태 훈련 포함)은 프로토콜이 환자의 증상을 다룬다는 가정하에 미리 결정된 전극 배치 및 보상/억제 임계값을 사용하여 뉴로피드백으로 접근한 방식의 한 예입니다. 페니스톤 프로토콜의 스콧-카이저(Scott-Kaiser) 변형과 같은 물질 사용 장애(SUD)를 해결하기 위한 다른 프로토콜은 치료 결과를 개선하는 데 효과가 있음을 입증했지만, 뉴로피드백은 아직 물질 사용 장애(SUD)를 치료하기 위한 표준 접근법으로서 널리 채택되지 않았습니다.

물질 사용 장애(SUD)의 치료를 위한 뉴로피드백은 단독 접근방식이 아닙니다. 뉴로피드백은 물질 사용 장애(SUD)에 대한 증거 기반 치료법은 아니지만, 약물 요법, 인지 행동 심리 요법, 공동체 강화 접근법 및 동기 강화 요법과 같은 증거 기반 치료와 통합될 수 있습니다. 아래에서 논의된 바와 같이 정량적 뇌파도(quantitative electroencephalogram, qEEG) 유도 LORETA 뉴로피드백은 임상의가 환자의 증상을 환자의 증상과 관련된 비정상적인 조절 네트워크 및 모듈과 일치시킬 수 있도록 합니다. 비정상적으로 조절된 뇌 네트워크와 모듈을 증상에 일치시키면 선택된 프로토콜이 비정상적으로 조절된/약한 환자 뇌 네트워크를 다루도록 보장하는 동시에 보상/도우미 네트워크가 훈련 대상이 되지 않도록 보장합니다. qEEG 유도 LORETA 뉴로피드백 접근법은 환자의 비정상적인 뇌 네트워크 및 모듈에 증상을 일치시키는 특수성으로 인해 치료 결과를 개선할 뿐만 아니라 훈련 세션의 수를 줄일 가능성이 큽니다.

중독의 신경 회로를 이해하는 것은 뉴로피드백 임상의가 LORETA Z 점수 뉴로피드백을 사용하여 훈련할 약한/조절 장애 시스템 및 훈련에서 임상적 초점이 되지 않는 보상 시스템에 대한 평가를 안내하는 데 도움이 됩니다. 신경행동학적 관점에서 중독의 설명 모델은 임상의가 SUD의 평가와 치료를 개념화하는 데 도움이 됩니다. 예를 들어, 콥(Koob), 로이드(Lloyd), 메이슨(Mason)(2009)은 (i) 폭음/중독, (ii) 금단/부정적 효과, (iii) 집착으로 구성된 중독의 3단계 주기를 제안하며 뇌의 보상 및 스트레스 시스템의 생체 적응(allostatic)의 변화를 포함합니다.

뇌의 서로 다른 네트워크는 각각의 세 단계를 중재합니다.

중피질변연계(mesocorticolimbic) 도파민(DA) 시스템은 쾌락이 소비를 수반하는 첫 번째 단계에서 ETOH의 긍정적 강화 효과를 매개합니다. 세 번째 단계(집착 및 기대, 갈망 또는 원함)는 전두엽 피질(안와(orbital), 내측(medial) 및 대상 핵(cingulate nuclei)) 및 기저외측 편도체(basolateral amygdala)(조건 단서)에서 편도체 및 NAc의 글루탐산 투사 회로를 포함합니다. 금단 단계는 약물의 긍정적인 강화 효과의 신경 회로뿐만 아니라 뇌의 스트레스 반응 시스템의 관여도 포함합니다. 이러한 구분은 LORETA 뉴로피드백 훈련 접근법에 관한 임상 의사 결정(clinical decision making)뿐만 아니라 가설 형성에도 중요합니다. 예를 들어, ETOH 소비로부터 계속해서 쾌락을 받는 환자를 치료하는 임상의는 쾌락 네트워크가 비정상적으로 조절될 수 있다고 가설을 세울 수 있으며, 확인된 경우 해당 네트워크에서 LORETA 뉴로피드백 훈련을 시작할 수 있습니다. 중독 주기가 더 깊은 또 다른 환자는 더 이상 ETOH를 섭취하는 것과 관련된 즐거움을 갖지 못할 수 있지만, 위의 중독 모델과 관련된 강박적인 욕구를 느낄 수 있습니다. 규제 곤란 중독-보상 네트워크에 대한 임상의의 가설이 확인된 경우, 해당 네트워크는 LORETA 뉴로피드백 훈련의 대상이 되어야 합니다.

뉴로가이드(NeuroGuide) Deluxe 2.8을 사용하는 LORETA 뉴로피드백 훈련의 목적을 위해, 우리는 중독 네트워크를 보상 네트워크와 동의어로 간주합니다. 중독-보상 네트워크는 대상, 목표, 사람, 결과 등 다양한 환경 자극과 "쾌락"을 창출하는 내적 표현의 본질적 매력(긍정적 가치)을 하게 평가하는데 관여합니다. 겹치는 부분(볼드체)이 있지만, 중독-보상 네트워크(BAs 13, 24, 25, 32, 34, 44, 45, 46, 47)는 뇌 "현실" 측면에서 쾌락 네트워크(BAs 8, 9, 10, 24, 30, 32, 44, 45, 46, 47, 편도체, 해마)와 다릅니다. 또한, 알코올 사용 장애(AUD)와 동반이환하지만 임상의가 알코올 사용 장애(AUD)의 병인 및/또는 병리학과 구별된다고 판단한 환자의 증상은 qEEG를 사용하여 테스트한 가설 형성에 포함되어 환자의 증상을 뇌의 기능적 네트워크 및 모듈과 연결시킵니다.

사례 소개

문제 제시

잭(Jack)(가명)은 55세 남성으로 "기능적인 알코올 중독자"라고 자칭합니다. 그의 주치의는 전통적인 동종요법(allopathic) 치료 모델과 12단계 회복 프로그램을 사용하여 금주 시도에 실패한 후 그에게 뉴로피드백 치료를 추천했습니다.

잭은 자신의 음주 패턴을 간헐적인 폭음을 동반한 적당한 양의 일상 소비로 묘사하며, 성인이 된 후 대부분의 시간 동안 이러한 방식으로 술을 마셔왔습니다. 알코올 중독과 약물 남용은 1, 2차 모계 및 부계 친족 사이의 가족 패턴입니다. 잭은 또한 청소년기까지 거슬러 올라가는 스포츠와 관련된 두부 외상의 병력이 있으며, 그의 가장 최근의 "쿵"은 치료에 들어가기 6개월 전에 자동차 사고로 인해 발생했습니다.

치료를 시작했을 때, 잭은 고혈압이었고 항고혈압제로 잘 조절되지 않았습니다.

잭은 우울한 기분과 느낌, 기분 불안정, 수면 장애(불면증 및 수면 부족), 분노 폭발, 부정적인 내부 대화, 비효율적인 자기 조용함/자기 진정, 만성 통증, 중·단기 기억력 저하, 산만함, 그리고 가차없이 36개월 이상 지속되는 일시적인 인지적 혼탁[그는 이를 "브레인 포그(brain fog)"라고 표현함]을 스스로 보고했습니다. 됩니다. 비록 잭은 은퇴했지만, 일주일에 3-5번 적당한 수준의 운동을 하면서 신체 활동을 계속하고 있습니다. 그는 주로 사용하는 손에 관절염 진단을 받았고 운동 중 치료 과정에서 기계적인 요추 부상[8]을 악화시켰습니다.

평가 절차, 결과 및 진단

환자가 기밀 유지의 한계를 인정한 후 사전동의(절차에 대한 설명, QEEG 및 뉴로피드백의 의도된 사용, 뉴로피드백 훈련의 위험, 이점 및 대안, 훈련이 알코올에 대한 혐오 또는 알코올에 대한 부정적 반응을 초래할 수 있는 가능성 포함)를 받고, 환자에 대한 평가를 시작했습니다.

다음을 포함한 여러 선별 도구의 적용뿐만 아니라 접수 시 임상 면담이 시행되었습니다: 아멘(Amen) 클리닉의 자체 및 기타 보고서 화면(성인 일반 증상 체크리스트, 뇌 시스템 체크리스트, 전전두엽 피질 및 전대상 피질 조절 장애를 나타내는 불안 및 우울 유형 설문지), 심각한 우울한 기분을 나타내는 우울, 불안 및 스트레스 척도-42항목 버전, AUD의 존재를 확인하는 알코올 사용 장애 식별 테스트(alcohol use disorders identification test, AUDIT) 및 미시간 알코올 선별 테스트(michigan alcohol screening test, MAST). 초기 및 후속 위험 평가에서 잭은 자신이나 타인을 해칠 위험이 없는 것으로 나타났습니다. 또한, 환자에게 식습관, 운동, 수면 습관에 대해 질문하고 훈련 과정에서 이러한 패턴에 변화가 있으면 임상의에게 알려달라고 요청했습니다.

잭은 또한 인지 기능에 대한 MicroCogt 평가와 QIK™ 시각 연속 수행 과제(continuous performance task, CPT) 테스트를 받았습니다. 치료 전 MicroCog™ 평가 결과(표 11.1)는 연령 및 교육 수준이 일치하는 또래에 비해 부정확한 인지 과정과 기억력 손상으로 인한 인지 능력 저하를 시사했습니다. QIK™ CPT(표 11.2)는 주의력이나 정신 통제력의 결함을 나타내지 않았으며 정보 처리 속도 면에서 MicroCog™와 일치했습니다.

전처리 QIK™ CPT 결과는 표 11.2에 제시되어 있습니다.

평가 결과는 동반이환 기분 장애를 가진 AUD의 진단을 뒷받침합니다. 잭의 자가 보고된 증상과 기능 장애는 테스트 및 평가와 qEEG 가설 테스트를 통해 확인되었습니다. 초기 가설은 전두엽 영역에 대한 델타/세타 및 알파 절대 파워의 감소, 광범위한 분포에서 베타 절대 파워의 증가, 중독-보상, 쾌락, 기분, 실행기능 및 기억과 관련된 기능 네트워크의 조절 이상이 있을 것이라는 것이었습니다.

초기 EEG 기록은 눈을 뜨고 눈을 감은 상태에서 획득되었습니다. 19채널 기록은 주석 전극이 있는 Electro Cap과 링크드이어 참조 몽타주(linked ears referenced montage)를 사용하여 Discovery 24 증폭기로 제작되었으며 뉴로가이드(NeuroGuide) Deluxe를 통해 수집되었습니다. 모든 기록과 LORETA 뉴로피드백 훈련의 경우, 기준 및 접지의 임피던스는 2kΩ 이하, 다른 모든 부위에서는 5 kΩ 이하였습니다.

눈을 감은 상태의 원 뇌파(raw EEG)는 잘 발달된 후방 우성 8 Hz 활동이 15-25 Hz에서 확산 저전압 고속 활동과 함께 전방 영역으로 전파된다는 것을 보여주었습니다.

눈 뜬 상태의 원 뇌파는 다양한 10-20 부위에 걸쳐 약간의 알파 활동이 혼합된 15-25 Hz의 확산 저전압 고속 활동(diffuse low-voltage fast activity)을 나타냈습니다. 환자가 보고한 두부 손상 병력이 있었기 때문에 TBI 판별 분석을 실시하였고 점수(-2.19)는 유의하지 않았습니다.

대처(Thatcher)의 뉴로가이드(NeuroGuide) 링크드이어 Z 점수 FFT 눈 뜬 상태의 데이터베이스를 사용하는 전산화된 파워 스펙트럼 분석(그림 11.1)은 세타,

표 11.1 치료 전 MicroCog™ 결과

연령 및 학력 보정 기준(연령: 55–65세, 학력: >고등학교)					
	총계	환산 점수	백분위수	95% 신뢰 구간	질적 설명
Level 3–색인					
전반 인지 기능 (general cognitive functioning, GCF)	175	85	16	79–91	평균
전반 인지 능력 (general cognitive proficiency, GCP)	75	82	12	76–88	낮은 평균
Level 2–색인					
정보처리속도 (information processing speed, IPS)	92	93	32	86–100	평균
정보처리정확도 (information processing accuracy, IPA)	95	82	12	75–89	낮은 평균
Level 1–색인					
주의력/정신 조절력 (attention/mental control, Attn)	70	100	50	90–110	평균
추론/계산 (reasoning/calculation, Reas)	55	91	27	79–103	평균
기억력 (memory, Mem)	44	80	9	70–90	낮은 평균
공간 처리 (spatial processing, Spat)	33	88	21	78–98	평균
반응 시간 (reaction time, RT)	63	103	58	96–110	평균

표 11.2 치료 전 QIK™ CPT 결과

치료 전 결과	데이터	평균±표준편차	#SDs	표준 점수	백분위수
집중 유지 (sustained attention)	0.0%	0.2 ± 0.3%	−0.7	110	99
충동 제어 (impulse control)	1.6%	2.2 ± 1.2%	−0.5	107	67
반응 속도 (speed of response)	319.3 ms	435.9 ± 46.9 ms	−2.5	137	99
반응의 일관성 (consistency of response)	62.4 ms	71.4 ± 11.6 ms	−0.8	112	78

알파 및 총 베타에서 절대 파워가 부족하여 정상에서 벗어났습니다. EEG 비대칭(베타) 및 위상(모든 주파수)은 비정상적이었고, 특히 오른쪽 측두부와 두정엽 영역 모두에서 비정상적이었습니다. 윈터러(Winterer) 등(2003)과는 달리, 우울한 알코올 중독자에서 일관성(coherence)이 증가한 결과, 우리 환자의 일관성은 모든 주파수에서 정상이었습니다. 단일 헤르츠 간격(그림 11.2 및 11.3)를 조사한 결과, 우측 중앙 영역에서 5 Hz, 우측 후두부에서 6 Hz, 특히 전두부에서 11-16 Hz 및 후두부에서 14 Hz의 절대 파워가 부족한 것으로 나타났습니다. 또한 왼쪽 전두부에서 중앙 영역까지 20 Hz의 절대 파워가 감소했고 오른쪽 두정부 영역에서도 30 Hz의 절대 파워가 감소했습니다.

뉴로가이드(NeuroGuide)의 LORETA Z 점수 데이터베이스를 사용한 LORETA 3차원 소스의 분석은 좌측 상부, 중간 및 내측 전두 이랑(gyri)에서 전류원이 부족한 표면 EEG 맵과 일치했으며 최대치는 4, 5, 6, 11 Hz [왼쪽 브로드만(Brodmann) 영역 10, 11, 47]였습니다. 부족한 전류원은 6 Hz (-4.57 SD; X = -38, Y = 59, Z = -6; 첫 번째 최상의 일치 (d = 3 mm); 브로드만(Brodmann) 영역 10, 중전두회(Middle Frontal Gyrus), 전두엽)에서 최대였지만 널리 분포했습니다.

표면 지도와 LORETA 분석에서 관찰된 조절 장애 패턴은 환자의 자가 보고 증상 및 테스트 결과와 일치했습니다. 이 환자에서 관찰된 델타/세타 및 알파의 절대 파워 감소 패턴은 Saletu-Zyhlarz 등(2004) 및 Coutin-Churchman 및 Moreno (2004)의 결과와 일치하는데, ETOH 의존 환자를 정상 대조군과 비교하고 우울한 ETOH 의존 환자를 대조군과 비교하여 관련 가설을 확인했습니다. 베타에서 증가된 절대 파워의 광범위한 분포가 있을 것이라는 기대에 관한 우리의 가설은 스펙트럼 및 LORETA 분석에 의해 확인되지 않았습니다.

임상적 결론은 바이오피드백 훈련을 받은 LORETA 뉴로피드백이 잭의 증상을 감소시키고 전반적인 기능을 향상시키는 역할을 할 수 있다는 것이었습니다. 왜냐하면 그의 보고된 증상은 뉴로가이드(NeuroGuide)의 표면과 LORETA Z 점수 데이터베이스에서 LORETA 표준 비교에 의해 결정된 뇌의 조절 장애 영역과 관련이 있기 때문입니다. 구체적으로 중독-보상, 디폴트 모드(default mode), 쾌락, 작업 기억 및 기분 네트워크를 훈련하면 보고된 증상의 빈도, 지속 시간 및 심각도가 감소하고 전반적인 기능 개선이 이루어질 것으로 기대했습니다. 훈련된 Z 점수가 Z = 0으로 이동함에 따라, 우리는 잭의 음주 문제가 시간이 지남에 따라 감소 및 제거되고, 기분 및 기분 안정성의 전반적인 향상, 수면의 개시, 지속 시간 및 질의 향상, 단기 기억력의 향상을 기대했습니다. 또한, 치료 후 점수가

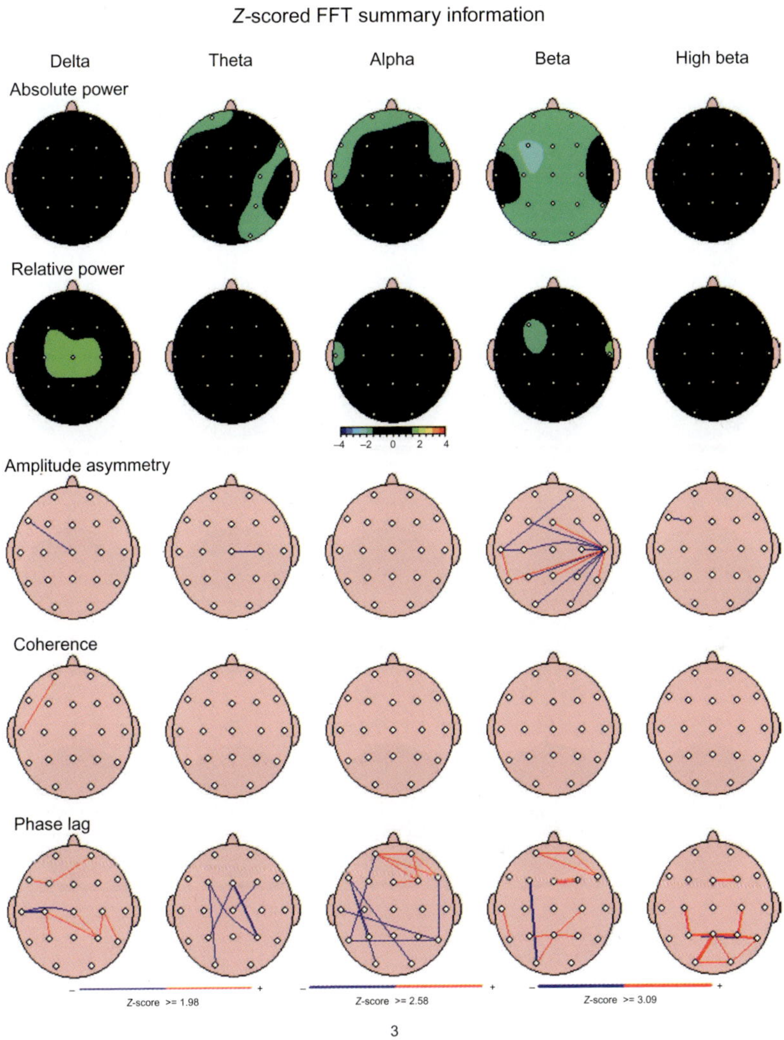

그림 11.1 눈 뜬 상태의 Z-scored FFT 요약

MicroCog™m 및 QIK CPTtm의 치료 전 점수에 비해 개선을 보여줄 뿐만 아니라, 치료 후 LORETA 분석에 반영된 뇌 기능의 개선을 보여줄 것으로 기대했습니다. 잭의 증상과 상관관계가 있는 뇌의 비정상적인 조절 영역을 다루기 위한 우리의 결론과 계획은 훈련을 시작하기 전에 잭에게 설명되었습니다. 잭은 또한 훈련이 끝난 후 6개월, 9개월, 12개월에 추가적인 뇌파 기록 및 테스트를 위한 경과

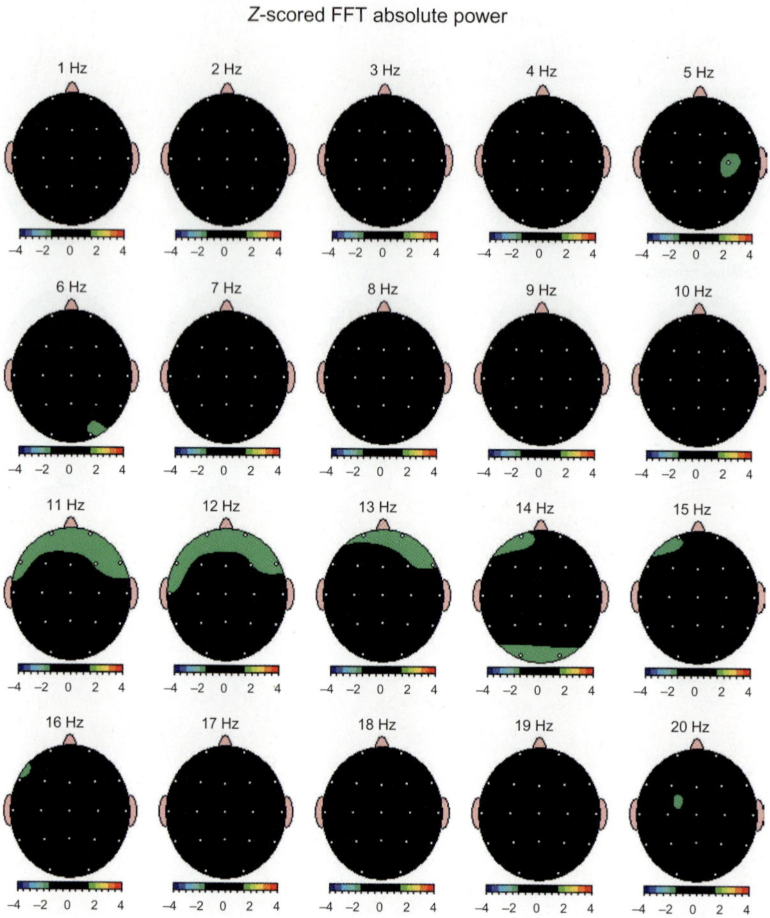

그림 11.2 Z 점수d FFT 절대 파워 A

관찰을 취하기로 합의했습니다.

훈련 방법 및 과정

뉴로피드백이 AUD 치료에 대해 독자적인 접근법이 아니라는 것을 기억하면서, 잭은 알코올 및 우울증과의 투쟁을 지지하고 극복하는 부정적인 사고의 패턴에 대한 그의 사고 생활을 탐구하도록 격려받았습니다. 초기 훈련에서 잭은 아멘(Amen)의 ANT 치료: 자동 부정적 생각(automatic negative thoughts, ANTs)

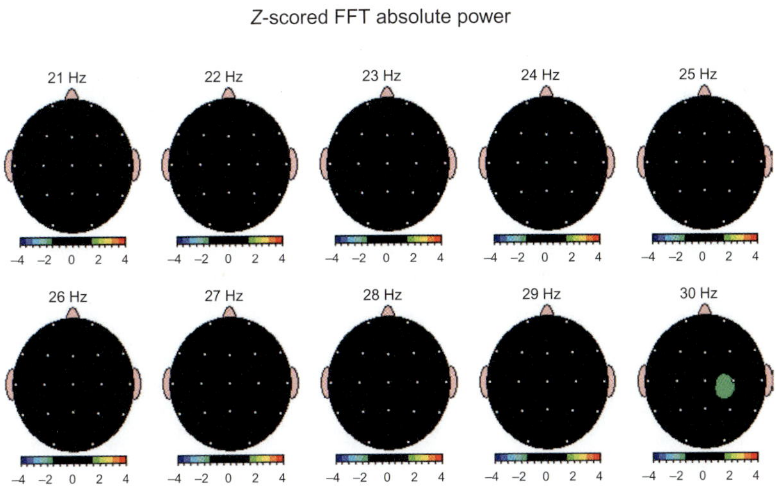

그림 11.3 Z 점수 FFT 절대 파워 B

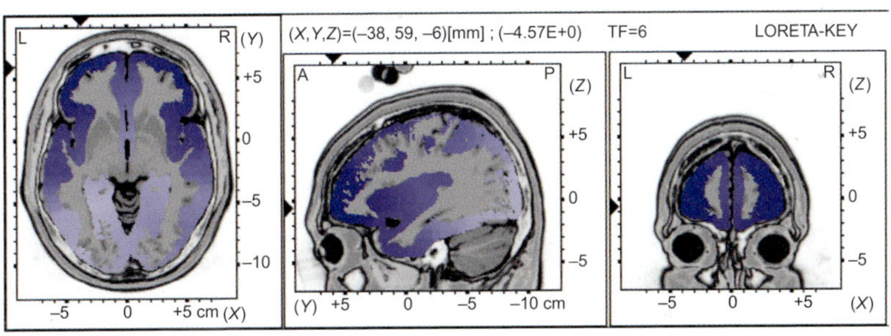

그림 11.4 6 Hz에서 LORETA 전류원 분석

을 근절하기 위한 자신만의 내면의 개미핥기(anteater)를 개발하는 방법(ANT Therapy: How to Develop Your Own Internal Anteater to Eradicate Automatic Negative Thoughts) 워크북을 받았고, 이 워크북을 사용하여 부정적 생각 패턴을 식별, 중지 및 대체/편집하는 방법에 대한 매우 간단한 설명을 받았습니다. 인지 행동 및 인지 재구성 전략은 알코올 사용 장애(AUD)와 기분 장애 모두에 대한 증거 기반 치료입니다. 초기 5개 세션에서 치료사는 아멘 워크북의 ANT 식별, 중지 및 대체 전략을 적용한 잭의 진행 상황을 검토했습니다. 이후 매 세션마다 치료사는 LORETA 뉴로피드백 세션을 준비하는 동안 잭의 사고 생활 관리 진행 상황에 대해 간략하게(5분에서 10분) 질문했습니다.

각 LORETA 뉴로피드백 세션에 앞서 10분간의 심박변이도(heart rate vari-

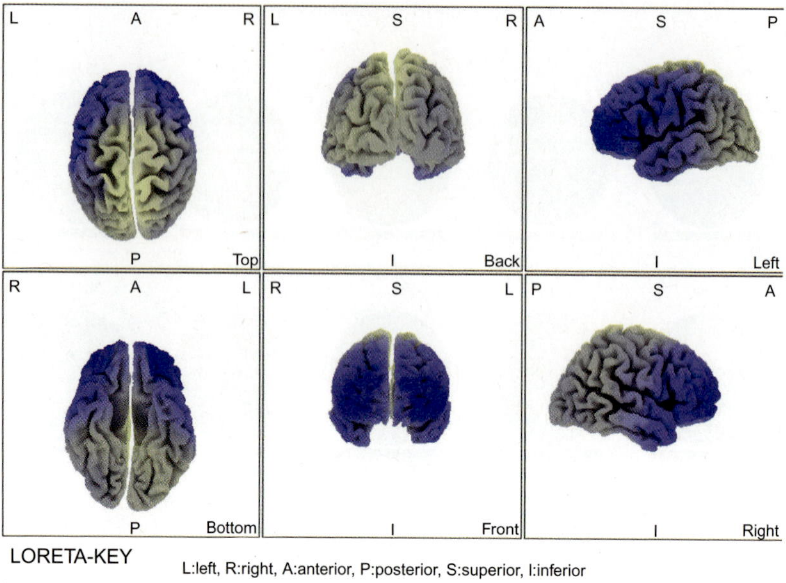

그림 11.5 6 Hz 수직면 보기에서 LORETA 전류원 분석

ability, HRV) 바이오피드백 세션이 수행되었습니다. HRV 훈련의 목적은 호흡과 심장 박동 간격을 동기화하여 불안과 스트레스를 줄이는 것입니다. 우리는 뉴로피드백 훈련 직전에 HRV를 사용하는 것이 환자를 이완시키는 경향이 있고 세션 기간 동안 편안한 주의 상태를 촉진한다는 것을 발견했습니다.

LORETA 뉴로피드백은 뇌파 활동을 조절하기 위해 청각 및 시각 피드백을 통해 학습을 용이하게 하는 뇌-컴퓨터 인터페이스를 사용합니다. 훈련은 대역 필터링(band pass filtering)(40 Hz에서 낮은 패스, 1 Hz에서 높은 패스)으로 링크드 이어를 참조하는 19채널 어레이(19-channel array, referenced to linked ears)를 사용하여 수행되었습니다. 추가 필터링은 사용하지 않았습니다. 모든 훈련은 눈을 뜬 상태에서 진행되었습니다. 훈련 데이터는 뉴로가이드(NeuroGuide)를 통해 BrainMaster Discovery 24 증폭기로 수집되었습니다. 훈련 프로토콜은 환자의 자가 보고 증상과 뉴로가이드(NeuroGuide)에서 생성한 LORETA 뉴로피드백 증상 체크리스트 일치 항목을 조합하여 설정되었습니다. 치료 중 주기적으로 새로운 증상 체크리스트 일치 항목이 생성되었습니다.

모든 훈련에 사용된 방법은 Z Tunes였습니다. Z Tunes 방법은 실시간 Z 점수를 사용하여 LORETA 표준 데이터베이스의 연령이 일치하는 또래(age-matched peers)에 대해 Z = 0을 향해 훈련된 Z 점수의 이동을 강화하여 EEG 공명 주파수와 네트워크 기능을 안내하는 데 도움이 됩니다. LORETA Z 점수 뉴로피드백은 모든 Z 점수 뉴로피드백과 마찬가지로 아티팩트(artifact)를 보정하지 않는다는 점에 유의해야 합니다. 정의에 따르면 아티팩트는 Z = 0에서 멀어지는 Z 점수를 생성하므로 강화되지 않습니다. 뉴로가이드(NeuroGuide)의 LORETA 뉴로피드백 모듈은 최대 24개의 브로드만(Brodmann) 영역에서 절대 파워, 일관성 및 위상을 동시에 훈련할 수 있으며, 이러한 메트릭스가 데이터베이스 표준에서 벗어나고 환자의 증상과 연결된다는 전제하에 이러한 메트릭스를 허용합니다. 각 LORETA 뉴로피드백 세션에는 절대 파워, 일관성 및 위상 메트릭스가 포함되었습니다. 초기 세션 교육 기간은 각 네트워크/증상 훈련에 대해 15분(5분씩 3라운드)이었으며, 총 교육 기간은 최대 25분(5분씩 5라운드)이었습니다. 각 세션에서 코칭을 위해 라운드 사이에 60-90초의 휴식 시간이 제공되었습니다.

모든 교육 세션에 대한 오디오/비디오 피드백은 뉴로가이드(NeuroGuide)의 DVD 플레이어에 의해 제공되었습니다. 환자의 Z 점수가 훈련 기준을 충족하면 비디오가 정상적으로 재생되었으며, Z 점수가 훈련 임계값을 초과하면 크기가 줄어들고 볼륨이 감소했습니다. 이는 환자에게 설명되었습니다. 각 라운드 동안 누적된 보상 포인트는 DVD 창 상단의 별도 창에 환자에게 표시되었습니다. 모든 세션에서 치료사는 훈련 과정 중 Z 점수 임계값(Z-score threshold)과 Z 점수 창(Z-score window)(그림 11.6)을 조작하여 환자가 라운드당 분당 평균 20점 이상, 라운드당 평균 30점 이하를 받도록 했습니다. 단 하나의 예외는 아래에 명시되어 있습니다.

환자에게 주어진 유일한 지시는 "편안하고 비디오에 관심을 가지십시오. 사진의 크기나 피드백 볼륨을 의식적으로 변경하려고 하지 마십시오. 매 라운드마다 포인트가 적립됩니다. 한 라운드에서 다음 라운드로 더 많은 점수를 얻고 싶다고 스스로에게 말하십시오." 였습니다. 라운드 사이에 이러한 지시가 반복되었습니다.

모든 세션의 마지막 라운드가 끝날 때마다 환자에게 라운드별 점수를 표시하고 환자의 훈련 행동(과제 행동, 아티팩트 생성 행동, 목표 지향적 성과에 대한 통찰력)을 리뷰하여 세션을 검토했습니다. 환자는 또한 세션이 시작된 이후로 인지적 또는 감정적 상태의 부작용이나 변화에 대해 설명하도록 요청받았습니다.

첫 번째 세션에 앞서, 환자는 훈련에서 다루는데 가장 관심이 있는 증상을 식별하는 증상 체크리스트를 작성했습니다. 훈련 첫날 환자의 주요 불만 사항은 수면과 부정적 사고였고 중독과 우울한 기분이 뒤를 이었습니다. 증상 체크리스트는 각 세션에 앞서 환자와 함께 검토되었으며, 4개월(2012년 9월 말-2013년 1월

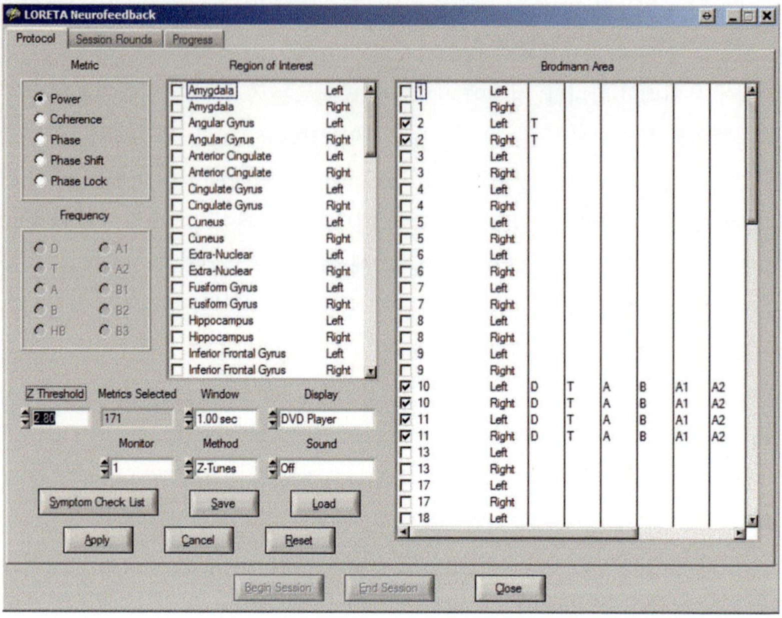

그림 11.6 LORETA 뉴로피드백 설정 패널

말)에 걸쳐 진행된 27회의 교육 기간 동안 4-7회마다 새로운 증상 체크리스트를 완료했습니다. 훈련 중에는 1주간의 휴식이 세 번 있었습니다(추수감사절, 크리스마스, 새해 주간).

훈련 시작 시 증상 체크리스트를 통한 환자의 주요 불만 사항은 자기 관련 과정(self-related processes)인 수면과 부정적 사고였기 때문에 초기 훈련 프로토콜은 기본 모드 네트워크(default mode network, DMN)에 중점을 두었습니다. 이 결정은 DMN의 조절 장애가 부정적 사고 과정과 관련된 수면 장애에서 종종 나타나고, 수면 장애가 뉴로피드백 훈련을 크게 방해한다는 임상 경험에 기초했습니다. 훈련 메트릭스을 식별하기 위한 상위 및 하위 Z 점수 임계값은 ±2.80 Z에서 설정되어 훈련을 위해 선택된 171개의 메트릭스(절대 파워, 일관성 및 위상)을 산출했습니다(그림 11.6 참조). 훈련된 양쪽 브로드만(Brodmann) 영역은 2, 10, 11, 19, 29, 30, 35, 40이었습니다. DMN 위치는 5개 세션에 대해 훈련되었습니다. 초기 훈련은 5분 동안 세 차례 진행되었으며, 그 후 환자는 정신적으로 피곤하다고 보고했습니다. 시작 세션의 Z 임계값은 2.80 Z이고 종료 세션의 Z 임계값은 2.00 Z였습니다. 환자는 세션 동안 분당 평균 28.3점으로 339점을 달성했습니다.

다섯 번째 DMN 훈련 세션에서 환자의 종료 시 Z 임계값은 0.90 Z로 분당 평균 28.3점이었습니다.

환자는 5개 세션에서 라운드당 분당 평균 28.3점, 27.7점, 28점, 30.4점, 28.3점을 받았습니다. 다섯 번의 세션 동안 환자는 수면의 질과 유지 시간의 전반적인 개선과 특히 취침 시간에 대한 부정적인 사고의 감소를 보고했습니다.

그는 또한 처음 5번의 세션 중 2주 동안 알코올에 대한 갈망이 줄었다고 보고했습니다.

훈련된 두 번째 네트워크는 중독 네트워크였습니다. 증상 체크리스트 일치 Z 점수 임계값을 ±3.00 Z로 설정한 상태에서, 양측 브로드만(Brodmann) 영역 13, 24, 25, 32, 34, 44, 45, 46, 47에서 훈련을 위해 식별된 224개의 메트릭스(절대 파워, 일관성 및 위상)가 있었습니다.

중독 네트워크는 7회 연속으로 훈련되었습니다.

중독 네트워크를 훈련하기 위한 초기 세션 설정은 Z 임계값 2.60 Z 및 Z 윈도우 1.00초였으며 7번째 세션에서 종료 Z 임계값은 0.80 Z 이고, Z 윈도우는 1.00초였습니다.

환자는 7회에 걸쳐 라운드당 평균 29.2점, 24.5점, 24.5점, 25.4점, 24.8점, 23.6점, 28.3점을 각각 받았습니다. 중독 네트워크를 훈련하는 동안, 환자는 알코올 욕구가 지속적으로 감소했다고 보고했습니다.

훈련된 세 번째 증상은 작업 기억이었고 5번의 세션 동안 훈련되었습니다. 증상 체크리스트 일치 Z 점수 임계값을 ±3.40 Z로 설정한 상태에서, 양쪽 브로드만(Brodmann) 영역 8, 9, 24, 32과 오른쪽 브로드만(Brodmann) 영역 40 및 오른쪽 해마에서 훈련을 위해 식별된 246개의 메트릭스(절대 파워, 일관성 및 위상)가 있었습니다. 작업 기억을 훈련하기 위한 초기 세션 설정은 Z 임계값 3.00 Z 및 Z 윈도우 1.00초였고, 5번째 세션에서 종료 Z 임계값은 0.80, Z 윈도우 1.00초였습니다. 환자는 5회 동안 라운드당 분당 평균 27.1점, 26.3점, 27점, 23.3점, 24점을 기록했습니다.

쾌락 네트워크는 훈련으로 다루어진 네 번째 영역이었습니다.

증상 체크리스트 일치 Z 점수 임계값을 ±3.60 Z로 설정한 상태에서 오른쪽 브로드만(Brodmann) 영역 8과 44과 양쪽 브로드만(Brodmann) 영역 9, 10, 24, 32, 45, 47에서 훈련을 위해 식별된 116개의 메트릭스(절대 파워, 일관성 및 위상)가 있었습니다. 쾌락 네트워크를 훈련하기 위한 초기 세션 설정은 Z 임계값 2.50 Z 및 Z 윈도우 1.00초였고, 5번째 세션에서 종료 Z 임계값은 0.80, Z 윈도우 1.00초였습니다. 환자는 5회 동안 라운드당 분당 평균 28.5점, 27.8점, 20.9점,

26.25점, 22.9점을 기록했습니다.

우리는 환자의 요청에 따라 단일 세션을 위해 중독 네트워크로 돌아갔다. 환자는 처음에 "훈련이 효과가 있다."는 확신을 원한다고 말했습니다. 새로운 LORETA 증상 체크리스트 일치와 ±3.70으로 설정된 Z 점수 임계값을 사용하여 중독 네트워크의 훈련을 위해 74개의 메트릭스(절대 파워, 일관성, 위상)가 선택되었습니다. 시작 Z 임계값은 3.30 Z로 설정하고 종료 Z 임계값은 0.90 Z로 설정하였습니다. 환자는 세션에서 라운드당 평균 24.3점을 받았습니다. 환자는 세션이 끝나기 이틀 전에 부분적으로 와인을 마셨고, 와인 맛이 불쾌하다고 느꼈으며, 와인을 다 마시지 않았다고 밝혔다. 특히 알파/세타 훈련 중 뉴로피드백 훈련 과정 후 알코올에 대한 이러한 반응은 "페니스톤 독감(Peniston flu)" 또는 "페니스톤 효과(Peniston effect)"로 언급되었습니다.

기분 네트워크는 마지막으로 훈련되었습니다. 증상 체크리스트 일치 Z 점수 임계값을 ±3.50 Z로 설정한 상태에서, 양측 브로드만(Brodmann) 영역 10, 11, 24, 32, 44, 45, 47과 왼쪽 브로드만(Brodmann) 영역 13에서 훈련을 위해 확인된 107개의 메트릭스(절대 파워, 일관성 및 위상)가 있었습니다. 쾌락 네트워크를 훈련하기 위한 초기 세션 설정은 Z 임계값 3.50 Z 및 Z 윈도우 1.00초였고, 네 번째 세션에서 종료 Z 임계값은 0.70, Z 윈도우 1.00초였습니다. 환자는 4회에 걸쳐 라운드당 평균 23.7점, 23.2점, 19.6점, 15.8점을 받았습니다. 마지막 세션의 평균 점수는 3, 4라운드에서 Z 임계값을 너무 빠르게 이동하여 부정적인 영향을 받았습니다. 마지막 훈련이 끝나자 환자는 정신적으로 매우 피곤함을 호소하며 훈련 초기를 연상시켰습니다. 우리는 이러한 부작용이 훈련에서 너무 빨리 움직이려고 시도한 직접적인 결과라고 생각합니다.

치료 후 분석

환자의 훈련 목표가 달성되었을 때 상호 동의에 의해 훈련이 종료되었습니다. 치료 목표를 검토하는 동안 훈련이 끝날 때, 환자는 ETOH 섭취[훈련 시작 후 매월 1-2 표준 잔(standard drink[9]) 미만]의 현저한 감소, 기분 및 기분 안정성의 전반적인 향상, 수면 시작, 질 및 유지 시간의 증가, 단기 기억력의 현저한 향상을 보고했습니다. 그는 또한 덜 과민하고, 스트레스에 더 회복력이 있으며, 더 이상 "브레인 포그(brain fog)"의 사례가 없다고 보고했습니다. 그의 치료 후 DASS-42 점수는 우울증, 불안, 스트레스에 대한 정상 한계(< 1.0 Z) 이내였습니다. 치료 후 3개의 EEG 기록 중 첫 번째는 마지막 훈련 세션 다음 주에 눈을 뜬 상태에서 획득

되었습니다. 후속 기록은 훈련 후 6개월, 9개월, 14개월에 이루어졌으며 기록에는 큰 차이가 없었습니다.

잭은 그의 마지막 훈련으로부터 14개월 후에 인지기능에 대한 MicroCog™ 평가와 QIK™ 시각 CPT 테스트를 받았습니다. 치료 후 MicroCog™ 평가의 결과(표 11.3)는 연령 및 교육수준이 일치하는 또래에 비해 향상된 인지 과정과 기억 장애가 없어 인지 역량이 향상되었음을 시사했습니다. 일반 인지 능력(pre = 82, 12%, post = 99, 47%), 정보처리 정확도(pre = 8, 12%, post = 100, 50%), 기억력(pre = 80, 9%, post 104, 61%) 영역에서 잭의 사전 훈련 점수는 훈련 전 낮은 평균에서 훈련 후 평균으로 향상되었습니다. 또한 훈련 전의 추론/계산(pre = 91, 27%)점

표 11.3 치료 후 MicroCog™ 결과

연령 및 학력 보정 기준(연령: 55–65세, 학력: > 고등학교)					
	총계	환산 점수	백분위수	95% 신뢰 구간	질적 설명
Level 3–색인					
전반 인지 기능 (general cognitive functioning, GCF)	210	106	66	100–112	평균
전반 인지 능력 (general cognitive proficiency, GCP)	98	99	47	93–105	평균
Level 2–색인					
정보처리속도 (information processing speed, IPS)	111	110	75	103–117	평균
정보처리정확도 (information processing accuracy, IPA)	120	100	50	93–107	평균
Level 1–색인					
주의력/정신 조절력 (attention/mental control, Attn)	71	101	53	91–111	평균
추론/계산 (reasoning/calculation, Reas)	73	104	93	110–134	평균 이상
기억력 (memory, Mem)	63	104	61	94–114	평균
공간 처리 (spatial processing, Spat)	43	105	63	95–115	평균
반응 시간 (reaction time, RT)	71	112	79	105–119	평균

표 11.4 치료 후 QIK™ CPT 결과

치료 전 결과	데이터	평균±표준편차	#SDs	표준 점수	백분위수
집중 유지 (sustained attention)	0.2%	0.2 ± 0.3%	−0.1	102	54
충동 제어 (impulse control)	1.6%	2.2 ± 1.2%	−0.5	107	67
반응 속도 (speed of response)	293.4 ms	442.9 ± 46.9 ms	−3.2	148	100
반응의 일관성 (consistency of response)	34.9 ms	75.4 ± 11.6 ms	−3.5	153	100

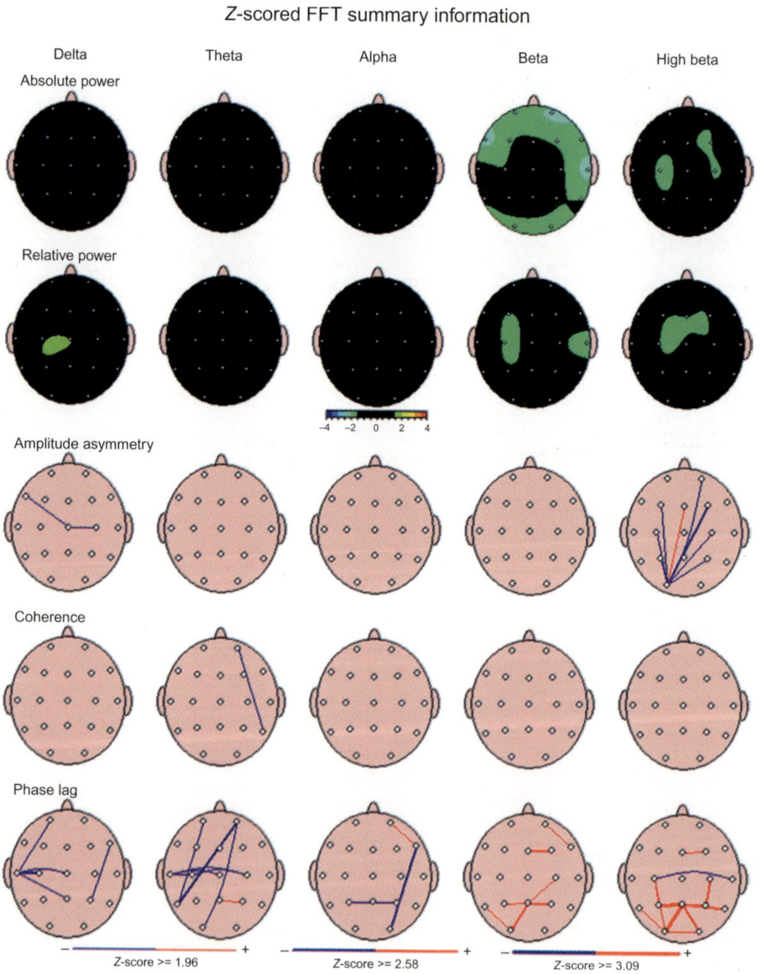

그림 11.7 훈련 후 눈 뜬 상태의 Z 점수 FFT 요약

수는 평균에서 평균 이상(post = 122, 93%)으로 향상되었습니다. QIK™ CPT (표 11.4)는 주의력이나 정신 통제력의 결함을 나타내지 않았으며 정보 처리 속도 측면에서 MicroCog™와 일치했으며, 훈련 전 점수에 비해 정보 처리 속도가 약간 개선되고 응답 일관성이 크게 향상되었습니다.

훈련 후 14개월 후 환자의 EEG에 대한 전산화된 파워 스펙트럼 분석(그림 11.7)은 넓은 분포와 높은 베타(C3 및 C4-F4)로 총 베타(그림 11.1과 비교)의 절대 파워의 부족으로 표준에서 벗어났습니다.

베타(O1과 양쪽 두정엽, 중심, 전두엽 부위 사이의 > ±1.98 < ±3.09 SDs)의 EEG 비대칭과 위상(모든 주파수)은 비정상이었지만 훈련 전 기준선보다 훨씬

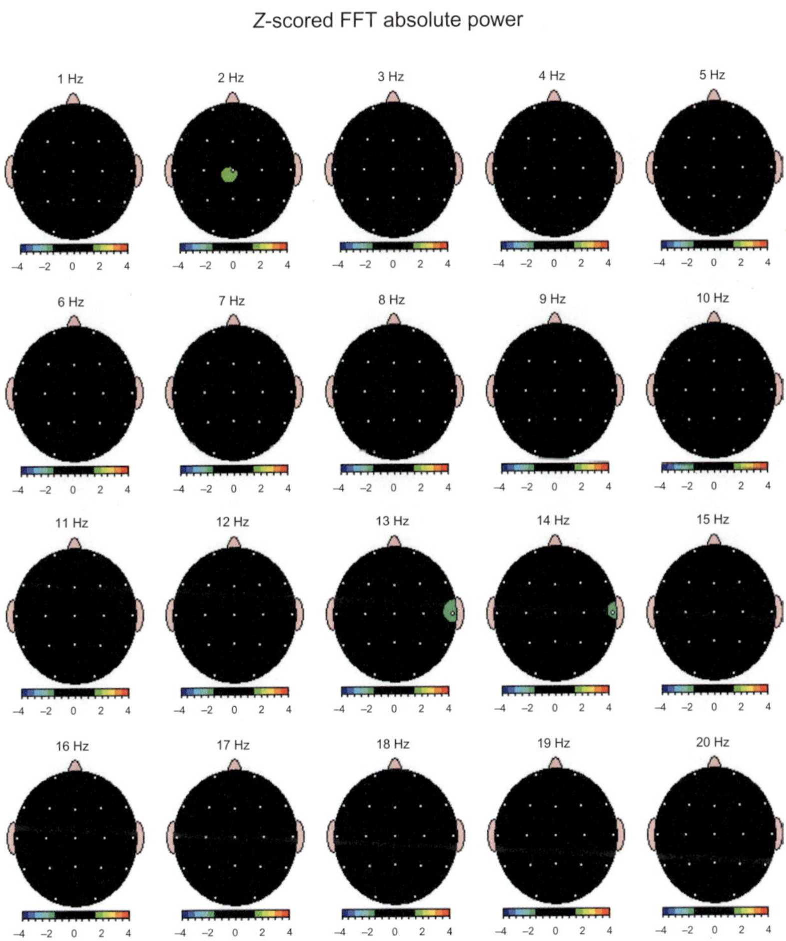

그림 11.8 훈련 후 눈 뜬 상태의 Z 점수 FFT 절대 파워

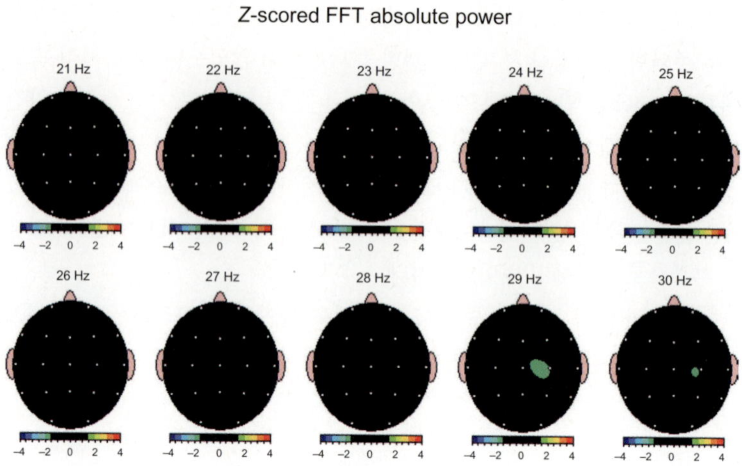

그림 11.9 훈련 후 눈 뜬 상태의 Z 점수 FFT 절대 파워

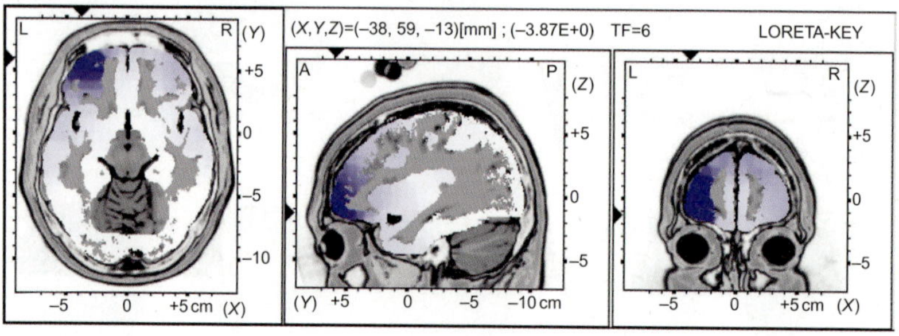

그림 11.10 5 Hz에서 훈련 후 LORETA 전류원 분석

적었습니다. 단일 헤르츠 빈(single herz bins)(그림 11.8 및 11.9)을 검사한 결과 정점(vertex)에서 2 Hz, T4에서 13 및 14 Hz, C4에서 29 및 30 Hz로 절대 파워가 부족한 것으로 나타났습니다.

뉴로가이드(NeuroGuide)의 LORETA Z 점수 데이터베이스를 사용한 LORETA 3차원 소스의 분석은 표면, 링크드이어, 뇌파 지도(1-12 Hz 활동에서 절대 파워의 현저한 감소를 보이지 않음)와 일치하지 않았습니다. LORETA 분석에 따르면 좌측 중간 및 내측 전두회에서 부족한 전류원이 발견되었으며, 최대치는 4, 5, 6, 11 Hz [좌측 브로드만(Brodmann) 영역 10, 11]이었습니다.

부족한 전류원은 5 Hz (-3.87 SDs; X = -38, Y = 59, Z = -13; 첫 번째 최상의 일치(d = 3 mm); 브로드만(Brodmann) 영역 11, 중전두회(middle frontal gyrus),

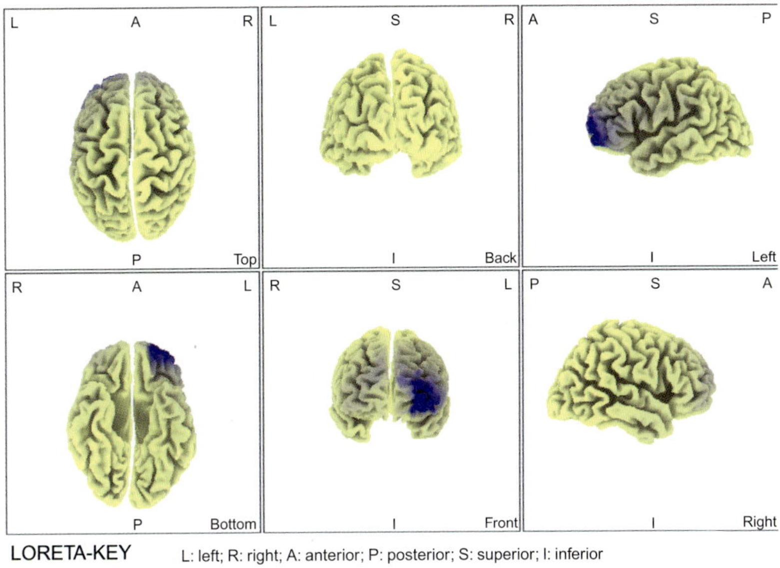

그림 11.11 훈련 후 5 Hz 수직면 보기에서 LORETA 전류원 분석

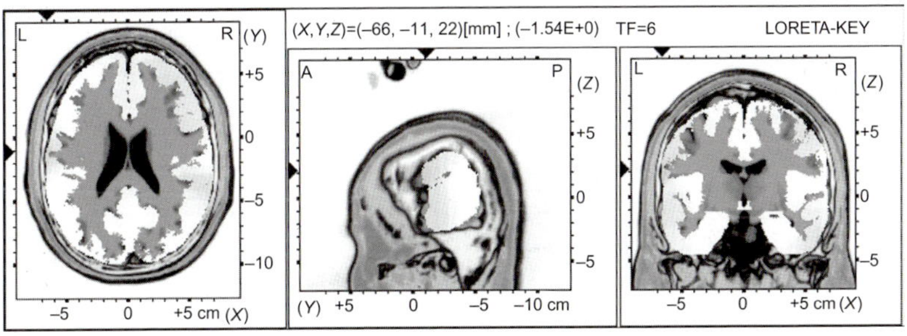

그림 11.12 6 Hz에서 훈련 후 LORETA 전류원 분석

전두엽)에서 최대였지만(그림 11.10 및 11.11), 광범위하게 분포하지는 않았으며 대부분 브로드만(Brodmann) 영역 10 및 11에 국한되었습니다.

훈련 전(그림 11.4 및 11.5)을 훈련 후(그림 11.12 및 11.13) LORETA 전류원 및 3차원 분석과 비교하면, 부족한 전류원의 분포(distribution of deficient current sources) 측면에서 저주파 전류원에서 상당한 변화(Z = 0으로의 이동)를 볼 수 있으며, Z 점수 전류 밀도가 6 Hz에서 전체적으로 +3.03 SD 증가를 볼 수 있습니다(훈련 전 -4.57 SD, 훈련 후 -1.54 SD). 4 Hz(훈련 전 -4.15 SD, 훈련 후 -3.46 SD), 5 Hz (훈련 전 -4.47 SD, 훈련 후 -3.87 SD) 및 11 Hz (훈련 전 -4.02 SD, 훈

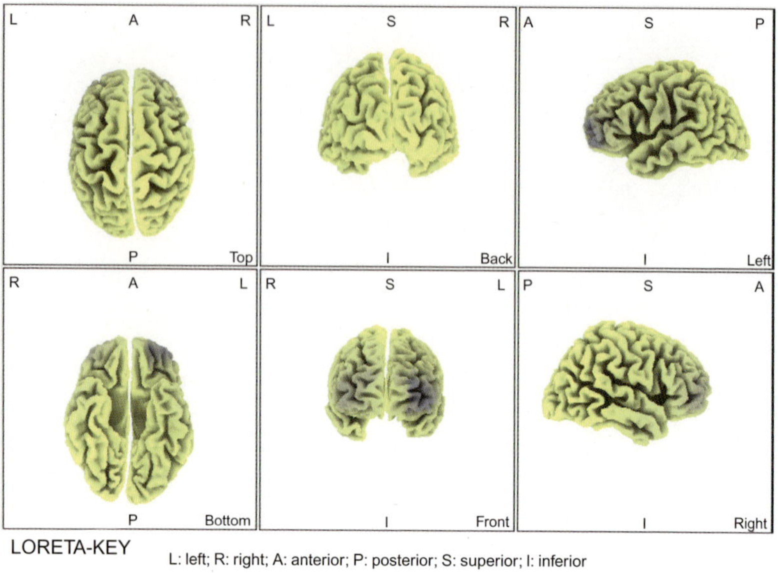

그림 11.13 훈련 후 6 Hz 수직면 보기에서 LORETA 전류원 분석

련 후 -3.38 SD)에서 최대 전류 밀도가 다소 개선되었습니다. 그러나 서파 전류원의 증가가 경미한 주파수에서는 영향을 받는 피질 "부동산 real estate"의 양은 현저하게 감소했습니다. 서파 활동이 뇌의 인지, 기억, 감정 및 조절 과정의 근본적인 건강을 반영한다는 가정이 맞다면, 서파 활동의 개선은 이 사례 연구에서 알 수 있듯이 그러한 과정의 개선을 반영해야 합니다.

결론

만성 약물 남용 인구를 다루는 일은 어려운 일이며, 특히 역사적으로 재발률이 높고 정신 건강 문제가 동반이환 되는 경우가 많습니다. 또한, 동종요법 모델 12단계 회복 프레임워크에 기반한 모델은 치료를 원하는 대부분의 환자에게 효과가 없습니다. LORETA 뉴로피드백 훈련을 통해 조절되지 않는 뇌 기능 네트워크, 시스템 및 허브를 해결하는 것은 현재 치료 모델이 실패한 사람들에게 큰 희망을 줍니다.

잭은 27번의 LORETA 뉴로피드백 세션 동안 그의 삶에 최소한의 간섭을 가하면서 훈련 목표를 달성했습니다. 중요한 것은 잭이 1년 넘게 음주 문제나 쇠약

해진 우울증으로 돌아가지 않고 LORETA 뉴로피드백 훈련에서 얻은 이익을 유지했다는 것입니다.

그는 자동적인 부정적 사고와 싸우기 위해 인지 구조 조정 전략을 사용하는 데 성공했다고 계속해서 보고하고 있습니다. 중요한 것은, MicroCog™, QIK™ CPT, 그리고 그 자신의 자기 보고서에 의해 측정된 잭의 집행 기능 개선은 기억력, 정보 처리 속도 및 정확성, 주의력 및 정신 통제력에 대한 알코올성 결함이 가역적이라는 것을 시사합니다. 잭과의 연구는 LORETA 뉴로피드백이 기존의 증거 기반 치료에 더하여 실행 가능한 부가물이며, 분명히 더 많은 연구가 필요하지만 독립적인 치료로도 유용할 수 있음을 시사합니다.

참고문헌

Alcaro, A., Huber, R., & Panksepp, J. (2007). Behavioral functions of the mesolimbic do-pa-minergic system: An affective neuroethological perspective. Brain Research Reviews, 56 (2), 283-321.

Aldhous, P. (2010). Prescription: Sobriety. New Scientist, 205(2072), 40-43.

Amen, D. G. (1998). Change your brain, change your life: The breakthrough program for conquering anxiety, depression, oppressiveness, anger, and impulsiveness. New York, NY: Three Rivers Press.

Amen, D. G. (2004a). Clinician's brain science toolbox. Fairfield, CA: MindWorks Press.

Amen, D. G. (2004b). ANT therapy: How to develop your own internal anteater to eradicate automatic negative thoughts (ANTs). In D. G. Amen (Ed.), Clinician's brain science toolbox. Fairfield, CA: MindWorks Press.

Antelmi, I., de Paula, R. S., Shinzato, A. R., Peres, C. A., Mansur, A. J., & Grupi, C. J. (2004). Influence of age, gender, body mass index, and functional capacity on heart rate variability in a cohort of subjects without heart disease. American Journal of Cardiology, 93, 381-385.

Babor, T. F., La Fuente, J. R., Saunders, J., & Grant, M. (1992). AUDIT, the Alcohol Use Disorders Identification Test: Guidelines for use in primary health care, Vol. 4. Geneva: Substance Abuse Department, World Health Organization, WHO/PSA, pp. 1-29.

Bauer, L. O. (1994). Electroencephalographic and autonomic predictors of relapse in alcohol-dependent patients. Alcoholism, Clinical & Experimental Research, 18(3), 755-760.

Bauer, L. O. (2001). Predicting relapse to alcohol and drug abuse via quantitative electroencephalography. Neuropsychopharmacology, 25(3), 332-340.

Begleiter, H., & Platz, A. (1972). The effects of alcohol on the central nervous system in humans. In B. Kissin, & H. Begleiter (Eds.), The biology of alcoholism. Vol. 2, Physiology and behavior. New York, NY: Plenum.

Berridge, K. C., & Robinson, T. E. (1995). The mind of an addicted brain: Neural sensitization of wanting versus liking. Current Directions in Psychological Science, 4(3), 71-76.

Brodie, M. S., Pesold, C., & Appel, S. B. (1999). Ethanol directly excites dopaminergic ven-tral tegmental area reward neurons. Alcoholism: Clinical and Experimental Research, 23 (11), 1848-1852.

Brody, A. L., Mandelkern, M. A., London, E. D., Childress, A. R., Less, G. S., Bota, R. G., et al. (2002). Brain metabolic changes during cigarette craving. Archives of General Psychiatry, 59, 1162-1172.

Brown, T. A., Chorpita, B. F., Korotitsch, W., & Barlow, D. H. (1997). Psychometric proper-ties of the Depression Anxiety Stress Scales (DASS) in clinical samples. Behaviour Research and Therapy, 35(1), 79-89.

Buckner, R. L., & Carroll, D. C. (2007). Self-projection and the brain. Trends in Cognitive Science, 11(2), 49-57.

Cannon, R. L. (2012). Low resolution brain electromagnetic tomography (LORETA): Basic con-cepts and clinical applications. Corpus Christi, TX: BMED Press.

Center for Substance Abuse Treatment (CSAT)(2005). Substance abuse treatment for persons with co-occurring disorders. Rockville, MD: Department of Health and Human Services Publication No. (SMA) 08-3992, Substance Abuse and Mental Health Services Administration, Treatment Improvement Protocol (TIP) Series 42.

Chachamovich, E., Ding, Y., & Turecki, G. (2012). Levels of aggressiveness are higher among alcohol-related suicides: Results from a psychological autopsy study. Alcohol, 46 (6), 529-536.

Conner, K. R., Hesselrock, M. V. M., Schuckit, M. A., Hirsch, J. K., Knox, H. L., Meldrum, S., et al. (2006). Precontemplated and impulsive suicide attempts among individuals with alcohol dependence. Journal of Studies on Alcohol, 67, 95-101.

Costa, L., & Bauer, L. (1997). Quantitative electroencephalographic differences associated with alcohol, cocaine, heroin, and dual-substance dependence. Drug & Alcohol Dependence, 46 (1-2), 87-93.

Coutin-Churchman, P., & Moreno, R. (2004). Intracranial distribution of diffusely decreased slow EEG activity differs in depressed and non-depressed alcoholic patients. Clinical EEG and Neuroscience, 35(4), 229-230.

Coutin-Churchman, P., Moreno, R., Anez, Y., & Vergara, F. (2006). Clinical correlates of quan-titative EEG alterations in alcoholic patients. Clinical Neurophysiology, 117(4), 740-751.

Cruz, M. T., Bajo, M., Schweitzer, P., & Roberto, M. (2008). Shared mechanisms of alcohol and other drugs. Alcohol Research & Health, 31(2), 137-147.

Day, J. J., & Carelli, R. M. (2007). The nucleus accumbens and Pavlovian reward learning. The Neuroscientist, 13(2), 148-158.

deBeus, R. J. (2007). Quantitative electroencephalography-guided versus Scott/Peniston neurofeedback with substance use disorder outpatients: A pilot study. Biofeeback, 35(4), 146-151.

Demos, J. N. (2005). Getting started with neurofeedback. New York, NY: W.W. Norton.

Dehghani-Arani, F., Rostami, R., & Nadali, H. (2013). Neurofeedback training for opiate addiction: Improvement of mental health and craving. Applied Psychophysiology and Biofeedback, 38(2), 133-141.

Dodes, L., & Dodes, Z. (2014). The sober truth: Debunking the bad science behind 12-step programs and the rehab industry. Boston, MA: Beacon Press.

Drake, R. E., Merrens, M. R., & Lynde, D. W. (2005). Evidence-based mental health practice: A textbook. New York, NY: W.W. Norton.

Ehlers, C. L., & Schuckit, M. A. (1990). EEG fast frequency activity in the sons of alcoholics. Biological Psychiatry, 27(6), 199-205.

Enoch, M. -A., White, K. V., Harris, C. R., Robin, R. W., Ross, J., Rohrbaugh, J. W., et al. (1999). Association of low-voltage alpha EEG with a subtype of alcohol use disorders. Alcoholism: Clinical and Experimental Research, 23(8), 1312-1319.

Ericson, M., Chau, P., Clarke, R. B., Adermark, L., & So¨derpalm, B. (2011). Rising taurine and ethanol concentrations in nucleus accumbens interact to produce dopamine release after ethanol administration. Addiction Biology, 16, 377-385.

Feltenstein, M. W., & See, R. E. (2008). The neurocircuitry of addiction: An overview. British Journal of Pharmacology, 154, 261-274.

Fergusson, D. M., Boden, J. M., & Horwood, J. (2009). Tests of causal links between alcohol abuse or dependence and major depression. Archives of General Psychiatry, 66(3), 260-266.

Frierson, R. L., Melakian, M., & Wadman, P. C. (2002). Principles of suicide risk assessment: How to interview depressed patients and tailor treatment. Postgraduate Medicine, 112(3), 65-66, 69-71.

Flynn, P. M., & Brown, B. S. (2008). Co-occurring disorders in substance abuse treatment: Issues and prospects. Journal of Substance Abuse Treatment, 34(1), 36-47.

Gabrielli, W. F., Mednick, S. A., Volavka, J., Pollock, V. E., Schulsinger, F., & Itil, T. M. (1982). Electroencephalograms in children of alcoholic fathers. Psychophysiology, 19(4), 404-407.

Gilpin, N. W., & Koob, G. F. (2008). Neurobiology of alcohol dependence: Focus on moti-vational mechanisms. Alcohol Research & Health, 31(4), 185-195.

Glasner-Edwards, S., & Rawson, R. (2010). Evidence-based practices in addiction treatment: Review and recommendations for public policy. Health Policy, 97(2-3), 93-104.

Grant, B. F., Stinson, F. S., Dawson, D. A., Chou, S. P., Dufour, M. C., Compton, W., et al. (2004). Prevalence and co-occurrence of substance use disorders and independent mood and anxiety disorders: Results from the national epidemiologic survey on alcohol and related conditions. Archives of General Psychiatry, 61(8), 807-816.

Green, E. E., Green, A. M., & Walters, E. D. (1974). Alpha/theta biofeedback training. Journal of Biofeedback, 2, 7-13.

Gu¨nther, W., Mu¨ller, N., Knesewitsch, P., Haag, C., Trapp, W., Banquet, J., et al. (1997). Functional EEG mapping and SPECT in detoxified male alcoholics. European Archives of Psychiatry and Clinical Neuroscience, 247(3), 128-136.

Gusnard, D. A., Akbudak, E., Shulman, G. L., & Raichle, M. E. (2001). Medial prefrontal cortex and self-referential mental activity: Relation to a default mode of brain function. Proceedings of the National Academy of Sciences, 98(7), 4259-4264.

Hammer, R. P. (2002). Neural circuitry and signaling in addiction. In G. B. Kaplan, & R. P. Hammer (Eds.), Brain circuitry and signaling in psychiatry: Basic science and clinical impli-cations. Washington, DC: American Psychiatric.

Hasen, D. S., & Grant, B. F. (2002). Major depression in 6050 former drinkers. Archives of General Psychiatry, 59, 794-800.

Hikosaka, O., Bromberg-Martin, E., Hong, S., & Matsumoto, M. (2008). New insights on the subcortical representation of reward. Current Opinion in Neurobiology, 18(2), 203-208.

Hogarth, L., Balleine, B. W., Corbit, L. H., & Killcross, S. (2013). Associative learning mechanisms underpinning the transition from recreational drug use to addiction. Annals of the New York Academy of Sciences, 1282, 12-24.

Huebner, R. B., & Kantor, L. W. (2011). Advances in alcoholism treatment. Alcohol Research & Health, 33(4), 295-299.

Ikemoto, S. (2007). Dopamine reward circuitry: Two projection systems from the ventral midbrain to the nucleus accumbens-olfactory tubercle complex. Brain Research Reviews, 56(1), 27-78.

Johannesson, G., Berglund, M., & Ingvar, D. H. (1982). EEG abnormalities in chronic alco-holism related to age. Acta Psychiatrica Scandinavica, 65(2), 148-157.

John, E. R., Prichep, L. S., Alper, K. S., Mas, F. G., Cancro, R., Easton, P., et al. (1994). Quantitative electrophysiological characteristics and subtyping of schizophrenia. Biological Psychiatry, 36(12), 810-826.

John, E. R., Prichep, L. S., Fridman, J., & Easton, P. (1988). Neurometrics: Computer-assisted differential diagnosis of brain dysfunctions. Science, 293(4836), 162-169.

Jones, A. W. (1996). Biochemistry and physiology of alcohol: Application to forensic sciences and toxicology. In J. C. Garriott (Ed.), Medicolegal aspects of alcohol (3rd ed.). Tuscon, AZ: Lawyers & Judges Publishing.

Kahn, M. E., Weiner, R. D., Brenner, R. P., & Coppola, R. (1988). Topographic maps of brain electrical activity- pitfalls and precautions. Biological Psychiatry, 23(6), 628-636.

Kauer, J. A., & Malenka, R. C. (2007). Synaptic plasticity and addiction. Nature Reviews Neuroscience, 8(11), 844-858.

Kelly, M. J. (1997). Native Americans, neurofeedback, and substance abuse theory: Three year outcome of alpha/theta neurofeedback training in the treatment of problem drinking among Dine' (Navajo) People. Journal of Neurotherapy, 2(3), 24-60.

Khalily, M. T., Clarke, L., & Jahangir, F. (2009). Alpha-theta neurofeedback therapy: A non-invasive treatment for addiction and post-traumatic stress disorder. FWU Journal of Social Sciences, 3(2), 83-91.

Kiloh, L. G., McComas, A. J., Osselton, J. W., & Upton, A. R. M. (1981). Clinical encephalog-raphy. Boston, MA: Butterworths. Knapp, C. M., Ciraulo, D. A., & Kranzler, H. R. (2008). Neurobiology of alcohol. In M. Galanter, & H. D. Kleber (Eds.), The American Psychiatric Publishing textbook of substance abuse treatment. Washington, DC: American Psychiatric Publishing.

Knyazev, G. G. (2012). EEG delta oscillations as a correlate of basic homeostatic and motivational processes. Neuroscience and Biobehavioral Reviews, 36(1), 677-695.

Koob, G. F. (2008). A role for brain stress systems in addiction. Neuron, 59(1), 11-34.

Koob, G. F., Boutrel, B., & Valdez, G. (2013). Addiction is a reward deficit and stress surfeit disorder. Frontiers in Psychiatry 34-41.

Koob, G. F., Lloyd, G. K., & Mason, B. J. (2009). Development of pharmacotherapies for drug addiction: A Rosetta Stone approach. Nature Reviews. Drug Discovery, 8(6), 500-515.

Koob, G. F., & Valkow, N. D. (2010). Neurocircuitry of addiction. Neuropsychopharmacology, 35, 217-238.

Kranzler, H. R., & Ciraulo, D. A. (2005). Alcohol. In H. R. Kranzler, & D. A. Ciraulo (Eds.), Clinical manual of addiction psychopharmacology. Washington, DC: American Psychiatric Publishing.

Kropotov, J. D. (2009). Quantitative EEG, event-related potentials and neurotherapy. San Diego, CA: Elsevier/Academic.

Lammel, S., Hetzel, A., Haeckel, O., Jones, I., Liss, B., & Roeper, J. (2008). Unique proper-ties of mesoprefrontal neurons within a dual mesocorticolimbic dopamine system. Neuron, 57(5), 760-773.

Linden, D. J. (2011). The compass of pleasure: How our brains make fatty foods, orgasm, exercise, marijuana, generosity, vodka, learning and gambling feel so good. New York, NY: Penguin.

Little, S. C., & McAvoy, M. (1952). Electroencephalographic studies in alcoholism. Quarterly Journal of Studies on Alcohol, 13(1), 9-15.

Lovinger, D. M. (2008). Communication networks in the brain. Alcohol Research & Health, 31(4), 196-214.

Michel, C. M., Henggeler, B., & Brandeis, D. (1993). Localization of sources of brain alpha/theta/delta activity and the influence of the mode of spontaneous mutation. Physiological Measures, 14(4a), 21-26.

Michel, C. M., Lehmann, D., & Henggeler, B. (1992). Localization of the sources EEG delta, theta, alpha and beta frequency bands using the FFT dipole approximation. Electroencephalography and Clinical Neurophysiology, 82(1), 38-44.

Myers, J. E., & Young, J. S. (2012). Brain wave biofeedback: Benefits of integrating neurofeedback in counseling. Journal of Counseling and Development, 90(1), 20-28.

Niedermeyer, E., & Lopes da Silva, F. (1982). Electroencephalography: Basic principles, clinical applications and related fields. Baltimore, MD: Urban and Schwarzenberg.

Parkitny, L., & McAuley, J. (2010). The Depression Anxiety Stress Scale (DASS). Journal of Physiotherapy, 56(3), 204.

Pascual-Marqui, R. D. (1999). Review of methods for solving the EEG inverse problem. International Journal of Bioelectromagnetism, 1(1), 75-86.

Pascual-Marqui, R. D. (2002). Standardized low resolution brain electromagnetic tomogra-phy (sLORETA): Technical details. Methods and Findings in Experimental Clinical Pharmacology, 24(Suppl. D), 5-12.

Pascual-Marqui, R. D., & Biscay-Lirio, R. (1993). Spatial resolution of neuronal generators based on EEG and MEG measurements. International Journal of Neuroscience, 68(1-2), 93-105.

Pascual-Marqui, R. D., & Lehmann, D. (1993). Comparison of topographic maps and the reference electrode: Comments on two papers by Desmedt and collaborators. Electroencephalography and Clinical Neurophysiology, 88(530/531), 534-536.

Pasqual-Marqui, R. D., Michel, C. M., & Lehmann, D. (1994). Low resolution electromag-netic tomography: A new method to localize electrical activity in the brain. International Journal of Psychophysiology, 18(1), 49-65.

Peniston, E. G., & Kulkosky, P. J. (1989). Alpha-theta brainwave training and beta endorphin levels in alcoholics. Alcoholism Clinical and Experimental Research, 13, 271-279.

Peniston, E. G., & Kulkosky, P. J. (1990). Alcoholic personality and alpha-theta brainwave training. Medical Psychotherapy, 2, 37-55.

Peper, E., & Shaffer, F. (2010). Biofeedback history: An alternative view. Biofeedback (Online), 38(4), 142-147.

Petrakis, I. L., Gonzalez, G., Rosenheck, R., & Krystal, J. H. (2002). Comorbidity of alcohol-ism and psychiatric disorders: An overview. Alcohol Research & Health, 26(2), 81-89.

Pollock, V. E., Schneider, L. S., Zemansky, M. F., Gleason, R. P., & Pawluczyk (1992). Topographic quantitative EEG amplitude in recovered alcoholics. Psychiatry Research:

Neuroimaging, 45(1), 25-32.

Propping, P. (1983). Pharmacogenetics of alcohol's CNS effects: Implications for the etiology of alcoholism. Biochemistry and Behavior, 18(Suppl. 1), 549-553.

Raichle, M. E., & Snyder, A. Z. (2007). A default mode of brain function: A brief history of an evolving idea. NeuroImage, 37(4), 1083-1090.

Rangaswamy, M., Porjesz, B., Chorlian, D. B., Choi, K., Jones, K. A., Wang, K., et al. (2003). Theta power in the EEG of alcoholics. Alcoholism: Clinical & Experimental Research, 27(4), 607-615.

Reinert, D. F., & Allen, J. P. (2007). The alcohol use disorders identification test: An update of research findings. Alcoholism: Clinical and Experimental Research, 31(2), 185-189.

Robins, J. (2008). A symphony in the brain (rev. ed.). New York, NY: Grove. Robinson, T. E., & Berridge, K. C. (2003). Addiction. Annual Review of Psychology, 54, 25-53.

Saletu, B., Anderer, P., & Saletu-Zyhlarz, G. (2006). EEG topography and tomography (LORETA) in the classification and evaluation of the pharmacodynamics of psychotropic drugs. Clinical EEG and Neuroscience, 37(2), 66-80.

Saletu-Zyhlarz, G. M., Arnold, O., Anderer, P., Oberndorfer, S., Walter, H., Lesch, O. M., et al. (2004). Differences in brain function between relapsing and abstaining alcohol-dependent patients, evaluated by EEG mapping. Alcohol & Alcoholism, 39(3), 233-240.

Schuckit, M. A. (2005). Alcohol-related disorders. In H. I. Kaplan, & B. J. Sadock (Eds.), Comprehensive textbook of psychiatry (8th ed.). Baltimore, MD: Williams & Wilkins.

Schuckit, M. A. (2006). Alcohol and alcoholism. In S. L. Hauser (Ed.), Harrison's neurology in clinical medicine (5th ed.). New York, NY: McGraw Hill.

Schuckit, M. A. (2008). Alcohol and alcoholism. In A. S. Fauci, E. Braunwald, D. L. Kaspar, S. L. Hauser, D. L. Longo, J. L. Jameson, et al. Harrison's principles of internal medicine (17th ed.). New York, NY: McGraw Hill.

Schultz, W., Dayan, P., & Montague, P. R. (1997). A neural substrate of prediction and reward. Science, 275(5306), 1593-1599.

Scott, W. C., & Kaiser, D. (1998). Augmenting chemical dependency treatment with neuro-feedback training. Journal of Neurotherapy, 3(1), 66.

Scott, W. C., Kaiser, D., Othmer, S., & Sideroff, S. I. (2005). Effects of an EEG biofeedback protocol on a mixed substance abusing population. American Journal of Drug & Alcohol Abuse, 31, 455-469.

Selzer, M. L. (1971). The Michigan Alcoholism Screening Test (MAST): The quest for a new diagnostic instrument. American Journal of Psychiatry, 127(12), 1653-1658.

Smith, B. H., Molina, B. S. G., & Pelham, W. E. (2002). The clinically meaningful link between alcohol use and attention deficit hyperactivity disorder. Alcohol Research &

Health, 26(2), 122-129.

Sokhadze, E. M., Trudeau, D. L., & Cannon, R. L. (2014). Treating addiction disorders. In D. S. Cantor, & J. R. Evans (Eds.), Clinical neurotherapy: Application for techniques for treatment. Waltham, MA: Elsevier/Academic.

Spehr, W., & Stemmler, G. (1985). Postalcoholic diseases: Diagnostic relevance of comput-erized EEG. Electroencephalography and Clinical Neurophysiology, 60, 106-114.

Substance Abuse and Mental Health Services Administration (SAMHSA)(2013). National survey on drug use and health (NSDUH).

Peper, E., & Shaffer, F. (2010). Biofeedback history: An alternative view. Biofeedback (Online), 38(4), 142-147.

Petrakis, I. L., Gonzalez, G., Rosenheck, R., & Krystal, J. H. (2002). Comorbidity of alcohol-ism and psychiatric disorders: An overview. Alcohol Research & Health, 26(2), 81-89.

Pollock, V. E., Schneider, L. S., Zemansky, M. F., Gleason, R. P., & Pawluczyk (1992). Topographic quantitative EEG amplitude in recovered alcoholics. Psychiatry Research: Neuroimaging, 45(1), 25-32.

Propping, P. (1983). Pharmacogenetics of alcohol's CNS effects: Implications for the etiology of alcoholism. Biochemistry and Behavior, 18(Suppl. 1), 549-553.

Raichle, M. E., & Snyder, A. Z. (2007). A default mode of brain function: A brief history of an evolving idea. NeuroImage, 37(4), 1083-1090.

Rangaswamy, M., Porjesz, B., Chorlian, D. B., Choi, K., Jones, K. A., Wang, K., et al. (2003). Theta power in the EEG of alcoholics. Alcoholism: Clinical & Experimental Research, 27(4), 607-615.

Reinert, D. F., & Allen, J. P. (2007). The alcohol use disorders identification test: An update of research findings. Alcoholism: Clinical and Experimental Research, 31(2), 185-189.

Robins, J. (2008). A symphony in the brain (rev. ed.). New York, NY: Grove.

Robinson, T. E., & Berridge, K. C. (2003). Addiction. Annual Review of Psychology, 54, 25-53.

Saletu, B., Anderer, P., & Saletu-Zyhlarz, G. (2006). EEG topography and tomography (LORETA) in the classification and evaluation of the pharmacodynamics of psychotropic drugs. Clinical EEG and Neuroscience, 37(2), 66-80.

Saletu-Zyhlarz, G. M., Arnold, O., Anderer, P., Oberndorfer, S., Walter, H., Lesch, O. M., et al. (2004). Differences in brain function between relapsing and abstaining alcohol-dependent patients, evaluated by EEG mapping. Alcohol & Alcoholism, 39(3), 233-240.

Schuckit, M. A. (2005). Alcohol-related disorders. In H. I. Kaplan, & B. J. Sadock (Eds.), Comprehensive textbook of psychiatry (8th ed.). Baltimore, MD: Williams & Wilkins.

Schuckit, M. A. (2006). Alcohol and alcoholism. In S. L. Hauser (Ed.), Harrison's neurology in clinical medicine (5th ed.). New York, NY: McGraw Hill.

Schuckit, M. A. (2008). Alcohol and alcoholism. In A. S. Fauci, E. Braunwald, D. L. Kaspar, S. L. Hauser, D. L. Longo, J. L. Jameson, et al. Harrison's principles of internal medicine (17th ed.). New York, NY: McGraw Hill.

Schultz, W., Dayan, P., & Montague, P. R. (1997). A neural substrate of prediction and reward. Science, 275(5306), 1593-1599.

Scott, W. C., & Kaiser, D. (1998). Augmenting chemical dependency treatment with neuro-feedback training. Journal of Neurotherapy, 3(1), 66.

Scott, W. C., Kaiser, D., Othmer, S., & Sideroff, S. I. (2005). Effects of an EEG biofeedback protocol on a mixed substance abusing population. American Journal of Drug & Alcohol Abuse, 31, 455-469.

Selzer, M. L. (1971). The Michigan Alcoholism Screening Test (MAST): The quest for a new diagnostic instrument. American Journal of Psychiatry, 127(12), 1653-1658.

Smith, B. H., Molina, B. S. G., & Pelham, W. E. (2002). The clinically meaningful link between alcohol use and attention deficit hyperactivity disorder. Alcohol Research & Health, 26(2), 122-129.

Sokhadze, E. M., Trudeau, D. L., & Cannon, R. L. (2014). Treating addiction disorders. In D. S. Cantor, & J. R. Evans (Eds.), Clinical neurotherapy: Application for techniques for treatment. Waltham, MA: Elsevier/Academic.

Spehr, W., & Stemmler, G. (1985). Postalcoholic diseases: Diagnostic relevance of comput-erized EEG. Electroencephalography and Clinical Neurophysiology, 60, 106-114.

Substance Abuse and Mental Health Services Administration (SAMHSA)(2013). National survey on drug use and health (NSDUH).

Sutherland, M. T., McHugh, M. J., Pariyadath, V., & Stein, E. A. (2012). Resting state functional connectivity in addiction: Lessons learned and a road ahead. NeuroImage, 62, 2281-2295.

Thatcher, R. W. (2012). Handbook of quantitative encephalography and biofeedback: Scientific foundations and practical applications. St. Petersburg, FL: Anipublishing.

Thatcher, R. W. (2014). NeuroGuide Deluxe (Version 2.8) [Software]. St. Petersburg, FL: Applied Neuroscience, Inc., Available from ,www.appliedneuroscience.com..

Thatcher, R. W., Biver, C. J., & North, D. M. (2002). Z Tunes: Technical and conceptual foundations. Unpublished manuscript, NeuroImaging Laboratory, Applied Neuroscience, Inc., Seminole, FL.

Thatcher, R. W., North, D. M., & Biver, C. J. (2005). Evaluation and validity of a LORETA normative EEG database. Clinical EEG and Neuroscience, 36(2), 116122.

Thatcher, R. W., North, D. M., & Biver, C. J. (2012). Diffusion spectral imaging modules correlate with EEG LORETA neuroimaging modules. Human Brain Mapping, 33(5),

10621075.

Trudeau, D. L. (2005). EEG biofeedback for addictive disorders—The state of the art in 2004. Journal of Adult Development, 12(2/3), 139146.

Trudeau, D. L., Sokhadze, T. M., & Cannon, R. L. (2009). Neurofeedback in alcohol and drug dependency. In T. H. Budzynski, H. K. Budzynski, J. R. Evans, & A. Abarbanel (Eds.), Introduction to quantitative EEG and neurofeedback: Advance theory and applications (2nd ed.). Burlington, MA: Elsevier/Academic.

Uddin, L. Q., Clare-Kelly, A. M., Biswal, B. B., Castellanos, F. X., & Milham, M. P. (2009). Functional connectivity of default mode network components: Correlation, anticorrelation, and causality. Human Brain Mapping, 30(2), 625637. van Sweden, B. (1983). The EEG in alcohol addicts presenting with seizures. Clinical Neurology and Neurosurgery, 85(1), 311.

Volkow, N. D., & Baler, R. D. (2007). The neural substrates of addiction. Psychiatric Times, 24(13), 66.

Wicker, B., Ruby, P., Royet, J. P., & Fonlupt, P. (2003). A relation between rest and the self in the brain? Brain Research Reviews, 43(2), 224230.

Winterer, G., Enoch, M. -A., White, K. V., Saylan, M., Coppola, R., & Goldman, D. (2003). EEG phenotype in alcoholism: Increased coherence in the depressive subtype. Acta Psychiatrica Scandinavica, 108(1), 5160.

Winterer, G., Kloeppel, B., Heinz, A., Ziller, M., Dufeu, P., Schmidt, L. G., et al. (1998). Quantitative EEG (QEEG) predicts relapse in patients with chronic alcoholism and points to a frontally pronounced cerebral disturbance. Psychiatry Research, 78(12), 101113.

Yin, H. H., Ostlund, S. B., & Balleine, B. W. (2008). Reward-guided learning beyond dopamine in the nucleus accumbens: The integrative functions of cortico-basal ganglia networks. European Journal of Neuroscience, 28, 14371448.

Yorgason, J. T., Ferris, M. J., Steffensen, S. C., & Jones, S. R. (2014). Frequency-dependent effects of ethanol on dopamine release in the nucleus accumbens. Alcoholism: Clinical & Experimental Research, 38(2), 348447.

Zohar, A. H., Cloninger, C., & McCraty, R. (2013). Personality and heart rate variability: Exploring pathways from personality to cardiac coherence and health. Open Journal of Social Sciences, 1(6), 3239.

CHAPTER

12

LORETA와 SPECT 스캔의 상관관계 사례군

Paul Wanda, Gerald Gluck[b]
[a]Private Practice, Coral Springs, FL, USA,
[b]Center for Family Counseling and Biofeedback, Coral Springs, FL, USA

SPECT 스캔의 임상적 사용 소개

스펙트(SPECT) 스캔은 해부학적 구조 외에 순환을 보여주는 핵의학 검사입니다. 약어는 '단일 광자 방출 컴퓨터 단층 촬영(single photon emission computed tomography)'을 의미합니다. 더 구체적으로, 그것은 질병이나 뇌의 외상을 볼 때 매우 중요한 관심사인 미세 순환을 보여줍니다. 특정 위장(gastrointestinal, GI) 검사를 제외한 다른 핵의학 검사와 마찬가지로, 방사성 동위원소의 정맥 주사에 의해 스캔이 수행됩니다. 현재 뇌에 일반적으로 사용되는 동위원소는 세레텍(ceretec)과 뉴롤라이트(neurolite)를 포함하여 테크네튬 99 (technetium 99)에서 나온 두 가지뿐입니다. 이 저자(Paul Wand, PW)의 경험에서, 세레텍(ceretec)은 일관되게 우수한 품질의 이미지를 생성하고 위양성 결과를 덜 생성하기 때문에 우수한 동위원소입니다. 그것은 또한 뉴롤라이트(neurolite)보다 덜 비쌀 수도 있습니다. 반감기는 약 6시간으로 매우 제한적이며 따라서 스캔을 수행해야 하는 시간의 작은 창을 놓치지 않기 위해 환자 스케줄링의 조정이 매우 중요합니다. 뇌 영상의 경우, 주사 직후 경동맥의 흐름을 평가하기 위해 동적 흐름(dynamic flow) 연구가 수행됩니다. 따라서 환자가 뇌 외부에 주요 폐색과 경동맥이 있는 경우 두개 내 순환에 영향을 미칠 수 있습니다. 그림 12.1은 경동맥(대뇌 외)에서 두개 내 순환으로 지나갈 때 동위원소의 프레임 흡수에 의한 프레임을 보여줍니다.

주입 후 기록하기 전의 짧은(초) 대기 시간인 평형 기간(equilibration period)

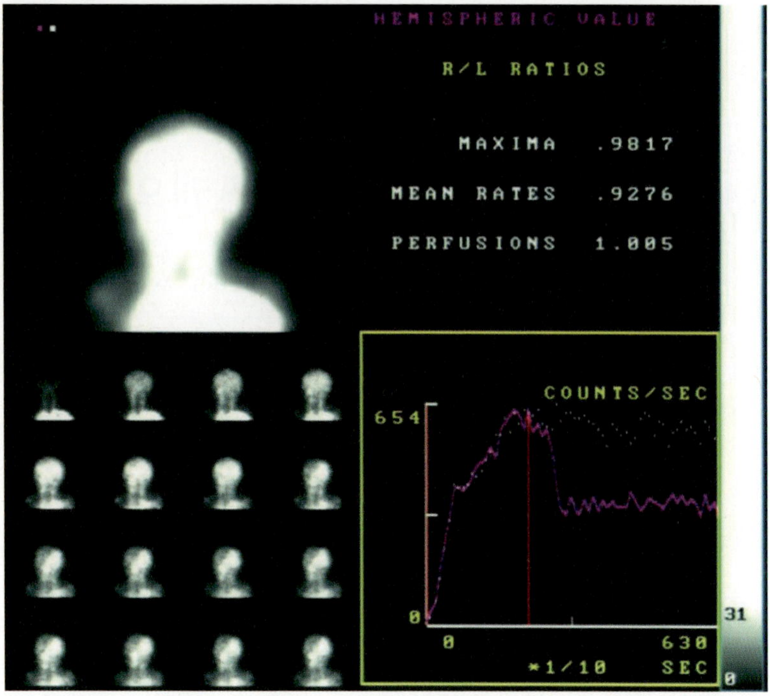

그림 12.1 경동맥을 통한 세레텍(ceretec)의 동적 흐름(dynamic flow)

후에, 카메라를 환자의 머리 가까이에 놓고 두개 내 혈류에 해당하는 방출 방사능을 기록합니다. 카메라는 사람의 머리에서 방사성 동위원소의 증거를 포착하는 크고 정교한 가이거 계수기[1](Geiger counter)라고 생각할 수 있습니다. 그리고 나서 이것은 컴퓨터 프로그램에 기록됩니다. 그런 다음 프로그램은 혈류에 정량적으로 해당하는 이미지를 생성합니다. 영상은 일반적으로 2차원(two-dimensional, 2D) 뷰에서 뇌의 슬라이스로 표시되며 피질 흐름 표면의 3D 뷰로도 표시됩니다. 2D 슬라이스는 표준 MRI에서 볼 수 있는 전형적인 평면입니다. 즉, 관상(coronal), 시상(sagittal) 및 축(axial)으로 볼 수 있습니다(그림 12.2–12.4 참조).

스캔은 뇌의 상동 부분 사이에 두 가지 색상의 차이 또는 20%의 차이를 비정상적인 것으로 간주하는 10단계 척도에서 색상 차이를 평가하여 판독됩니다. 뇌는 고도로 활동적인 대사 기관이기 때문에 높은 혈류량을 가질 것으로 예상되며, 실제로 심박출량의 약 15%로 측정되거나 750 ml/min 및 50 ml/100g/min[3]으로 표현됩니다.

SPECT 스캔과 MRI의 한 가지 차이점은 3D 뷰입니다. 3D 뷰는 뇌, 즉 대뇌

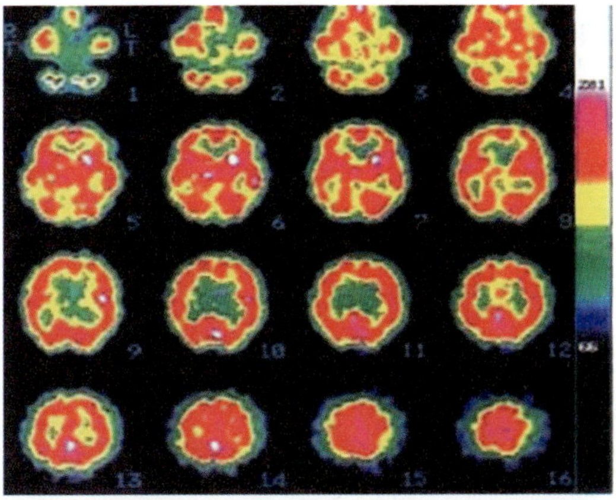

그림 12.2 정상 SPECT 스캔의 2D 수평면 슬라이스. 위: 일반 2D 수평면 슬라이스; 모든 색상은 색상 막대의 높은/상단 부분일수록 "뜨겁다"는 점에 유의하십시오.

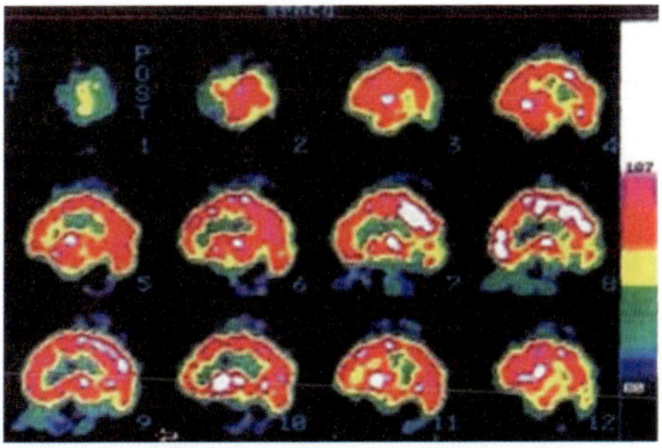

그림 12.3 정상 SPECT 스캔의 2D 시상면 슬라이스. 위: 일반 2D 시상면 슬라이스; 모든 색상은 색상 막대의 높은/상단 부분일수록 "뜨겁다"는 점에 유의하십시오.

피질에서 가장 표면의 혈류를 반영하기 때문에 상당히 중요합니다. 따라서 대뇌 피질에 영향을 미치는 질병이나 외상은 2D 슬라이스로는 때때로 감지할 수 없는 것을 확인할 수 있는 3D 뷰로 평가하여 가장 쉽게 평가할 수 있습니다. 뇌 외상의 경우, 3D 뷰는 아래에서 논의되는 것처럼 부상의 변화도(gradient of injury)에서 선호되는 부위인 전두엽의 전극(anterior poles) 및 측두엽의 관류를 평가할 수 있는 능력을 고유하게 가지고 있습니다(그림 12.5 참조).

컬러와 흑백 모두에서 볼 수 있는 흐름 척도(flow scale)의 가장 높은 쪽 끝에 있는 흐름을 나타내는 흰색을 주목하십시오. 피질은 모두 하얗고 매끄럽고 규칙

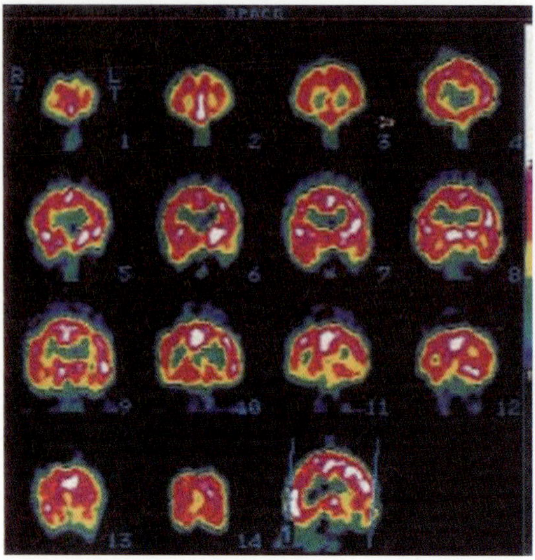

그림 12.4 정상 SPECT 스캔의 2D 관상면 슬라이스. 위: 일반 2D 관상면 슬라이스, 모든 색상이 색상 막대의 높은/상단 부분에서 "뜨겁다"는 점에 유의하십시오.

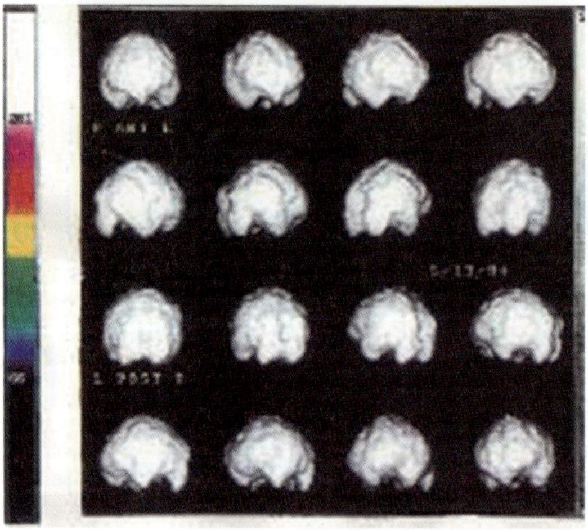

그림 12.5 정상 SPECT 스캔의 3D 뷰

적으로 나타납니다. 첫 번째 뷰는 전방 후방 뷰이며, 이후의 각 뷰는 뇌의 모든 각도를 평가할 수 있도록 시계 반대 방향으로 22.5°씩 회전합니다. 이미지는 쉽게 컬러로 표시될 수 있지만, 저자(PW)는 흑백 2D를 선호하는데, 이상 사례에서 나중에 확인할 수 있듯이 미묘한 이상 소견이 더 쉽게 인식되기 때문입니다.

핵영상의 역사

자연적으로 발생하는 방사능은 1896년 우라늄 원소에서 앙투안 앙리 베크렐(AntoineHenri Becquerel)에 의해 발견되었습니다. 에머슨(Emorson)과 그의 동료들은 SPECT의 좋은 역사를 보여줍니다.

1934년, 인(phosphorous, P)에서 양전자를 방출하는 인공적인 형태의 방사능이 아이린 퀴리(Irene Curie)와 프레데릭 졸리오(Frederic Joliot)에 의해 처음으로 발견되었습니다. 양전자는 방사성 입자의 일종입니다.

추적기(tracers)의 방사성 동위원소는 1943년까지 발견되지 않았고, 1946년 오크리지(Oak Ridge) 연구소에서 의학적 응용이 뒤따랐습니다. 1950년 베네딕트 카센(Benedict Cassen)은 프린터에 결합된 최초의 자동 스캔 시스템을 생산했고, 1957년 할 오스카 앵거(Hal Oscar Anger)는 요오드화나트륨 섬광 결정과 진공 광전자 증배관을 사용한 최초의 앵거(Anger) 카메라를 만들었습니다. 이후 1960년과 1970년 사이에 가장 인기 있는 방사성 동위원소인 테크네튬 99 (technetium 99)가 개발되었습니다.

1963년 데이비드 쿨(David Kuhl)과 로이 에드워즈(Roy Edwards)는 발광 단층 촬영법을 개발하여 단일 광자 방출 컴퓨터 단층 촬영법(single photon emission computed tomography, SPECT)으로 발전시켰습니다. 처음에는 32개의 검출기만 있었고, 이미지는 왜곡되었으며 진단 품질이 좋지 않았습니다. 1970년대 후반에 이르러서는 신체의 대부분의 기관들이 이미지화될 수 있었습니다. 1980년대에는 심장 스캔[탈륨(thallium, Tl) 스캔]과 임세포 검출을 포함하는 응용 분야가 증가했습니다. 오늘날 현대의 탈륨 스트레스 테스트(thallium stress test[2])는 심장에 적용된 SPECT 기술을 기반으로 합니다. 1980년대에 단일 클론 항체가 도입되고 방사성 동위원소에 부착되면서 다른 해부학적 변화보다 먼저 암세포를 발견할 수 있었습니다. 각각의 방사성 동위원소는 다른 특성을 가지고 있고, 각 기관은 다른 해부학적 구조와 생리학을 가지고 있기 때문에, 특정 동위원소는 다른 동위원소보다 더 좋은 품질의 영상을 만들어냅니다.

따라서 서로 다른 기관을 영상화하기 위해 서로 다른 방사성 동위원소가 선호되는 것으로 확인되었으며, 따라서 하나의 동위원소가 하나의 기관 등에 사용되는 것이 일반적입니다. 예를 들어, 테크네튬 99 (technetium 99)는 뇌에, 크세논 127 (xenon 127)은 폐에, 크롬 51 (chromium 51)은 적혈구에 사용됩니다. 각 동위원소는 반감기와 방사선 피폭량이 다릅니다.

현대의 SPECT 스캐너는 제너럴 일렉트릭(general electric, GE), 지멘스(Siemens), 필립스(Phillips), 도시바(Toshiba)와 같은 다른 영상 장비와 동일한 제조업체에서 제조됩니다. 1세대 스캐너는 단일 헤드로 해상도가 제한되고 하나의 카메라가 헤드 전체를 이동해야 했기 때문에 스캔 시간을 늘어났습니다. 시간이 지남에 따라, 더 많은 뇌 부위를 동시에 스캔했기 때문에 해상도를 높이고 스캔 시간을 줄이는 이중 및 삼중 헤드 기술이 개발되었습니다. 통계적으로 2010년에 수행된 핵 스캔은 1,700만 건이었으며, 대부분의 스캔은 외래 환경(87%)에서 수행되었으며, 입원 환자 연구의 47%는 심장 적용[탈륨 스트레스 테스트(thallium stress test)]에 대한 것이었고, 외래 환자의 1/3은 진료소(physician offices)에서 수행하였으며, 신경학 적용은 1/3에 불과했습니다.

뇌 SPECT 스캔에 대한 임상 적응증

SPECT 스캔을 수행하기 위한 수많은 징후가 있습니다. 두 가지 광범위한 범주, 즉 신경학적 상태와 정신/심리학적 상태가 구별됩니다. MRI 또는 CT 스캔과 같은 다른 영상 기술에 비해 SPECT 스캔의 주요 이점은 기능 구성 요소, 즉 SPECT 스캔에 의해 제공되는 대뇌 관류 또는 보다 정확하게는 미세관류 데이터(micro-perfusion data)입니다. 미세관류는 뇌의 여러 부분에 혈류를 공급하는 작은 혈관이나 동맥을 말합니다. 많은 병리학적 상태가 정상적인 구조 영상을 가지지만 SPECT 스캔에서는 비정상적으로 나타나므로, 이것은 환자의 고도로 발달된 대뇌피질을 평가할 때 상당히 중요합니다. 따라서 mTBI로도 알려진 가벼운 외상성 뇌 손상(mild traumatic brain injury, mTBI)의 전형적인 경우, 확산 텐서 영상(diffusion tensor imaging, DTI)으로 수행되는 3.0 T와 같은 최고 해상도 MRI 스캔에서 일반적으로 정상인 반면, SPECT 스캔은 저자의 경험에 따르면 상당히 비정상적일 수 있습니다. SPECT 스캔의 주요 단점은 MRI 또는 CT 스캔에 비해 공간 분해능이 부족하다는 것입니다. 따라서 SPECT 스캔을 CT 스캔(동시에 수행)과 결합하거나 순차적으로 수행하거나 SPECT 스캔과 독립적으로 MRI 스캔을 수행해야 합니다.

또 다른 단점은 광자에서 방출되는 이론적인 이온화 방사선이며, 이는 동일한 환자에 대해 빈번한 SPECT 스캔을 수행하지 않음으로써 상쇄할 수 있습니다. 실제로 관찰되는 단점은 일반적으로 제조되지 않는 방사성 동위원소의 가용성 부족이며, 때때로 실제량이 부족하여 스캔이 완료되기까지 대기 기간이 발생할 수 있습니다. 또 다른 단점은 방사성 동위원소에 대한 알레르기 반응의 가능성이지만 CT/MRI 스캔의 모든 조영제에도 해당됩니다. 이 저자(PW)는 SPECT 스캔을 수행한 지 30년 동안 단 한 번도 알레르기 반응을 보지 못했습니다.

문헌 검토

신경학 분야에서, SPECT 스캐닝의 적용에 대한 많은 징후가 있습니다. 이러한 영상 촬영 방식은 획득된 정보가 기능적 중요성, 즉 일반적으로 신진대사와 연결된 혈류를 가지고 있기 때문에 특히 중요합니다. 따라서 예를 들어 치매 검사에서, 환자가 증상이 있고 MRI/CT와 같은 구조 영상 검사에서 완전히 정상이거나 위축된 경우, SPECT 스캔은 대사 능력의 감소를 나타내는 특정 영역을 보여줄 수 있습니다. 치매의 감별 진단에서 SPECT 스캔은 알츠하이머형의 전두엽 치매를 쉽게 입증할 수 있으며, 이는 전형적으로 측두두정엽과 같은 후두부에 영향을 미치며, 적어도 그 질병의 초기 단계에 나타납니다(그림 12.6 참조).

또한 SPECT 스캔에 대한 결과는 기능적 구성 요소에 민감하지만 한 가지 조건에 대해 특정하지 않을 수 있음을 지적해야 합니다. 예를 들어, 그림 12.6에서 볼 수 있는 전두엽 저관류는 전두엽 치매의 특징일 수도 있지만, 외상성 뇌손상의 특징이기도 하고 일반적입니다. 따라서 환자의 진단과 관련된 병력 및 기타 임상 정보는 SPECT 스캔 소견과의 상관관계가 매우 중요합니다.

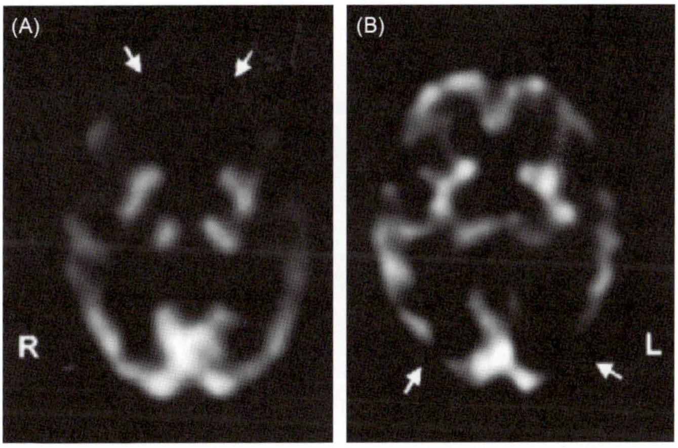

그림 12.6 치매와 알츠하이머 뇌의 SPECT. "치매의 뇌관류 SPECT 패턴, 99mTc-ECD 사용 **(A)** 전두엽 치매: 전두엽(화살표)에서의 흡수가 현저하게 감소 **(B)** 알츠하이머형 치매: 주로 좌반구(화살표) 후측두부에서의 저관류. 양 반구와 기저핵 사이의 현저한 분리와 같은 피질-피질하 위축의 간접적인 징후는 두 SPECT 2D 슬라이스에서 명확하게 확인할 수 있습니다."

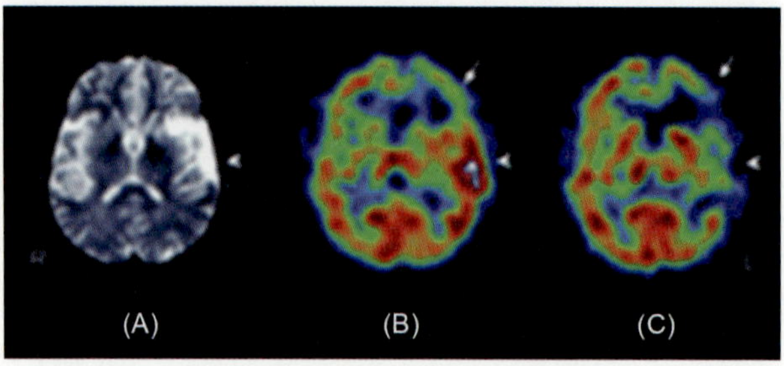

그림 12.7 호화 관류(luxury perfusion)가 있는 좌측 측두엽 경색. "62세 환자의 왼쪽 측두엽 경색 **(A)** 입원 시 MRI (T2-강조)에서 경색 부위(화살표)의 고강도가 관찰되며, **(B)** 뇌졸중 발생 1주일 후에 획득한 ^{99}mTc-HMPAO SPECT 영상에서는 호화 관류(화살표)에 의한 왼쪽 측두엽의 추적자(tracer) 흡수(과관류) 증가가 관찰됩니다. 좌전두피질(화살표)에서는 저관류가 관찰되며, 해부학적으로 보존된 부위의 허혈로 해석됩니다. **(C)** 뇌졸중 발생 1개월 후 획득한 영상에서 허혈의 초기 MRI 영상에 해당하는 좌측두엽 저관류(화살표)가 관찰됩니다. 좌전두엽의 관류 변화도 관찰되는데, 허혈의 회복으로 인한 전측 및 내측 측면의 개선과 경색(화살표)의 연장으로 인한 측면 부위의 관류 손상입니다."

병원에 입원하는 흔한 원인인 허혈성 뇌졸중의 경우, 허혈성 뇌졸중과 출혈성 뇌졸중을 감별하기 위해 항상 구조적 영상검사를 시행합니다. 허혈성 유형인 보통의 뇌졸중에서는 일반적으로 구조적 영상이 음성이거나 스캔이 수행되는 시기에 따라 뇌부종이 나타날 수 있습니다. SPECT 스캔은 폐색된 동맥의 혈관 영역에 해당하는 저관류의 영역이나 결손을 매우 초기에 보여주기 때문에 유리합니다. 또한, 혈관의 변화를 보일 수도 있는데, 예를 들어 급성 발병 후 수일에서 1주일 사이에 일반적으로 나타나는 호화 관류 증후군[3](luxury perfusion syndrome)으로 알려진 관류의 역설적인 증가를 볼 수 있습니다(그림 12.7 참조).

기타 적용 분야로는 뇌전증 수술을 위한 수술 후보의 평가 및 사정이 포함됩니다. 모든 보존적 치료가 실패한 후 관리할 수 없거나 다루기 힘든 발작의 경우, 일반적으로 측두엽 절제술을 위한 특정 환자를 선택합니다. 연구의 일부는 국소 병리의 발작(ictal) 대 발작간(inter-ictal) 부위를 평가하는 것입니다. 일반적으로 발작 패턴은 과관류의 국소 영역으로 식별되며 MRI를 통한 구조적 병리가 없는 경우에도 절제(resect)됩니다. 대조적으로, 발작간 패턴은 저관류를 보여주며, 일반적으로 절제되지 않는 영역입니다. 보다 정교한 감산(subtraction) 방법을 사용할 수 있으며, 구조 기반 이미징을 통한 오버레이(overlay)는 국소화(localization)의 정확도를 높이고 더 나은 수술 결과와 관련이 있습니다.

SPECT 스캔은 지주막하 출혈의 경우에 유용합니다. 이것은 뇌, 뇌의 내부면 사이에 있는 지주막하(subarachnoid) 공간, 더 정확하게는 뇌척수액을 포함하는 경질막(dura mata)과 뇌 자체 사이의 공간에서 발생하는 출혈의 한 유형입니다. 이러한 유형의 출혈의 전형적인 원인은 뇌동맥류가 파열되어 대뇌피질의 표

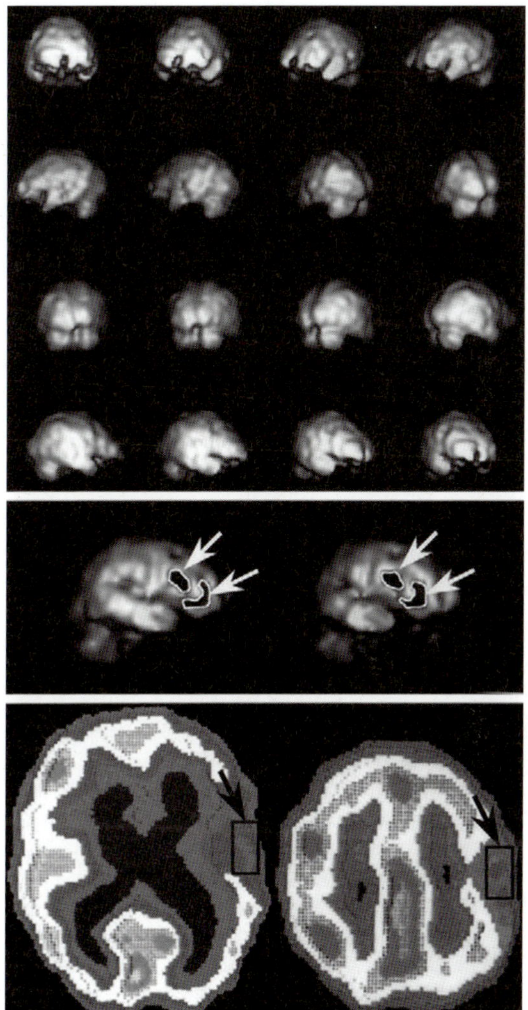

그림 12.8 3D로 재구성된 경축(transaxial) SPECT 데이터. rCBF[4] 평가 방법.
상단의 3D 영상은 경축 SPECT 데이터를 재구성하여 만들어졌습니다.
중간 그림의 표면 임계값은 30 ml/100 g/min으로 설정하고, rCBF가 30 ml/100 g/min 미만인 영역을 나타내는 영상 결함의 윤곽을 잡고 영상 분석 시스템(화살표)을 이용하여 계산하였습니다.

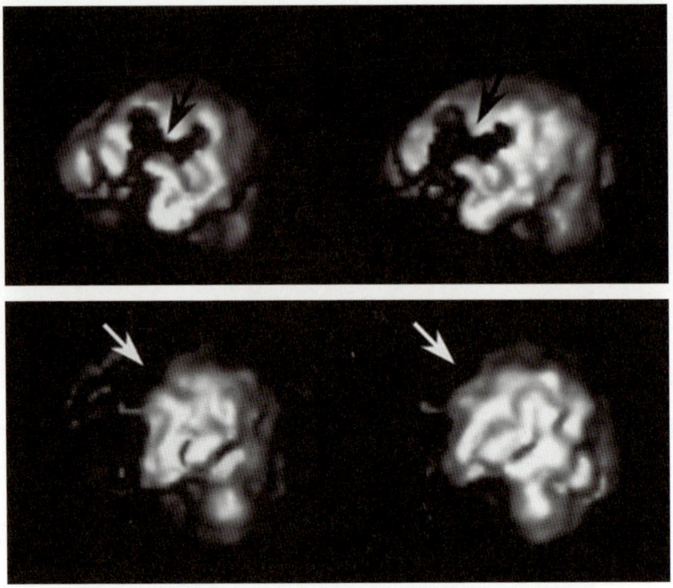

그림 12.9 허혈성 신경학적 결손 지연(delayed ischemic neurologic deficit, DIND)의 특징적 소견.
상단의 그림은 왼쪽 MCA 영역(화살표)에서 광범위하게 감소된 피질 rCBF를 보여줍니다.
하단의 그림은 왼쪽 ACA 영역(화살표)에서 광범위하게 감소된 피질 rCBF를 보여줍니다.

면에 매우 가까운 지주막하 공간으로 혈액이 빠져나가는 것과 관련이 있습니다. 이 특정 부위의 혈액은 피질과 혈관에 매우 자극적이며, 혈관 경련이나 동맥/세동맥의 협착뿐만 아니라 피질의 자극에 따른 2차적인 발작을 일으키는 것으로 알려져 있습니다. 한 연구에서, SPECT 스캔은 22명의 환자 그룹에서 집행 기능 상실과 상관관계가 있는 전두엽 저관류를 입증하는 데 사용되었습니다. 동맥류 파열과 관련된 지주막하 출혈 환자 55명에 대한 또 다른 연구에서 SPECT 스캔이 임상 결과의 독립적인 요인으로 사용될 수 있음이 확인되었습니다. SPECT 외관(SPECT appearances)의 대표적인 예는 그림 12.8과 12.9에서 볼 수 있으며, 이는 또한 상세한 피질 흐름 또는 특징적인 저관류를 보기 위한 3D 뷰의 우수성을 보여줍니다.

지주막하 출혈 후 기능적 결과는 여러 요인에 의해 좌우됩니다. 이러한 요인 중에는 출혈 위치, 심실계(ventricular system)나 실질조직(parenchyma) 자체에 혈액이 있는지 여부, 진단 시기, 내과적 및 외과적 치료 지연을 포함합니다. 현대에 이르러 조기 진단 및 치료가 많이 발전하여 더 나은 결과를 얻었지만, 여전히 신경 인지적 결손이 남아 있는 환자들이 상당 부분을 차지합니다. 따라서 일부 전문가들은 완전한 신경심리학적 평가를 지지합니다. 많은 연구들이 출혈의 초기 단계 이후에 장기간 지속되는 중요한 신경 인지적 결손을 문서화했습니다. 한편, 특정 전문가들은 뇌혈관 경련 및 두개내 고혈압과 같은 기전을 제안하고 있지만, 지속적인 결손의 원인에 대한 기전과 병태생리학은 잘 이해되지 않고 있습니다. 뇌혈관 경련의 관련성과 중요성은 아마도 과소평가되었을 것이며, 이 장의 후반부에서 외상성 뇌손상 섹션에서 다룰 것입니다.

뇌진탕(cerebral concussion)은 뇌 손상의 가장 흔한 형태이며 매년 수백만 건의 새로운 사례가 진단되고 있습니다. 이 숫자는 뇌진탕이 발생했지만 급성 평가를 위해 응급실에 내원하지 않은 경우의 수를 고려하지 않은 것입니다. 뇌진탕의 정의에 대한 명확한 합의는 없지만, 대부분의 사람들은 의식 상실 여부에 관계없이 진행 중인 뇌 기능의 일시적인 중단이 있다는 사실에 동의할 것입니다. 뇌진탕이 지속하는 데 있어 사람이 의식을 잃을 필요가 없다는 개념은 시간이 지남에 따라 발전해 왔고 그러한 의식 상실을 요구했던 이전의 정의를 대체해왔습니다. 유사하게, 사람의 머리가 뇌진탕을 지속하기 위해서는 물체에 부딪쳐야 한다고 믿었지만, 지금은 편타성 손상[5](whiplash)과 같은 간접적인 외상도 뇌진탕을 일으킬 수 있다고 간주합니다. 흔들린 아이 증후군[6](Shaken baby syndrome)은 뇌출혈을 포함할 수 있는 뇌진탕을 일으키는 간접적인 외상의 또 다른 예입니다. 중요한 것은 머리 및/또는 목에 가해지는 힘 또는 발생하는 가속도/감속입니다. 실제로 정의는 진화하는 병리생리학에 대한 더 큰 지식과 이해를 반영하기 위해 여전히 시간이 지남에 따라 신화하고 있습니다. 한 가지 가설은 경추 손상이 두정엽에 대한 구심성 통각 수용체(nociceptive afferents)를 활성화할 수 있다는 것입니다. 또 다른 새로운 개념은 상태마다 다른 단계가 있다는 것이며, 더 정교한 시험을 기반으로 한 급성(뇌진탕) 대 만성 증상(뇌진탕 후 증후군)/결과에 대한 명확한 이해가 이루어지고 있다는 것입니다. SPECT가 일반적으로 mTBI를 평가하도록 지시되는 1차 영상검사가 아닌 것은 사실이지만, DTI가 포함된 3.0 T와 같은 가장 민감한 MRI조차도 대부분의 mTBI 사례에서 일반적으로 정상이기 때문에 MRI보다 더 유용합니다. 이 임상 관찰은 상관 연구에서 재확인되었습니다. 저자(PW)는 신경심리학적 검사를 "최적 표준(gold standard)"으로 활용하고, 한쪽 반구의 비정상적인 국소신경심리학적 결과를 다양한 진단 구조 영상 스캔과 비교했습니다. 연구는 모두 MRI 검사, SPECT, QEEG, QEP (quantitative evoked response, 양적 유발 반응) 및 신경심리학적 검사를 받은 38명의 환자를 대상으로 수행되었습니다. 결과는 MRI (진한 파란색)가 약 20%에서 비정상인 반면, SPECT (청록

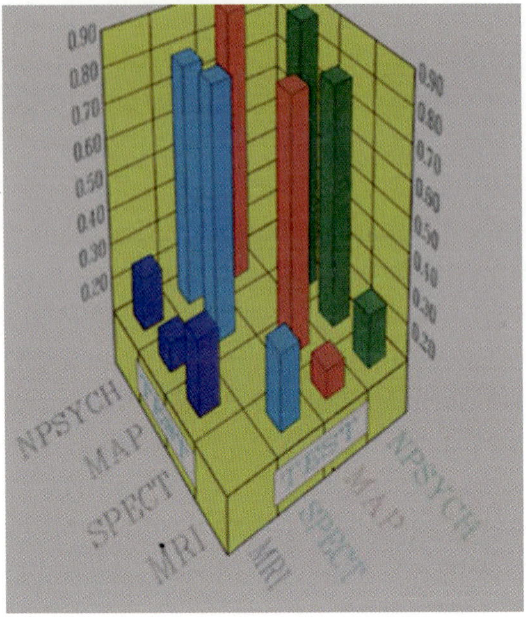

그림 12.10 mTBI 환자 증상의 비교 측정

색)는 약 75%에서 비정상인 것으로 나타났습니다(그림 12.10 참조).

3D 그림 12.10의 해석 방법

3D 다이어그램의 왼쪽에는 X축, 오른쪽에는 Y축, 뒷면에는 Z축이 있습니다. X축과 Y축 모두 일치 계수의 상관관계를 분석하는 데 사용되는 검정 유형을 포함합니다.

그래프는 X축과 Y축에서 한 검정을 다른 검정과 비교한 다음, Z축에서 두 검정이 만나는 위치를 상관관계를 파악하여 읽습니다. 신경심리학적 검사는 진한 파란색으로 "NPSYCH"로 표현되며, 주황색의 "MAP"은 QEEG/QEP 데이터를 나타냅니다. 따라서 "NPSYCH"와 MRI의 상관관계는 0.2 또는 20%, "MAP"의 상관관계는 각각 0.85 또는 85%의 상관관계가 있습니다.

외상/뇌진탕과 관련된 SPECT 스캔의 또 다른 적용은 객관적인 데이터가 뇌 손상을 입증하는 데 가장 중요한 의료법적 사례에서 사용하는 것입니다. 저자(PW)는 SPECT가 객관적인 증거를 제공했다고 여러 차례 증언했습니다.

비슷한 결론이 폴란드 그단스크(Gdansk) 대학의 핵의학과 의사들에 의해 발표되었고, 그들은 또한 SPECT 스캔이 충분히 활용되지 않는다고 강조했습니다. 미국정신의학법학회지(Journal of the American Academy of Psychiatry and Law)의 논문에서 SPECT 스캔은 활용도가 낮다고 강조했습니다. 덴버 콜로라도(Denver Colorado) 대학의 정신의학과 저자들은 SPECT 스캔이 Daubert vs. Merrell Dow Pharmaceuticals의 기준[7]을 충족했지만, 독립된 검사가 아니므로 임상 병력 및 신경심리학적 검사와 같은 다른 진단 검사와 함께 사용해야 한다고 결론지었습니다.

머리 및/또는 목 부위에 대한 외상 후 SPECT 스캔에서 공통적으로 발견되는 것은 후방 영역에 비해 뇌의 전방 영역에서 더 심한 심각도를 갖는 변화도(gradient)에서 보이는 혈류 감소 또는 저관류의 특징적인 패턴입니다. 이는 3차원 표면 이미지(흑백으로 된 오른쪽 상단 이미지)에서 가장 잘 보이고 훈련되지 않은 눈으로도 쉽게 볼 수 있지만 2D 슬라이스에서도 마찬가지로 확인할 수 있습니다 (그림 12.11 참조).

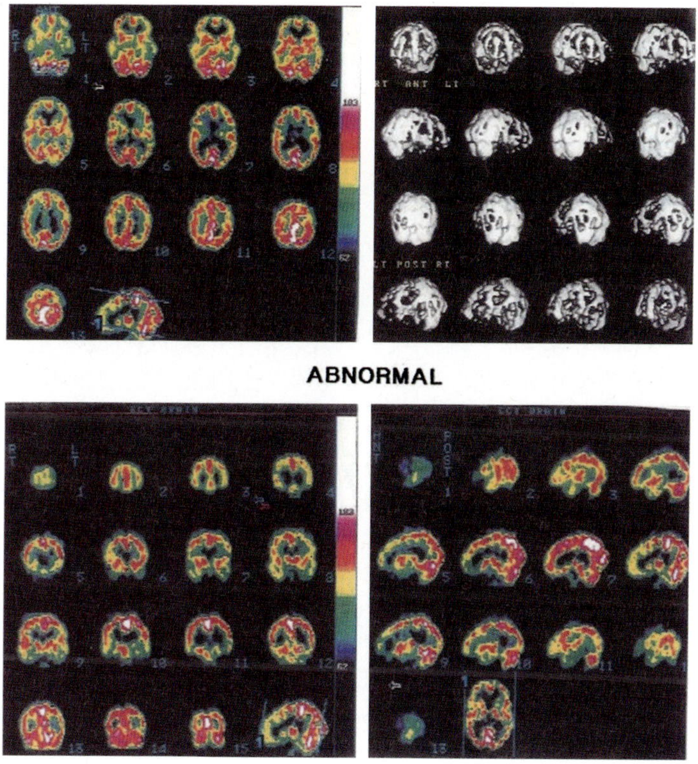

그림 12.11 비정상적인 2D 및 3D SPECT 스캔

종종 "충격-맞충격[8](coup contrecoup)"의 고전적인 패턴을 쉽게 관찰할 수 있습니다. 예를 들면 왼쪽 전두엽과 오른쪽 두정후두엽에서 각각 최대 관류저하 영역에서 보입니다. 이 패턴의 예는 첨부된 보고서에서 확인할 수 있습니다(부록 참조).

다른 출판물들은 이러한 발견을 확인했습니다. 예를 들어, 보네(Bonne), 길보아(Gilboa) 및 루존(Louzoun)(2003)은 20명의 대조군과 대응하여 28명의 환자에서 유사한 발견을 보고했습니다. 우밀(Umile), 산델(Sandel), 알라비(Alavi)(2002)는 SPECT/PET 스캔을 사용하여 75%의 유사한 상관관계를 발견했습니다. 이치세(Ichise), 정(Chung), 왕(Wang)(1994)의 또 다른 연구에서도 유사한 결과가 입증되었습니다. 실제로 CT와 MRI 스캔을 모두 사용하여 비교했으며, 예측한 바와 같이 SPECT는 총 29명의 환자 중 가장 높은 비율인 66%, MRI는 45%, CT는 가장 민감도가 낮은 34%로 비정상적이었습니다.

사례 연구들

비교 방법

본 연구에서 비교하고자 하는 모든 사례에 눈 뜬 상태(EO)의 LORETA를 사용하였습니다.

첫 번째 검사는 1 Hz 간격(bins)의 전류원 밀도(current source density)였으며 유사성이 발견된 경우 비교 기준으로 사용되었습니다.

그러나 대부분의 경우 FFT 생성 일관성(coherence) 및 위상(phase) 통계를 사용했습니다. 가장 비정상적인 20쌍, 가장 긍정적인 10쌍, 가장 부정적인 Z 점수 10쌍이 사용되었습니다. 그리고 나서 그들은 오른쪽, 왼쪽, 또는 상동쌍으로 특징지어졌습니다. 그런 다음 각 쌍의 BA를 확인하여 전두엽, 측두엽, 두정엽, 후대상(posterior cingulate), 중심부 또는 후두엽으로 분류했습니다.

영역은 다음과 같이 분류되었습니다:

전두부(frontal): 4, 6, 8, 9, 10, 11, 24, 25, 32, 33, 44, 45, 46, 47
측두부(temporal): 20, 21, 22, 27, 28, 34, 35, 36, 37, 38, 41, 42
후측 대상(posterior cingulate): 23, 29, 30, 31
두정부(parietal): 5, 7, 39, 40
중심(central): 1, 2, 3, 43

후두부(occipital): 17, 18, 19

서로 다른 주파수에서 비정상적인 동일한 쌍은 한 번만 계수되었습니다.

사례들

환자 KL은 20세의 왼손잡이 백인 남성으로, 출생 당시 발생한 무산소성 뇌병증[9](anoxic encephalopathy)의 기본적 진단에 대해 줄기세포 치료를 고려하는 평가를 위해 내원하였습니다. 그는 그 외에는 건강했습니다. 신경학적 검사는 젊고 비만한 백인 남성이 명료(alert)하고 사람, 장소, 시간에 대한 지남력이 있음(oriented X3)을 보여주었습니다. 언어는 그의 말을 이해하는 데 어려움을 겪을 정도로 심각한 구음장애를 보여주었습니다. 상세한 신경학적 검사에서 오른쪽 전두엽 및 두정엽 징후보다 왼쪽이 더 크다는 증거[미세 운동 제어의 상실이 왼쪽보다 오른쪽이 더 큼, 오른손의 심각한 피부그림감각(graphesthesia[10]) 장애 및 왼손의 가벼운 손상]가 나타났습니다. SPECT 스캔에서 광범위하게 확산된 피질 저관류가 나타났습니다. 전측두엽에서 앞부분은 최대로, 뒷부분은 아마도 좌측보다 우측이 더 크게 나타났으며 두정엽은 상대적으로 적게 나타났습니다.

QEEG 병력 확인단계에서, 그는 자신의 가장 심각한 문제가 사회적, 운동적 능력 부족이라고 불평했습니다. 그는 (위의 피부그림감각 장애와 일치하는)촉각으로 물체를 인식하는 데 어려움이 있고 충동성으로 어려움을 겪고 있었습니다.

매우 심각한 것으로 평가된 다른 행동은 다음과 같습니다:

1. 계산의 어려움
2. 난독증, 글자 반전
3. 실행 기능
4. 멀티태스킹
5. 판단력이 나쁨
6. 느린 읽기
7. 음성 조음(articulation)
8. 단어 찾기

증상의 패턴은 좌반구와 우반구 모두이며, 병력(무산소성 뇌병증)에서 제시된 바와 같이 확산 손실과 일치합니다. LORETA가 이러한 증상의 원인을 찾을

표 12.1 KL의 LORETA 일관성(coherence) Z 점수 쌍

32 L-39 L	5.80	Theta
19 L-32 L	5.26	Theta
4 R-24 R	5.07	Theta
18 L-32 L	4.95	Theta
7 L-10 L	4.88	Theta
18 R-32 L	4.79	Theta
9 L-32 L	4.73	Delta
1 L-32 L	4.68	Theta
19 R-24 R	4.65	Theta
5 R-10 R	4.64	Theta
25 R-35 R	-2.34	H Beta
1 R-4 R	-2.46	Alpha2
18 R-39 R	-2.47	Beta3
Amy R-Hip R	-2.56	Delta
29 R-43 R	-2.64	Alpha2
4 R-40 R	-2.67	Alpha2
36 L-Amy L	-2.68	Delta
41 R-43 R	-2.71	Beta2
17 L-23 L	-2.93	Delta
24 L-24 R	-4.74	Delta

수 있고 전두측두부 영역의 최대 이상 부위와 일치할까요?

절대 파워는 실질적으로 비정상적인 것으로 나타나지 않았습니다. 그러나 일관성(coherence)과 위상은 LORETA에서 상당한 이상을 보였습니다. 상위 20개의 일관성(coherence) Z 점수 편차 중 13개는 전두부 영역과 관련되었고, 3개는 측두부 영역과 관련되었습니다. 상위 20개 중 총 16개는 전두/측두 영역과 관련됩니다. 20개 중 왼쪽 반구에서 8개, 오른쪽 반구에서 12개의 비정상으로 나타나 LORETA 연구 결과에서 좌측보다 우측이 더 크게 나타났습니다. 해마와 편도체는 LORETA 일관성(coherence)에서 비정상적으로 나타난 영역 중 하나였습니다. 또한 방추상회(fusiform gyrus)도 비정상적이었습니다(표 12.1).

LORETA 위상의 상위 20개 쌍 중 13개는 전두부 BA를 포함하고 상위 20개

표 12.2 KL의 LORETA 위상 Z 점수 쌍

9 L-32 L	3.93	Delta
8 L-32 L	3.87	Delta
24 R-45 R	3.72	Delta
18 L-39 L	3.68	Beta3
19 R-44 R	3.62	Delta
6 L-44 L	3.47	Delta
18 R-44 R	3.33	Delta
11 R-44 R	3.28	Delta
25 R-47 R	3.22	Delta
32 R-46 R	3.20	Delta
37 R-39 R	-2.91	H Beta
10 L-25 L	-2.96	Delta
38 L-46 L	-3.00	Delta
7 R-27 R	-3.07	H Beta
23 R-27 R	-3.15	H Beta
30 R-31 R	-3.18	H Beta
46 L-47 L	-3.19	Delta
27 R-31 R	-3.25	H Beta
11 L-24 L	-3.31	Delta
10 R-38 R	-3.37	Delta

쌍 중 5개는 측두부 BA를 포함하여 20개 중 총 18개가 주로 전두부 측두부에서 발견되었습니다. 두 개의 추가적인 영역은 후대상회(posterior cingulate)의 구성원들이었습니다. 7개는 왼쪽 반구 쌍이었고 13개는 오른쪽 반구로, 이 오른쪽이 왼쪽보다 컸기 때문에 SPECT 스캔과 일치했습니다(표 12.2).

환자 LB는 66세의 오른손잡이 백인 남성으로 현지 대상 매장(local target store)에서 미끄러져 넘어지는 사고로 내원하였습니다. 그는 부상을 당한 지 거의 5년 후에 내원하여 여러 의사들에게 진찰을 받았습니다. 그는 뇌진탕 후 증후군 진단을 받았고 두통, 최근 기억력 저하, 현기증, 이명, 연하 곤란, 균형 감각 저하, 부적절한 수면, 비정형 운동 장애 등 여러 가지 증상을 호소했습니다. 정밀한 신경학적 검사에서 오른쪽이 왼쪽 전두엽 기능 장애보다 크고 왼쪽이 오른쪽 두

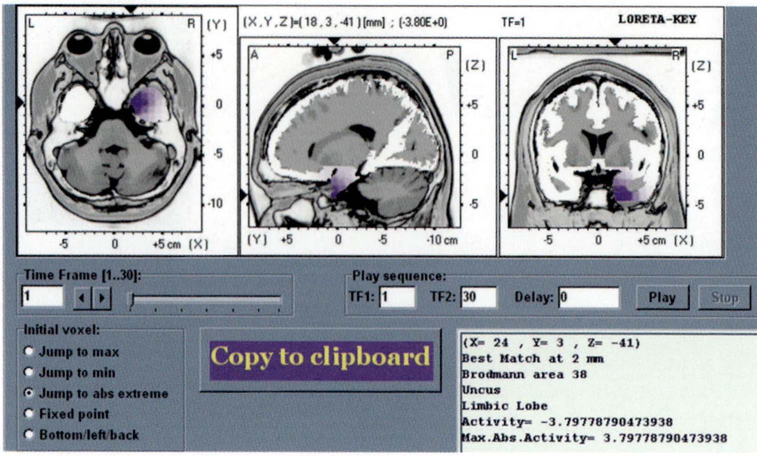

그림 12.12 LB BA 38의 LORETA 전류원 밀도(current source density)

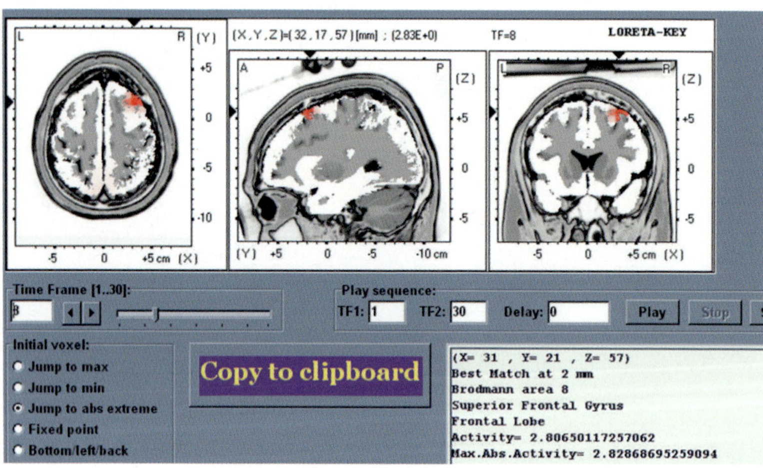

그림 12.13 LB BA 8과 좌측 및 우측 후두엽의 LORETA 전류원 밀도(current source density)

정엽 기능 장애보다 더 큰 것으로 나타났습니다. 외상 병력과 결합된 후자의 뇌파 지도(topography)는 충격-맞충격(coup contrecoup) 유형의 손상을 시사했습니다. SPECT 스캔에서는 오른쪽 측두엽에 왼쪽 측두엽과 오른쪽 상전두엽보다 심각한 저관류가 나타났고, 왼쪽 후두엽에 두정엽보다 심각한 저혈류가 있는 것으로 나타났습니다. 후자의 뇌파 지도(topography)는 외상 병력과 함께 충격-맞충격(coup contrecoup) 유형의 손상을 시사했습니다.

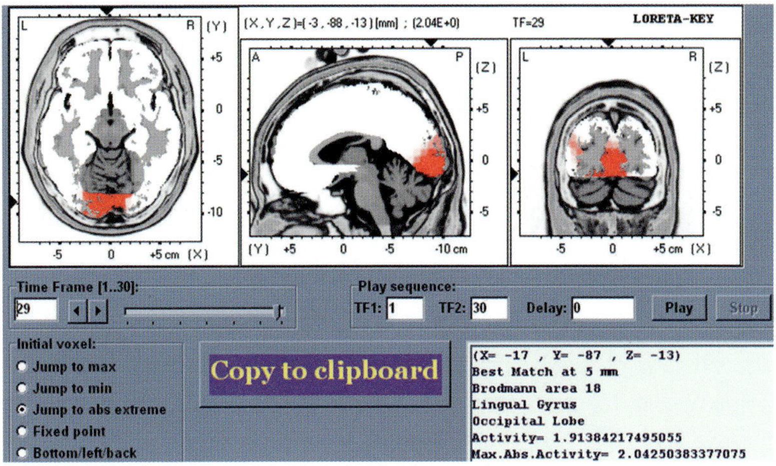

그림 12.14 BA 18 후두부의 LORETA 전류원 밀도(current source density)

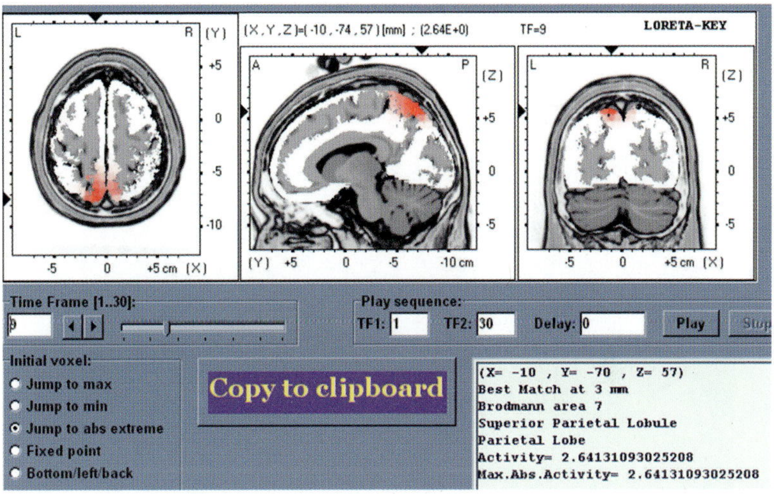

그림 12.15 두정엽 BA 7의 LORETA 전류원 밀도(current source density)

LORETA는 우측 측두엽의 우측 BA 38에서 이상을 발견했습니다. 구상회(uncus)는 측두엽의 복내측(ventromedial)에서 발견됩니다(그림 12.12-12.14).

LORETA는 우측 상전두엽인 우측의 BA 10과 BA 8에서 이상을 발견했습니다.

그러나 신경학적 검사에 더 가까운 좌측 두정엽에서 더 현저한 이상이 발견되었습니다. 간단히 말해서, LORETA는 신경학적 검사와 SPECT 스캔 검사 모두에서 이상 발견에 대해 일치된 결과를 얻었습니다. 그러나 LORETA는 SPECT에서 발견된 것보다 두정부 이상이 더 크지만 신경학적 검사와 더 밀접한 관련이 있다는 것을 발견했습니다. LORETA 증거는 충격-맞충격(coup contrecoup) 손상의 징후를 뒷받침합니다(그림 12.15).

환자 TS는 전 NFL 선수였던 37세의 오른손잡이 흑인 남성이었습니다. 그는 10년 동안 뛰었고, 그가 마지막으로 출전한 해는 2002년이었습니다.

그는 대학 시절과 그 이전에 축구를 하기도 했습니다. 그는 37년의 인생 중 총 27년간 축구를 했습니다. 그는 때때로 말을 이해하기 어렵고, 오른손이 떨리고, 넘어지고, 잠을 자지 못하는 등 여러 가지 불편을 겪고 있었습니다. 그는 또한 호르몬에 대한 평가를 요청했습니다. 그는 4번의 뇌진탕을 겪었고, 모두 의식을 잃지 않았습니다. 그가 가진 유일한 신경학적 연구는 뇌의 MRI 또는 CT였는데, 그는 이것이 "음성"이라고 보고했습니다. 그는 가장 최근에 시행한 QEEG에서 비정상으로 나타났습니다. 정밀한 신경학적 검사에서 왼쪽 전두엽과 오른쪽 두정엽의 기능 장애가 나타났습니다. 후자의 지형은 트라우마의 역사와 결합되어 쿠데타의 음모를 암시했습니다. SPECT 스캔은 여러 영역의 저공해를 보여주었

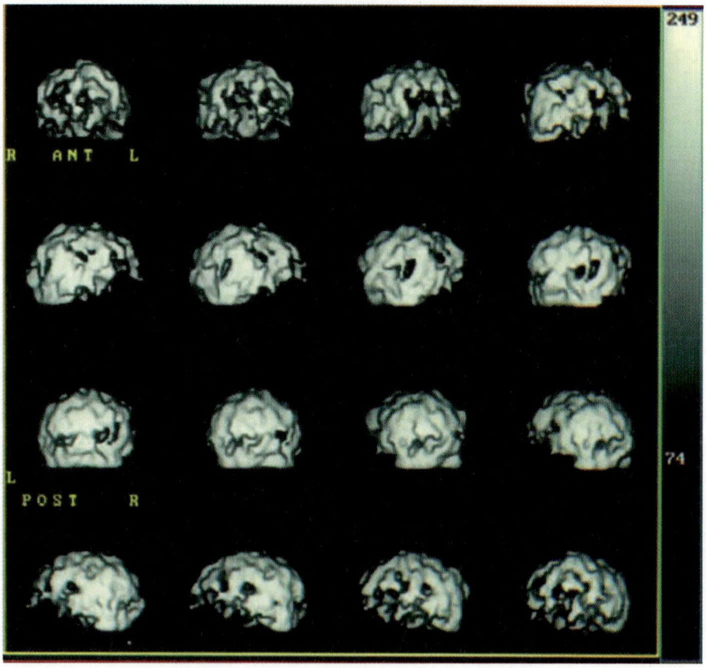

그림 12.16 TS 환자 사례의 SPECT 3D 영상

지만, 전방은 후방보다 크고, 우측은 전방보다 크고, 좌측은 후방보다 큽니다. 후자의 뇌파 지도(topography)는 외상 병력과 결합하여 충격-맞충격(coup contre-coup) 손상을 암시했습니다.

영상을 읽고 식별하는 절차는 다음과 같습니다. 숫자는 왼쪽에서 오른쪽으로, 위에서 아래로 읽습니다. 따라서 왼쪽 상단 영상은 #1, 전방 후방 뷰이며, 맨 위 행의 마지막 영상은 #4, 우측 후방 뷰 등입니다.

왼쪽보다 오른쪽 반구에서 더 두드러진 1행의 이미지 #1에서 그림 12.6의 심한 불규칙성과 어두운 색상에 주목하십시오. 그리고 1행의 모든 이미지에서 이미지 #4까지의 우측 측면 뷰와 3행의 후측 뷰인 이미지 #9와 비교하면, 저관류의 어두운 영역이 왼쪽에서 더 두드러집니다(또한 3행의 좌측 후방 사선 뷰와 비교하여 2행의 우측 후방 사선뷰에서도 볼 수 있습니다.)(그림 12.16과 12.17).

위의 #3, #4 및 #5 슬라이스에서 정상의 30-40% 정도로 색상 스케일의 낮은 흐름을 나타내는 오른쪽의 하위 2D 축의 과도한 녹색 색상에 주목해야 합니다.

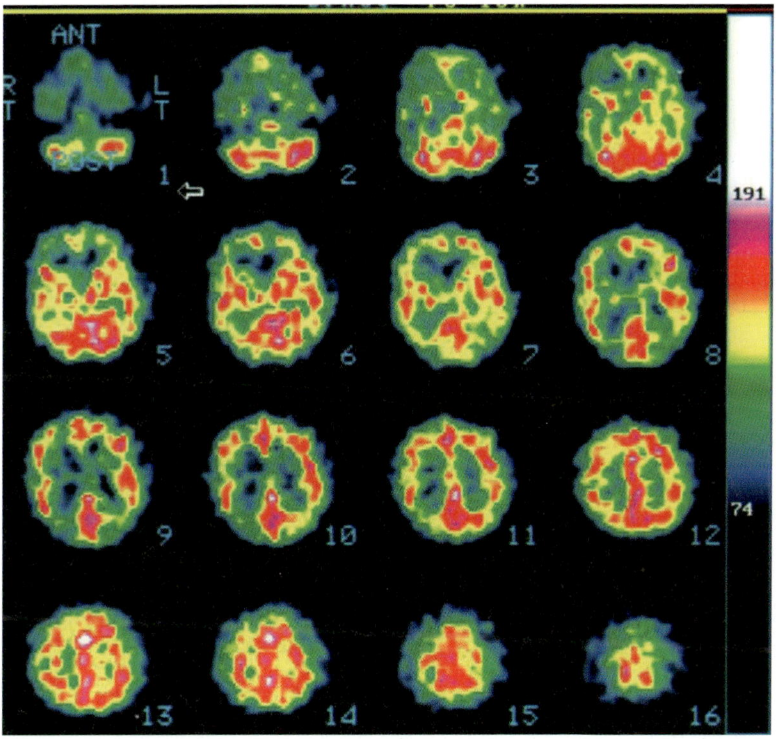

그림 12.17 TS 환자 사례의 2D SPECT

표 12.3 TS의 눈 뜬 상태의 LORETA 일관성 Z 점수 값

1 R-5 R	4.68	Beta2
5 R-40 R	4.41	Beta2
8 R-21 R	4.34	Alpha2
9 R-20 R	4.28	Alpha2
3 R-9 R	4.25	Beta1
1 L-9 L	4.25	Alpha2
42 R-Hip R	4.20	Beta1
3 L-37 L	4.10	Alpha2
1 R-9 R	4.04	Beta1
2 L-37 L	4.00	Alpha2
13 R-20 R	-5.25	Beta1
34 R-45 R	-5.29	Alpha2
46 R-47 R	-5.33	Alpha2
38 R-47 R	-5.51	Beta1
34 R-36 R	-5.61	Beta1
38 R-44 R	-5.66	Alpha1
40 L-43 L	-7.06	Alpha2
29 L-41 L	-7.85	Alpha2
45 R-47 R	-7.85	Alpha2
44 R-47 R	-9.13	Alpha2

LORETA는 좌측 전방보다 심각한 우측 부위를 보여주는데, 좌측 전두부 BA 한 쌍과 비교하여 우측 전두부에 비정상(상위 20개 중) 9개의 일관성 쌍이 있기 때문입니다. 우측 전두부에 9개가 있는 경우, 전방이 후방보다 더 큽니다. 왜냐하면 측두엽을 향해 뒤로 이동할 때, 비정상적인 6개의 일관성 쌍이 있기 때문입니다. 따라서 변화도(gradient)는 SPECT 스캔과 일치하여 후방보다 우측 전방에서 더 나쁩니다. BA 1, 3, 5 및 40은 또한 SPECT가 등록하지 않은 비정상적인 일관성 쌍에 관여하여 LORETA를 더 민감하게 만듭니다.

일관성에서 LORETA에 대한 우측 두정부 소견은 신경학적 검사와 거의 일치하는데, 물론 SPECT나 신경학적 검사 모두 LORETA의 공간 분해능을 가지고 있지 않습니다(표 12.3).

상위 20개의 비정상적인 Z 점수 쌍 중 12개는 우반구이고 8개는 좌반구입니다. 오른쪽에 있는 12개 중 10개는 전두부 BA를 포함하고 1개는 측두부를 포함

표 12.4 TS의 눈 뜬 상태의 LORETA 위상 Z 점수 값

44 R-47 R	6.17	Alpha2
45 R-47 R	5.42	Alpha2
38 R-45 R	5.25	Alpha2
38 R-45 R	5.00	Beta1
34 R-44 R	4.53	Alpha2
40 L-43 L	4.48	Alpha2
36 R-44 R	4.48	Alpha1
36 R-45 R	4.43	Alpha2
38 R-44 R	4.40	Alpha1
44 R-Amy R	4.30	Alpha1
4 R-13 R	-3.97	Alpha1
8 L-9 L	-4.00	Alpha1
8 L-9 L	-4.08	Alpha2
20 L-42 L	-4.21	Alpha2
11 L-11 R	-4.21	Theta
1 L-2 L	-4.25	Alpha1
2 L-3 L	-4.51	Alpha2
21 L-42 L	-4.67	Alpha2
21 R-43 R	-4.75	Alpha2
1 L-2 L	-4.91	Alpha2

합니다. 왼쪽에 있는 8개 중 2개는 전두부, 1개는 두정부, 3개는 측두부, 3개는 중앙입니다(표 12.4).

LORETA 결과는 SPECT 스캔 결과를 확인해주지만, 중앙 및 두정부와 같은 SPECT에 나타나지 않은 비정상적인 결과도 제공하며, 이는 신경학적 검사에서 확인할 수 있었습니다.

AE 환자는 41-42세의 왼손잡이 백인 남성으로, 유전적 이상으로 인한 것으로 생각되는 근간대성 뇌전증 진단을 받았습니다. 그러나 그는 그의 첫번째 발작이 발열과 관련이 있고 백신 접종 후에 다시 발생했던 오랜 복잡한 병력을 가지고 있었습니다.

뇌 MRI 검사에서 백질이 상대적으로 증가했다는 점에서 다소 비정상적이었습니다. 이전에 다른 진료실에서 수행된 EEG에서는 양측 후방에서 보이는 국소적인 발작(paroxysmal) 이상으로 비정상적이었으며, 우측 진폭보다 좌측에서 크

고 양측으로 느려지며 빛으로 유발되는 근간대 경련(photomyoclonus)이 나타났습니다. 환자는 뇌전증 치료를 위해 항경련제로 케프라(keppra)와 페노바르비탈(phenobarbital)을 복용하고 있었습니다. 그가 목격된 당시 그의 발작 빈도는 일주일에 한 번 정도였으며, 40-60초 정도 지속되었습니다. 이것은 일반적으로 깨어있거나 잠이 들 때 발생합니다. 그 환자는 비언어적이고, 주변 빛에 민감했기 때문에 신경학적 검사는 제한적이었습니다.

운동 검사에서 전신성 근긴장 저하(hypotonia)가 나타났습니다. 그는 왼쪽 팔과 왼쪽 다리를 움직이는 것을 선호했습니다. 발바닥 반응은 평가하기 어려웠습니다. 감각검사는 통증에 대한 그의 반응으로 심하게 제한되었으며 신체 오른쪽이 약해진 것으로 보였습니다. 결론적으로 신경학적 검사는 이전에 보고된 EEG와 일치하는 좌측 국소 반구 기능 장애를 다소 암시했습니다. 임상적으로 그는 제대로 조절되지 않는 뇌전증을 가지고 있었습니다.

환자는 2009년 8월 10일 기준선/치료 전 SPECT 스캔을 수행했습니다. 결과는 현저하게 비정상적이었는데, 왼쪽 전두엽과 측두엽보다 오른쪽에서 현저한 저관류가 관찰되었고, 왼쪽 전두엽은 상부 및 측면으로 저관류가 관찰되었고, 왼쪽 후두정엽/앞쪽 후두엽에 과관류가 나타났으며, 전두엽과 두정피질이 얇아졌으며, 아마도 뇌실확장증(ventriculomegaly)/수두증(hydrocephalus)의 원인일 가능성이 있습니다.

환자의 관류저하증은 고압산소치료제(hyperbaric oxygen treatments, HBOT) 65회, 니모디핀(nimodipine)[니모톱(nimotop)의 상표명]은 하루 2회 15 mg씩 투여하는 등 적극적으로 치료했습니다. 그는 또한 물리치료와 직업치료를 받았습니다. 임상적으로 그는 더 명료해졌고 반응이 좋았습니다. 그는 간단한 부탁을 이해할 수 있었고 도움을 받아 걸을 수 있었습니다. 그의 발작 빈도는 크게 개선되었고 열이 나거나 빛에 노출되었을 때 주로 발생했습니다. 2010년 2월 22일에 시행한 치료 후 SPECT 스캔에서 전두엽의 관류 증가, 측두엽의 변화가 거의 없고 두정후두엽의 변화가 없는 등 유의미한 개선을 보였습니다. 전반적으로 치료 후 SPECT 스캔은 전두엽에서 주로 개선을 보였습니다.

LORETA는 SPECT과 유사한 결과를 나타냈지만, 왼쪽보다 큰 오른쪽 전두측두엽 이상은 나타내지 않았습니다.

일관성에 있어서, 그것은 왼쪽의 17쌍 중 하나가 전두부이고 16쌍이 측두부이며, 5쌍이 후대상회이고, 3쌍이 후두부입니다*(*합계는 두 개의 엽에 등록된 일부 쌍으로 인해 20보다 큽니다). LORETA는 소견의 확산성을 확인하고, SPECT가 발견하지 않은 후대상회의 이상을 보여주지만, 동시에 오른쪽 이상보다 왼쪽이 훨씬 더 심각하고 전두부 이상보다 측두부 이상이 훨씬 더 크다는 것을 보여줍니다(표 12.5).

위상에는 가장 높은 20개 중 16개의 왼쪽 비정상 쌍과 4개의 오른쪽 비정상 쌍이 있습니다. 왼쪽 12개는 측두부에 있고 9개는 전두부에 있습니다.

4개는 중앙부에 있고, 3개는 후방 대상회에, 2개는 후두부에, 1개는 두정부에 있습니다. 이것은 왼쪽이 오른쪽보다 크며 SPECT에서는 확인되지 않았습니다. 오른쪽에는 4개의 비정상적인 쌍이 있으며 1개는 측두부에, 1개는 중심부에 있습니다. 이를 더하면 13개의 전두부 BA가 관여하고 14개의 측두부 BA가 관여하여 전두부 측두부에 지배적인 비정상 결과가 확인됩니다. LORETA와 SPECT는 이것이 전두부 측두부라는 것에 동의하지만, 반구형 중증도(severity)에는 차이가 있습니다(표 12.6).

RD 환자는 집중 치료와 고압산소치료를 받기 위해 이탈리아에서 방문하였

표 12.5 AE의 LORETA 일관성 Z 점수

22 L–23 L	8.05	Beta1
17 L–22 L	7.21	Beta1
23 L–37 L	7.18	Beta2
31 L–37 L	7.14	Beta2
23 L–42 L	6.74	Beta1
22 L–23 L	6.60	Beta2
17 L–37 L	6.26	Beta2
31 L–42 L	5.98	Beta1
21 L–21 R	5.81	Alpha2
20 L–33 L	5.79	Beta1
27 L–35 L	−3.92	Beta3
41 R–43 R	−4.16	Theta
27 L–35 L	−4.20	H Beta
17 L–23 L	−4.23	H Beta
17 R–23 R	−4.95	H Beta
20 L–35 L	−5.28	H Beta
21 L–35 L	−5.29	Beta3
20 L–35 L	−5.44	Beta2
17 R–23 R	−5.53	Beta3
20 L–35 L	−7.45	Beta3

표 12.6 AE에 대한 LORETA 위상 Z 점수

17 L-35 L	6.04	Beta2
23 L-35 L	5.45	Beta2
10 R-38 R	5.20	Theta
17 L-37 L	4.94	Beta3
31 L-35 L	4.88	Beta2
10 L-32 L	4.78	Theta
30 L-35 L	4.73	Beta2
3 R-25 R	4.71	Delta
33 L-41 L	4.69	Beta1
23 L-27 L	4.57	Beta3
4 L-7 L	-6.32	Beta2
10 L-42 L	-6.42	Beta2
2 L-32 L	-6.44	Alpha2
11 R-46 R	-6.59	Alpha1
3 L-32 L	-6.60	Alpha2
27 L-47 L	-6.68	Theta
4 L-11 L	-6.89	Alpha2
11 R-46 R	-6.93	Alpha2
10 L-42 L	-7.05	Beta1
11 L-41 L	-7.11	Beta1

고, 웨스트 증후군[11](West syndrome) 진단을 받은 5세 남성이었습니다. 신경학적 검사에서 몸무게가 약 10 kg에 불과하고 키가 90 cm에 달하는 중증 장애 아동이었습니다. 그 환자는 성장하지 못하는 것이 분명했습니다. 운동 검사에서 상지보다 하지가 더 심한 경련성 사지마비가 나타났으며, 주먹을 쥐는 경향이 있었습니다.

전두부 징후에는 양측성으로 잡기 반사에 양성, 미간 반응(glabellar tap) 양성, 약간의 턱 반사 양성, 그리고 아마도 약간의 양성인 손바닥턱끝반사(palmomental reflex)가 포함되었습니다. 환자는 비언어적이고 보행이 불가능했습니다. 나머지 신경학적 검사는 환자의 심각한 장애 상태로 인해 수행될 수 있었습니다. 뇌의 MRI는 심각한 중심부 및 피질 위축과 무강수두증(hydrocephalus ex vacuo[12])을 보여주었습니다. 기저핵에서도 증가된 신호가 보였는데, 이는 핵자기공명(nuclear magnetic resonance, NMR)에 의해 분석된 것으로 보이며, N-아세틸아스파르트산(N-acetyl aspartic acid, NAA)의 피크(peak)가 검출되었습니다. 2009년 3월 23일 치료 전/기준선 SPECT 스캔이 수행되었습니다. 이것은 대부분의 전두엽과 측두엽에서 현저한 저관류와 저류 상태를 보이는 심각한 비정상적인 결과였으며, 아마도 오른쪽이 더 심했을 것입니다. 기저핵과 소뇌에서도 전체적인 저관류가 관찰됩니다. 양쪽 두정엽과 후두엽의 후방 관류는 상대적으로 보존되었습니다. 거의 1년 후인 2010년 2월 15일에 후속 SPECT 스캔이 수행되었습니다. 그 사이에 그는 뇌 혈류(cerebral blood flow, CBF)와 뉴로피드백을 증가시키기 위해 니모디핀 치료를 받았습니다.

그는 또한 심각한 결핍을 보이는 실험실 수치를 근거로 성장 호르몬(recombinant human growth hormone, rHGH)과 테스토스테론 치료를 받았습니다. 반복적인 SPECT 스캔은 뇌의 모든 엽에서 관류가 매우 현저하게 증가하는 것을 보여주었지만, 특히 낮은 혈류 상태를 가졌던 전두엽에서 그러했습니다. 임상적으로 더 명료하고, 더 활동적이었으며, 언어 이해력이 어느 정도 향상되었음을 보여주었습니다. 그는 또한 하루에 2-4시간씩 물리치료도 병행하며 적극적인 치료를 받았습니다.

아래의 전처리 SPECT 스캔을 참조하십시오: 그림 12.18과 12.20의 2D 및 3D

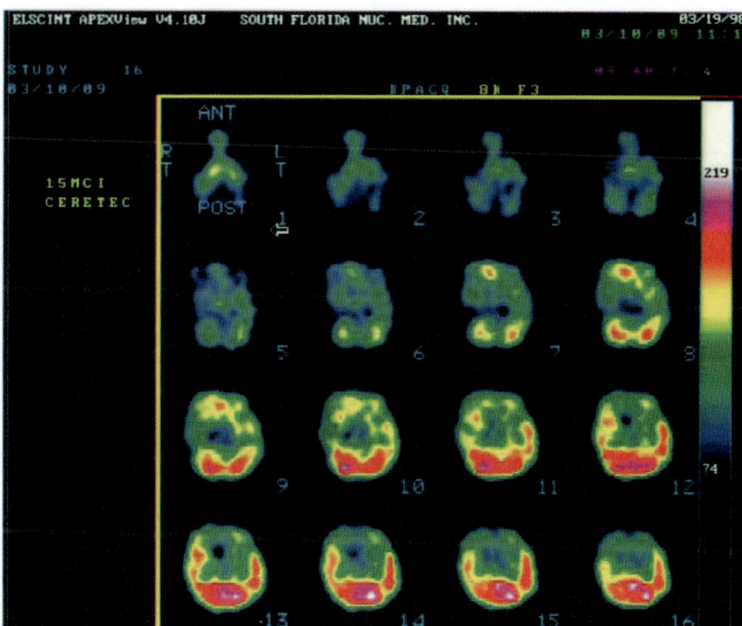

그림 12.18 RD 환자 사례의 치료 전 2D SPECT 스캔 이미지

이미지에서 입증된 것처럼 뇌의 모든 앞쪽 엽에서 10단계 색상 척도에서 거의 최저 흐름에 해당하는 녹색의 심각한 저관류를 보여주는 2D 횡단면 #2-16 슬라이스. 임상적으로 그는 제대로 조절되지 않는 뇌전증을 가지고 있었습니다.

아래에서 치료 후 SPECT 스캔을 확인하십시오. 뇌의 전방 영역, 특히 2D 슬라이스 #2-16의 전두측두엽에서 흐름의 복귀에 주목하고 뇌의 전방 영역에서 "더 뜨거운 색상"을 확인하십시오(그림 12.19 및 12.20).

상단: 전두엽 전방 및 상부, 양측 중앙-측두엽의 대규모 충전물(filling) 손실을 보여주는 치료 전 3D 영상. 1행의 AP 뷰 이미지 #1, 우측 측면 뷰 이미지 #4, 그리고 좌측 전두엽과 기본적인 측두엽을 보여주는 4행의 왼쪽 측면/사선 뷰에서 확인하십시오.

3행의 이미지 #9의 후두엽에서 후방 관류의 상대적인 보존에 주목하십시오.

특이한 모양의 삼각형 충전물(triangular filling)은 뇌 외부에 있는 아마도 정중선 부비동의 동위원소 흡수로 인한 인공물일 가능성이 있습니다.

하단: 치료 후 3D 뷰: 특히 뇌의 전방 영역에서 흰색으로 표시되는 흐름의 복

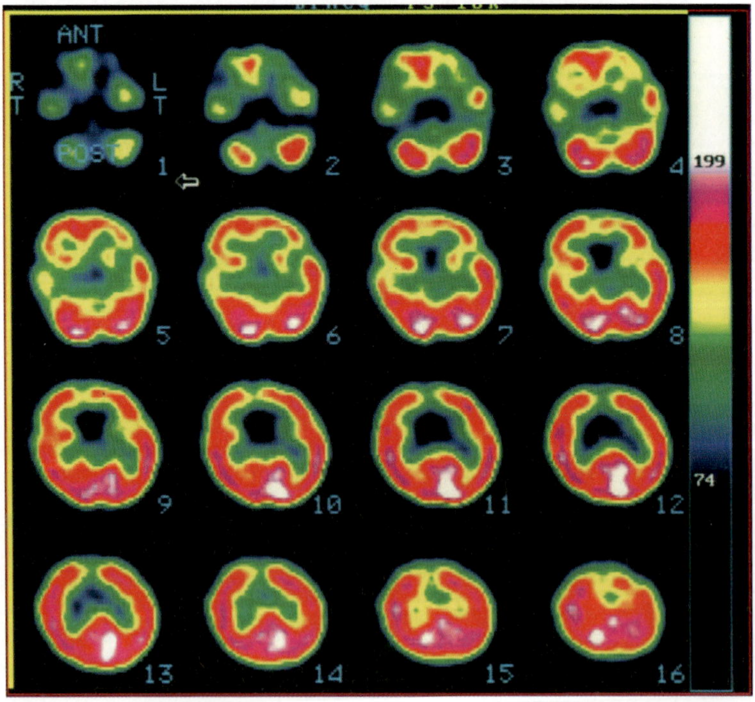

그림 12.19 RD 환자 사례의 치료 후 2D SPECT 스캔 이미지

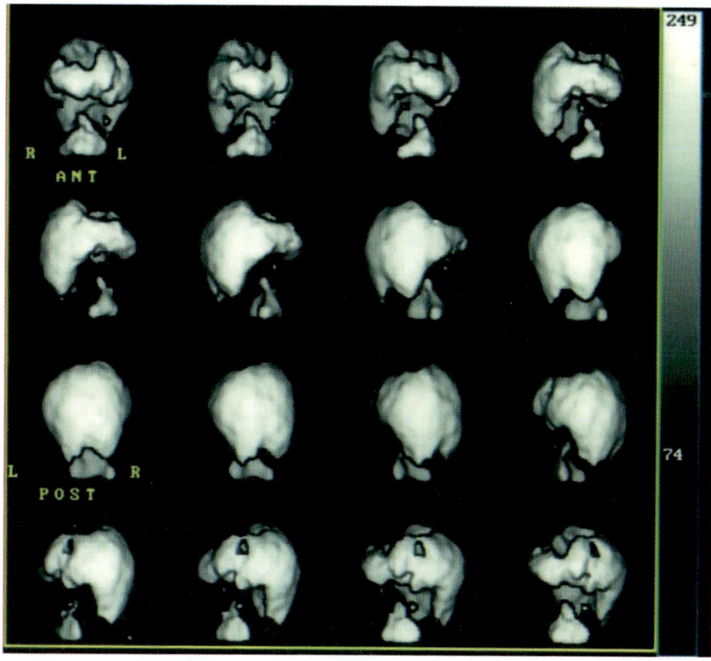

그림 12.20 RD 환자 사례의 치료 전 3D SPECT 스캔 이미지

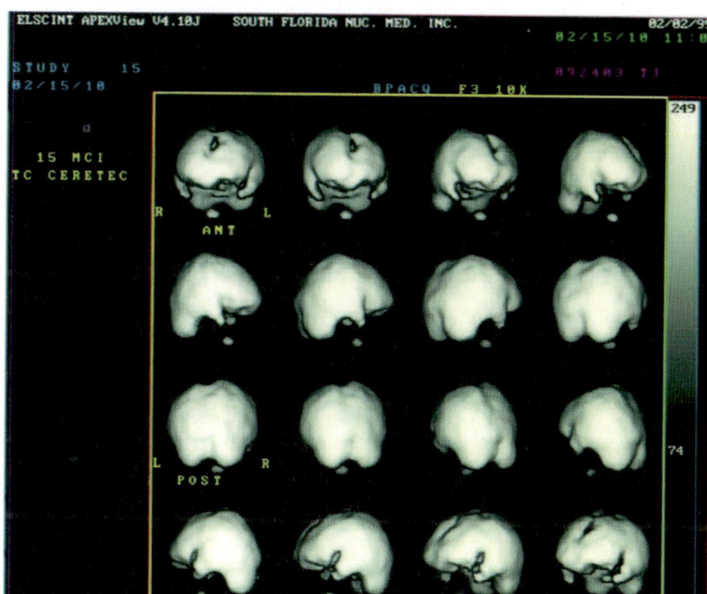

그림 12.21 CASE RD 시술 후 3D 스펙트럼 스캔 이미지

귀에 주목하십시오(예: AP 뷰, 우측 전방 사선 뷰, 우측 측면 뷰를 나타내는 1행의 이미지 #1-4, 좌측 측면 및 좌측 전방 사선 뷰를 나타내는 4행의 이미지 #12-16) (그림 12.21).

LORETA 일관성 쌍에서 상위 20개 중 11개는 오른쪽 반구에 있고 3개는 왼쪽 반구에 있으며, 하나의 상동 쌍인 BA 24 LR이 있습니다. 오른쪽의 3쌍과 왼쪽의 2쌍은 주파수는 다르지만 동일한 BA 쌍에 있는 Z 점수를 가지고 있었기 때문에 14쌍밖에 없습니다. 오른쪽 8개의 측두부 BA에 있는 11쌍 중 3쌍은 전두부와 후방 대상회 BA를 포함하고 2쌍은 후두부에, 1쌍은 중앙에 있습니다. 왼쪽에는 두 개의 전두부 BA가 있는데, 그 중 하나는 상동쌍 BA 24로 전방 대상회에 있습니다.

LORETA는 일관성에서 오른쪽이 왼쪽보다 심각하다는 결과에서 SPECT와 일치하지만, 전두측두부보다 측두부가 더 심각하다는 점에서 차이가 있습니다

표 12.7 RD에 대한 LORETA 일관성 Z 점수 쌍

36 R–42 R	6.54	Delta
42 R–Amy R	6.41	Delta
28 R–42 R	6.12	Delta
18 L–23 L	5.94	Delta
34 R–42 R	5.84	Delta
22 R–34 R	5.80	Delta
25 R–30 R	5.79	Delta
23 R–37 R	5.78	Delta
17 R–37 R	5.68	Delta
24 R–30 R	5.57	Delta
36 R–Hip R	–3.27	H Beta
2 L–3 L	–3.60	Alpha2
5 L–7 L	–3.77	Delta
24 L–24 R	–4.10	Delta
2 L–3 L	–4.52	Theta
2 L–3 L	–4.82	Delta
2 R–3 R	–5.17	Theta
2 R–3 R	–7.55	Alpha1
2 R–3 R	–8.20	Alpha2
2 R–3 R	–8.56	Delta

(표 12.7).

위상에는 상위 20개 중 비정상적인 15개의 왼쪽 BA가 있고, 18개는 왼쪽에 있지만 왼쪽보다 약간 더 오른쪽에 있습니다. 왼쪽에서 6개는 두정부, 3개는 후두부, 2개는 측두부, 1개는 후대상회의 일부에 있으며, 한 쌍의 상동 쌍이 있는데 전두부와 BA 46입니다. 이것은 좌반구 LORETA 위상의 이상을 두정 또는 두정/후두부에 만듭니다. 오른쪽에는 18개의 이상이 있는데, 그 중 7개는 전두부, 6개는 중앙, 3개는 두정부, 2개는 측두부에서 형성합니다.

주파수별 전류원 밀도(current source density)에서 그림 12.22는 30개 주파수 모두를 더 잘 나타냅니다. 다른 이미지는 높은 주파수에서 양쪽 측두부의 이상을 보여줍니다. 이것은 오른쪽 전두부 측두부와 대상회(cingulate)의 관계를 보여주며 SPECT에 더 가깝습니다.

치료 전 SPECT와 비교했을 때, 이것은 왼쪽보다는 오른쪽에 더 가깝지만 측두부보다는 전두부 중앙에 더 가깝다는 점에서 일치했습니다.

일관성의 Z 점수 값은 >8 표준 편차까지 확장되며, 위상 및 일관성 모두에서 Z 점수는 왼쪽보다 오른쪽이 더 높으며, 이는 다시 SPECT 스캔과 일치하는 내용으로 왼쪽보다 오른쪽이 정상에서 훨씬 더 크게 벗어남을 나타냅니다. 그러나 마이크로암페어(μA)에 기반한 Z 점수를 사용하는 전류원 밀도(current source density)는 FFT 일관성 및 위상보다 SPECT와 더 높은 일치성을 보여주지만, 두

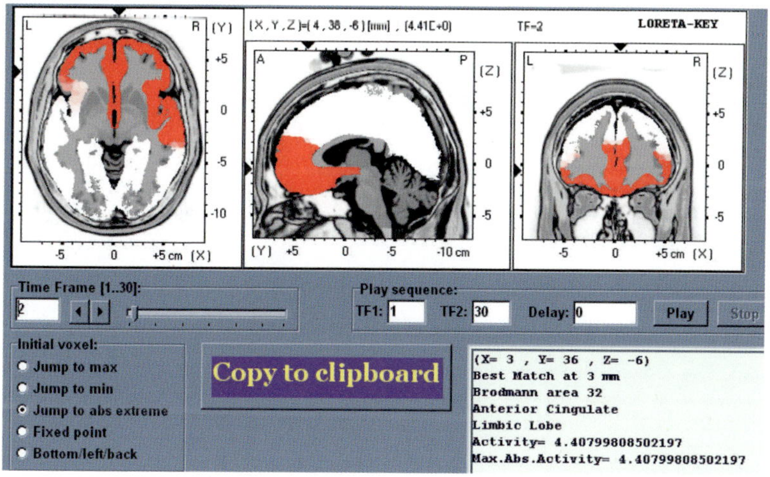

그림 12.22 RD 환자 사례의 BA 32 전방 대상회의 LORETA 전류원 밀도(current source density)

표 12.8 RD의 RORETA 위상 Z 점수 쌍

5 L-31 L	5.75	Delta
5 R-31 R	5.32	Delta
18 L-39 L	4.39	Delta
46 L-46 R	4.22	Delta
2 R-3 R	3.61	Alpha2
2 R-3 R	3.61	Delta
1 L-4 L	3.35	Theta
1 R-9 R	3.29	Delta
2 L-3 L	3.26	Delta
30 L-39 L	3.24	Delta
17 R-39 R	-3.42	Delta
19 R-31 R	-3.44	Delta
4 R-7 R	-3.53	Theta
11 R-24 R	-3.57	Theta
11 R-24 R	-3.63	Alpha1
4 R-7 R	-3.69	Alpha2
20 R-45 R	-3.73	Delta
4 R-7 R	-3.78	Beta1
21 R-44 R	-4.44	Delta
10 R-44 R	-4.44	Delta

가지 모두 전두엽에서, 그리고 왼쪽보다 오른쪽 이상이 더 크다는 점에서 명확하게 일치합니다. 경우에 따라 FFT 계산이 SPECT 결과에 민감하게 반영되지 않을 수 있습니다(표 12.8).

환자 JK는 32세의 오른손잡이 백인 남성으로 비정상적인 EEG/QEEG의 평가를 받았습니다. 임상적으로 그는 두통, 턱 통증, 오른손과 우측 안와에 약간의 마비를 호소하고 있었습니다. 검사 결과 두통은 턱관절(temporomandibular joint disorders, TMJ) 관련/근막 통증 및 기능 장애와 관련되고, 손목 터널 증후군이 있으며, 일상적인 뇌파 검사에서 과민성이 나타났으며 일부 국소적인 좌측 두정엽 기능 장애가 있는 것으로 나타났습니다. 그의 병력은 특이합니다. 그는 전문의에게 피로와 불안에 대한 뉴로피드백 치료법을 모색한 이력이 있습니다. 이 병력은

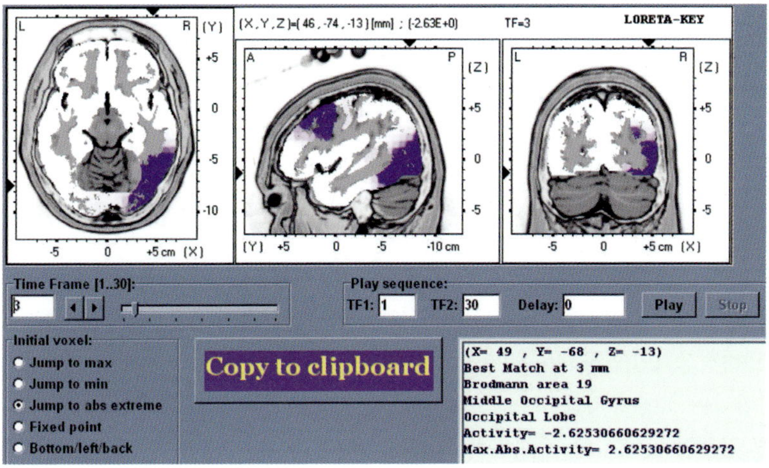

그림 12.23 JK환자 사례에서 예시적인 우측 후두 측두부 소견

그가 진폭을 측정한 다음 특정 부위나 엽(lobe)에 있어야 하거나 있어서는 안되는 특정 주파수의 비율에 따라 치료 결정을 내리는 방식으로 약 20개의 단일 채널 뉴로피드백 치료를 받았습니다. 이는 정상 데이터베이스에 기초하지 않은 선험적 판단이었고 본질적으로 상대 파워에 기초한 프로토콜을 초래했습니다. 이 환자는 직장을 잃고 장애가 될 정도로 급속도로 악화되었습니다. 그 치료사는 출국했기 때문에 연락이 닿지 않았습니다.

장기간의 뉴로피드백 치료를 받은 후, 그는 식장에 다시 복귀하였습니다. 머리 외상이나 발작의 병력은 없습니다. SPECT 스캔은 비정상적이었는데, 전방이 후방보다 크고, 우측이 좌측 전두부보다 크고, 우측이 좌측 측두부보다 큰 광범위한 저관류가 있었으며 양측 두정부와 양측 후두부에도 저관류가 있었습니다.

LORETA 일관성에서의 발견: 5의 왼쪽 쌍 비정상, 13의 오른쪽 쌍 비정상 및 2의 상동 쌍 비정상, SPECT의 양 두정부 소견과 일치하는 7과 47의 양 전두부와 양 두정부의 비정상. 후두부에 해당하는 비정상적인 소견이(상위 20개가 아님) 6개가 있었고, 전체 결과에서 모두 오른쪽 O2에 해당하므로, 그런 의미에서 양측 후두부가 아닌 오른쪽이 왼쪽보다 큰(오른쪽 > 왼쪽) 후두부였습니다. 그림 12.23에 설명된 바와 같이 측두엽으로 확장되는 오른쪽의 BA 18, 19, 37과 관련됩니다.

3D 지도에서는 다음과 같이 렌더링됩니다:

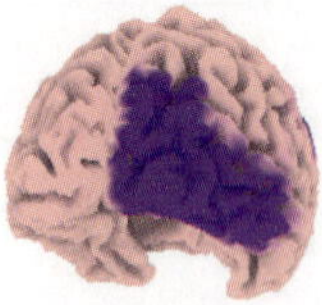

5개의 좌반구 쌍 중 4개의 전두부 BA (3개의 측두부와 1개의 두정부)가 관여했습니다. 관련된 13개의 오른쪽 쌍 중 12개는 전두부, 10개는 측두부, 4개는 중앙, 1개는 두정부였습니다. LORETA는 이것이 오른쪽이 왼쪽보다(오른쪽 > 왼쪽) 비정상적인 연구라는 SPECT의 결과와 일치하고 이것이 후방보다 전방에 더 가깝다는 것에 동의합니다. 그것은 또한 오른쪽이 왼쪽보다 심각한(오른쪽 > 왼쪽) 전두엽 및 측두엽 조절 완화(deregulation)이며 이는 양측 두정엽 부위이지만 양측 후두엽 부위는 아닙니다. 이렇게 하면 90% 일치하는 것보다 더 나은 결과를 얻을 수 있습니다. 이 사례는 또한 상대 파워만을 기반으로 하는 비-Z 점수 기반 프로토콜의 위험성을 강조합니다.

위상에서 좌반구 쌍 1, 오른쪽 쌍 15 및 4개의 상동 BA인 7, 34, 38, 47에서 이상이 발견되었습니다. 이는 LORETA 위상 결과가 양측 두정부, 양측 전두부, 양측 측두부의 SPECT 결과와 일치하게 만듭니다. 20개의 가능한 쌍(40개의 BA) 중 4쌍은 왼쪽 전두부, 4쌍은 왼쪽 측두부, 1쌍은 왼쪽 후두부, 17쌍은 오른쪽 전두부, 6쌍은 오른쪽 두정부, 1쌍은 오른쪽 후두부, 1개는 중앙에 해당했습니다.

환자 GC는 알려진 뇌전증과 최근 이상 QEEG의 평가를 위해 내원한 19세의 오른손잡이 백인 남성으로, 10세에 뇌전증 진단을 받았고 이전 뇌 MRI는 정상적이었습니다. 그는 이전에 두 번의 두부 외상을 겪었습니다. 첫 번째 에피소드는 3살 때 의식 소실 없이 우측 전두부가 가격당했습니다. 다른 에피소드는 14살이나 15살 때 전속력으로 달리다가 가로대에 부딪혀 짧은 시간 동안 의식을 잃었습니다.

두 사건 모두 의학적 평가를 유발하지 않았습니다. 발작에 대한 그의 설명은 조짐이 선행되고 강직성 또는 간대성 운동이 없고 발작 후 기간이 뒤따르지만 요실금이 없는 전신성 발작과 상당히 일치했습니다. 그가 내원했을 당시, 그는 지난 3년 동안 어떠한 임상적 발작도 없었습니다. 정밀한 신경학적 검사에서 좌측 전두엽 및 두정엽 기능 부전과 일치하는 징후가 나타났으며, EEG, QEEG 및 이전의 신경심리학적 검사와 일치하였습니다. SPECT 스캔은 오른쪽 전측두엽보다 왼쪽에서 유의한 저관류를 보여주었고, 양측 후두엽에서는 그보다 적은 정도로 나타났습니다.

일관성에서 10개의 왼쪽 반구 쌍이 비정상적이었고, 7개의 오른쪽 쌍과 3개의 상동 쌍으로 편도체, 36과 46을 발견했습니다. 위상은 좌반구 쌍 10개, 우반구 쌍 9개, 상동체 쌍 BA 36의 이상을 발견했습니다. 이것은 LORETA 결과가 반구에서 오른쪽보다 왼쪽이 더 크다는 점에서 SPECT 결과와 일치한다는 것을 보여줍니다. BA 36 좌우쌍(LR)은 환자의 머리 외상과 발작 이력을 고려할 때 일관성과 위상 모두에서 유의하게 비정상적이었다는 것은 아마도 의미가 있을 것입니다. BA 36은 오른쪽에서 사회적, 감정적 처리와 관련되고, 왼쪽에서 의미적, 일화적 기억과 관련이 있습니다. 환자는 관계, 특히 새로운 관계, 학교에서의 기억과 학습에 어려움을 호소했습니다. 뉴로피드백으로 기분과 기억력이 향상되었습니다. 일관성에서 10개의 전두부과 3개의 측두부 BA가 비정상으로 나타났고, 5개의 전두부과 5개의 측두부 영역은 우측에 비정상으로 나타났습니다. 이는 SPECT에서 우측 전방 측두부 이상보다 좌측의 이상이 더 큰 것과 일치합니다. 그러나 LORETA는 일관성에서 후두부 이상을 발견하지 못했습니다.

위상에서 16개의 전두부와 1의 측두부 이상이 있었으며, 후대상회에 1개의 BA, 후두부에 3개의 BA의 이상이 있었습니다. 오른쪽에는 10개의 전두부 BA가 관련되어 있었고, 측두부에 5개, 중앙, 두정부, 후두부에 각각 1개씩 있었습니다. BA 36은 좌반구와 우반구 모두에서 비정상적이었습니다. 이는 오른쪽 전두부 측두부보다 왼쪽이 더 크다는 SPECT 소견과 일치하며, 이 경우 위상이 일관성보다 더 민감할 수 있음을 시사하는 양측 후두부 영역의 소견과 일치합니다.

환자 TA는 자폐증과 중금속 중독 진단을 받은 11세의 백인 왼손잡이 남성으로, 집중적 뉴로피드백을 수행하기 위해 플로리다로 왔습니다. 그는 집중적인 평가와 치료를 받았고 수은과 납에 대해 킬레이트화[13] 하였습니다.

그는 또한 몇 가지 일반적인 감염에 대한 치료를 받았습니다. 환자를 데려온 그의 아버지에 따르면 그는 6년 전에도 뇌의 SPECT를 시행했고, 전두엽에 저관류를 보인다고 구두로 소견을 들었다고 합니다. 아버지는 그것이 좌반구에 있다고 믿었습니다. TA의 이전 치료에도 2주간의 고압 산소 요법이 포함되었지만 뚜렷한 임상적 개선은 없었습니다. 신경학적 검사를 통해 수용(receptive) 언어와 운동 언어 모두에서 현저하게 구음장애와 실어증이 있는 명료하고 협조적인 청소년 남성이 발견되었습니다. 그는 짧은 문장으로 말했고 이해하는 데 어려움이 있는 것처럼 보였습니다. 운동 검사는 그의 협조 능력 때문에 다소 제한적이었지만, 빠르고 미세한 움직임이 다소 느려지는 것을 보여주었습니다. 1차 감각 검사에서 그는 온전해 보였습니다. 2차 피질 검사에서 그는 손바닥의 피부그림감각(graphesthesia) 인식에 심각한 손상을 입은 것으로 보였는데, 왼손에서는 어떤 글자도 감지할 수 없고, 오른손에서는 몇 글자도 감지할 수 없다는 것을 고려할 때 오른손보다 왼손이 훨씬 더 심하게 손상되어 있었습니다. 그는 이중 동시 자극에 대한 원위 자극 지점의 소실을 보였고, 이 소견은 양측성이었습니다. 그는 또한 어느 정도 좌우 혼란을 겪고 있는 것으로 확인되었습니다. (재촬영하여)업데이트된 SPECT 스캔에서 전방 및 하방의 전두엽에서 중간 정도의 저관류가 관찰되었고, 오른쪽이 왼쪽보다 더 비정상이었습니다. 또한 측두엽, 특히 하방, 내측, 외측에서 오른쪽보다 왼쪽이 더 큰 저관류가 관찰되었습니다. 또한 후두엽에도 저관류가 있으며, 왼쪽보다 오른쪽이 약간 더 크며, 왼쪽 기저핵에 저관류가 있을 가능성이 있습니다.

LORETA 일관성은 측두엽에서 10개의 좌반구 이상, 8개의 오른쪽 및 2개의 상동 쌍인 편도체와 BA 36을 보여주었습니다. 전두엽에서 왼쪽 13개, 오른쪽 5개의 BA가 있어 오른쪽보다 왼쪽에 이상을 보였으며 이는 SPECT와 일치하지 않았습니다.

측두엽은 5개의 이상을 보였으며 왼쪽 4개는 왼쪽보다 약간 오른쪽이 더 크고 이는 SPECT와 일치하지 않았습니다. 후두엽에 이상은 보이지 않았습니다.

LORETA 위상은 전체적으로 왼쪽 10개, 오른쪽 9개를 보여주었고, 하나의 상동 쌍은 오른쪽보다 왼쪽이 약간 크게 나타났고, 개별 BA는 다시 왼쪽 전두부 15개, 오른쪽 전두부 8개를 보여주었으며, 전두엽에서 왼쪽보다 오른쪽이 더 크다는 소견을 보여주었던 SPECT와는 일치하지 않았습니다. 측두엽은 오른쪽에 3개의 BA와 왼쪽에 2개의 BA가 나타나 오른쪽이 왼쪽보다 조금 더 커졌고 이것 또한 SPECT의 소견과 일치하지 않았습니다. 위상은 또한 왼쪽 후두부 BA 4개가 비정상적이고 후대상회에 1개, 두정엽에 1개가 우측으로 나타났습니다. 후두부의 위상 이상은 왼쪽이 4이고 오른쪽이 없어 SPECT의 소견과 일치하지 않았습니다.

MS는 외상성 뇌손상과 비정상적인 QEEG의 평가를 위해 내원한 15세인 오른손잡이 백인 남성이었습니다. 환자는 최초 상담 약 3년 전에 발생한 사고의 결과로 다발성 부상을 입었습니다. 소아 신경학적 검사와 일상적인 뇌파 검사는 정상적이었다고 하였습니다.

그는 위와 같은 문제들 때문에 9학년에 고등학교를 중퇴했습니다. 사고 이전에 그는 성적이 B보다는 A인 학생이었습니다. 그 사고 후에 그의 성적은 나빠졌습니다. 그는 멍때리는 증상이 있어서 집중할 수 없었고 공부와 학습을 할 수 없었습니다.

그는 하루에 최대 36 mg의 콘서타(concerta)와 같은 각성제로 치료를 받았습니다. 그는 단기보다 장기적으로 더 큰 기억력 부족을 호소했습니다.

양손 저림, 손의 민첩성의 감소, 경추 유발성 두통, 목과 요통 또한 있었습니다. 정밀한 신경학적 검사에서 오른쪽을 바라보는 시운동성 안진(optico-kinetic nystagmus)의 어려움, 양손의 미세운동 둔화, 균형감퇴를 보였고, 눈을 뜬 상태에서 오른발로 설 수 있었고, 눈을 감은 상태에서 왼발로 설 수 없었고, 발잇기 일자 보행(tandem gait)이 어려웠습니다. 감각 검사에서 네 번째 진동이 갈라지는(splitting of vibration of the fourth) 등의 진동에 대한 비생리학적 반응이 나타났지만, 손목 터널에서 고전적으로 티넬 징후(Tinel sign[14])에 양성이 나타났습니다.

손의 피부그림감각(graphesthesia) 인식을 이용한 2차 피질 검사에서 오른쪽 손바닥에 경미한 손상이 나타났습니다. 임상 소견은 뇌진탕 후 증후군을 동반한 다발성 손상, 우반구 기능 장애보다 큰 좌반구 손상으로, 외상 후 부분 발작 장애, 우울증일 수 있습니다.

그의 SPECT 스캔은 다음과 같은 여러 영역의 저관류와 함께 비정상이었습니다: 오른쪽 전두부 저관류보다 왼쪽이 더 컸고, 내측, 하부 및 측면에 영향을 미치는 왼쪽 측두부 저관류보다 오른쪽이 더 컸습니다. 왼쪽 두정엽 저관류보다 오른쪽이 더 컸습니다. 외상 병력과 결합된 왼쪽 전두엽, 오른쪽 두정엽의 지도(topography)는 임상적 맞충격(contrecoup) 유형의 손상 특징입니다.

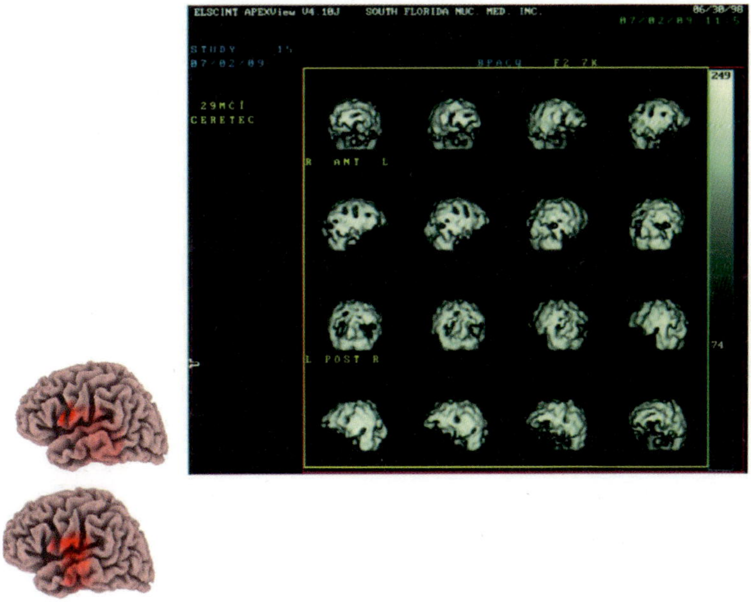

그림 12.24 MS환자 사례의 3D SPECT

그의 SPECT는 그림 12.24에서 1행의 이미지 #1의 전방 뷰와 후방 뷰 행의 이미지 #9와 비교할 때 보이는 바와 같이 전방 > 후방의 TBI의 전형적인 변화도(gradient)의 3D 뷰로 표시됩니다.

이미지 #1에 비해 이미지 #9에 어두운 부분이나 검은 부분이 더 많습니다. 여기 전형적인 외상인 충격-맞충격(coup contrecoup) 패턴의 또 다른 변화도(gradient)가 있습니다. 이미지 #1을 볼 때 왼쪽 정면(그림의 오른쪽)이 오른쪽보다 어둡고, 이미지 #9에서 오른쪽(그림의 오른쪽)이 더 어둡다는 것은 저관류가 더 심하다는 것을 나타냅니다.

위에서 설명한 이 지도(topography)는 외상의 전형적인 형태입니다(그림 12.24).

흑백으로 된 왼쪽의 LORETA 지도(topography)와 위의 SPECT 지도(topog-

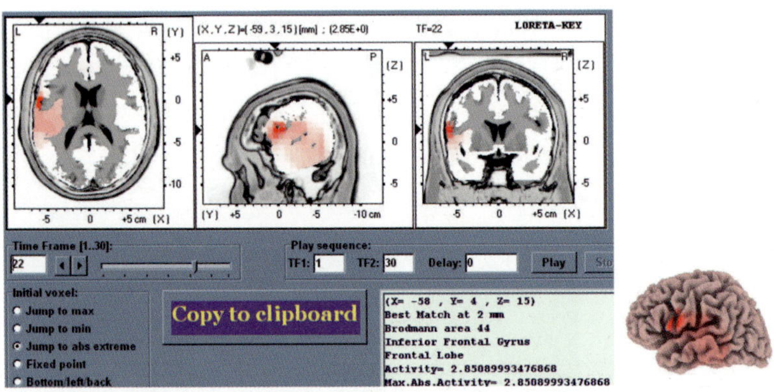

그림 12.25 MS환자 사례의 LORETA는 BA44의 왼쪽 > 오른쪽 이상을 나타냅니다.

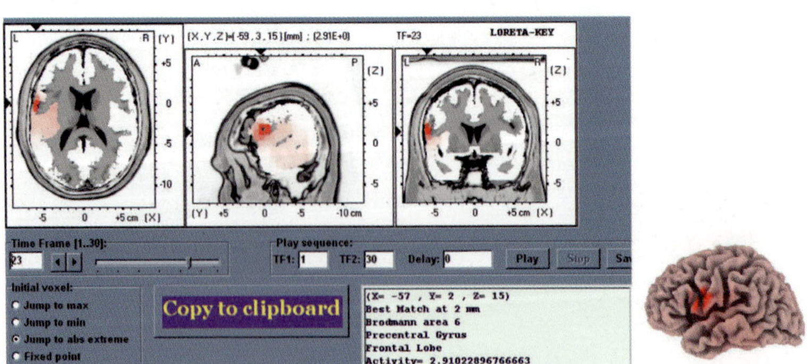

그림 12.26 MS환자 사례의 LORETA는 BA6의 왼쪽 > 오른쪽 이상을 나타냅니다. 이것은 우측 전두엽 기능장애보다 왼쪽에서 더 크다는 것을 보여줍니다.

raphy)의 유사성에 주목하십시오.

LORETA는 우측 전방 이상보다 좌측 전방 이상이 더 큰 것을 보여줍니다(그림 12.25 및 12.26).

LORETA는 양측 두정엽에서도 기능 장애를 보입니다(그림 12.27과 12.28).

그리고 3D에서는 그림 12.29와 같이 나타납니다.

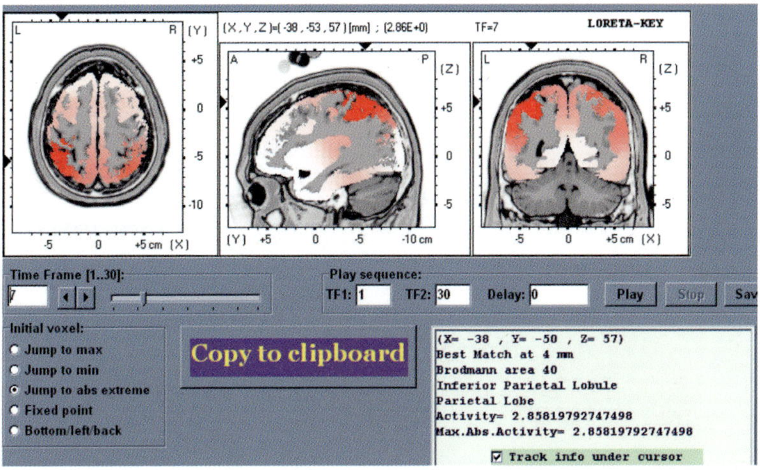

그림 12.27 왼쪽 부위 양측 외측 두정엽 조절 이완(deregulation)을 보이는 MS의 LORETA. 왼쪽은 Z = 2.8, 오른쪽은 Z = 2.5

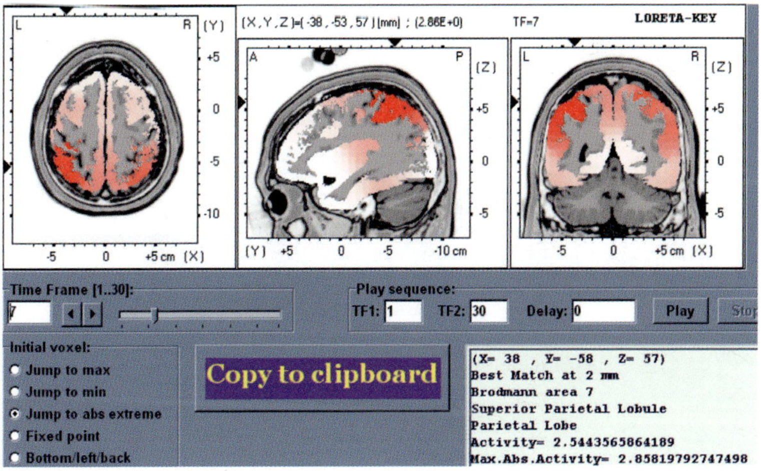

그림 12.28 오른쪽 부위 양측 외측 두정엽 조절 이완(deregulation)을 보이는 MS의 LORETA

따라서 LORETA는 SPECT에서 볼 수 있는 두정엽 이상을 보여주지만, 왼쪽이 오른쪽보다 비정상이 약간 더 큰 것으로 보입니다.

따라서 조절 이완(deregulation)이 어디에 있는지에 대해서는 결과가 일치하지만 가장 심각한 부분에 대해서는 차이가 있습니다.

LORETA는 또한 측두부 이상을 나타내며, 오른쪽보다 왼쪽이 더 큽니다(그림 12.30).

환자 SP는 불운한 7살의 왼손잡이 백인 남성으로 미숙아로 태어나 뇌내출혈로 인해 영구적인 장애를 겪었습니다. 그는 앞서 중증 발작장애인 웨스트 증후군(West syndrome) 진단을 받고 코르티코스테로이드(corticosteroids)로 장기간 치료를 받았습니다. 그 환자는 발프로산(valproic acid)으로 유지되었고 몇 년 동안 발작이 없었습니다.

이 보고서에 기술된 다른 환자들처럼, 이 환자는 그의 중증 임상 상태를 개선

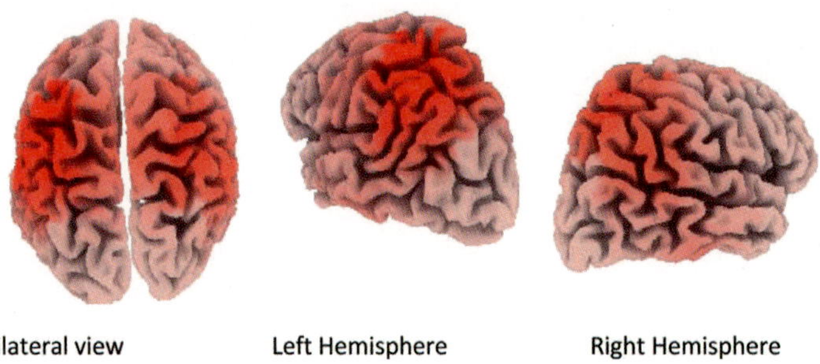

그림 12.29 양측 두정엽 조절 이완(deregulation)을 보이는 MS의 LORETA 3D 영상

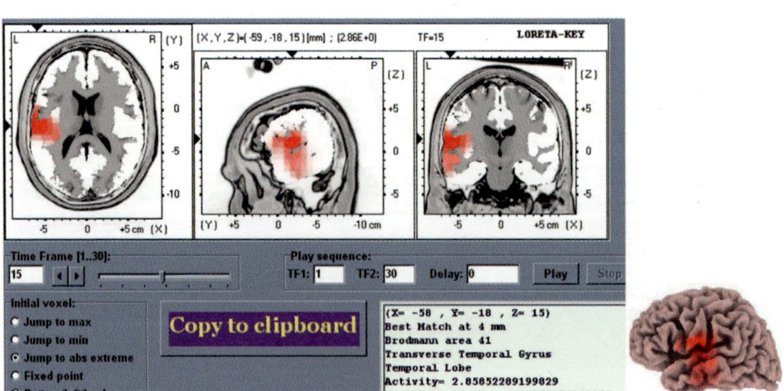

그림 12.30 측두부 왼쪽 > 오른쪽을 보이는 MS의 LORETA

하기 위해 고압산소치료와 적극적인 물리치료를 받기 위해 남부 플로리다에 왔습니다. 여러 번의 고압산소치료를 받은 후, 그의 발프로산 복용량은 감소되었습니다. 그러나 약물 복용량을 줄이자 한 저자(PW)가 관찰한 바로는 팔의 경련이 나타나기 시작했고 근간대성 경련처럼 보였습니다. 환자는 PET 스캔을 받는 동안 뇌의 복합 CT 스캔을 받았습니다. PET 스캔은 비정상적이었고 기저핵, 특히 미상핵에서 대사저하를 나타냈으나 대뇌피질에서는 정상적인 신진대사를 보였습니다. 어느 정도의 위축과 수두증도 발견되었습니다. 위의 내용에 더해 영상의 검토로 발견한 반구간 틈새(interhemispheric fissure)의 앞쪽 확장은 오른쪽보다 왼쪽이 더 큰 내측 전측의 전두엽의 위축을 시사합니다. 저자(PW)는 또한 측두엽, 특히 내측 측면에 약간의 대사저하가 있었고, 아마도 오른쪽보다 왼쪽이 더 클 것이라고 생각했습니다.

또 다른 가능성은 전측두엽에도 약간의 대사저하가 있었다는 것입니다. 다른 관련 의료 기록은 20210이라고 불리는 특정 돌연변이를 나타내는 유전자 검사에서 아데노신(adenosine) 대신 구아닌(guanine)으로 대체되었음을 밝혔다. 그가 약 4.5세였을 때의 일상적인 뇌파는 현저하게 비정상적이었는데, 후방에 극파(spike wave) 발작성의(paroxysmal) 이상의 증거가 있었고, 중앙 및 측면 영역으로 확장되었습니다. 신경과 검사 결과 만성적으로 병이 난(ill-appearing) 어린 남성이 유모차 안에서 대부분 불편해하며 울고 있는 것으로 나타났습니다. 그는 명료하게 깨어있었지만 검사에 비협조적이었습니다.

그의 몸무게는 약 23 kg였고, 머리 둘레는 겨우 45 cm였고, 키는 약 3피트로 성장 부전임을 보여주었습니다. 운동 검사에서 고전적인 경련성 사시나비가 상부보다 하부에 영향을 미치는 것으로 나타났습니다. 반사작용은 병리적이지 않았습니다. 소뇌 검사에서 현저한 몸통운동실조증(truncal ataxia)이 나타났으며, 앉아서 머리를 가누는 데 도움이 필요했습니다.

유일한 전두엽 해체 징후(frontal release sign)는 미간 반사(glabella tap)에 양성이었습니다. 전체적인 추정진단은 설명한 바와 같이 뇌성마비, 발작장애 병력, 대사저하와 일치하는 강직성 사지마비(spastic tetraplegia)였습니다. 당시 임상 질문은 SPECT 스캔을 통해서만 판단할 수 있는 고압산소치료가 더 필요한지 여부였습니다. SPECT 스캔은 중등도 및 중증 정도로 비정상적이었으며, 전측두엽의 전방에서 현저한 저관류가 관찰되었으며, 비대칭은 오른쪽보다 왼쪽에서 더 심했습니다. 또한 무강수두증에 대한 CT 또는 MRI와 상관 관계가 있는 뇌실의 확장과 함께 대뇌피질(cortical mantle)이 얇아지는 현상도 있었습니다. 두정엽과 후두엽에는 후방 관류가 상대적으로 보존되어 있습니다.

Z 점수가 매우 특별하기 때문에 이 분석에는 LORETA 절대 파워가 사용됩니다. 다음은 절대 파워 표입니다(표 12.9).

상위 15개 중 8개의 좌반구 Z 점수와 7개의 우반구 Z 점수가 비정상적입니다. 이로 인해 왼쪽이 오른쪽보다 더 비정상적으로 만듭니다.

2개의 측두엽 Z 점수와 비교하여 9개의 전두엽 Z 점수가 비정상적이어서, SPECT 스캔과 일치하는 결과로 측두엽보다 전두엽이 더 비정상적입니다.

일관성에서, 왼쪽 전두엽에는 10개의 비반복성 BA가 있었고 오른쪽 전두엽에는 5개가 있어 오른쪽 전두엽보다 왼쪽 전두엽이 더 컸습니다. 왼쪽 측두엽에 3개의 BA가 있고 오른쪽 측두엽에 7개가 있어 측두엽보다 전두엽이 더 크지만, 측두엽에서는 오른쪽이 왼쪽보다 컸습니다(오른쪽 > 왼쪽). SPECT와 일치하는 점은 전두엽이 측두엽보다 크고, 좌측 전두엽이 우측 전두엽보다 크다는 것입니다. 그러나 SPECT에 나타나지 않았지만 LORETA의 일관성에서 보이는 것은 우측 중앙부, 우측 두정부, 우측보다 좌측이 더 큰 좌, 우측 후대상회와 우측과 좌측이 동일하게 나타나는 후두부의 기능 부전입니다. 그러나 이 모든 것은 SPECT와 일치하게도, 후방보다 전방이 더 커지게 하는 전방 영역의 이상보다 적습니다. 후방 영역에는 상대적인 여유가 있지만, LORETA 일관성에 의해 측정된 것처럼 상

표 12.9 SP의 LORETA 절대 파워 Z 점수

35 L	14.22
11 L	11.65
6 L	11.48
27 R	10.50
46 R	9.98
11 R	8.37
24 L	8.16
11 L	8.12
5 R	7.81
33 R	7.57
10 R	6.36
5 L	6.35
11 L	5.98
30 L	5.56
5 R	5.35

대적인 것이지 절대적인 것은 아닙니다(표 12.10).

LORETA 위상에서는 14개의 좌반구 쌍과 5개의 우반구 쌍과 1개의 상동 쌍으로 BA 6과 전두엽이 있습니다. Z 점수에서 비정상적인 10개의 좌측 전방 BA와 4개의 우측 전방 BA가 있어 우측 전방보다 좌측 전방이 더 크다는 것은 SPECT와 일치하는 결과입니다. 그러나 왼쪽 측두엽에는 비정상적인 14개의 BA가 있고, 오른쪽 측두엽에는 3개의 BA가 있습니다. 왼쪽 > 오른쪽이라는 점은 SPECT와 일치하지만 이로 인해 전두엽 영역보다 측두엽 영역이 크다는 것은 SPECT와 일치하지 않는 점입니다. 중앙 BA는 비정상 1개, 우측 BA는 비정상 3개가 있습니다. 두정부에는 좌측 3개, 우측 1개가 있고 후대상회에 1개의 이상이 있습니다. 후두부에는 1개의 비정상적인 Z 점수 BA가 표시됩니다. 이는 전반적으로 오른쪽보다 왼쪽이 더 크다는 점에서 중간 정도로 양호한 일치를 보이지만, 위상은 전두부보다 더 많은 이상을 보입니다. 뇌의 특정 부위에서는 상대적으로 활동이 덜

표 12.10 SM의 LORETA 일관성 Z 점수

30 L-33 L	8.84	Delta
11 R-27 R	8.55	Delta
27 L-40 L	8.46	Delta
25 R-37 R	8.26	Delta
11 L-30 L	8.18	Delta
24 R-37 R	8.17	Delta
27 R-46 R	8.14	Delta
25 L-30 L	8.10	Delta
24 L-27 L	8.06	Delta
8 R-23 R	8.04	Delta
17 L-17 R	-3.17	Delta
8 L-9 L	-3.97	Alpha2
23 L-23 R	-3.98	Delta
24 L-24 R	-4.03	Beta2
2 R-3 R	-4.50	Alpha1
28 R-Amy R	-4.94	Alpha1
28 R-Amy R	-5.80	Theta
8 L-9 L	-6.53	Alpha1
8 L-9 L	-7.41	Theta
28 R-Amy R	-15.46	Delta

감소했으며, 이로 인해 전방 부분의 활동이 후방 부분보다 더 두드러지게 나타났습니다. 또한 이러한 결과는 SPECT 결과와도 일치합니다(표 12.11).

논의

SPECT 스캔은 뇌의 세포에 대한 산소의 가용성과 관류를 측정하는 것입니다. 맵 자체는 상대적인 측정이며 데이터베이스와 비교되지 않습니다. 한편, LORETA는 표준 데이터베이스를 보유하고 있으며, 절대적인 측정이 아닌 부위의 상대적인 관류를 통해 SPECT를 사용하여 환자의 이상에 대해 도달한 결론을 도출하였습니다.

LORETA는 일부 뇌엽 소견에서 편측성으로 약간의 차이가 있었지만 반구 및 엽 위치에 관해서는 SPECT와 양호하거나 우수하게 일치하는 것으로 나타났습

표 12.11 SP의 LORETA 위상 Z 점수

27 L–33 L	4.82	Delta
2 R–4 R	4.60	Delta
4 L–40 L	4.59	Delta
3 R–9 R	4.58	Delta
1 L–4 L	4.57	Delta
33 L–35 L	4.30	Theta
13 L–40 L	4.10	Delta
1 R–27 R	4.10	Delta
6 L–6 R	4.02	Delta
27 R–40 R	3.99	Delta
21 L–35 L	−4.17	Theta
34 L–35 L	−4.39	Delta
6 R–17 R	−4.40	Delta
33 L–40 L	−4.44	Delta
30 L–47 L	−4.47	Beta1
35 L–38 L	−4.58	Delta
28 L–Amy L	−4.62	Delta
35 L–45 L	−4.84	Theta
27 L–45 L	−4.87	Theta
27 L–47 L	−5.19	Beta1

니다. 이는 다음과 같은 요인 때문일 수 있습니다:

1. LORETA 차이는 데이터베이스와 비교되며 절대 간격 측정값입니다. SPECT는 상대적이고 순서적인 측정이므로 두 가지를 비교하는 것은 부분적으로 측정 수준의 차이 때문일 수 있습니다.
2. LORETA 측정은 규범적이었고 SPECT 측정은 그렇지 않았습니다.
3. SPECT 측정은 국소화되었고 순환 시스템의 구조에 영향을 받았습니다. LORETA 측정, 일관성 및 위상은 연결성 측정이며 혈류 및 산소 가용성뿐만 아니라 네트워크 역학의 영향을 받습니다. 따라서 LORETA 측정은 네트워크 특성에 더 민감할 수 있으므로 SPECT처럼 순수하게 국소적인 현상을 측정하는 것이 아니라 실제로 하나 이상의 네트워크에서 영역 기능 측정을 반영합니다.
4. LORETA 측정의 분석 단위는 세포 구조적으로 균일한 브로드만 영역(Brodmann area)으로 분류된 복셀(voxels) 그룹으로, SPECT에서 볼 수 있는 것보다 더 전문적이고 정밀한 측정 위치/구성입니다. 간단히 말해서, LORETA 공간 해상도는 SPECT보다 우수합니다.

이것이 차이점을 설명할 수도 있지만, 대부분 일치하는 소견을 보이는 이유는 무엇입니까? 이는 LORETA가 기능적 정규성뿐만 아니라 구조적 정규성의 척도가 될 수 있음을 보여줍니다. 이는 뉴로피드백이 회백질과 백질을 모두 변화시키고 LORETA가 이에 대한 좋은 척도가 될 수 있다는 최근의 가지리(Ghaziri)와 동료들의 논문과 일치합니다. 실제로, LORETA는 SPECT에서 볼 수 없는 변화를 등록했고 그러한 이상 중 일부는 LORETA가 SPECT 스캔보다 더 민감할 수 있음을 시사하는 철저한 신경학적 검사와 상관관계가 있었습니다. 그러나 SPECT는 LORETA와 비교할 때 산소 존재 또는 가용성을 측정하는 데 있어 더 우수한 척도입니다.

다음으로 흥미로운 질문은 LORETA 일관성과 위상이 현재의 근원 밀도(source density)보다 변화에 더 민감하다는 어떤 설명이 있을 수 있는가입니다. SPECT는 관류를 측정하며 동위원소는 산소 분자에 "태그"를 붙이며 카메라에 의해 기록되는 방출 방사선입니다. 따라서 SPECT는 산소의 존재를 측정하며, 주요 뇌동맥 폐색성 질환에서 산소 추출 비율을 측정할 때 산소의 존재는 SPECT와 상관관계가 있습니다. 적은 관류는 허혈 또는 저산소증을 의미합니다. 실제로 SPECT는 PET/CT와 높은 상관관계가 있으며 동등하게 유용한 것으로 밝혀졌으며, 따라서 재발성 신경교종을 탐지하는 데 있어 더 저렴한 대안이 되었습니다.

외상 후에는 붓기와 부종 그리고 때로는 미세한 것으로 국소 혈관에 압력을 가하고 혈류를 제한합니다. 회백질 및 백질 이완 시간은 EEG 일관성과 관련이 있습니다. 이 초기의 중요한 논문은 가장 최근에 손턴(Thornton)이 이 분야에 대한 리뷰를 함으로 강화되었습니다. 그는 다음과 같이 외상 역학에 대한 좋은 설명을 제공했습니다:

> *신경화학적 캐스케이드(cascade)는 뇌에 대한 생체역학적 외상 직후에 발생하며 수많은 세포 변화를 수반합니다. 생체역학적 효과는 축삭이 늘어나거나 찢어지는 것입니다. 물리적 외상의 결과로 축삭에 부종(체액)과 누출이 발생합니다. ... 신경 세포막은 부정적인 영향을 받습니다. 축삭이 늘어나면 세포외 칼륨이 증가하고 이어서 탈분극이 일어나 흥분성 신경전달물질이 방출됩니다. ... 이 서열은 이온 기울기(ionic gradients)의 손실, 세포자연사(apoptosis)(세포 사멸), 세포 탈분극, 세포독성 부종(세포 요소의 종창), 글루탐산 방출, 그리고 많은 다른 생화학적 효과를 포함합니다. ... 뉴런이 분해되고, 축삭이 두 부분으로 나뉘고, 축삭 끝에 퇴축구(axonal retraction ball)(세포질 집합체)가 형성되고 월러변성(Wallerian degeneration)이 발생하여 축삭 붕괴와 결과적으로 단절 효과가 발생합니다. ... (강조 추가)(Thornton, 2014, p. 348).*

연결성 측정은 네트워크 연결을 반영하기 때문에 중요한 측정이며 외상으로 인한 손상에 민감합니다. 네트워크는 이 프로세스에 의해 중단됩니다. 즉, 손상의 효과는 SPECT 또는 LORETA를 사용하여 국부화(localize)할 수 있지만 단순히 국소점(focal)이나 지역(local)은 아닙니다. 일관성과 위상은 네트워크 조절의 척도이며 외상의 영향을 받습니다. 일관성은 특히 허혈의 영향을 측정하기 위해 사용되었으며 그레인저 인과관계(granger causality) 분석을 사용하여 정보 흐름의 방향을 나타낼 수도 있습니다. 심장병 사례에서 허혈은 동시적 감마(synchronous gamma)(위상)와 전방 후방 연결성의 변화, 허혈성 뇌졸중에서 네트워크 패턴의 일관성 변화를 보였습니다. 그러나 이는 전류원 밀도의 일관성으로 외상과 관련이 없으며 LORETA는 정신 질환에서도 발견됩니다. 외상은 혈관경련을 유발할 수 있고 혈관경련은 위상과 일관성에 영향을 미칠 수 있습니다. 일반적으로 뇌척수액의 증가와 감소는 신경 활성에 영향을 미치지만, 뇌척수액의 감소와 증가는 서로 다른 메커니즘에서 비롯될 수 있으며, 둘 다 신경 활성에 영향을 미치며, 이와 상관관계가 있습니다. 따라서 SPECT와 LORETA를 개념적으로 그리고 경험적으로 더 연결합니다. 그리고 신생아에서도 혈류는 일관성과 관련이 있습니다. 허혈은 추체세포(pyramidal cells)의 활동뿐만 아니라 칼슘 증가를 조절하는 성상세포(astrocytes)의 활동에도 영향을 미칩니다. 이들이 증가하는 것은 산소 결핍 조건 하에서 "뉴런의 무산소 탈분극(neuronal anoxic depolarization)... [및] 변경된 간극결합 매개 세포간 네트워크(gap junction mediated intercellular network)..."와 관련이 있습니다.

그런 다음 추가적인 연구와 확인을 통해 LORETA 일관성 및 위상이 SPECT 결과와 높은 상관관계가 있는 것으로 나타날 것입니다. 왜냐하면 저관류로 인해 이차적으로 수반되는 세포 손상과 그에 따른 산소 결핍은 뉴런들이 네트워크에 참여하고 다른 뉴런들과 소통하며 시간이 지남에 따라 일관성 있게 연결되는 능력에 대사적, 구조적으로 영향을 미치기 때문입니다.

LORETA Phase Shift Duration 및 LORETA Phase Lock Duration과 같은 LORETA 위상 재설정 통계를 사용하여 SPECT LORETA 분석을 복제하면 이러한 결과를 확인하고 확장할 수 있습니다.

SPECT와 특히 LORETA 일관성 및 LORETA 단계 사이의 이러한 상관관계는 LORETA 측정에 대한 동시 및 구성 유효성을 모두 입증하므로 임상의가 LORETA Z 점수 피드백을 사용하여 얻은 결과에 대해 확실한 근거를 제공합니다.

결론

이 장의 데이터는 LORETA가 우수한 동시 유효성, 구성 유효성 및 SPECT 스캔과의 상호 등록(coregistration)을 매우 잘 수행한다는 것을 보여줍니다. 그것은 더 나아가 LORETA가 좋은 기능을 할 뿐만 아니라 뇌의 변화에 대한 구조적인 측정법일 수도 있다는 것을 시사합니다.

또한 데이터는 SPECT의 유용성이 다른 측정값과 비교하기 쉬운 세트를 제공하고 SPECT 스캔의 공간 해상도를 개선할 수 있는 표준 데이터베이스의 개발로 개선될 수 있음을 시사합니다. 따라서 LORETA는 치료를 안내하고 진단을 위한 다른 측정과 상관관계를 나타내는 충분한 측정법으로 보입니다(표 12.12).

표 12.12 요약 결과 표

사례	SPECT	반구 일치 (Agreement Hemisphere)	뇌엽 일치 (Agreement Lobe)	뇌엽 불일치 (Disagree Lobe)	LORETA 단독
1.KL	미만성(diffuse), 전두부 대칭적; 후부 우측 > 좌측	100% 일치	LORETA에서 전두부가 가장 일치하며, 일관성의 80% (16/20), 위상의 90% (18/20)로 나타남.		증상과 일치하는 후대상회
2.LB	우측 > 좌측 측두부, 우측 상부 전두부 좌측 후두부 > 좌측 두정부(외상성 뇌손상, 충격-맞충격)	100% 일치	100% LORETA		두정부 > 후두부
3.TS	미만성(diffuse), 전측 > 후측, 우측 > 좌측 전측, 좌측 > 우측 후측(외상성 뇌손상, 충격-맞충격)	일관성에서 우측 > 좌측 일치; 전측 > 후측 일치	전측 > 후측 일치	좌측 > 우측 위상	증상, 신경학적 검사 및 일관성과 일치하는 영역
4.AE	심각도, 우측 > 좌측 전두측두, 좌측 상전두부 상측, 외측; 좌측 후측 두정엽/전측 후두엽	좌측 > 우측 일치			미만성, 과거력과 일치
5.RA	미만성, 전측 > 후측, 전두측두볍, 우측 > 좌측, 기저핵, 소뇌	우측 > 좌측 일치	일치, 전류원 밀도(current source density)에서 우측 > 전측 전두부; 우측 전두부 일치		
6.JK	미만성, 전측 > 후축, 우측 > 좌측 전두부 측두부, 양두정부/후두부	95% 일치, 우측 > 좌측	뇌엽에 대해 95% 동의. 주요 차이는 후두부의 일관성과 위상	일관성과 위상에서 양후두부	

7.GC	좌측 > 우측 전두측두부 > 양후두부	100% 일치 좌측 > 우측	100% 일치, 위상과 일관성에서 좌측 > 우측 전두부; 위상에서 BIOCC만 일치. 일관성은 비동의		
8.TA	우측 > 좌측 전두부, 전측, 하측; 좌측 > 우측 측두부; 우측 > 좌측 후두부	일치, 좌측 > 우측 측두부	같은 뇌엽에서 이상 소견	우측 > 좌측 전두부, 후두부	
9.MS	좌측 > 우측 전두부, 좌측 > 우측 측두부; 우측 > 좌측 두정부(외상 성 뇌손상, 충격-맞충격)	좌측 > 우측 전두부 일치	좌측 > 우측 전두부 및 좌측 > 우측 측두엽과 양 반구 두정부 제 외한 다른 뇌엽 일치	우측 > 좌측 측두부, 두정부	
10.SP	좌측 > 우측 전두측두부, 피질의 얇아짐, 뇌수종	절대파워에서 좌측 > 우측 전두부 일치	전두부 및 측두부 일치, 측두엽 의 반구는 비동의. 절대파워에서 SPECT에서 전두엽>측두엽 일치	측두부 일관성과 위상. 절대 파워에서 전두부 > 측두부	

표 결과 요약

1. 반구 일치는 10/10 = 100%입니다.
2. 뇌엽(lobar) 일치는 9/10 = 90%입니다.

그림 색인

참고문헌

Al-Khindi, T., Macdonald, R., & Schweizer, T. (2010). Cognitive and functional outcome after aneurysmal subarachnoid hemorrhage. Stroke, 41(8), e519-e536.

Bonne, O., & Gilboa, A. (2003). Cerebral blood flow in chronic symptomatic mild traumatic brain injury. Psychiatry Research, 124(3), 141-152.

Bonne, O., Gilboa, A., & Louzoun, Y. (2003). Cerebral blood flow in chronic symptomatic mild traumatic brain injury. Psychiatry Research, 124(3), 141-152.

Borjigin, J., et al. (2013). Surge of neurophysiological coherence and connectivity in the dying Brain. PNAS14432-14437.

Catafau, A. (2001). Brain SPECT in clinical practice. Part I: Perfusion. Journal of Nuclear Medicine, 42(2), 259-271.

Chen, C., Maybhale, A., Israel, D., Thakor, N., & Jia, X. (2013). Assessing thalamocortical functional connectivity with granger causality. IEEE Transactions on Neural Systems and Rehabilitation Engineering, 725-733.

Chida, K., et al. (2011). Central benzodiazepine receptor binding potential and CBF images on SPECT correlate with oxygen extraction fractio images on PET in the cerebral cortex with unilateral major cerebral artery occlusive disease. Journal of Nuclear Medicine, 511-518.

Clark, D., Boutros, N., & Mendez, M. (2010). Brain and behavior. New York, NY: Cambridge University Press.

Fabrizio De, Vico Fallani, Laura, Astolfi, Febo, Cincotti, Donatella, Mattia, Daria la, Rocca, Elira, Maksuti, et al. (2009). Evaluation of the Brain Network Organization from EEG signals. The Anatomical Record, 2023-2031.

Emerson, C., Pette, C., & Wright, D. (2012). ,http://web.eng.fiu.edu/godavart/bme4531-sp12/spect_student_ppt_spring2012.pdf.. Retrieved march 2014, from fiu.edu: ,http://ebook-browsee.net/gdoc.php?id 5 357618525&url 5 cd6bd687f06d12d251f364701d3101d0..

Ghaziri, J., Tucholka, A., Larue, V., & Blanchette-Sylvestre, M. (2013). Neurofeedback train-ing induces changes in white and gray matter. Clinical EEG and Neuroscience, 1-8.

Goffin, K., Dedeurwaerdere, S., Van Laere, K., et al. (2008). Neuronuclear assessment of patients with epilepsy. Seminars in Nuclear Medicine, 38(4), 227-239.

Hu¨tter, B., Kreitschmann-Andermahr, I., & Mayfrank, L. (1999). Functional outcome after aneurysmal subarachnoid hemorrhage. Acta Neurochirurgica Supplement, 72, 157-174.

Ichise, M., Chung, D., & Wang, P. (1994). Journal of Nuclear Medicine, 35(2), 217-226.

Karunanithi, S., et al. (2014). Prospective comparison of (99m)Tc-GH SPECT/CT and (18) F-FDOPA PET/CT for detection of recurrent Glioma: A Pilot study. Clinical Nuclear Medicine, 121-128.

Mullinger, K., Mayhew, S., Bagashaw, A., Bowtell, R., & Francis, S. (2014). Evidence of negative BOLD response is neuronal in origin: A simultaneous EEG-BOLD-CBF study in humans. Neuroimage, 263-274.

Mustonen, T., Koivisto, T., Vanninen, R., & Ha¨nninen, T. (2008). Heterogeneity of cerebral perfusion 1 week after haemorrhage is an independent predictor of clinical outcome in patients with aneurysmal subarachnoid haemorrhage. Journal of Neurology Neurosurgery and Psychiatry, 79(10), 1128-1133.

Ohkuma, H., Suzuki, S., & Kudo, K. (2003). Cortical blood flow during cerebral vasospasm after aneurysmal subarachnoid hemorrhage: Three-dimensional N-isopropyl-p-[(123)I] iodoamphetamine single photon emission CT findings. AJNR American Journal of Neuroradiology, 24(3), 444-450.

Otite, F., et al. (2014). Impaired cerebral autoregulation is associated with vasospasm and delayed cerebral ischemia in subarachnoid hemorrhage. Stroke, 677-682.

Otte, A., Ettlin, T., & Nitzsche, E. (1997). PET and SPECT in whiplash syndrome: A new approach to a forgotten brain? Journal of Neurology Neurosurgery and Psychiatry, 63(3), 368-372.

Piskunowicz, M., Krzyzanowski, M., & Piotr, L. (2003). The usefulness of CBF brain SPECT in forensic medicine: The civil law code cases. A description of four cases. Nuclear Medicine Review, 6(1), 45-47.

Shinotsuka, T., Yasui, M., & Nuriya, M. (2014). Astrocytic gap NJunctinal networks suppress cellular damage in an in vitro model of ischemia. Biochemical and Biophysical Research Communications, 171-176.

Simpson, D., BoteroRosas, D., & Infantosi, A. (2005). Estimation of coherence between blood flow and spontaneous EEG activity in neonates. IEEE Transactions on Bio-Medical Engineering, 852-858.

Slobounov, S., Gay, M., Johnson, B., & Zhang, K. (2012). Concussion in athletics: Ongoing clinical and brain imaging research controversies. Brain Imaging and Behavior, 6(2), 224-243.

Thatcher, R. (2006). Electroencephalography and mild traumatic brain injury. In S. Slobounov, & W. Sebastianelli (Eds.), Foundations in sports related brain injuries (pp. 241-266). New York, NY: Springer.

Thatcher, R., Biver, C. M., & Salazar, A. (1998). Biophysical linkage between MRI and EEG coherence in closed head injury. Neuroimage, 307-326.

Thornton, K. (2014). The role of quantitative EEG in the diagnosis and rehabilitation of traumatic brain injury patients. In S. Slobounov, & W. Sebastianelli (Eds.), Concussion in athletes (pp. 345-362). New York, NY: Springer.

Uchikawa, K., Inaba, M., & Kagami, H. (2014). Executive dysfunction is related with decreased frontal lobe blood flow in patients with subarachnoid haemorrhage. Brain Injury, 28(1), 15-19.

Umile, E., Sandel, M., & Alavi, A. (2002). Dynamic imaging in mild traumatic brain injury: Support for the theory of medial temporal vulnerability. Archives of Physical Medicine and Rehabilitation, 83(11), 1506-1513.

Van Paesschen, W. (2004). Ictal SPECT. Epilepsia, 45(Suppl. 4), 35-40.

Velikova, S., Locatelli, M., Insacco, C. E., Comi, G., & Leocani, L. (2010). Dysfunctional brain circuitry in obsessive compulsive disorder: Source and coherence analysis of EEG rhythms. Neuroimage, 977-983.

Wortzel, H., Filley, C., & Anderson, C. (2008). Forensic applications of cerebral single pho-ton emission computed tomography in mild traumatic brain injury. The Journal of the American Academy of Psychiatry and the Law, 36(3), 310-322.

Zhu, C., Guo, X., Wu, W., Jin, Z., Qiu, Y., & Tong, S. (2009). Influence of subcortical ische-mic stroke on cortical neural network. Conference Proceedings IEEE Engineering in Medicine and Biology Society, 18-21.

부록

일반적인 SPECT 스캔 보고서

절차: Technetium 99 mm Ceretec SPECT 뇌 스캔
적응증: 뇌진탕 후 증후군이 있는 TBI, 저관류 의증

보카 핵 의학(Boca Nuclear Medicine)에서 수행

테크네튬 99 mm (technetium 99 mm) 세레텍(Ceretec)의 IV bolus 주입 후 머리 부분에 여러 번 연속적인 scintophotos[15]가 수행되었습니다. 이것은 경동맥의 양측 대칭 시각화가 신속하게 이루어진다. 중대뇌동맥과 전대뇌동맥에서 양측 대칭의 흡수가 보입니다. 모세혈관 단계 내에서 두 반구 전체에 걸쳐 추적자(tracer)의 정상적인 확산이 보입니다. 이러한 결과는 일반적인 CBF 연구와 일치합니다. 테크네튬 99 mm (Technetium 99 mm) 세레텍(ceretec)을 사용할 때는 세척 단계를 평가할 수 없습니다. 이는 혈액 뇌 장벽을 통과하고 결합된 상태를 유지하기 때문입니다.

테크네튬 99 mm (technetium 99 mm) 세레텍(ceretec) 주입 후 단일 광자 방출 컴퓨터 단층 촬영(single photon emission computerized tomography, SPECT) 영상이 수행되었습니다.

IV 주사를 맞은 지 50분 후에 영상촬영을 시작하여 뇌에서 세레텍이 국소화될 수 있게 했습니다. 단층 촬영 재구성은 축(axial), 관상(coronal) 및 시상(sagittal) 평면에서 수행되었습니다. 테크네튬 99 mm 세레텍은 혈액의 흐름에 비례하는 분포로 혈액뇌장벽을 넘어 뇌 조직에 갇혀 "화학적 미세구(chemical microsphere)"역할을 합니다. 세레텍은 모세혈관과 뇌 조직의 막을 구성하는 지질 분자와 결합하여 수동 확산을 통해 혈액뇌장벽을 통과합니다. 세레텍은 혈액뇌장벽을 가로질러 모세혈관으로 다시 확산될 수 없습니다. 초기 뇌 흡수의 70% 이상은 주입 후 최대 24시간 동안 뇌에 고정되어 있어 SPECT 영상을 수행하기에 충분한 시간을 허용합니다. 세레텍은 시간이 지남에 따라 세포 내 재분포 패턴을 나타내지 않습니다.

모든 이미지 평면에서 대뇌 백질은 테크네튬 99 mm 세레텍 흡수가 현저히 낮아서 SPECT 이미지에서 밝은 회색으로 나타납니다. 회백질로 가는 혈류량은 백질보다 약 4배 더 많습니다. 따라서, SPECT 영상의 중심에 있는 것보다 피질

회백질에 해당하는 주변부에 더 높은 세레텍 활성이 있습니다. (계속)

환자:

날짜: 2014년 1월 29일

절차: Technetium 99 mm Ceretec SPECT 뇌 스캔

적응증: 뇌진탕 후 증후군이 있는 TBI, 저관류 의증

페이지: 2

세레텍 정맥 주사 후 경동맥의 두개골 외 혈류의 신속하고 대칭적인 흡수가 이루어집니다. 두개내 혈류는 이미지 #5에서 가장 잘 보이는 좌측 하전두엽의 감소 가능성을 제외하고 대칭으로 보입니다. 2D 영상에서 우측 상전두엽보다 좌측에 상대적 감소 또는 저관류가 보입니다. 이것은 전두엽의 볼록면 위로 높게 계속되며 축방향 단면 14-16에서 가장 잘 보입니다. 또한 측두엽은 관상 단면에서 가장 잘 나타나는 것처럼 관류가 잘 이루어지지 않습니다. 특히, 단면 11은 우측 측두엽의 일부 관류와 좌측 측두엽의 관류가 적은 것을 보여줍니다. 마지막으로, 3D 재구성된 영상에서 좌측 전두엽에서 더 명확한 저관류가 관찰되며, 둘 다 아래쪽으로 계속되고 있으며, 라인 1의 AP 보기인 그림 12.1에서 가장 잘 보입니다. 좌측 측두엽 저관류는 4행의 이미지 #13인 좌측 측면도와 sylvian 균열(sylvian fissure)의 일부 확장을 보여주는 좌측 전방 사선(anterior oblique)에서 확인됩니다. 3행의 이미지 #9인 PA 보기는 우측 후두엽과 두정엽에서 혈류 감소를 명확하게 보여줍니다. 이것은 각각 그림 12.5와 12.8을 포함한 2행의 오른쪽 후방 사선에서 다시 볼 수 있습니다. 우측 측두엽 저관류는 1행의 그림 12.4인 우측 측면도와 1행의 우측 전방 사선에도 나타납니다. 부수적인 메모는 부비동 질환을 대표할 가능성이 가장 높은 측두엽보다 양측 및 하단부 뇌 외부의 동위원소 흡수로 구성됩니다.

추정진단: 비정상적인 세레텍 뇌 SPECT.

1. 좌측 전두측두엽에 저관류가 관찰됨
2. 우측 후두두정측두엽에 저관류가 관찰됨
3. 후자의 지형은 외상의 병력과 결합되어 충격-맞충격(coup contrecoup)의 특징이 있음
4. 정상적인 동적 흐름을 보임
5. 보조 진단 검사와의 상관성 확인을 제안함

CHAPTER

13

브레인서퍼 및 뇌 컴퓨터 인터페이스 Z 점수 바이오피드백

Robert W. Thatcher, Carl J. Biver, Duane M. North
NeuroImaging Laboratory, Applied Neurosicience, Inc., Seminole, FL, USA

뇌-컴퓨터 인터페이스(brain-computer interface, BCI)라는 용어는 뇌파(electroencephalogram, EEG) 바이오피드백(biofeedback) 또는 뉴로피드백(neurofeedback, NFB) 절차의 일종으로 특정 뇌파 활동을 감지한 다음 피험자가 컴퓨터 디스플레이, 로봇 또는 보철물과 같은 장치에 연결하여 해당 뇌파 활동의 확률을 높이도록 훈련합니다. 뇌-컴퓨터 인터페이스는 특정 뇌파 사건(event) 또는 특징(feature)의 발생 가능성을 높이기 위해 뇌파 바이오피드백과 동일한 조작적 조건 형성의 생리학적 원리를 사용합니다.

그러나 뇌-컴퓨터 인터페이스는 뇌와 물리적 장치 또는 보철물 사이의 연속적인 제어 루프(control loop[1])를 사용하고 주로 운동 피질-피질 하부(motor cortical-subcortical) 네트워크의 조정에 초점을 맞춘다는 점에서 뇌파 바이오피드백과 다릅니다.

예를 들어, 뉴로피드백에서 주어진 뇌 사건이 임계값에 도달하면 피드백 신호가 전달되어(소리 또는 시각적 디스플레이 또는 DVD) 해당 시점의 뇌 사건을 강화합니다. 목표는 주어진 뇌 사건 생성과 관련된 시냅스를 조정하는 것이며 임계값에 도달하면 증상과 연결된 네트워크의 안정성을 높이기 위해 개별 피드백 신호가 전달됩니다. 뇌-컴퓨터 인터페이스는 또한 선택된 뇌 사건의 조정을 포함하지만 임계값 기준이 충족되는 경우 피드백 신호를 켜거나 끄는 대신 피험자와 피험자 자신의 뇌 사이에 직접 지속적인 피드백 루프(feedback loop)가 있다는 점에서 다릅니다. 따라서 둘 다 조작적 조건화를 포함하지만 외부 장치가 뇌에 의해 제어되는 방식에 다른 강조점이 있습니다. 뇌-컴퓨터 인터페이스는 피험자 자신의 뇌를 실시간으로 볼 수 있는 실시간 루프를 통해 연속적이고 밀접한 반면, 뉴로피드백은 DVD나 비디오와 같은 피드백 신호를 켜거나 끄는 별개의 임계값을 충족하는 것을 포함합니다.

뇌-컴퓨터 인터페이스는 락트인 증후군[2](locked-in syndrome)이나 마비된 환자가 외부 장치를 제어할 수 있도록 돕기 위해 1990년대에 개발되었습니다. 대조적으로, 뉴로피드백은 1940년대에 단순한 알파 리듬(alpha rhythm)의 조작적 조건화로 시작했고, 1960년대에 디지털 컴퓨터를 사용하여 단일 뉴런 또는 뉴런 그룹의 발화 속도를 수정하기 위해 더욱 면밀하게 개발되었습니다. 1970년대부터

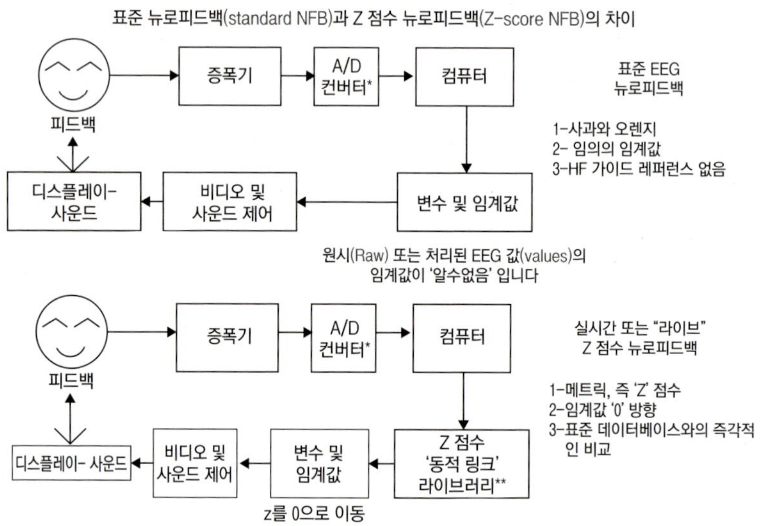

*A/D 컨버터(Analog-to-digital converter) : 연속적인 아날로그 신호를 0과 1로 구성된 디지털 신호로 변환하는 장치
**동적 링크 라이브러리(dynamic-link library, DLL) : 실행 파일에서 해당 라이브러리(소프트웨어 개발에서 자주 사용되는 표준화된 함수를 미리 만들어서 모아 놓은 것)의 기능을 사용할 시에만 라이브러리 파일을 참조하여 기능을 호출하는 것

그림 13.1 맨 위 행은 뇌파 분석에서 다른 측정 단위가 사용되는 기존 또는 표준 뇌파 바이오피드백입니다(예: 진폭의 경우 μV, 세타/베타 비율(theta/beta ratios), 상대 전력(relative power) 0-100%, 일관성(coherence) 0-1, 각도 또는 라디안 단위의 위상). 임상의는 주어진 조치를 강화하거나 억제할 때 특정 전극 위치 및 주파수 및 연령에 대한 임계값에서 "추측"해야 합니다. 맨 아래 행은 서로 다른 메트릭(metric)이 단일 및 공통 메트릭으로 표시되는 Z 점수 바이오피드백입니다. 즉, Z 점수의 메트릭과 추측 작업이 제거됩니다. 실시간으로, 기준 연령-일치된 표준 데이터베이스를 기반으로 평균적인 건강한 뇌 상태의 대략적인 중심인 Z = 0으로 Z 점수를 이동하기 위해 모든 측정이 강화되기 때문입니다.

오늘날까지 뇌파의 조정은 다양한 심리적 문제가 있는 개인과 뇌전증 환자의 기능을 개선하도록 고안되었습니다. 따라서 도구 학습의 응용과 신경 생리학이라는 공통점이 있지만, 현재 뇌-컴퓨터 인터페이스는 중증 장애 환자에게 보철의 한 유형으로 주로 사용되는 반면 뉴로피드백은 덜 심각한 임상 장애 및 더 넓은 범위의 임상 장애에서 더 많이 사용됩니다. 뇌-컴퓨터 인터페이스와 뉴로피드백은 모두 감각 운동 리듬(sensorimotor rhythms, SMRs) 또는 사건 관련 동기화 및 비동기화 또는 순간 Z 점수(instantaneous Z scores)와 같은 주파수 영역(frequency domain) 뇌파 신호(EEG signals)를 사용합니다. 또한 둘 다 역치 사건의 발생 확률을 높이기 위해 시냅스와 네트워크가 변경되는 조작적 또는 도구적 학습을 포함합니다.

그림 13.1은 뇌파 바이오피드백 또는 뉴로피드백의 예입니다. 그림 13.1의 상단은 임상의가 임계값을 추측하여 임의의 임계값을 설정하는 표준 비-Z 점수 뉴로피드백입니다. 임계값이 충족되면 소리 또는 시각적 신호가 미래 보상에 대한 강화 또는 예측으로 환자에게 전달됩니다.

그림 13.1의 상단에 표시된 절대 임계값은 임의적입니다. 왜냐하면 임상의는 과학 출판물이나 물리학 및 통계학의 지원 없이 자신의 개인적 경험 또는 "소문"에 기초하여 절대 뇌파 값을 결정하기 위해 주관적 판단을 사용해야 하기 때문입니다. 대신, 임상의는 주관적인 판단을 통해 "알파 리듬이 5 μV보다 큰 경우 혹은 10 μV 또는 15 μV 또는 25 μV보다 큰 경우 알파 리듬을 강화하는가?" 또는 "세타가 5 μV 또는 10 μV보다 큰 경우 세타를 억제하는가?"를 결정해야 합니다. 즉, Z 점수와 달리 개인마다 두개골의 두께와 뇌가 다르기 때문에 절대값을 사용할 때 표준화가 되지 않습니다.

그러나 사실 물리학에서 아원자 입자(subatomic particles)를 포함한 모든 물리적 속성은 가우시안 분포(Gaussian distributed)이거나 가우시안(Gaussian)으로 변환될 수 있습니다. 필수 물리적 속성은 가우시안 분포이기 때문에 통계 및 물리학의 과학이 적용될 수 있으며 임계값을 결정하기 위해 "추측"하거나 주관적인 "통찰력" 또는 "꿈"을 사용할 필요가 없습니다. 그림 13.1의 하단은 가우시안 통계 및 EEG의 물리학에 기반한 통계적 참조로 Z 점수를 사용하는 것을 보여줍니다. 실시간 Z 점수는 신경학적 또는 심리적 장애의 병력이 없는 건강하게 기능하는 개인 그룹과 관련하여 즉각적인 "가이드" 또는 "참조"를 제공함으로써 뇌-컴퓨터 인터페이스 및 뉴로피드백을 단순화합니다. 이는 통계와 물리적 원리를 통해 현대 신경과학을 "신경가소성"이라고 하는 지속적으로 변형되고 있는 에너지가 넘치는 2.5파운드의 질량에 적용할 수 있다는 것을 의미합니다. 현대 물리학 및 통

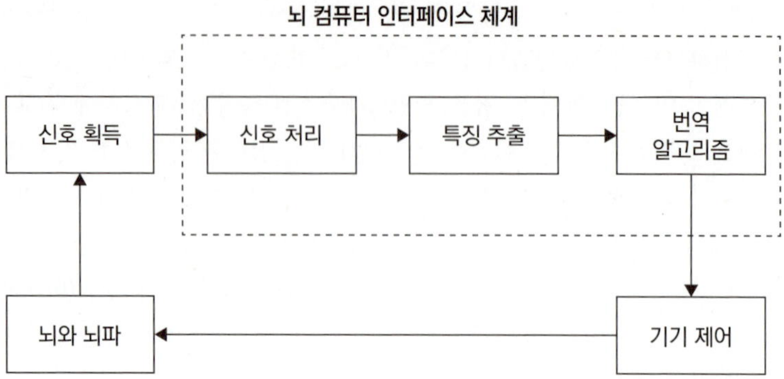

그림 13.2 뇌-컴퓨터 인터페이스 시스템의 일반 기술 체계. 이 체계는 변환 알고리즘과 장치 제어 사이에 임계값 상자를 배치하는 뇌파 바이오피드백 또는 뉴로피드백에 대해서도 동일합니다(그림 13.1 참조). 즉, 뉴로피드백을 사용하는 경우 임계값에 도달하면 사운드, 시각적 표시 또는 DVD 플레이어 켜기/끄기와 같은 개별 피드백 사건이 발생합니다. 뇌-컴퓨터 인터페이스는 실시간으로 환자의 뇌와 장치 사이의 연속적인 폐쇄 루프(closed loop)를 포함합니다.

계와 결합된 시냅스 성장 및 조작적 조건화의 과학은 임상의가 뇌를 변화하여 약물 없이 증상을 완화하고 이탈 위험을 낮추는 데 도움이 되는 방법에 대한 "추측"을 성공적으로 대체할 수 있습니다.

그림 13.2는 뇌-컴퓨터 인터페이스 시스템의 일반적인 체계(schema)를 보여줍니다.

뇌-컴퓨터 인터페이스는 환자의 뇌, 의식/무의식 및 장치 사이의 즉각적인 피드백 루프를 포함합니다. 뇌와 장치 사이에 즉각적이고 지속적인 피드백이 있기 때문에 잠재의식 과정뿐만 아니라 의식적인 전략과 의도적인 행동 또한 뇌-컴퓨터 인터페이스의 일부입니다. 뉴로피드백은 기억 흔적(memory trace)처럼 시간을 거슬러 연결되는 개별적인 피드백 신호(예: DVD 또는 비디오)를 촉발하는 임계값을 포함하기 때문에 다릅니다. 종종, 더 많은 피드백 신호를 수신하려는 의식적 또는 의도적 시도는 실패하고, 대신 피험자는 전두엽 피질 및 인지 전략이 아닌 이완 및 잠재의식 과정[기저핵(basal ganglia)-변연(limbic)-뇌간(brain stem)]이 관련됩니다. 요약하면, 뇌-컴퓨터 인터페이스는 인지 전략을 지속적으로 강조하는 반면, 뉴로피드백은 잠재의식(비의도적) 과정을 개별적으로 강조합니다.

지속적인 피드백을 포함하지만 개별적인 뉴로피드백과 유사한 목적으로 사용되는 뇌-컴퓨터 인터페이스의 예는 브레인서퍼(brainsurfer) 프로그램입니다.

브레인서퍼(brainsurfer)는 자기 공명 영상(magnetic resonance imaging, MRI)으

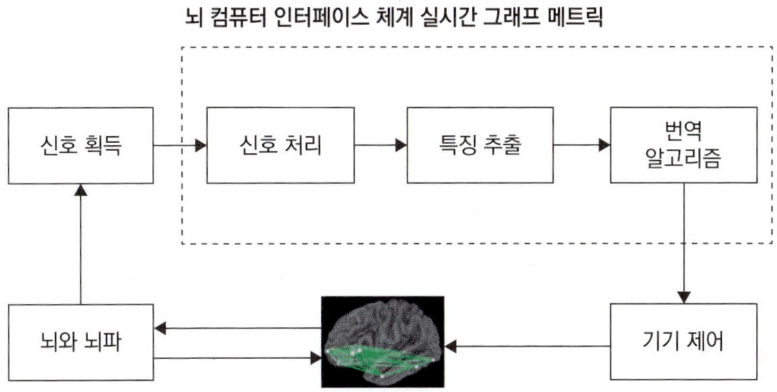

그림 13.3 이 체계는 그림 13.2와 같은 표준 뇌-컴퓨터 인터페이스 체계입니다. 그러나 장치의 제어는 실시간 뇌 노드 전류 밀도와 노드 간의 기능적 연결을 포함하는 것입니다. 이는 환자와 환자의 뇌 노드 및 기능적 연결의 즉각적인 상태 사이의 피드백 루프를 포함합니다. YouTube 비디오(http://youtu.be/wByOilOugBI)는 뉴로가이드 브레인서퍼(NeuroGuide brainsurfer) 프로그램으로 뇌-컴퓨터 인터페이스의 예를 이해하는 좋은 방법입니다.

로 렌더링된 환자 자신의 뇌로, 환자의 증상과 연결된 뇌 네트워크에서 노드(node)의 안정성과 노드 간의 연결에 대한 실시간 및 지속적인 피드백을 제공합니다.

개별 피드백 신호가 사용되지 않고 대신 환자와 환자의 뇌 사이에 순간적으로 연속적인 폐쇄 루프가 피드백 신호로 사용되며, 목표는 특정 네트워크에서 안정성과 정보 처리 효율성의 수준이 증가하도록 뇌를 조정하는 것입니다. 브로드만(Brodmann) 영역은 노드로 간주되며 피질(cortico)-피질 백질 축삭돌기(cortical white matter axons)들은 노드 사이의 연결로 간주됩니다.

실시간 저해상 전자기 단층 촬영(low-resolution electromagnetic tomography, LORETA) Z 점수를 통해 조절되지 않은 노드 및 노드 간 연결의 안정성 증가를 강화합니다. 앞서 설명한 바와 같이 조절장애(dysregulation)를 나타내는 극단적인 Z 점수가 소멸되고 안정성 및 효율성이 강화되면 환자의 증상과 연계된 모듈(modules) 및 허브(hubs)에서의 정보처리를 증가시킬 가능성이 있습니다.

임상의는 3D로 렌더링된 뇌의 내부를 특정 노드 또는 노드 간의 특정 연결로 확대하여 도구적 학습의 특수성, 특히 브로드만(Brodmann) 영역 또는 브로드만(Brodmann) 영역 간의 기능적 연결을 실시간으로 높일 수 있습니다. 의식적 전략과 피질하의 무의식 과정은 모두 뇌-컴퓨터 인터페이스와 뉴로피드백에 관여합니다.

그림 13.3은 노드와 노드의 연결이 제어할 "장치"일 때 뇌-컴퓨터 인터페이스

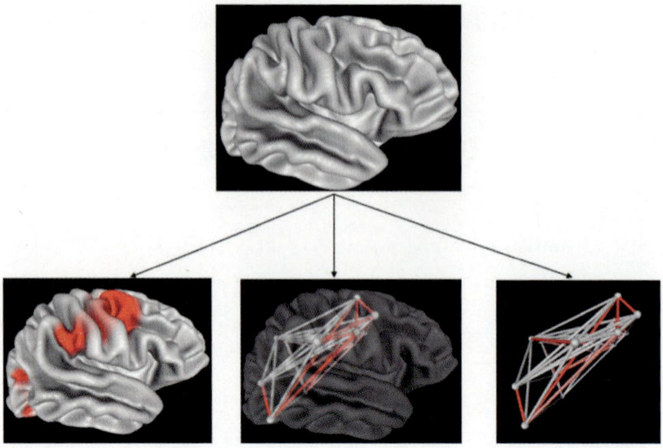

그림 13.4 브레인서퍼(brainsurfer)의 예. 상단 중앙은 완전히 렌더링된 MRI이고, 하단 왼쪽은 등쪽 집행 주의 네트워크(dorsal executive attention network)의 2 표준 편차보다 큰 Z 점수의 두피 표면에 대한 LORETA 전류 근원(source) 투영입니다. 하단 중앙은 빨간색이 2 표준 편차보다 큰 Z 점수인 등쪽 주의 네트워크(dorsal attention network)의 노드 또는 브로드만(Brodmann) 영역 사이의 일관성(coherence)의 실시간 Z 점수입니다. 환자가 자신의 등쪽 주의 네트워크(dorsal attention network)와 주의 네트워크(attention network)를 구성하는 브로드만 영역 간의 연결을 볼 수 있도록 뇌를 50% 투명하게 조정하여 보여주었습니다. 하단 오른쪽은 하단 중앙과 동일하지만 투명도를 100%로 조정한 것입니다. 폐쇄 루프의 연속적인 피드백의 목표는 환자가 임계값이 충족될 때 브로드만(Brodmann) 영역 사이의 연결 및/또는 흰색 또는 녹색으로 연결을 만드는 것입니다.

의 뇌 대 뇌(brain-to-brain)의 측면을 보여줍니다.

의식 대 무의식 조작적 조건화는 신경생리학적으로 동일하다

인식해야 할 세 가지 중요한 사실이 있습니다. (1) 인간 피험자는 자신의 뇌파를 인식하지 못하고, (2) 단일 뉴런도 조작적으로 조절할 수 있으며, (3) 인간 피험자는 물체와 움직임, 기억을 상상함으로써 뇌파를 수정할 수 있습니다.

이것은 인간의 뇌파는 의지와 생각에 의해 의식적으로 변화될 수 있고, 뇌파는 무의식적 과정에 의해 변화될 수 있으며, 뇌-컴퓨터 인터페이스와 뉴로피드백은 네트워크에서 시냅스 변형에 의해 임상 상태가 개선되는 동일한 결과를 달성하지만 절차상의 차이가 있음을 의미합니다. 뇌-컴퓨터 인터페이스와 뉴로피드백의 차이점은 두 가지가 동일한 분자 및 시냅스 과정을 공유한다는 사실로 인해 더욱 무의미해집니다.

즉, 뇌파 바이오피드백과 뇌-컴퓨터 인터페이스는 시냅스 수정이라는 동일한 노벨상(Nobel Prize) 신경과학과 도구 학습이라고도 하는 뉴런 루프의 조작적 조절의 장기 강화 과정을 공유합니다. 즉, EEG 또는 기저핵(basal ganglia)을 변경하기 위한 전두엽 전략과 피질하(subcortical) 학습 사이의 차이는 짧은 위상 이동과 짧은 시간 동안 작은 컬렉션에서 수백만 개의 뉴런을 잠그는 특정 네트워크 또는 모듈 또는 허브의 반복에 중점을 두거나 집중하는 문제입니다. 도파민 및 다른 신경 조절제는 안정적이고 강화된 결과를 적응적으로 매개하는 회로와 루프를 강화하고 선택합니다.

네트워크의 노드와 허브에 있는 뉴런 그룹 사이의 준안정(metastable) 위상 변이에 의해 적응적으로 조정되고 제어되는 피질(cortex)과 피질하부(subcortex)가 있는 뇌의 뇌간(brain stem)-변연계(limbic)-피질(cortical) 구조는 끝없는 준안정(metastable) 상태의 연속입니다. 의식이 있든 없든, 증상과 연결된 특정 뉴런 그룹 사이의 동기화 발생 가능성을 높이거나 동기화 및 안정성을 줄이는 것이 뇌파 바이오피드백과 뇌-컴퓨터 인터페이스의 목표입니다.

뇌-컴퓨터 인터페이스는 DVD나 비디오 또는 사운드와 같은 2차 피드백 신호를 수반하는 표준 뇌파 바이오피드백보다 특정 노드와 노드 간의 기능적 연결을 변경하기 위한 인지 전략에 더 많은 기회를 제공합니다. 예를 들어, 범불안장애(generalized anxiety disorder) 및/또는 외상 후 스트레스 장애(posttraumatic stress disorder, PTSD)가 있는 환자는 실시간으로 자신의 편도체(amydala)와 외측 및 내측 전두엽에 집중할 수 있으며 인지 전략을 통해 또는 사건의 기억을 불러일으킴으로써 지속적인 피드백을 통해 자신의 뇌 노드와 연결을 모니터링하고 그에 따라 이러한 뇌 영역을 실시간으로 수정할 수 있습니다.

참고문헌

Birbaumer, N., Ghanayim, N., Hinterberger, T., Iversen, I., Kotchoubey, B., Kubler, A., et al. (1999). A spelling device for the paralysed. Nature, 398, 297-298.

Fox, S. S., & Rudell, A. P. (1968). Operant controlled neural event: Formal and systematic approach to electrical coding of behavior in brain. Science, 162(3859), 1299-1302.

Kandel, E. R. (2006). In search of memory. New York, NY: W.W. Norton. Lubar, J. F., & Shouse, M. N. (1976). EEG and behavioral changes in a hyperkinetic child concurrent with training of the sensorimotor rhythm (SMR): A preliminary report. Biofeedback and Self-Regulation, 1(3), 293-306.

Sterman, M. B., & Friar, L. (1972). Suppression of seizures in an epileptic following sensori-motor EEG feedback training. Electroencephalography and Clinical Neurophysiology, 33(1), 89-95.

Thatcher, R. W. (2012). Handbook of quantitative electroencephalography and EEG biofeedback. St. Petersburg, FL: Ani Publishing.

CHAPTER

14

ADHD 대학생의 LORETA 뉴로피드백

Scott L. Decker, Alycia M. Roberts
and Jessica J. Green
University of South Carolina,
Barnwell College, Columbia, SC, USA

주의력 결핍 과잉 행동 장애(ADHD)는 과잉 행동, 충동성, 부주의의 세 가지 주요 영역에서 행동 증상을 특징으로 하는 정신과적 장애입니다. 정신 장애 진단 및 통계 편람 5판(DSM-V)에 따르면 ADHD에는 주로 과잉 행동/충동형, 주로 부주의형, 복합형의 세 가지 하위 유형이 있으며, 각 유형은 여러 가지 행동 증상에 따라 분류됩니다. ADHD를 진단하고 이해하는 데 있어 중요한 요소 중 하나는 증상이 여러 환경에 걸쳐 널리 퍼져 있다는 것입니다. 또한 학습 장애, 우울증, 불안증과 같은 다른 정신과적 장애가 ADHD와 동반되는 경우가 많기 때문에 ADHD와 다른 정신과적 장애의 동반율이 높습니다. ADHD는 또한 신경 발달 장애로, 개인이 성장함에 따라 증상이 변화하지만 이 장애는 평생 동안 지속적으로 영향을 미친다는 것을 시사합니다.

ADHD의 증상은 다인성이며, 따라서 ADHD는 이질적인 장애입니다. 일부 연구에 따르면 현재 사용되는 하위 유형이 장애의 스펙트럼을 완전히 포괄하지 못한다고 합니다. 진단은 여전히 행동 관찰과 검사에 크게 의존하고 있습니다. 부분적으로 증상은 발달의 규범적 기준과 관련이 있습니다. 예를 들어, 특정 발달 단계에 있는 아동의 경우 '충동적'이고 행동을 억제하는 데 어려움을 겪는 것이 일반적입니다. 그러나 이러한 어려움이 아동기 후반과 청소년기 초반까지 지속되면 문제가 됩니다. 또한 부주의한 행동은 특히 인지 요구가 낮게 유지되는 어린 아이들의 경우 눈에 띄지 않는 경우가 많습니다. 또한 ADHD의 양상은 발달 단계에 따라 달라질 수 있습니다. 장애의 정확한 양상에 관계없이 이러한 분류의 어려움으로 인해 개인이 ADHD로 식별되는 방식에 상당한 이질성이 생겼습니다. 따라서 이전에 ADHD 진단을 받은 적이 있는 참가자를 대상으로 한 연구에서는 증상의 기원과 관련하여 상당한 혼란이 발생할 가능성이 높습니다. 필연적인 결과로서, 대부분의 치료 옵션이 개별적인 요인을 명시하거나 근본적인 원인을 파악하지 않고 행동 증상에 대한 범주적 진단을 기반으로 하기때문에 많은 ADHD 환자에 대한 치료 계획이 효과적이지 않을 것입니다.

발달적으로 ADHD 증상은 미취학 아동부터 성인에 이르기까지 나타납니다. 그러나 증상의 발현은 발달 연령에 따라 다를 수 있습니다. 예를 들어, 아동기에는 과잉 행동이 주요 증상일 수 있는 반면, 성인기에는 작업 기억(WM) 결핍이 주요 증상일 수 있습니다. ADHD 아동은 적절한 행동 기준을 알고 있음에도 불구하고 자신의 행동을 억제하지 못하는 경우가 많습니다. 일반적으로 의뢰의 주된 이유인 파괴적인 행동은 주어진 맥락에서 적절한 행동에 대한 이해가 있음에도 불구하고 가장 중요할 수 있습니다.

자신이 '해야 하는' 행동을 구두로 설명할 수는 있지만, 실제로 운동 행동을 완료하지 못할 수도 있습니다. ADHD 아동은 언어에 심각한 결함이 없지만 언어 실용성에서 예외가 있을 수 있지만, 자신의 행동을 조절하기 위해 언어를 사용하는 데 상당한 어려움을 겪을 수 있습니다.

대학생 ADHD 치료의 어려움

초기 성인기로의 전환은 ADHD 환자에게 종종 격동적인 시기입니다. 부분적으로, 삶의 결과는 환경과 상황에 따라 달라집니다. 인지적 요구가 적고 상당히 구조화되고 반복적인 직종에 종사하는 개인은 일단 습관이 형성되면 ADHD 증상으로 인한 간섭이 거의 없을 수 있습니다. 그러나 새롭거나 복잡한 인지적 요구가 있는 새로운 환경에 진입하려는 개인(성인 초기에 흔히 경험하는 경우)은 상당한 고통과 적응의 어려움을 경험할 수 있습니다. 대학 시절은 ADHD를 가진 젊은 성인에게 특히 취약한 시기입니다. 본질적으로 대학에 입학하는 것은 매우 체계적이지 않은 작업입니다. 많은 학생들이 교사와 학부모의 지원을 받는 지역 고등학교 환경에 적응하면서 길러진 일상과 습관, 그리고 개별화 교육 프로그램(individualized educational program, IEP)의 법적 보호를 더 이상 받을 수 없습니다. 과잉 행동 증상은 지속될 수 있지만 WM (working memory, WM) 및 실행 기능(executive function, EF) 결손이 더 두드러지게 나타납니다. 실제로 WM 및 EF 결손은 다른 장애 상태에서도 두드러지게 나타나지만, ADHD 환자의 특징적인 증상입니다. 복잡한 수업 내용으로 인해 인지능력에 대한 요구가 높아지면서 이러한 학습 결손은 어려움을 겪게 됩니다. WM과 EF에 대한 이러한 요구 증가는 종종 압도적이고 극복하기 어려운 경우가 많습니다. 대학생의 경우, 종종 파괴적인 감정 상태로 이어지기도 합니다. 처방약과 기분 전환용 약물의 오남용은 예측 가능한 결과입니다. 고등 교육의 요구에 적응하는 데 성공하거나 실패하는 것은 ADHD를 가진 개인의 삶의 궤적에 엄청난 영향을 미칩니다.

이론적 설명들

이론적 접근은 장애의 핵심 결함을 이해하고 치료하는 데 중요합니다.

ADHD를 이해하는 데는 다양한 이론적 접근 방식이 있으며 접근 방식에 따라 결과가 달라집니다. 예를 들어, 학교 기반 서비스에서는 ADHD를 의학적 질환으로 간주하고 다른 의학적 장애와 마찬가지로 기타 건강 장애로 분류해야 합니다. 안타깝게도 이러한 접근 방식은 ADHD가 다른 행동 장애보다 더 이상 "의학적"이 아님에도 불구하고 의학적 치료(예: 약물 치료)에 지나치게 중점을 둡니다. 역사적으로 최소 뇌 기능 장애(MBD)는 ADHD의 증상이 경미한 뇌 손상을 입은 개인과 유사하기 때문에 ADHD의 전구 장애로 분류되었습니다. 그러나 후속 연구에 따르면 많은 MBD 아동에게 뇌 손상에 대한 문서화된 증거가 없다는 사실이 밝혀졌고, 이는 장애의 근본적인 원인을 찾는 데 원동력이 되었습니다. DSM-II (1968)의 아동기 과잉 운동 반응과 DSM-III (1980)의 "과잉 행동 유무에 관계없이"라는 지정자가 있는 주의력 결핍 장애는 이후 폐기된 분류입니다. 과학적 연구가 아닌 우연한 기회에 발견된 각성제의 치료적 사용은 뇌의 전두엽 영역에서 도파민의 증가에 기인합니다. 도파민이 증가하면 증상이 완화되기 때문에 "신경화학" 이론에서는 ADHD가 신경전달물질의 결핍으로 인해 발생한다고 가정했습니다. 그러나 편두통이 뇌의 아스피린 결핍으로 인해 발생하지 않는 것처럼 도파민을 증가시키는 약물은 치료 효과가 있을 수 있지만 반드시 ADHD의 원인이 되는 것은 아닙니다. 다른 개념적 접근 방식은 육아에서 식품 첨가물에 이르기까지 다양합니다.

ADHD 원인의 상당한 이질성을 무시하지 않으면서도, 최근의 증거는 ADHD 증상과 특정 뇌 네트워크, 주로 뇌의 전전두엽 및 피질하 영역의 장애 사이의 연관성을 뒷받침하고 있습니다. 신경심리학적 이론(다양한 모델 비교에 대해서는 Sergeant, Geurts, Huijbregts, Scheres, & Oosterlaan, 2003 참조)은 ADHD를 설명하는 핵심 구성 요소로서 반응 억제와 WM 결핍을 강조해 왔습니다. 현대의 모델들은 특정 뇌 네트워크의 장애를 계속 지지하고 있지만, 신경심리학적 구성에는 변화가 있었습니다. 실제로 자기 조절과 인지 조절은 ADHD의 특징적인 다양한 증상을 통합하고 통합하는 핵심 구성 요소로서 그 중요성이 커지고 있습니다. 전통적인 모델과 달리 이러한 최신 모델은 목표 지향적 행동을 조절하는 내면화된 정신 과정의 역할을 인식합니다. 좀 더 구체적으로 말하자면, 자기 조절 과정은 목표 추구 및 획득과 관련된 인지 기능(예: 목표 상태 표상)이 아니라 특정 행동에 더 직접적으로 관여하는 다른 인지 과정에 영향을 미치는 인지 과정으로 간주합니다. 다소 정의되지 않았지만 이 영역의 결함에는 자기 인식, 억제, WM, 동기 부여 및/또는 혁신이 포함될 수 있습니다.

자기 조절은 ADHD의 치료 결과를 설명하는 중요한 매개 구조를 제공할 수 있습니다. 행동적 개입과 정신약리학적 개입(예: 각성제 약물)은 모두 ADHD 치료에 효과가 있는 것으로 입증되었습니다. 그러나 이러한 개입의 효과 크기는 대부분 크지 않고, 생태학적 맥락에 일반화할 수 있는 사례는 거의 없으며, 왜 일부 ADHD 환자는 어떤 치료에는 반응하고 다른 치료에는 반응하지 않는지 예측할 수 없습니다. 이러한 불일치는 알려지지 않았거나 통제되지 않은 매개 변수의 결과일 수 있습니다. 자기 조절은 연구 간의 불일치를 설명할 수 있는 실행 가능한 매개 변수입니다. 즉, 다양한 ADHD 개입은 각각 암묵적으로 개인이 자기 조절 과정을 시작하도록 촉진하거나 기회를 제공하기 때문에 산발적으로 작동하며, 이는 일부 개인에게는 발생하지만 다른 개인에게는 발생하지 않을 가능성이 높습니다. 내부 정신 과정의 조절을 위해 주의를 유연하게 전환해야 하는 과제와 상황은 인지 조절을 강화하여 반응 억제를 촉진하고 WM을 향상시킵니다. 안타깝게도 이러한 개입은 직접적이기보다는 간접적으로 자기 조절을 훈련하기 때문에 예측할 수 없는 결과를 초래할 수 있습니다.

자기 조절 및 뉴로피드백

뉴로 피드백은 ADHD의 자기조절 결함을 명시적으로 치료하는 데 유용할 수 있습니다.

정량적 뇌파 검사(qEEG)는 ADHD의 평가와 치료 모두에서 그 효과가 잘 뒷받침되고 있습니다. 메타 분석 연구에 따르면 qEEG 측정은 ADHD를 가진 개인과 그렇지 않은 개인을 구별할 수 있다고 결론지었습니다. 실제로 미국 소아과 학회에서는 역사적으로 ADHD에 대한 행동 및 정신약리학적 개입만을 지지해 왔으나, 최근 뇌파 바이오피드백을 ADHD에 대한 1단계 최고 지원 개입으로 추가했습니다. 뇌파 검사 방법은 다른 신경 영상 기술보다 비용이 저렴하고 접근성이 높다는 장점도 있습니다.

다른 ADHD 치료법과 마찬가지로 NF를 사용한 치료 결과에는 일관성이 없습니다. 예를 들어, 일부 연구에서는 NF가 각성제 약물보다 더 효과적이라는 결과가 나온 반면, 다른 연구에서는 NF가 덜 효과적이라는 결과가 나왔습니다. 다른 치료법과 마찬가지로 NF는 개인이 자기 조절에 참여할 수 있는 기회를 제공할 수 있습니다.

진행 상황 모니터링은 자기 관련 피드백을 제공하여 자기 참조적 사고 과정을 보상하고 인지 통제에 대한 자기 효능감을 높입니다.

최근 연구에서 입증된 바와 같이, 행동의 우발적 결과에 대한 개인의 기대치로 정의되는 통제 신념은 NF 수행에 영향을 미치며, NF 중에 사용되는 암묵적 학습 전략도 마찬가지입니다.

또한 fMRI NF 연구에 따르면 실제 및 가짜 조건 모두에서 뇌 활동을 스스로 조절하려는 노력을 기울이면 주의력과 관련된 뇌 영역인 양측 섬, 전대상회, 전전두엽 영역이 활성화되었습니다.

흥미롭게도 주의력과 자기 조절에 관여하는 뇌 네트워크 사이에는 높은 수준의 중첩이 존재하는데, 이에 대해서는 다음에 설명하겠습니다.

자기 조절에 관여하는 뇌 네트워크

자기 참조 과제를 포함한 27개의 MRI 연구에 대한 메타 분석에서 요인 분석과 군집 분석을 사용하여 재분석한 결과, 자기 지향적 과제를 수행하는 동안 일관되게 활성화되는 세 가지 광범위한 뇌 영역이 확인되었습니다.

이 영역에는 뇌의 복측 내측 전전두엽, 등쪽 내측 전전두엽 및 전전두엽 영역이 포함됩니다.

이러한 영역을 함께 정중선 피질 구조(MCS)라고 하며, 자기 참조적 인지 과정에 관여하는 네트워크인 것으로 보입니다.

특히, MCS와 디폴트 모드 네트워크 및 주의력 조절 네트워크와 같은 다른 네트워크와 관련된 뇌 영역 사이에는 상당한 중첩이 있습니다.

실제로 최근의 한 연구에 따르면 ADHD의 증상은 MCS, 기본 모드, 주의력 네트워크와 공통된 뇌 영역과 관련이 있는 것으로 나타났습니다. 뇌 네트워크의 중복에도 불구하고, 자기 조절 과정 또는 그 부족이 대안적인 실행 가능한 가설이 될 수 있음에도 불구하고 이러한 영역은 일반적으로 ADHD 연구에서 주의 네트워크로 설명됩니다. 예를 들어, 전대상회(AC)는 주의력과 자기 조절 모두에 반복적으로 관련되어 있습니다. 연구에 반복적으로 관련되어 있습니다. 기능적으로 AC는 도파민에 의해 매개되는 노력적 인지의 비용 편익 분석을 제공하는 것으로 설명되어 왔으며, 의도를 운동 행동으로 전환하는 데 중요한 역할을 합니다. 아마도 노력적 인지는 예상되는 결과 또는 보상과 실제 결과 사이에 불일치가 있을 때 도파민 신호로 표시되는 대사적으로 비용이 많이 들고 참여가 활발해집니다.

자기 참조적 인지 과정에 관여하는 뇌 네트워크의 활성화가 증가하면 주의 유연성이 증가하여 여러 네트워크에 걸쳐 주의 자원을 더 잘 할당할 수 있는 것으로 생각됩니다.

따라서 "자기" 뇌 네트워크의 참여는 ADHD 환자의 긍정적인 치료 결과를 위한 중요한 전제 조건이 될 수 있습니다. 뉴로 피드백은 자기 참조적 인지 과정을 직접적으로 증폭시킬 수 있을 뿐만 아니라 자기 참조적 사고와 관련된 뇌 네트워크를 직접적으로 표적으로 삼을 수도 있습니다. 결과적으로 이러한 뇌 네트워크는 인지 조절의 기초를 제공하여 뇌 활동의 변화를 가져올 수 있습니다.

기계적으로 자기 조절 NF와 관련된 일반적인 변수는 (i) 생리적(신체 관련) 자기 관련 정보 제공, (ii) 인지 및 뇌 활동 조절에 대한 자기 인식, (iii) 자기 조절 전략을 촉진하고 강화하는 학습 기회 전략을 촉진하고 강화할 수 있는 학습 기회를 제공합니다.

대학 ADHD 치료에 대한 LORETA 뉴로피드백의 적용 및 시연

NF에 적용되는 자기조절의 역할을 이해하면 ADHD 환자의 치료를 개선할 수 있습니다.

물론 자기조절 능력을 향상시키는 것은 대학생 ADHD 환자에게 도움이 될 수 있으며, 치료의 필수적인 측면이 되어야 합니다. 그림 14.1은 ADHD 증상을 해결하기 위한 자기조절 개입으로 LORETA NF를 사용하는 작업 모델을 보여줍니다. 그림에서 볼 수 있듯이 NF는 자기 조절을 촉진하기 위한 대화형 과정으로 사용됩니다. 효과는 점수 변화의 선형적 추세에 의해 결정되며, 이는 자기 조절 통제와 처방된 뇌 네트워크의 뇌 활동 변화 사이의 연관된 우발성을 보여줍니다. 자기 조절 인지와 LORETA 추정치의 피드백 사이의 우발적 상황에 대한 개인의 인식은 광범위한 주의 네트워크의 안정화와 변화를 제공합니다. 이러한 "인식"은 다음과 같은 전조입니다. 행동 변화의 전조입니다.

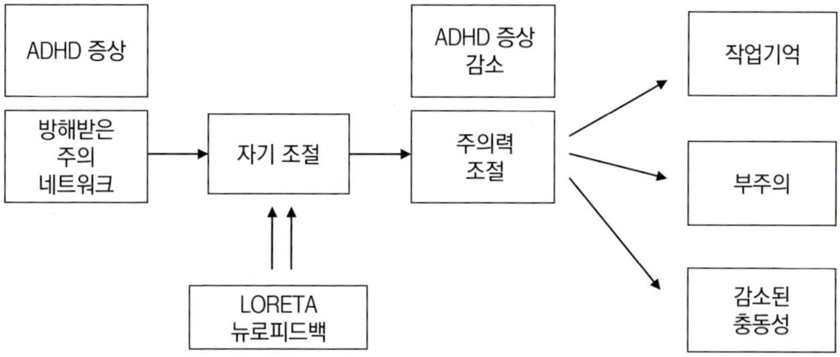

그림 14.1 Theoretical model of LORETA mechanisms of change

저해상도 전자기 단층 촬영법과 표준화된 저해상도 전자기 단층촬영법 Z 점수 뉴로피드백

저해상도 전자기 단층촬영(LORETA) 및 표준화된 LORETA (sLORETA) 기반 뉴로피드백 Z 점수 접근법은 표면 뇌파를 넘어서는 뇌 영역(즉, 자기 조절과 관련된 영역)을 추정하는 데 필수적입니다. LORETA는 뇌파 역문제에 대한 수학적 해법을 통해 이를 수행합니다.

즉, 3D 뇌 용적에서 전류 밀도의 추정치를 제공하여 두피 기록 EEG가 뇌의 어느 부분에서 생성되고 있는지 추정합니다.

sLORETA는 유사한 방법으로, 데이터의 변동성을 추정하여 전류 밀도 추정치를 표준화하여 원시 전류 밀도 추정치가 아닌 의사 F 통계를 출력으로 제공합니다.

저밀도 기록의 경우 소스 정확도가 완벽하지는 않지만, 오로컬라이제이션은 일관되고 예측 가능한 방식으로 발생하는 경향이 있습니다.

또한 LORETA 결과는 일관성이 있습니다. 신뢰성이 높은 것으로 입증된 뇌파 및 정량적 뇌파(qEEG)와 유사합니다. LORETA 결과는 매우 신뢰할 수 있습니다.

주의력 네트워크에 대한 LORETA Z 점수 브로드만 영역은 이전에 확인된 바와 같이 자아와 관련된 영역과 겹칩니다. 예를 들어, 증상 체크리스트에서 주의력 문제와 실행 기능 결함을 선택하면 12개의 브로드만 영역이 포함됩니다: 7, 8, 9, 10, 11, 19, 23, 24, 33, 45, 46, 47입니다. 이들 중 상당수(예: 브로드만 영역 7, 19, 23)는 기본 네트워크와 전대상회 및 전두전두근(예: 브로드만 영역 23, 24, 33)과 같은 MCS와 겹칩니다. 앞서 언급했듯이, '자기'와 주의 네트워크의 이러한 중첩은 자기 조절과 인지의 자기 통제와 관련된 동기 상태를 통합하는 핵심 네트워크를 형성합니다. 이 핵심 시스템의 기능을 개선하면 치료는 아니지만 ADHD를 포함한 대부분의 정신과 질환의 증상을 완화할 수 있습니다.

LORETA Z 점수(저해상도 전자기 단층촬영법의 표준화 Z 점수) 뉴로피드백의 응용과 시연

LORETA Z 점수 뉴로피드백의 적용 및 데모 일반적인 접근법을 입증하기 위해 ADHD를 가진 대학생을 대상으로 LORETA Z 점수 뉴로피드백의 효능을 조사한 연구 프로젝트에서 사례 데모를 검토할 것입니다.

ADHD 증상과 신경심리 검사 결과에 대한 정보를 제공할 예정입니다. 또한 LORETA Z 점수 뉴로피드백 훈련으로 치료를 받은 두 명의 예비 결과도 발표될 예정입니다. ADHD 치료 가이드라인에 따라 장애를 진단할 때 다양한 평가 접근법이 사용됩니다. 이러한 지침에는 종종 부모와 교사의 평가가 필요함을 명시하고 있는데, 이는 종종 대학생 학생에게는 관련이 없거나 사용할 수 없는 경우가 많습니다. 또한 학생들은 이전에 ADHD로 진단받은 상태로 대학에 오는 경우가 많습니다. 또한 뉴로피드백은 자기 조절 결함을 수반하는 ADHD의 개념에 따라 뇌파 기술을 통해 매개되는 자신의 뇌 기능을 인식하게 되는 대화형 학습 과정으로 간주됩니다. 뉴로피드백에 사용되는 뇌-컴퓨터 인터페이스는 개인이 자기 조절 기술을 배우고 연습할 수 있는 기회를 제공합니다. 그러나 이 연구 프로젝트에서는 학생들이 자기 조절에 참여하도록 하려는 시도가 없었습니다. 몇 가지 이유로 성과 기반 행동 측정과 자기보고 평가 척도를 사용했습니다. 첫째, 이러한 측정은 초기 기능 상태에 대한 기준선을 제공합니다. 기준 점수는 치료 후 치료 성공 여부를 판단하기 위한 비교 자료로 사용할 수 있습니다. 또한 ADHD는 행동으로 진단되는 장애입니다. 따라서 행동 측정을 사용하면 임상적으로 관련된 척도로 증상 심각도의 변화를 직접적으로 확인할 수 있습니다. 아래에 설명된 사례 연구의 경우, 개입 전 기준 행동 측정에는 단기/WM의 세 가지 측정과 부주의 및 충동성(즉, 자기 조절 행동)의 측정치를 제공하기 위해 누락 및 위임 오류를 평가하는 컴퓨터 주의력 과제가 포함되었습니다. 이 장에서 제시된 기본 이론적 모델과 ADHD에 대한 이전 논의에 따라, ADHD의 기본 치료 모델은 개인을 크게 두 그룹으로 나누는 것입니다. 한 그룹은 비정형 신경생리학적 측정에 의해 뇌의 주의력 네트워크에 식별 가능한 장애가 있는 ADHD 증상이 있는 개인을 포함합니다. 이는 설정된 알파(일반적으로 평균에서 2-3 표준편차)를 넘어서는 특정 Z 점수로 작동할 수 있습니다.

다른 그룹은 뇌 네트워크의 기능 장애로 인한 증상이 아니거나(즉, 일반적인 신경생리학적 검사 결과) 표준 임상 뇌파 측정에서 발견되지 않는 기능 장애가 있는 ADHD 환자를 나타냅니다. 진단을 위해서는 임상 증상이 증상을 유발하는 근본적인 신경생리학적 문제와 일치하는 것이 중요합니다. 예비 지침으로, 다음과 같은 구체적인 단계가 LORETA Z 점수 뉴로피드백을 사용하여 ADHD 환자의 치료를 안내하기 위해 제공됩니다:

1. 눈을 뜨고 눈을 감은 상태에서 표준 qEEG를 수행합니다.
2. 증상과 일치하는 주의 네트워크에 장애가 있는지 확인합니다.
3. 주의력 기능 장애(억제, 부주의 등)의 정도를 정량화하기 위해 행동 측정을 시행합니다.
4. 뉴로피드백 절차를 교육 및 관리하고 진행 상황을 모니터링합니다.
5. 진행 정도를 결정하기 위해 행동 조치를 다시 시행합니다.
6. 눈을 뜨고 눈을 감은 상태에서 표준 뇌파 측정값을 판독합니다. 주의력 장애의 변화 정도를 파악하기 위해 눈을 뜬 상태와 감은 상태에서 측정합니다.

사례연구들

대학생을 대상으로 한 LORETA Z 점수 뉴로피드백의 유용성을 보다 완벽하게 입증하기 위해, LORETA Z 점수 뉴로피드백 훈련의 효과를 조사한 연구 사례를 아래에 제시합니다. 이 연구는 지연 치료 설계를 채택하여 처음 10회 동안 참가자를 가짜 또는 치료 조건 중 하나에 무작위로 배정했습니다. 10회의 세션이 완료된 후 모든 참가자는 뉴로피드백 훈련을 받았습니다. 따라서 두 가지 사례 연구가 제공됩니다.

첫 번째는 전체 연구 기간 동안 뉴로피드백 훈련을 받은 개인이고, 두 번째는 가짜 조건을 먼저 받은 후 LORETA Z 점수 훈련을 받은 개인입니다. 두 사람 모두 20세 여대생이었습니다. 두 사람 모두 청소년기 후반에 일반 의사의 진단을 받았으며, 증상 완화를 위해 각성제를 처방을 받았습니다. 연구는 학기 중에 진행되었기 때문에 학생들에게 현재 복용 중인 약을 중단하도록 요청하지 않았습니다. 약물 복용에도 불구하고 아래에 설명된 결과가 나타났습니다. 테스트 전후의 행동 데이터는 뇌파 데이터와 함께 세션 1 전, 세션 10 후, 최종 세션 후의 세 시점에 수집되었습니다. WM과 자기 조절 과정의 결함이 ADHD 환자에게 흔하다

표 14.1 사례 연구 점수

	숫자 역순			청각 작업 기억			단어 기억		
	사전 테스트	세션 10	후 테스트	사전 테스트	세션 10	후 테스트	사전 테스트	세션 10	후 테스트
학생 A	18	19	22	27	34	34	20	20	19
학생 B	14	15	16	29	31	32	17	19	19
	누락 오류			**행동 오류**			**반응 시간**		
	사전 테스트	**세션 10**	**후 테스트**	**사전 테스트**	**세션 10**	**후 테스트**	**사전 테스트**	**세션 10**	**후 테스트**
학생 A	44.87	47.96	44.87	62.87	62.87	61.32	34.64	32.26	30.20
학생 B	47.31	52.21	47.31	65.96	70.61	52.04	35.12	35.98	39.48

참고: NR은 숫자 역순(Numbers Reversed), AWM은 청각 작업 기억(Auditory Working Memory), MW는 단어 기억(Memory for Word)을 의미합니다. 이들은 Woodcock-Johnson 인지 능력 검사, 3판(Woodcock Johnson Tests of Cognitive Abilities, 3rd Edition)에서 출처를 가져온 것입니다. 누락 오류, 행동 오류, 반응 시간은 Conners' 지속적 수행 검사, 2판(Conners' Continuous Performance Test, 2nd Edition)에서 출처를 가져온 것입니다.

는 점을 감안하여 선택한 행동 측정에는 Woodcock Johnson 인지 능력 테스트 3판(WJ III)의 숫자 반전(numbers reversed, NR), 청각 작업 기억(auditory working memory, AWM), 단어 기억(MW), 부주의와 충동성 측정이 포함된 코너 연속 수행 테스트 2판(CPT-II)의 세 가지 단기 및 WM 측정이 포함되었습니다. 행동 데이터와 뇌파 데이터가 모두 표시되며(표 14.1 참조) 아래에서 설명합니다.

사례 1

치료 상태

학생 A는 20세 여성으로 18세에 ADHD 진단을 받았습니다. 사전 검사에서 부주의와 과잉 행동/충동성 증상을 보고했지만, 후자가 더 많이 나타났습니다. 단기/WM 수행 능력 측면에서, 그녀는 WJ III 하위 테스트에서 다음과 같은 원시 점수를 받았습니다: NR = 18점, AWM = 27점, MW = 20점. 원시 점수가 사용된 이유는 WJ III 측정이 문항 반응 모델을 사용하여 구성되었고 발달적 변이의 원인이 최소화되었기 때문입니다.

학생 A도 사전 검사에서 CPT-II를 실시하여 omission errors (즉, 부주의 측정) = 44.87, commission errors (즉, 충동성 측정) = 62.87, hit reaction time: 적중 반응 시간 = 34.64의 T 점수를 얻었습니다. CPT에서 얻은 원시 점수는 직접 해석할 수 없으므로 이 측정에는 T 점수가 사용되었습니다. 첫 번째 사후 테스트는 10회의 NF 세션 후에 실시되었습니다. 학생 A의 WJ III 측정 점수는 NR = 19점, AWM = 34점, MW = 20점이었습니다. 이는 세 가지 측정 중 두 가지 측정에서는 성적이 상당히 일관되게 유지되었지만, 세 번째 측정인 AWM에서는 상당한 향상을 이루었음을 시사합니다. 사전 테스트에서 원점수 27점은 표준점수 97점(M = 100, SD = 15)에 해당합니다. 원시 점수가 7점 상승(AWM = 34)한 것은 표준 점수가 16점 상승(SS = 113)한 것에 해당하며, 이는 변화의 표준편차 1보다 큰 수치입니다. CPT-II의 중간 점수는 누락 = 47.96점, 커미션 = 62.87점, 타격 반응 시간 = 32.26점으로, 반응 속도는 조금 빨라졌지만 수행 능력이 상당히 일관되게 유지되었음을 시사합니다. 두 번째 사후 테스트(즉, 최종 세션 이후)에서 그녀의 수행 능력은 WJ III (NR = 22, AWM = 34, MW = 19)와 CPT-II (omission=44.87, commission = 61.32, hit RT 30.20) 모두에서 상당히 일관되게 유지되어 사전 테스트에서 첫 번째 사후 테스트까지 개선된 부분이 유지되었지만 정체 상태에 도달했음을 시사했습니다.

사례 2

치료지연상태

학생 B 역시 20세 여성으로 17세에 ADHD 진단을 받았습니다. 사전 검사에서 그녀 역시 부주의와 과잉 행동/충동성 증상을 보고했습니다. 그러나 자가 보고에 따르면, 그녀의 고통은 두 영역에 걸쳐 더 균등하게 분포되어 있었습니다. 단기/WM 성과 측면에서 학생 B는 WJ III 하위 테스트에서 다음과 같은 원시 점수를 받았습니다: NR = 14, AWM = 29, MW = 17. 또한 CPT-II 사전 테스트에서 누락 오류 = 47.31, 커미션 오류 = 65.96, 적중 반응 시간 = 35.12의 T 점수를 획득했습니다. 중간 시점에서 학생 B는 WJ III 측정에서 다음과 같은 점수를 얻었습니다: NR = 15, AWM = 31, MW = 19. 이는 그녀의 세 가지 측정 항목 모두에서 상당히 일관된 성적을 유지했습니다. 가짜 치료를 받았다는 점을 감안할 때 예상할 수 있는 결과입니다. CPT-II의 경우, 그녀의 중간 점수는 다음과 같습니다. omission = 52.21, commission = 70.61, hit reaction time = 35.98. 이는 그녀의 실력이 상당히 일관되게 유지되었음을 시사합니다. commissions error가 1번 시점에 비해 2번 시점에 증가했다는 점은 주목할 만하지만, 두 시점 모두에서 점수는 임상적으로 유의미한 범위 내에 있었습니다. 두 시점 모두에서 임상적으로 유의미한 범위 내에 있었습니다. 따라서 다른 측정 항목이 이전 성과에 상응하는 수준이었다는 점을 고려할 때, 이는 성과가 악화되었다기보다는 무작위적인 변동 때문일 가능성이 높습니다. 연구의 지연된 치료 설계를 고려할 때, 학생 B는 사전 테스트에서 첫 번째 사후 측정까지 큰 향상을 기대할 수 없었습니다. 그러나 연구가 끝날 무렵에는 변화를 보이기 시작할 것이라는 가설을 세웠습니다. 사후 테스트 2에서 학생 B의 WJ III 점수는 NR = 16, AWM = 32, MW = 19로 훈련의 결과로 WM에 거의 변화가 없음을 시사했습니다. 그러나 CPT-II의 성적은 그 반대의 결과를 보여주었습니다. CPT-II의 사후 테스트 2 점수는 다음과 같습니다: 누락 omissions = 47.31, commissions = 52.04, hit RT = 39.48.

commissions error는 충동성을 나타내며, 이 측정에 대한 그녀의 성적이 임상적으로 유의미한 범위에서 훈련을 시작한 후 "평균" 범위로 감소했습니다.

그림 14.2A와 B는 각각 학생 A와 B의 사전 테스트에서 중간 시점까지의 유의미한 변화를 보여줍니다.

아래에서 볼 수 있듯이, 학생 A는 10회의 뉴로피드백 세션을 완료한 후 알파 및 후방 베타, 하이 베타에서 유의미한 변화를 보여주었습니다. 주의할 점은 전

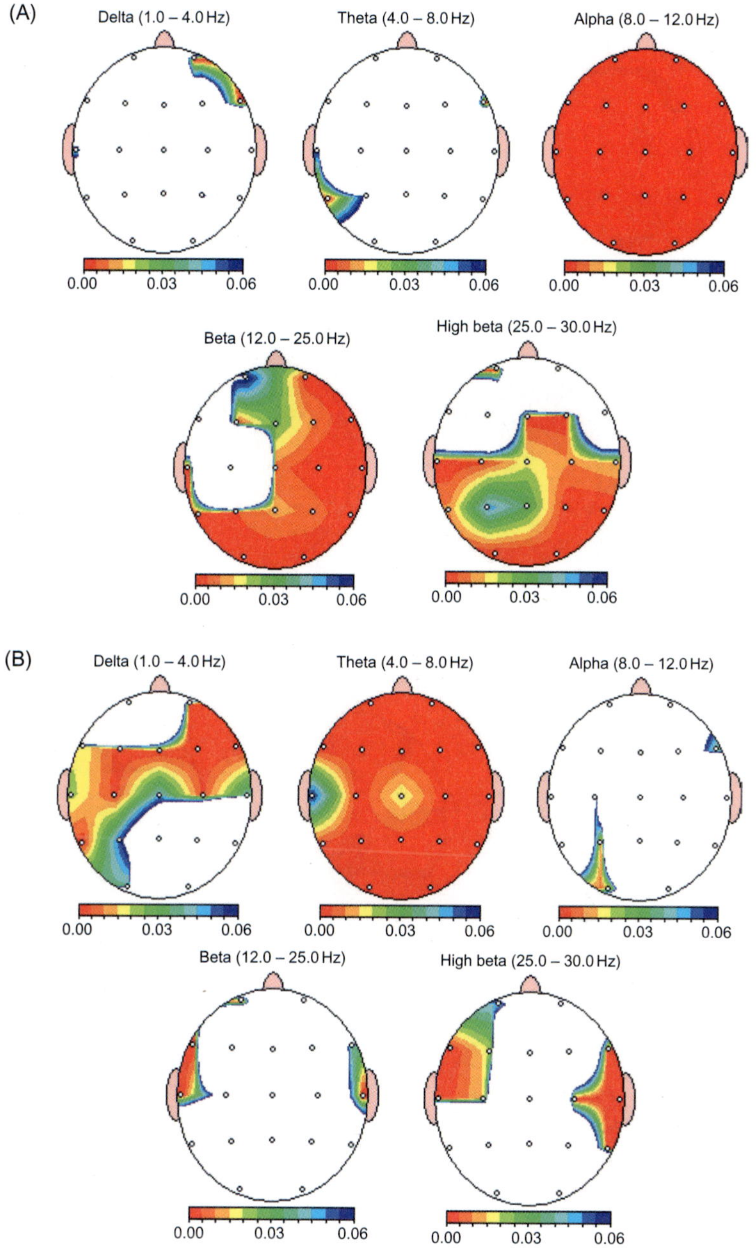

그림 14.2 **(A)** 학생 A에 대한 NF 치료 후 사전 검사에서 세션 10까지의 절대 전력의 변화 **(B)** 학생 B의 사전 테스트에서 NF 치료 후 세션 10까지의 절대 파워 변화. 참고: 하단의 척도는 p-값을 나타냅니다.

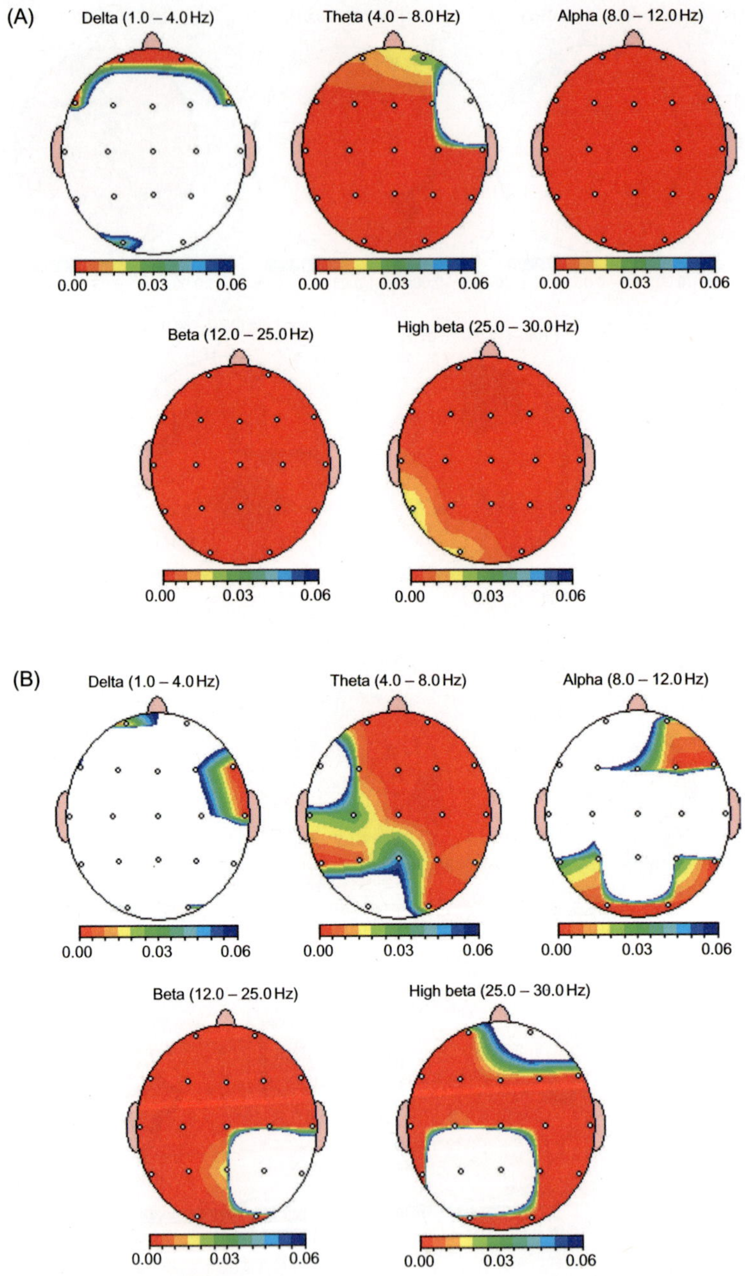

그림 14.3 **(A)** 학생 A에 대한 NF 치료 후 세션 10에서 사후 테스트까지 절대 전력의 변화 **(B)** 학생 B에 대한 NF 치료 후 세션 10부터 사후 테스트까지 절대 전력의 변화. 참고: 하단의 척도는 p를 나타냅니다.

체 두피 알파 변화는 두 세션 사이의 비특이적인 각성 변화로 인한 것일 수 있다는 것입니다. 그러나 두 사후 테스트에서 이러한 변화가 일관되게 나타난다는 것은 우연이 아닌 다른 요인에 의한 변화일 가능성이 높다는 것을 시사합니다. 예를 들어, 이론적 모델에서 제안한 바와 같이 자기 조절은 뇌 활동의 변화를 설명하는 비특이적 효과를 일으킬 수 있습니다. 학생 B도 가짜 조건에서 세타, 양측 델타, 고베타 등 일부 유의미한 변화를 보였으며, 이는 위약 효과도 어느 정도 있었음을 시사합니다. 그러나 이는 개별 사례이므로 개인차가 이러한 분석에 막대한 영향을 미칠 수 있다는 점을 기억하는 것이 좋습니다.

그림 14.3A와 B는 두 학생의 테스트 1 후부터 테스트 2 후(연구 종료)까지의 유의미한 변화를 보여줍니다. 예상대로 학생 A는 연구 종료 시점에 세타, 알파, 베타, 하이베타에서 유의미한 변화를 보였으며 전전두엽 델타에서도 국소적인 변화를 보였습니다. 이는 학생 A가 처음 10회의 세션 이후에도 계속해서 변화를 경험했으며, 이는 연구 시작 시 발생한 변화를 기반으로 한 것일 가능성이 높다는 것을 시사합니다. 이는 종종 ADHD와 관련이 있는 세타 및 베타(고베타 포함) 범위에서 가장 두드러집니다. B 학생은 실제 치료를 받은 후에도 추가적인 유의미한 변화를 보였습니다. 특히 세타, 베타, 고베타뿐만 아니라 일부 후전두엽과 우측 전두엽 알파에서도 뚜렷한 변화가 나타났습니다. 다시 말하지만, 치료가 세타와 베타 파장에 가장 큰 영향을 미친 것으로 보이는데, 이는 이전 및 현재 연구와 일치하며, 이는 세타와 베타 파의 비율이 ADHD 환자에게 비정형적인 경우가 많다는 것을 시사합니다. 이 두 가지 사례 연구의 결과는 모두 예상했던 방향으로의 변화를 보여 주었기 때문에 유망합니다. 더욱 흥미로운 점은 LORETA Z 점수 훈련의 영향이 더 일반적으로 사용되는 행동 측정에서도 학생들의 성적에 간접적으로 영향을 미칠 수 있었다는 것입니다. 많은 심리적 장애가 신경 영상 기술이 아닌 이러한 도구를 사용하여 진단된다는 점에서 그 의미는 매우 광범위합니다.

결론

ADHD는 성인기까지 개인에게 영향을 미치는 발달 장애입니다. 그러나 ADHD의 핵심 결핍은 아동기와 성인기에는 다릅니다. 최근 ADHD 이론에 명시된 바와 같이 대학생 ADHD 학생의 핵심 결함은 자기 조절의 결함입니다. 뉴로 피드백은 자기 조절 결함을 해결하는 데 중요한 역할을 할 뿐만 아니라 자기 조절 치료로 간주될 수도 있습니다. 시각적 입력에 대한 민감도가 감소한 개인(시각 장애)과 청각 민감도가 감소한 개인(청각 장애)을 설명하는 용어는 있지만,

내부 사고 과정에 대한 민감도가 감소한 개인을 설명하는 용어는 아직 없습니다. 부분적으로는 자기 조절이 이 공백을 메웁니다. 주의력결핍 과잉행동장애를 가진 대학생을 대상으로 한 사례 연구를 통해 핵심 주의 네트워크를 표적으로 삼기 위해 LORETA NF를 사용하는 일반적인 접근 방식을 보여주었습니다. 이 장과 사례 연구 발표를 통해 LORETA NF 사용에 관심이 있는 분들에게 이 기법의 사용에 대한 기본적인 개요를 제공할 수 있기를 바라는 것이 저자들의 바람입니다. 의 사용에 관심이 있는 분들에게 기본적인 개요가 되기를 바랍니다.

참고문헌

American Academy of Pediatrics. (2012). SharpBrains.org. Retrieved from:,http://www.sharpbrains.com/blog/2012/10/05/biofeedback-now-a-level-1-best-support-intervention-for-attention-hyperactivity-behaviors/.. Accessed May 26, 2014.

American Academy of Pediatrics, Subcommittee on Attention-Deficit/Hyperactivity Disorder & Committee on Quality Improvement (2001). Clinical practice guideline: Treatment of the school-aged child with attention-deficit/hyperactivity disorder. Pediatrics, 108(4), 1033-1044.

APA (2013). Diagnostic and statistical manual of mental disorders (5th ed.). Washington, DC:American Psychiatric Association.

Arns, M., Conners, C. K., & Kraemer, H. C. (2013). A decade of EEG Theta/Beta Ratio Research in ADHD: A meta-analysis. Journal of Attention Disorders, 17(5), 374-383.

Barkley, R. A. (1997). Behavioral inhibition, sustained attention, and executive functions:Constructing a unifying theory of ADHD. Psychological Bulletin, 121(1), 65.

Barkley, R. A. (2001). The inattentive type of ADHD as a distinct disorder: What remains to be done. Clinical Psychology: Science and Practice, 8(4), 489-493.

Barkley, R. A. (2003). Attention-deficit/hyperactivity disorder. In E. J. Mash, & R. A.

Barkley (Eds.), Child psychopathology (2nd ed.). New York, NY: Guilford Press.

Barkley, R. A. (2006). Attention-deficit hyperactivity disorder: A handbook for diagnosis and treatment. New York, NY: Guilford Press.

Barkley, R. A. (2010). Differential diagnosis of adults with ADHD: The role of executive function and self-regulation. Journal of Clinical Psychiatry, 71(7), e17.

Barkley, R. A. (2013). Taking charge of ADHD: The complete, authoritative guide for parents. Guilford Press.

Baumeister, A. A., Henderson, K., Pow, J. L., & Advokat, C. (2012). The early history of the neuroscience of attention-deficit/hyperactivity disorder. Journal of the History of the Neurosciences, 21(3), 263-279.

Bitter, I., Angyalosi, A., & Czobor, P. (2012). Pharmacological treatment of adult ADHD.

Current Opinion in Psychiatry, 25(6), 529-534.

Burgess, A., & Gruzelier, J. (1993). Individual reliability of amplitude distribution in topographical mapping of EEG. Electroencephalography and Clinical Neurophysiology, 86(4), 219-223.

Cannon, R. L., Baldwin, D. R., Shaw, T. L., Diloreto, D. J., Phillips, S. M., Scruggs, A. M., et al. (2012). Reliability of quantitative EEG (qEEG) measures and LORETA current source density at 30 days. Neuroscience Letters, 518(1), 27-31.

Castells, X., Ramos-Quiroga, J. A., Rigau, D., Bosch, R., Nogueira, M., Vidal, X., et al. (2011). Efficacy of methylphenidate for adults with attention-deficit hyperactivity disorder: A meta-regression analysis. CNS Drugs, 25(2), 157-169.

Chabot, R. J., Merkin, H., Wood, L. M., Davenport, T. L., & Serfontein, G. (1996). Sensitivity and specificity of QEEG in children with attention deficit or specific developmental learning disorders. Clinical EEG (Electroencephalography), 27(1), 26-34.

Chatfield, J., & American Academy of Pediatrics (2002). AAP guideline on treatment of children with ADHD. American Family Physician, 65(4), 726-728.

Corsi-Cabrera, M., Galindo-Vilchis, L., del-Ro-Portilla, Y., Arce, C., & Ramos-Loyo, J. (2007). Within-피험자reliability and inter-session stability of EEG power and coherent activity in women evaluated monthly over nine months. Clinical Neurophysiology, 118, 9-21.

Corsi-Cabrera, M., Solis-Ortiz, S., & Guevara, M. A. (1997). Stability of EEG inter-and intrahemispheric correlation in women. Electroencephalography and Clinical Neurophysiology, 102(3), 248-255.

Culpepper, L. (2013). Recognizing and addressing barriers to the effective management of ADHD in college students. Journal of Clinical Psychiatry, 74(7), e13.

D'Argembeau, A., Feyers, D., Majerus, S., Collette, F., Van der Linden, M., Maquet, P., et al. (2008). Self-reflection across time: Cortical midline structures differentiate between present and past selves. Social Cognitive and Affective Neuroscience, 3(3), 244-252.

Das, D., Cherbuin, N., Easteal, S., & Anstey, K. J. (2014). Attention deficit/hyperactivity disorder symptoms and cognitive abilities in the late-life cohort of the PATH through life study. PLoS One, 9(1), e86552.

Decker, S. L. (2008). Intervention psychometrics: Using norm-referenced methods for treatment planning and monitoring. Assessment for Effective Interventions, 34(1), 52-61. Decker, S. L., McIntosh, D. E., Kelly, A. M., Nicholls, S. K., & Dean, R. S. (2001). Comorbidity among individuals classified with attention disorders. The International Journal of Neuroscience, 110(1-2), 43-54.

del Campo, N., Fryer, T. D., Hong, Y. T., Smith, R., Brichard, L., Acosta-Cabronero, J., et al. (2013). A positron emission tomography study of nigro-striatal dopaminergic mechanisms underlying attention: Implications for ADHD and its treatment. Brain, 136(11), 3252-3270.

Englund, J. A., Decker, S. L., Allen, R. A., & Roberts, A. M. (2013). Common cognitive deficits in children with attention-deficit/hyperactivity disorder and autism: Working memory and visual-motor integration. Journal of Psychoeducational Assessment, 32(2), 95-106. Faraone, S. V., & Biederman, J. (2002). Efficacy of adderall for attention-deficit/hyperactivity disorder: A meta-analysis. Journal of Attention Disorders, 6(2), 69-75.

Faraone, S. V., Spencer, T., Aleardi, M., Pagano, C., & Biederman, J. (2004). Meta-analysis of the efficacy of methylphenidate for treating adult attention-deficit/hyperactivity disorder. Journal of Clinical Psychopharmacology, 24(1), 24-29.

Fredriksen, M., Dahl, A. A., Martinsen, E. W., Klungsoyr, O., Faraone, S. V., & Peleikis, D. E. (2014). Childhood and persistent ADHD symptoms associated with educational failure and long-term occupational disability in adult ADHD. Attention Deficit Hyperactivity Disorder, 6, 87-99.

Green, B. C., Johnson, K. A., & Bretherton, L. (2014). Pragmatic language difficulties in children with hyperactivity and attention problems: An integrated review. International Journal of Language & Communication Disorders, 49(1), 15-29.

Gudmundsson, S., Runarsson, T. P., Sigurdsson, S., Eiriksdottir, D., & Johnsen, K. (2007). Reliability of quantitative EEG features. Clinical Neurophysiology, 118, 2162-2171.

Guldberg-Kjar, T., & Johansson, B. (2013). ADHD symptoms across the lifespan: A comparison of symptoms captured by the wender and barkley scales and DSM-IV criteria in a population-based Swedish sample aged 65 to 80. Journal of Attention Disorders. Available from: http://dx.doi.org/doi:10.1177/1087054713514853.

Holt, D. J., Cassidy, B. S., Andrews-Hanna, J. R., Lee, S. M., Coombs, G., Goff, D. C., et al. (2011). An anterior-to-posterior shift in midline cortical activity in schizophrenia during self-reflection. Biological Psychiatry, 69(5), 415-423.

Kim, H. (2012). A dual-subsystem model of the brain's default network: Self-referential processing, memory retrieval processes, and autobiographical memory retrieval. NeuroImage, 61(4), 966-977.

Kim, S., Liu, Z., Glizer, D., Tannock, R., & Woltering, S. (2013). Adult ADHD and working memory: Neural evidence of impaired encoding. Clinical Neurophysiology.

Kjaer, T. W., Nowak, M., & Lou, H. C. (2002). Reflective self-awareness and conscious states: PET evidence for a common midline parietofrontal core. NeuroImage, 17(2), 1080-1086.

Kober, S. E., Witte, M., Ninaus, M., Neuper, C., & Wood, G. (2013). Learning to modulate one's own brain activity: The effect of spontaneous mental strategies. Frontiers in

Human Neuroscience, 7, 695.

Kofler, M. J., Rapport, M. D., Bolden, J., Sarver, D. E., & Raiker, J. S. (2010). ADHD and working memory: The impact of central executive deficits and exceeding storage/rehearsal capacity on observed inattentive behavior. Journal of Abnormal Child Psychology, 38(2), 149-161.

Kurniawan, I. T., Guitart-Masip, M., & Dolan, R. J. (2011). Dopamine and effort-based decision making. Frontiers in Neuroscience, 5, 81.

Meisel, V., Servera, M., Garcia-Banda, G., Cardo, E., & Moreno, I. (2013). Neurofeedback and standard pharmacological intervention in ADHD: A randomized controlled trial with six-month follow-up. Biological Psychology, 94(1), 12-21.

Milich, R., Balentine, A. C., & Lyman, D. R. (2001). ADHD combined type and ADHD predominantly inattentive type are distinct and unrelated disorders. Clinical Psychology: Science and Practice, 8, 463-488.

Nigg, J. T. (2010). Attention-deficit/hyperactivity disorder endophenotypes, structure, and etiological pathways. Current Directions in Psychological Science, 19(1), 24-29.

Nigg, J. T. (2013). Attention deficits and hyperactivity-impulsivity: What have we learned, what next? Development and Psychopathology, 25(4 Pt 2), 1489-1503.

Ninaus, M., Kober, S. E., Witte, M., Koschutnig, K., Stangl, M., Neuper, C., et al. (2013). Neural substrates of cognitive control under the belief of getting neurofeedback training. Frontiers in Human Neuroscience, 7, 914.

Northoff, G., & Bermpohl, F. (2004). Cortical midline structures and the self. Trends in Cognitive Sciences, 8(3), 102-107.

Northoff, G., Heinzel, A., de Greck, M., Bermpohl, F., Dobrowolny, H., & Panksepp, J. (2006). Self-referential processing in our brain—A meta-analysis of imaging studies on the self. NeuroImage, 31(1), 440-457.

Ogrim, G., & Hestad, K. A. (2013). Effects of neurofeedback versus stimulant medication in attention-deficit/hyperactivity disorder: A randomized pilot study. Journal of Child and Adolescent Psychopharmacology, 23(7), 448-457.

Otti, A., Gundel, H., Wohlschlager, A., Zimmer, C., Sorg, C., & Noll-Hussong, M. (2012). Default mode network of the brain. Neurobiology and clinical significance. Nervenarzt, 83(1), 16. 18-24. doi:10.1007/s00115-011-3307-6.

Paus, T. (2001). Primate anterior cingulate cortex: Where motor control, drive and cognition interface. Nature Reviews Neuroscience, 2(6), 417-424.

Pelham, W. E., Jr., & Fabiano, G. A. (2008). Evidence-based psychosocial treatments for attention-deficit/hyperactivity disorder. Journal of Clinical Child and Adolescent Psychology, 37(1), 184-214.

Petersen, I. T., Bates, J. E., D'Onofrio, B. M., Coyne, C. A., Lansford, J. E., Dodge, K. A., et al. (2013). Language ability predicts the development of behavior problems in children. Journal of Abnormal Psychology, 122(2), 542-557.

Posner, J., Park, C., & Wang, Z. (2014). Connecting the dots: A review of resting connectivity MRI studies in attention-deficit/hyperactivity disorder. Neuropsychology Review, 24(1), 3-15. Raiker, J. S., Rapport, M. D., Kofler, M. J., & Sarver, D. E. (2012). Objectively-measured impulsivity and attention-deficit/hyperactivity disorder (ADHD): Testing competing predictions from the working memory and behavioral inhibition models of ADHD. Journal of Abnormal Child Psychology.

Roberts, A. M. (2012). Test-retest reliability of coherence measures of qEEG during resting state. Retrieved from ProQuest, UMI Dissertations Publishing (1531752).

Rothbart, M. K., Sheese, B. E., Rueda, M. R., & Posner, M. I. (2011). Developing mechanisms of self-regulation in early life. Emotion Review, 3(2), 207-213.

Scholtens, S., Rydell, A. M., & Yang-Wallentin, F. (2013). ADHD symptoms, academic achievement, self-perception of academic competence and future orientation: A longitudinal study. Scandinavian Journal of Psychology, 54(3), 205-212.

Sergeant, J. A., Geurts, H., Huijbregts, S., Scheres, A., & Oosterlaan, J. (2003). The top and the bottom of ADHD: A neuropsychological perspective. Neuroscience & Biobehavioral Reviews, 27(7), 583-592.

Silvetti, M., Wiersema, J. R., Sonuga-Barke, E., & Verguts, T. (2013). Deficient reinforcement learning in medial frontal cortex as a model of dopamine-related motivational deficits in ADHD. Neural Networks, 46, 199-209.

Snyder, S. M., & Hall, J. R. (2006). A meta-analysis of quantitative EEG power associated with attention-deficit hyperactivity disorder. Journal of Clinical Neurophysiology, 23(5),440-455.

Travis, F., Haaga, D. A., Hagelin, J., Tanner, M., Arenander, A., Nidich, S., et al. (2010). A selfreferential default brain state: Patterns of coherence, power, and eLORETA sources during eyes-closed rest and transcendental meditation practice. Cognitive Processes, 11(1), 21-30.

Valente, S. M. (2001). Treating attention deficit hyperactivity disorder. Nurse Practitioner,26(9), 14-15. 19-20, 23-27; quiz 27-29.

Van der Oord, S., Prins, P. J., Oosterlaan, J., & Emmelkamp, P. M. (2008). Efficacy of methylphenidate, psychosocial treatments and their combination in school-aged children with ADHD: A meta-analysis. Clinical Psychology Review, 28(5), 783-800.

Volkow, N. D., Wang, G. J., Newcorn, J., Fowler, J. S., Telang, F., Solanto, M. V., et al. (2007). Brain dopamine transporter levels in treatment and drug naive adults with ADHD. Neuroimage, 34(3), 1182-1190.

Washbrook, E., Propper, C., & Sayal, K. (2013). Pre-school hyperactivity/attention problems and educational outcomes in adolescence: Prospective longitudinal study. The British Journal of Psychiatry, 203, 265-271.

Witte, M., Kober, S. E., Ninaus, M., Neuper, C., & Wood, G. (2013). Control beliefs can predict the ability to up-regulate sensorimotor rhythm during neurofeedback training. Frontiers in Human Neuroscience, 7, 478.

Wodrich, D. L., & Schmitt, A. J. (2006). Patterns of learning disabilities. New York, NY: Guilford Press. Zhang, S., & Li, C. S. (2012). Functional networks for cognitive control in a stop

CHAPTER

15

학습 장애와 실행기능을 위한 19채널 Z 점수 훈련

Rachael M. Little, Brianna H. Bendixsen and Richard D. Abbey

Abbey Neuropsychology Clinic, Palo Alto, CA, USA

저희는 어린이와 성인을 위한 신경심리 평가 및 중재를 전문으로 하는 신경심리 클리닉입니다.

정량적 뇌파 검사(QEEG) 뇌 매핑을 통해 내담자가 뇌를 어떻게 사용하는지 확인할 수 있는 반면, 신경심리 평가는 뇌의 기능을 보여줍니다. 즉, 신경심리 평가는 음성 유형(즉, 증상)을 식별하는 반면, QEEG 뇌 매핑은 증상의 원인이 되는 뇌 영역과 그 네트워크의 약점을 밝혀냅니다. 이러한 어려움에는 다양한 원인이 있을 수 있으므로 학습 장애 및 실행 기능 결함의 주요 원인을 파악하는 데 특히 중요합니다.

신경심리 평가와 QEEG 뇌 매핑을 결합하면 신경심리 평가에서 드러난 취약한 영역의 근본적인 원인을 궁극적으로 밝혀내는 상세한 분석이 가능합니다.

평가는 상세한 임상 인터뷰로 시작됩니다. 철저한 발달, 의료, 가족 및 교육 병력을 포함한 병력을 조사합니다. 증상의 초기 징후는 종종 교사에게 드러납니다. 부모에게 우려를 표합니다. 학습 장애를 조기에 정확하게 정확하게 파악하고 치료할수록 예후가 좋아집니다. 전통적인 모델 기술 기반 학업 중재를 제공하는 것은 제한적입니다. 하지만 뉴로피드백은 일반적으로 학습 장애를 위한 최전선 치료법은 아니지만, 유용한 보조 요법이 될 수 있습니다.

저희 경험에 따르면 전통적인 학습 장애 중재와 뉴로피드백을 결합하면 뉴로피드백을 결합하면 훨씬 더 긍정적인 결과를 얻을 수 있습니다. 또한 저희는 실행 기능 결손에 대한 중재도 개발했습니다. 학습 장애와 마찬가지로 조기 개입이 예후를 개선합니다. 저희는 아이들이 뉴로피드백을 처음 완료했을 때 실행 기능 중재와 기술 구축 프로그램에 더 잘 반응한다는 사실을 발견했습니다. 실행 기능에 대한 요구는 초등학교 6학년 이전에는 낮은 경향이 있지만, 실행 기능 결함의 초기 징후가 종종 있습니다. 이는 인지적 유연성, 좁은 초점, 인지적 경직성, 전환의 어려움, 인내심에 어려움을 보이는 자폐증의 경우에 가장 두드러지게 나타납니다. 이러한 특성 중 일부는 스펙트럼에 속하지 않는 어린이에게도 나타날 수 있으며, 종합적인 치료 계획을 세울 때 이러한 특성에 대해 아는 것이 중요합니다.

저희의 신경심리 평가는 포괄적입니다. 먼저 학업 능력을 비교할 수 있는 비교 지표를 제공하는 지적 기능 평가부터 시작합니다. 교육에 적절히 노출되면 학업 능력은 지적 기능과 합리적으로 일치해야 한다는 가정이 전제되어 있습니다. 그러나 지적 기능과 학업 능력 간의 불일치는 불일치의 크기에 따라 특정 학습 장애를 나타낼 수 있습니다. 또한 언어, 시공간, 학습 및 기억, 주의력, 실행 기능, 운동 및 정서적 기능을 포함한 신경심리 능력도 평가합니다. 평가 결과와 고객의 병력을 종합하면 고객의 증상에 대한 보다 자세한 분석 결과가 나옵니다. 그런 다음 이러한 결과를 사용하여 고객의 증상을 QEEG에 연결하여 프로토콜을 개발합니다. 프로토콜은 고객이 뉴로피드백 치료를 진행하면서 생성되고 업데이트됩니다. 치료에 대한 고객의 반응에 따라 프로토콜을 변경해야 하는 경우가 종종 있습니다. 아래 두 가지 사례 연구를 통해 학습 장애 및 실행 기능 결함을 치료하는 데 있어 평가, QEEG 뇌 매핑 및 프로토콜 생성 과정을 설명합니다.

사례 1

배경 정보 및 증상 병력

12세 여학생 김모양은 같은 반의 다른 학생들을 따라잡는 데 어려움을 겪고 있다는 우려로 처음에 신경심리 평가를 받기 위해 저희 클리닉을 찾아왔습니다. 이전에 읽기 장애(난독증) 진단을 받은 적이 있었고 읽기 중재를 받았지만 별다른 진전이 없었습니다. 임상 인터뷰를 진행한 결과, 김 양의 사례는 단순한 난독증보다 훨씬 더 복잡하다는 것이 분명해졌습니다. 김 씨는 입양되었기 때문에 발달 이력이 거의 알려지지 않았습니다. 알려진 바에 따르면 영양실조와 극도로 빈곤한 환경에서 자랐을 가능성이 높습니다. 그녀는 항상 저체중이었고 적절한 체중을 유지하는 데 항상 어려움을 겪었습니다. 그녀의 부모는 언어 결함, 단어 해독 문제, 운동 능력을 교정하기 위해 조기 개입을 받도록 했습니다. 이러한 개입 중 많은 부분이 도움이 되지 않았고, 집중적인 읽기 과외가 해독 능력을 향상시키는 데 도움이 되었지만, 이해력과 기억력은 여전히 매우 낮았습니다. 그녀는 읽기 자료의 전체적인 맥락과 작은 세부 사항을 모두 기억하지 못했습니다. 또한 텍스트를 통해 추론하는 데 어려움을 겪었지만 구체적인 개념은 이해할 수 있었습니다. 클리닉에 내원했을 때는 100회 이상의 읽기 교정을 받았지만 별다른 효과를 얻지 못했습니다. 다른 학습 장애도 지속되었습니다. 김 씨는 수학 문제를 구성 요소로 분해하는 방법이나 에세이를 논리적으로 구성하는 방법을 이해하지 못했습니다. 언어 능력은 학년 수준에 훨씬 못 미쳤고, 대화할 때나 글을 쓸 때 적절한 단어나 구를 찾는 데 종종 어려움을 겪었습니다. 게다가 김 씨는 작업 기억력도 좋지 않아 어려움을 더 심하게 겪었습니다. 그녀는 몇 가지 이상의 정보를 머릿속에 담아두지 못했고, 이는 학업 성적에 큰 영향을 미쳤습니다. 이는 특히 표현 언어 능력에서 두드러졌습니다. 김 씨는 말로 표현하고 싶은 정보를 정리하는 것이 매우 어려웠고, 좌절감으로 인해 포기하고 침묵하는 경우가 많았습니다. 다른 실행 기능 결함과 마찬가지로, 김 씨는 교실에서 집중력과 주의력을 유지하는 데 어려움을 겪었습니다. 더 큰 문제는 정신적 체력을 유지하지 못한다는 것이었습니다.

김 씨는 조금만 정신적인 노력을 기울여도 쉽게 피로를 느끼고 정보 처리가 훨씬 더 어려워졌습니다. 이러한 증상을 관리하기 위해 잠시 애더럴을 복용했지만 효과는 거의 없었습니다. 김 양의 부주의 증상은 ADHD로 인한 전형적인 부주의라기보다는 성장기에 영양실조와 열악한 환경으로 인한 것일 가능성이 높다고 생각했습니다. 김양은 일주일에 몇 시간씩 과외를 받고 있었지만 별 효과가 없었습니다.

또래 친구들을 따라잡지 못한다는 것을 알면서도 좋은 학생이 되고 싶다는 열망으로 불안과 중등도 우울증을 경험하기 시작했습니다. 그녀의 부모님은 앞으로 어떻게 해야 할지 막막했습니다.

평가

김 씨는 약점의 본질을 파악하기 위해 신경심리검사를 받았습니다. 학습 장애를 강화하기 위한 기존의 방법이 거의 효과가 없는 것으로 판명되었기 때문에 이는 전반적인 치료에서 특히 중요했습니다. 김 씨는 IQ 테스트를 포함한 표준화된 테스트와 학업성취도를 측정하는 검사를 받았습니다. 학습, 기억력, 주의력, 실행 기능 등을 검사했습니다. 중요한 것은 자신과 비교하여 김씨의 강점과 약점을 이해하는 것이 중요했습니다.

그림 15.1은 킴의 지능 영역에 대해 자세히 설명합니다. 이는 각 개인의 강점과 약점을 타고난 능력과 비교하여 살펴보는 것이 중요하다는 것을 말해줍니다. 김 씨가 직

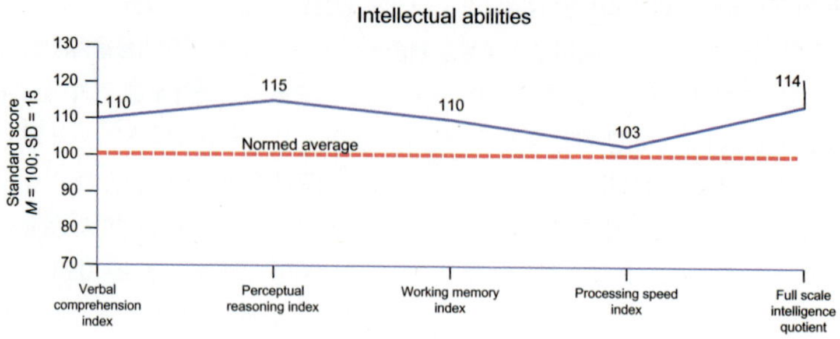

그림 15.1 2012년 12월 3일자 Wechsler 아동용 지능 검사(제4판) 종합 점수로 작성된 Kim의 지능 프로파일

면한 여러 가지 어려움을 고려할 때 지능이 어떤 식으로든 손상되었을 것이라고 의심할 수 있습니다. 그러나 실제로 김 씨는 평균 지능이 높고 지각 추론 능력이 뛰어나며 정보 처리 능력은 상대적으로 약한 것으로 나타났습니다. 이미 그녀의 신경인지 프로필에 대한 보다 명확한 그림이 나타나기 시작했습니다. 표준화된 척도로 측정한 킴의

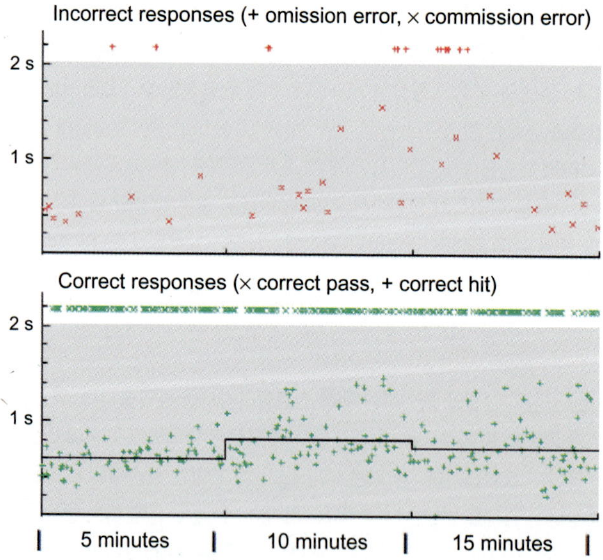

그림 15.2 2012년 11월 11일, Kim의 초기 Quotient ADHD 시스템 지속 수행 검사 응답

학업 프로필은 전반적으로 많은 약점을 가지고 있었습니다. 주의력 테스트 결과, 인지 템포가 느리고 정신적 체력이 떨어지는 것과 일치하는 패턴이 나타나기 시작했습니다.

그림 15.2에서, 킴의 주의력 상태는 Quotients ADHD 시스템 연속 수행 테스트를 사용하여 측정되었습니다. 테스트가 진행되는 15분 동안 특정 목표에 대한 반응 시간을 그래프로 표시했습니다. 김씨는 처음 5분 동안은 적당한 수준의 노력을 지속할 수 있었지만, 이후 주의력과 체력이 빠르게 감소하여 남은 테스트 시간 동안 회복하지 못했음을 쉽게 알 수 있습니다.

개입

김 씨는 상향식 관점에서 이러한 인지적 약점을 해결하기 위해 일련의 개입이 필요하다는 것이 분명했습니다. 뉴로피드백 훈련은 신경생리학적 기초를 강화하는 데 도움이 될 것이며, 주의력 및 기억력과 같은 특정 취약 영역을 구축하기 위해 다른 개입을 추가할 수 있습니다. 그래야만 특정 기술과 개념을 소개하는 공식적인 과외가 성공적으로 이루어질 수 있습니다.

1단계: QEEG 분석

눈을 뜬 상태와 눈을 감은 상태의 데이터를 얻었습니다. 그런 다음 데이터를 아티팩트화하고 눈을 뜬 상태에서 다음과 같은 정량적 분석을 생성하는 데 사용했습니다. 표면 지도는 그림 15.3에 표시된 것처럼 전력, 위상 및 일관성 전반에 걸쳐 눈에 띄게 명백한 문제를 드러냈으며, 단어 형성 및 언어 생성과 관련된 영역에서 가장 심각한 편차를 보였습니다.

저해상도 뇌 전자기 단층 촬영(LORETA) 단층 영상을 사용한 분석 결과, 많은 영역에서 심각한 편차가 나타났습니다. 특히 1 Hz와 2 Hz의 낮은 주파수에서 브로드만 영역 13 (섬 피질)과 23 (대상 피질)은 평균보다 1,943.25 표준편차 낮았습니다. 김씨의 보고된 증상과 일치하는 이 영역은 김씨에게 취약한 두 가지 영역인 어휘 및 의미 처리와 밀접하게 관련되어 있습니다. 또한 10 Hz 대역의 편차는 모두 유의미했습니다.

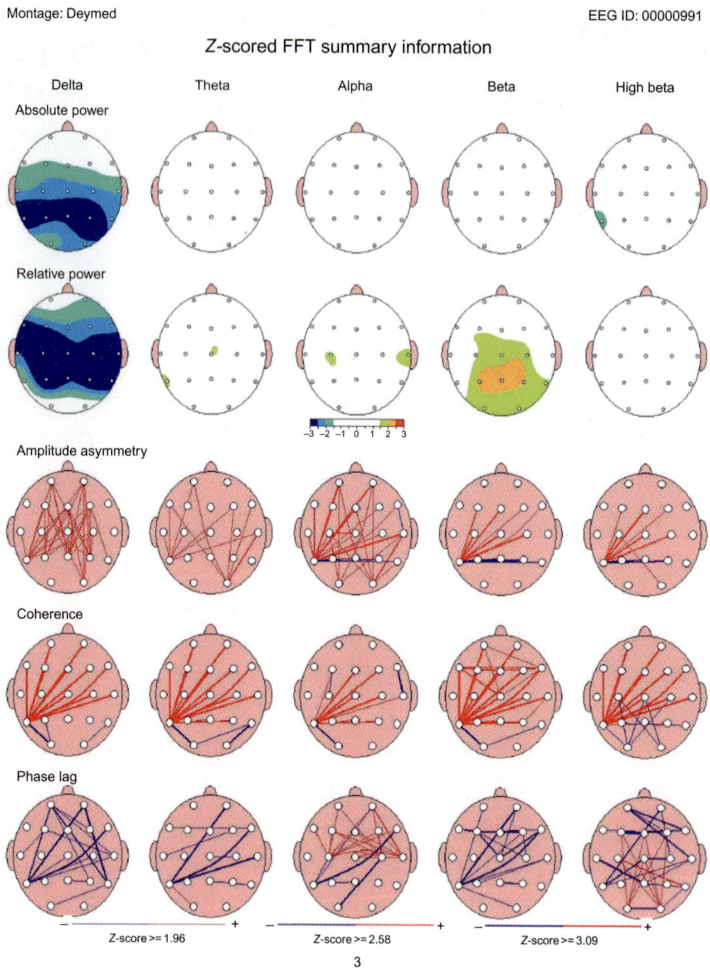

그림 15.3 2013년 4월 27일에 넥서스 증폭기와 19개의 리드를 사용하여 김씨의 초기 QEEG를 실시했습니다.

그림 15.4에서 볼 수 있듯이 좌측 전전두엽 피질, 청각 피질 및 후대상피질 영역에 널리 퍼져 있었습니다. 특정 영역은 다음과 같습니다. 브로드만 영역 8, 9, 44, 45, 46, 41, 29에서 2 표준편차 이상의 과도한 알파 활동이 평균에서 2 표준편차를 훨씬 초과하는 것으로 나타났습니다.

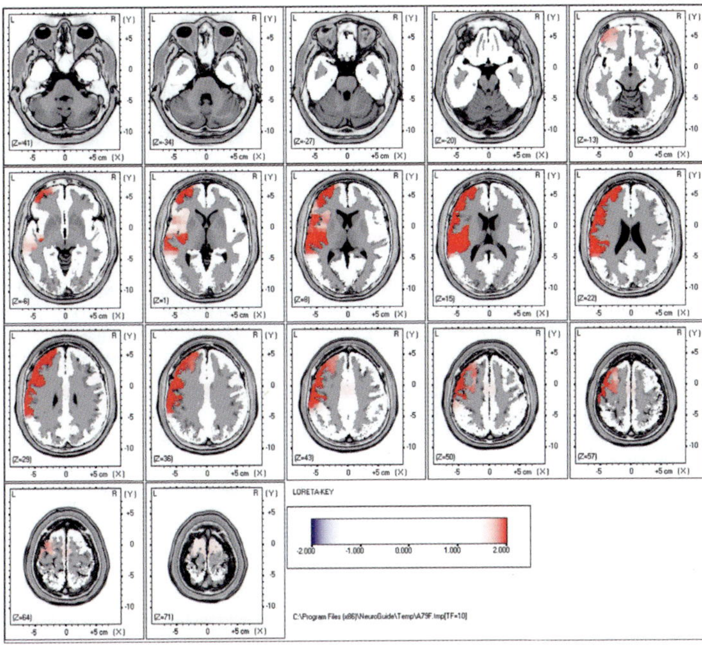

그림 15.4 좌측 전전두엽 피질과 브로카 영역을 포함한 측두엽 영역 전체에서 10 Hz에서 활동이 증가했음을 보여주는 피질 조각의 LORETA 분석 결과

이 영역들은 이 포함된 브로드만 영역은 김 씨의 증상에서 중요한 역할을 합니다. 영역, 청각 피질의 헤츨 이랑, 전전두엽 피질 영역은 언어 생성, 청각 처리, 실행 기능 및 작업 기억과 관련된 네트워크를 구성합니다. 그리고 이 모든 것이 김씨의 도전과 관련이 있습니다.

1단계: 2채널 Z-Score 교육

김씨는 T5의 초점 불일치 문제를 해결하고 언어 영역과 대뇌피질 정보 처리 영역 간의 연결성을 높이기 위해 여러 세션의 2채널 Z 점수 훈련을 완료했습니다. 2채널 훈련을 마친 후, 김 씨는 초기 매핑에서 보였던 과잉 베타 관련 파워 문제와 많은 과잉 일관성 문제를 상당 부분 해결했습니다. 더욱 흥미로웠던 것은 김군의 어머니가 김군의 수다스러움이 증가하고 어휘 사용이 전반적으로 향상되었다는 보고였습니다. 김 씨의 어머니는 김 씨가 언어를 훨씬 더 유연하게 사용하고 있으며, 하고 싶은 말을 다 표현하기 전에 좌절하여 포기하는 대신 자신의 생각을 더 잘 표현할 수 있게 되었다고 느꼈습니다.

2단계: 19채널 LORETA Z 점수 훈련

김 씨는 2채널 뉴로피드백 훈련으로 어느 정도 성공을 거두었지만, 여러 노드와 네트워크가 증상에 관여하고 있으며 보다 포괄적인 접근 방식이 필요하다는 것을 알게 되었습니다. 그 후 김 씨는 NeuroGuide 소프트웨어를 사용하여 훈련에 필요한 선택 항목을 생성하는 19채널 LORETA Z 점수 훈련으로 전환했습니다. 새롭게 업데이트된 QEEG를 분석한 후, 김씨의 눈을 뜬 상태에서 증상 체크리스트가 만들어졌습니

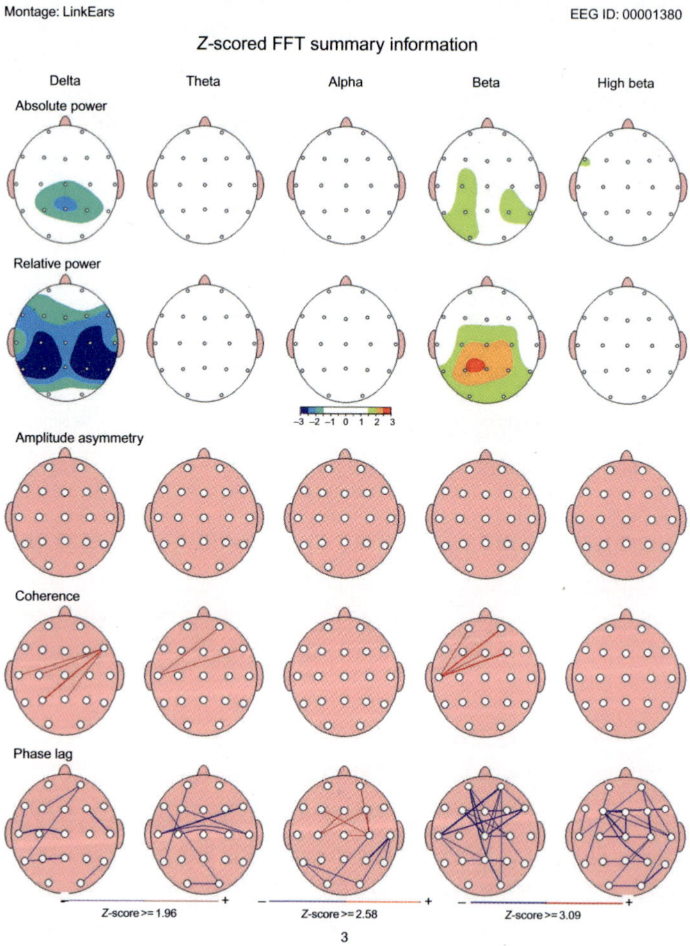

그림 15.5 Kim's updated QEEG, taken August 6, 2013, showed dramatic improvements in connectivity, including resolution of the hypercoherence seen in the left temporal areas

다. 여기서 주목해야 할 점은 김씨가 눈을 뜬 상태에서 훈련을 하고, 많은 증상이 시각 데이터 처리와 관련이 있기 때문에 눈을 뜬 상태에서 증상 체크리스트를 작성하는 것이 중요하다는 점입니다. 이는 모든 개인과 현재 상태에 해당되는 것은 아니며, 훈련 세션을 수행하고 그에 따라 눈을 뜨거나 감은 상태를 사용하는 방법을 결정하는 것은 임상의의 재량입니다. 약 4개월 후에 실시된 김씨의 업데이트된 QEEG는 그림 15.5에서 볼 수 있습니다.

이번에도 눈을 뜨고 있는 상태와 눈을 감고 있는 상태의 두 가지 조건을 기준 QEEG와 비교하기 위해 실시했습니다. 눈을 뜬 상태의 표면 맵에서는 저주파수, 특히 1 Hz에서 여전히 전력 결함이 존재합니다. 업데이트된 지도를 보면 시각 처리, 언어 및 사회적 인지와 관련된 영역에서 나타나는 베타 범위의 비정상적인 빠른 활동 영역도 보이기 시작합니다. 이 시점에서 김 씨는 최근 학교에 복학했는데, 이는 그녀의 삶에서 지속적인 스트레스의 원인이었으며, 이러한 편차 중 일부, 특히 전대상피질 영역의 과도한 베타 활동은 부분적으로 학교 복학에 대한 불안감 때문일 수 있다는 점에 유의하는 것이 중요합니다. 연결성 측정에서 상당한 개선이 이루어졌습니다. T5와 관련된 과잉 일관성이 완전히 해결되었기 때문입니다. 또한 진폭 비대칭의 이상도 정상화되었습

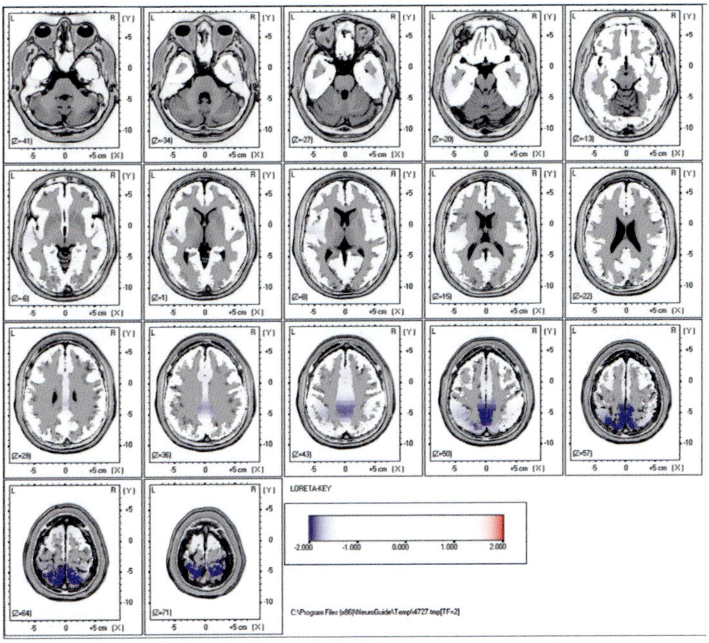

그림 15.6 LORETA imaging taken from Kim's updated QEEG on August 6, 2013, eyes open condition, showing decreased 2 Hz activity posteriorly

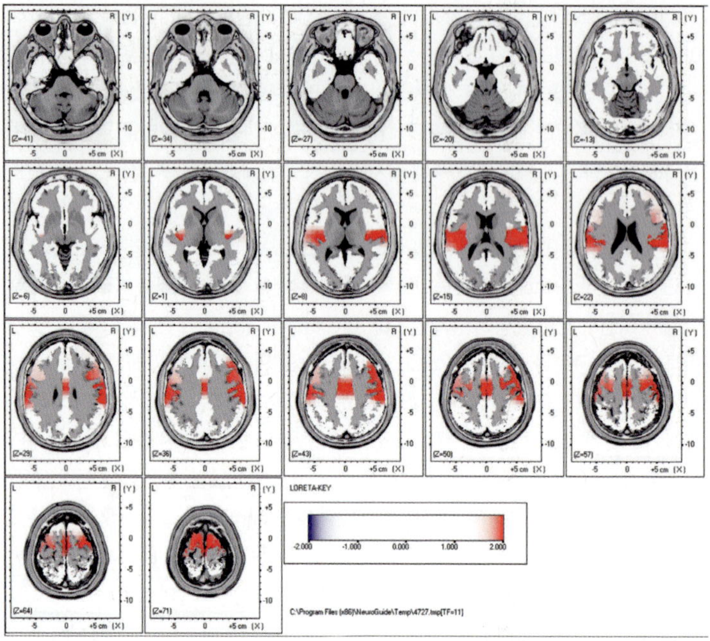

그림 15.7 LORETA 이미징은 양쪽 11Hz 대역에서 증가된 활동을 보여줍니다. 2013년 8월 6일 그녀의 QEEG 기록에서 가져옴

니다. LORETA 분석 결과, 여전히 해결되지 않은 전력 결함이 발견되었습니다. 12 Hz 대역, 양측 브로드만 영역 7 (상두정엽, 연관 감각운동 영역이 있는 곳)에 국한된 것으로 나타났습니다. 이 영역은 시각 공간 정보 처리 및 작업 기억뿐만 아니라 처리 및 작업 기억과 언어 이해력에서 역할을 하기 때문에 특히 관심이 있었습니다(그림 15.6).

일부 비정상적인 알파 활동은 10-11 Hz 대역에서 여전히 존재했습니다. 대역(그림 15.7 참조), 좌측 및 우측 측두엽 내에 국한된 영역(브로드만 영역 41 및 43)에 국한되어 있지만, 대부분의 활동은 왼쪽 전전두엽 피질에서 비롯된 활동이 대부분 해결되었습니다. 그러나 여전히 남아있는 전력 이상은 특히 감각 입력이 풍부한 교실에서 음성 정보를 처리하고 주의하는 데 어려움을 겪는 데 계속 기여했습니다. 증상 체크리스트의 선택 항목은 증상 별자리를 대상으로 합니다. 증상 선택 항목과 LORETA 분석 간의 보다 정확한 상관관계를 고려하여 네트워크가 아닌 특정 증상을 타겟팅하기로 결정했습니다. 선택된 증상에는 느린 읽기, 주의력 결핍-쉽게 산만함, 불안이 포함되었습니다. 훈련을 위해 선택된 브로드만 영역에는 7, 13, 31, 40, 41, 42번 영역과 파워, 절대 위상, 일관성 등의 지표가 포함되었습니다. 프로토콜이 편차 영역과 밀접하게 일치하는지 확인하기 위해 LORETA 일관성 및 위상에서 생성된 tdt 테이블과 비교하여 선택 항목을 확인했습니다. 여기서 주의해야 할 점은 증상 체크리스트에서 증상을 선택할 때, 제시된 문제에 대한 직접적인 증상이 나열되지 않는 경우가 있다는 것입니다. 예를 들어, 김 씨는 일반적으로 느린 독해자로 분류되지 않을 수 있는데, 이는 김 씨의 문제가 이해력에 더 가깝기 때문입니다. 그러나 일치하는 브로드만 영역을 검토한 결과, 느린 독서가 적절한 관심 영역에 해당하므로 느린 독서를 선택해야 한다는 것이 분명합니다.

불안은 정보 처리, 주의력 자원 또는 읽기와 직접적인 관련이 없지만 이 모든 것과 순환적인 관계를 가지고 있기 때문에 선택되었습니다. 학습 장애가 있는 개인은 또래와의 관계에서 자신의 어려움을 예민하게 인식하는 경우가 많기 때문에 불안이 자주 관찰됩니다. 불안은 이러한 근본적인 어려움으로 인해 발생할 뿐만 아니라 이러한 어려움을 더욱 악화시킵니다. 상당한 수준의 불안을 느껴본 사람이라면 불안한 생각이 인지 처리 시스템을 방해하고 압도할 때 주의를 기울이거나 복잡한 정보를 종합하는 것이 얼마나 어려운지 잘 알고 있을 것입니다. 따라서 전체 인과 고리를 파악하기 위해 불안 증상을 포함하는 것이 좋습니다.

교육 세션 진행

김 씨는 두 번째 QEEG를 받은 직후부터 19채널 LORETA Z-score로 훈련을 시작했습니다. 그녀는 방과 후 매주 두 번씩 훈련을 받았습니다. 훈련 세션은 증상과 가능한 복부 반응을 확인하는 것으로 시작되었습니다. 처음에 킴은 3분씩 4세트, 12분 이상은 견딜 수 없었습니다. 쉽게 피로를 느끼기 때문에 학습 곡선을 유지하기 위해 한계를 넘어서지 않도록 했습니다. 하지만 일정 시간이 지나자 4분 라운드 4세트까지 할 수 있게 되었고, 때로는 5세트까지 할 수 있었습니다. 때때로 Kim은 훈련 매개변수를 기본값인 250 ms보다 더 오래 유지하도록 요청받았고, 시간 창을 750 ms로 늘렸습니다. 훈련은 게임, 포인트, 가끔씩의 보상을 사용하여 다양하고 흥미롭게 유지되었습니다. 김 씨는 훈련에 열심히 임하려는 자기 동기 부여가 매우 강했기 때문에 뉴로 피드백의 본질적인 가치를 느끼지 못하는 다른 사람들에 비해 외부 보상이 덜 필요했습니다. 실제로 김 선수는 여러 지점에서 제공된 보상을 거절했으며, 그런 의미에서 그녀는 규칙의 예외가 되었습니다. 주기적으로 업데이트된 QEEG가 수행되었고, 이후 새로운 프로토콜이 만들어져 선택된 증상 별자리가 현재 나타나는 증상과 계속 일치하도록 하고, LORETA 분석 및 .tdt 파일에서 볼 수 있는 브로드만 관심 영역이 통합되었습니다.

3단계: 보완적 개입 도입하기

총 20회의 LORETA Z 점수 훈련을 받은 후, 김 씨는 정보를 배우고 흡수하는 능력이 크게 향상되기 시작했습니다. 인지적 기초의 구멍이 메워지고 있었고, 우리는 지금이 그 기초를 다질 수 있는 보완적 개입을 도입하기에 좋은 시기라고 생각했습니다.

우리는 먼저 그녀의 작업 기억, 즉 정보를 머릿속에 저장하고 조작하는 능력을 다루는 것부터 시작했습니다. 작업 기억은 모든 종류의 문제 해결에 필수적이며, 학교에서는 수학 문제를 풀고, 선생님의 이야기를 들으면서 동시에 필기를 하고, 에세이를 일관성 있게 정리하기 위해 끊임없이 작업 기억을 사용해야 합니다. 작업 기억은 독해력에서도 특히 중요하며, 특히 이미 읽기에 많은 어려움을 겪고 있는 난독증 독자들에게는 더욱 그렇습니다. 코그메드 작업 기억 훈련(cogmed working memory training)은 김 군의 치료를 위한 논리적인 다음 단계였습니다.

코그메드(cogmed)는 작업 기억과 주의력 향상을 목표로 하는 집중 훈련 프로그램입니다. 김 씨는 코치의 도움을 받아 주 5일, 하루 3040분씩 훈련을 받았습니다. 운동은 시각과 청각을 모두 사용했습니다. 동시에 뉴로피드백도 병행했습니다. 이 두 가지 훈련을 병행한 지 일주일 후, 김 양의 어머니는 김 양이 쉽게 피로를 느끼고 학교에서 깨어 있고 주의력을 유지하는 데 어려움을 겪고 있다는 것을 알게 되었습니다. 뉴로피드백과 코그메드의 이중 접근 방식은 그녀에게 너무 무리한 것이었습니다. 그녀는 뉴로피드백을 잠시 중단하고 남은 20일간의 코그메드 프로그램을 마쳤고, 그 결과 문제가 해결되었습니다. 그 후 그녀는 긴장감이나 피로감 없이 뉴로피드백 훈련으로 돌아갈 수 있었습니다. 그녀는 결과 측정을 다시 테스트하기 전에 20개의 세션을 더 완료했습니다.

4단계: 최종 업데이트 및 결과

김 씨는 연말연시 동안 훈련을 쉬었다가 2014년 2월에 다시 돌아와 업데이트된 QEEG와 후속 신경심리 검사를 받았습니다. 결과는 놀라웠습니다. 이전에는 부끄러움을 많이 타며 위축되어 있던 아이가 자신감을 되찾고 학교에 기꺼이 참여하게 되었다고 부모님은 보고했습니다. 독해력과 주의력도 크게 향상되었습니다. Kim 은 다시 Quotient ADHD 시스템을 사용하여 테스트를 받았는데, 인지적 노력과 주의력을 지속하는 능력이 현저하게 개선되었습니다. 그림 15.8은 테스트 기간 동안의 반응을 보여주는데, 누락과 위탁 오류가 줄어들어 충동성과 주의 산만성이 감소하고 반응 시간의 변동성이 현저히 줄어들어 전반적으로 주의력이 향상되었음을 나타냅니다.

30초 간격으로 측정한 김 양의 주의력 상태를 분석해보면(그림 15.9 및 15.10), 인지 조절 능력이 극적으로 변화한 것을 확인할 수 있으며, 이것이 교실에서의 전반적인 기능을 어떻게 크게 향상시킬 수 있는지 쉽게 알 수 있습니다. 김씨의 새로운 QEEG도 비슷하게 개선된 모습을 보였습니다.

그림 15.11에서 볼 수 있듯이, 델타 밴드의 결핍은 물론 알파 밴드 내의 과도한 활동도 해결되었습니다. 전두엽 영역의 과잉 활동과 절대 위상 내의 일부 이상은 여전히 남아있었습니다. 실행 능력과 관련된 증상은 상당히 개선되었습니다. 김 씨는 이제 글과 말을 훨씬 더 정확하게 정리할 수 있게 되었을 뿐만 아니라 머릿속에 떠오르는 아이디

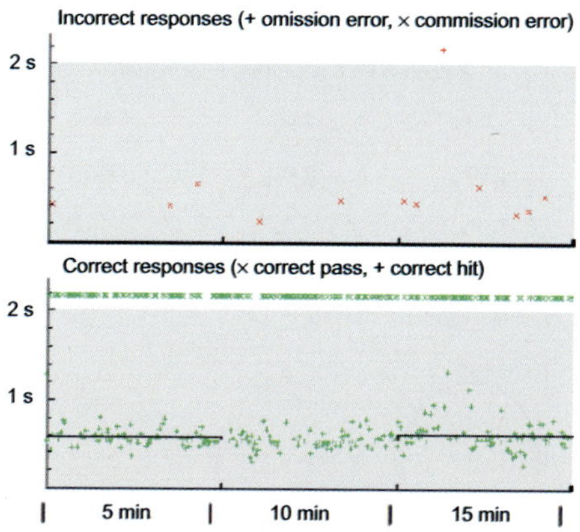

그림 15.8 2013년 9월 25일 재검사 시점에서 Kim의 Quotient ADHD 시스템 표적 및 비표적 응답이 개선된 것으로 나타남

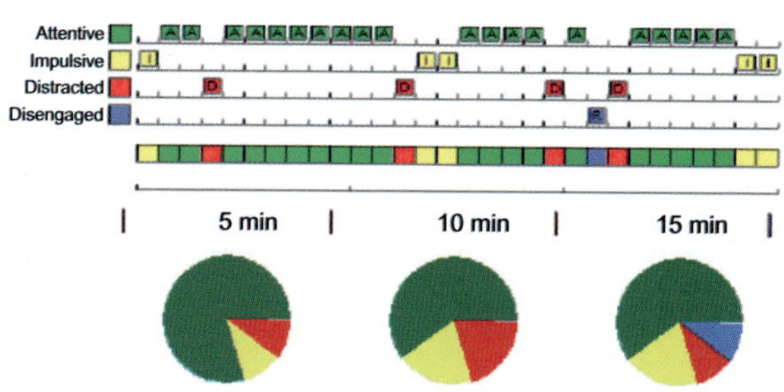

그림 15.9 훈련 전에 30초 간격으로 분석한 Kim의 주의 상태. 그녀는 상당한 시간을 충동적으로 반응하거나, 산만해져 있거나, 한순간에는 완전히 과제에서 벗어나 있는 상태로 보냅니다.

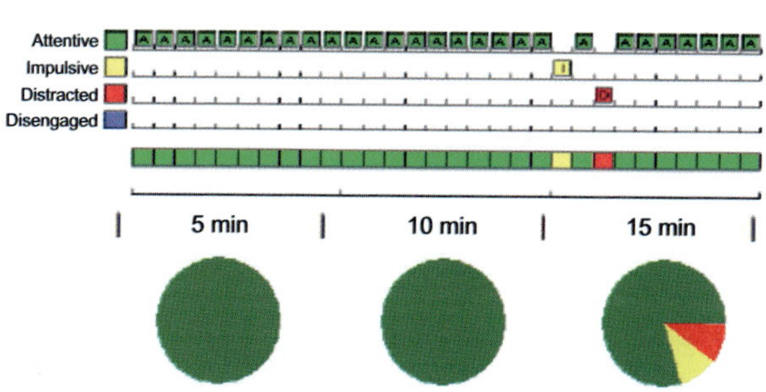

그림 15.10 Kim의 주의 상태 분석 결과는 훈련 후 30초 간격으로 측정된 것입니다. 이 분석에 따르면, 그녀는 테스트 기간 동안 오직 두 번만 완전히 집중하지 못했던 것으로 나타났습니다. 즉, 전체 테스트 시간 동안 거의 전적으로 과제에 집중하고 있었음을 의미합니다.

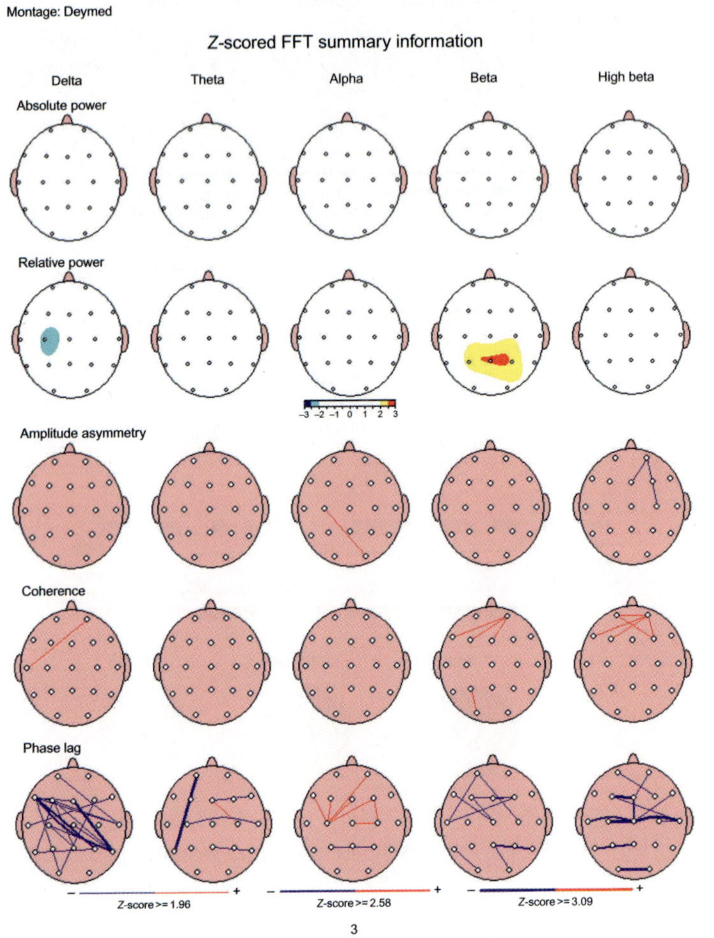

그림 15.11 Kim의 최종 QEEG(정량적 뇌파 분석)에서의 표면 맵은 2014년 2월 26일에 기록된 것입니다. 이 표면 맵은 그녀의 기초 QEEG와 비교했을 때 절대 전력(absolute power)의 개선을 보여주고 있습니다. 이를 해석하면 다음과 같습니다:

어를 체계적이고 일관성 있게 표현할 수 있게 되었습니다. 복잡한 정보를 머릿속에 저장하고 조작하는 능력이 훨씬 더 뚜렷해졌고, 그 결과 그녀의 부족한 읽기 및 수학 능력은 훨씬 덜 힘들어졌으며 또래 친구들과 동등한 수준으로 향상되었습니다. 이 시점에서는 훈련을 계속할 필요가 없다고 판단하고 대신 더 많은 기술 기반 개입으로 초점을 옮겼습니다. 표면 지도의 개선보다 더 놀라운 것은 LORETA에서 볼 수 있듯이 10-11

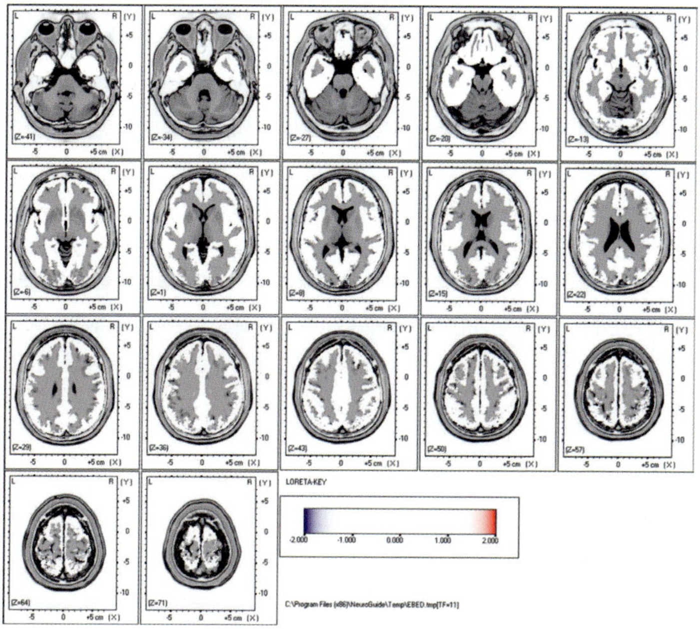

그림 15.12 Kim의 최종 QEEG에서 2014년 2월 26일에 수행된 LORETA 분석 결과는 11 Hz 주파수 대역의 정규화된 데이터를 상세히 나타내고 있습니다. 이를 해석하면 다음과 같습니다:

Hz 대역의 비정상적인 활동이 완전히 해결되었다는 점입니다.

그림 15.12는 2014년 2월 26일의 최종 QEEG에서 전류 밀도에 이상이 없는 11 Hz 대역을 보여줍니다.

결론

김씨의 사례는 뉴로피드백 훈련과 보완적 중재, 그리고 인지적 결함을 더 잘 이해하기 위한 신경심리검사를 결합한 성공적인 사례 중 하나입니다. 19채널 LORETA Z 점수 훈련을 통해 김씨는 인지 잠재력을 완전히 극대화하고 이전에는 없던 인지 자원을 얻을 수 있었습니다. 이는 또한 다른 집중 개입이 더 효과적일 수 있는 길을 열어주었습니다. 킴은 뉴로피드백과 코그메드를 통해 얻은 이득을 계속 유지하고 있으며, 이제 교실 환경에서도 성공할 수 있게 되었습니다. 학업뿐만 아니라 정서적으로도 많은 도움을 받았으며, 이제 또래 친구들과 동등한 수준의 능력을 발휘할 수 있다는 자신감을 갖게 되었습니다.

사례 2

증상이력

사라는 읽기, 쓰기, 철자, 수학 능력과 관련하여 교실에서 고민을 하다가 저희 클리닉을 찾은 10세 여자아이입니다. 사라는 이전에 난독증 진단을 받은 적이 있으며, 진단 후 6주간의 집중 읽기 프로그램인 린다-무드 벨을 이수했습니다. 프로그램 이후 약간의 개선이 있었지만 여전히 읽기 유창성과 이해력에는 상당한 어려움을 겪었습니다. 사라의 부모는 가능한 진단에 대한 최신 정보를 얻고 다른 가능한 중재에 대한 정보를 얻기 위해 새로운 평가를 요청했습니다. 임상 인터뷰에서 사라의 부모는 사라가 책을 읽다가 단어를 건너뛰는 경우가 많고 읽은 정보를 이해하는 데 어려움을 겪고 있다고 보고했습니다.

Sarah의 부모는 읽기 문제 외에도 작업 기억, 다단계 지시를 따르는 능력, 시간 관리, 작업 시작과 같은 실행 기능에 많은 어려움을 겪고 있다고 보고했습니다. 사라는 어떤 사건과 관련하여 시간이 얼마나 지났는지 또는 얼마나 남았는지 물어볼 때 어려움을 겪었습니다. 예를 들어, 아침에 학교에 가기 전에 준비해야 하는 시간을 계산하지 못하는 경우가 많았습니다. 사라의 부모는 사라의 전반적인 자신감에 대해서도 우려를 표했으며, 실수를 피하기 위해 질문에 "모르겠어요."라는 대답을 자주 하는 것을 관찰했습니다. Sarah는 일반적으로 덜 체계적인 교실 환경을 제공하는 몬테소리 기반 학교에 다녔습니다. 몬테소리 학교는 다양한 연령대가 혼합된 교실, 교실 안팎을 자유롭게 돌아다니며 학생이 선택한 활동을 제공한다는 점에서 기존 학교와 다릅니다. 사라가 저희 클리닉에 입학했을 당시 교사들도 교실에서 심각한 실행 기능 장애를 발견하고 있었습니다.

평가

사라는 저희 클리닉에서 전체 신경심리 평가를 완료했습니다.

그녀는 학업 점수를 비교하기 위한 지능 테스트뿐만 아니라 다양한 측정을 완료했습니다. 킴과 비슷합니다. 사라는 영리한 아이지만 학업 측정에서 많은 점수가 전반적인 능력과 크게 차이가 났습니다. 사라는 친절하고 외향적인 아이로 보였지만, 시험 중 특히 어려운 과제가 주어졌을 때 적절한 노력을 유지하는 데 어려움을 겪는 경우가 많았습니다. 대신 사라는 산만해 보이거나 검사관과 관련 없는 대화에 참여하려고 했습니다. 사라는 모든 영역에 걸쳐 다양한 강점과 약점을 가지고 있었지만, 주의력, 읽기, 쓰기, 수학 측정에서 일반적으로 인지능력에 비해 낮은 성적을 보였습니다.

그림 15.13은 사라의 전반적인 지적 기능 능력을 보여줍니다. Sarah는 부모와 교사의 보고서와 일치하는 평균적인 언어 및 비언어적 지적 능력을 보였으며, 작업 기억과 처리 속도에서 상대적으로 취약한 것으로 나타났습니다.

그림 15.14에서 사라의 읽기 측정 결과는 인지능력에 비해 읽기 정확도와 유창성

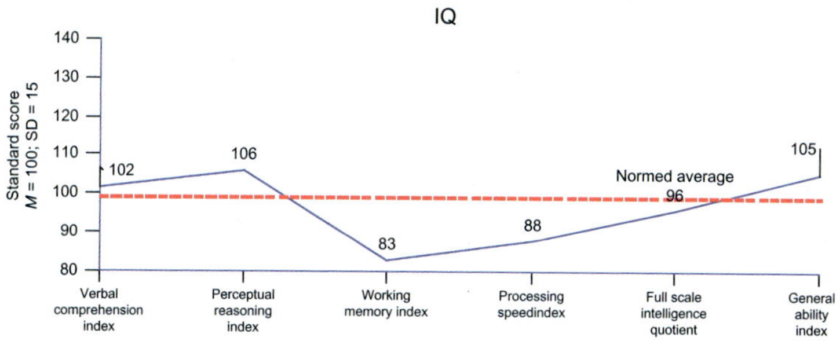

그림 15.13 Sarah의 지적 프로파일은 2013년 8월 20일에 실시된 **Wechsler Intelligence Scale for Children—4th Edition (WISC-IV)**의 복합 점수를 바탕으로 작성된 것입니다.

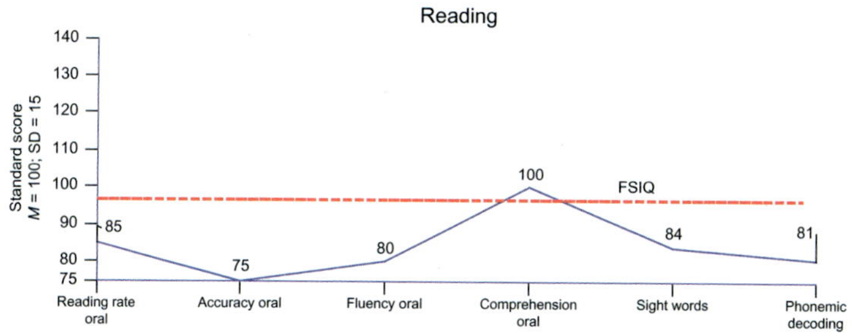

그림 15.14 Sarah's intellectual profile compiled from composite scores on the Test of Word Reading Efficiency—2nd Edition, Form A (TOWRE-2) and Gray Oral Reading Test, 5th Edition, Form A (GORT-5), August 20, 2013.

에서 상대적으로 취약한 것으로 나타났습니다. 그녀의 읽기 수행 능력은 예상보다 느리고 정확도가 떨어졌으며, 작은 단어(예: "on", "now", "the")를 생략하는 경향이 있었습니다.

또한, 지문을 읽는 것이 더 어려워짐에 따라 사라는 종종 단어를 부정확하게 발음하고 자신의 실수를 인식하는 데 적절한 시간이 걸리지 않았습니다. 그림 15.15는 지수 ADHD 시스템에서 가져온 사라의 주의력 상태를 보여주는 그림으로, 사라가 다음을 유지하지 못했음을 보여줍니다. 누락 오류와 행동 오류의 과도한 수로 나타나며, 이는 시간에 따른 주의 산만과 충동성에 상대적인 약점을 나타냅니다. Sarah는 자주 산만하거나 충동적이었으며, 테스트 시간의 절반도 채 되지 않는 시간 동안만 주의를 기울였습니다. 이는 누락 오류와 행동 오류의 과도한 수로 나타나며, 시간에 따른 주의 산만과

ATTENTION ANALYSES CONTINUED

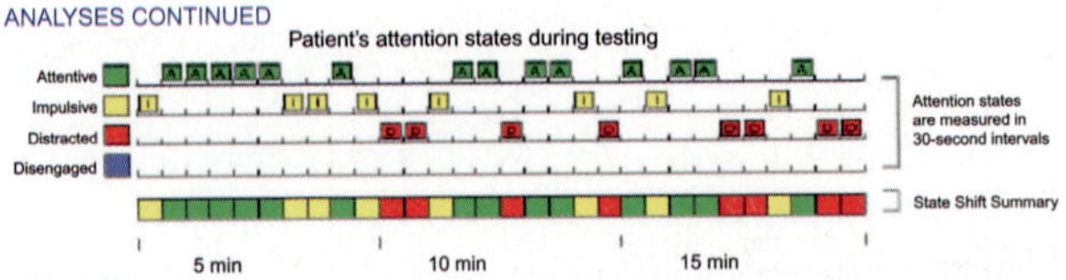

Attention State Results

Measure		Results	Reference Range (16-84 Percentile)	Age Percentile (↕ ≤ 16 Age Percentile)
Number of Shifts: *(number)* *A measure of how many times a change in behavioral states occurs over the course of a test.*		18	5 - 17	13↕
Attentive: *(percent)* *Percent of 30 second blocks in which subjects performed with very high level of accuracy.*		46.7	23.3 - 90.0	30
Impulsive: *(percent)* *Percent of blocks when subjects performed better than chance but made a significant number of commission errors.*		26.7	6.7 - 50.0	46
Distracted: *(percent)* *Percent of blocks when subjects performed better than chance but missed a significant number of targets.*		26.7	0.0 - 13.3	6↕
R.	**Random:** *(percent)* *Percent of blocks when subjects performed no better than predicted by random chance.*	0.0	0.0 - 6.7	99
M.	**Minimal:** *(percent)* *Percent of blocks when subjects performed no better than predicted by random chance and made few responses.*	0.0	0.0 - 0.0	99
C.	**Contrary** *(percent)* *Percent of blocks when subjects performed worse than predicted by random chance.*	0.0	0.0 - 0.0	99

그림 15.15 Sarah의 초기 ADHD 시스템 지속적 수행 테스트: 주의력 상태, 2013년 8월 26일

충동성의 상대적인 약점을 시사합니다. Sarah는 자주 산만하거나 충동적이었으며, 테스트 시간의 절반도 채 되지 않는 시간 동안만 주의를 기울였습니다.

개입

기존의 조치는 크게 효과적이지 않았기 때문에 주의력 및 실행 기능 문제와 관련된 문제를 해결하기 위해 Sarah에게 뉴로피드백을 시작하도록 권장했습니다. 또한 독해력과 관련된 영역도 다루어 그녀의 읽기 어려움을 지원했습니다.

1단계: 뇌파 분석

Sarah의 초기 뇌파는 2013년 9월 27일에 Nexus 앰프를 사용하여 실시되었습니다. 눈을 뜬 상태와 눈을 감은 상태 모두에서 획득했습니다. 그런 다음 데이터를 아티팩트화하고 눈을 뜬 상태에서 다음과 같은 정량적 분석을 생성하는 데 사용했습니다. 그림 15.16에 표시된 표면 맵은 제한된 정보를 제공했습니다.

FZ의 델타 및 베타 범위 내에서 국지적인 활동 외에도, 지도에는 오른쪽 시간 영역에서 발생하는 진폭 비대칭과 절대 위상의 결함이 나타났습니다. 비정상적인 생리의 근원을 밝히기 위해서는 LORETA를 사용한 추가 분석이 필요하다는 것이 분명해졌습니다. LORETA 전류 밀도 분석은 매우 명확한 그림을 보여 주었으며, 22.3-22.7 표준편차 범위의 델타 12 Hz에서 느린 활동의 결핍이 피질 피질, 양측 두정엽 및 섬모 영역

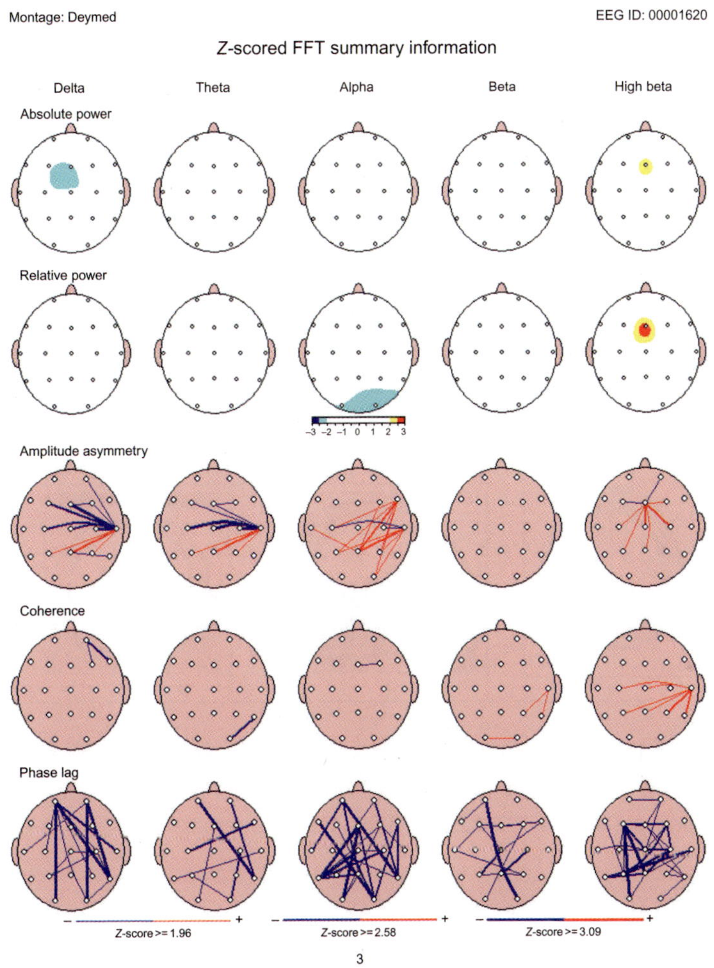

그림 15.16 Sarah의 초기 QEEG에서 2013년 9월 27일에 촬영된 표면 맵입니다. FZ 주변에서 국소화된 절대 전력의 이상이 관찰되었습니다. 그러나 가장 우려되는 발견은 주파수 대역 전반에 걸쳐 짧은 위상 지연 시간이었습니다.

에서 나타났습니다(그림 15.17).

이러한 영역은 기억력, 지속적 주의력 및 일반적인 인지 처리에 크게 관여하기 때문에 사라의 경우 특히 중요하며, 이 모든 것이 사라에게 큰 도전이었습니다. 또한, 전대

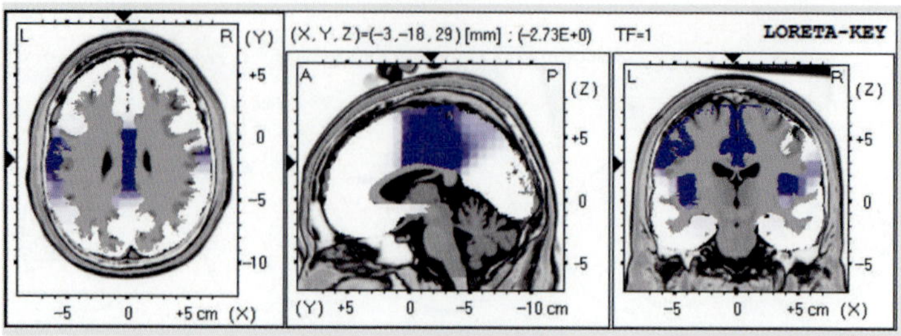

그림 15.17 Sarah의 초기 QEEG 기록에서 1 Hz 대역의 LORETA 분석(조건: 눈을 감지 않은 상태)입니다. 음영 처리된 영역에서 이상 활동이 평균보다 거의 3 표준편차 만큼 벗어나 있는 점을 주목하세요.

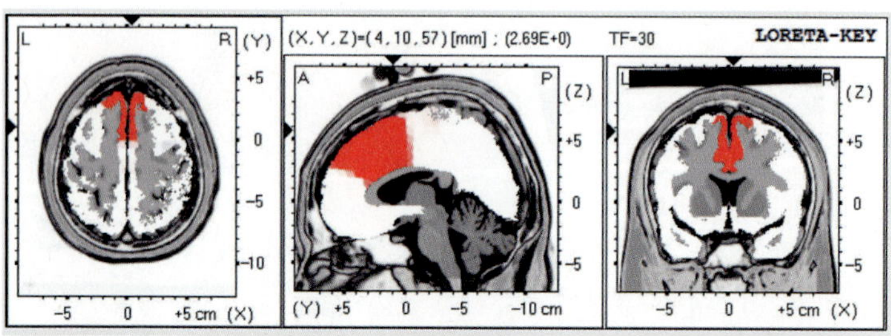

그림 15.18 30 Hz 대역의 LORETA 분석으로, 전두엽 피질 내에서 과도한 베타 활동이 포함된 결과입니다. 여기에는 전방 대상피질(anterior cingulate)과 전두엽 피질(prefrontal cortex), 그리고 전운동 영역(premotor areas)이 포함됩니다.

상회와 상측 및 내측 전두대상회에서는 베타 범위(2930 Hz)에서 과도한 빠른 활동이 있었습니다. 그림 15.18은 브로드만 영역 6, 8, 9, 24, 32에서 이러한 과도한 빠른 활동이 어느 정도 존재하는지 보여줍니다.

이러한 활동은 부분적으로 사라의 낮은 자존감 및 지각된 도전에 대한 불안, 그리고 실행 기능의 심각한 결함과 관련이 있을 수 있습니다.

1단계: 19채널 표면 Z 점수 훈련

첫 번째 QEEG를 분석한 후, 신경가이드의 증상 체크리스트를 사용하여 우려되는 영역을 선택했습니다. 다시 한 번 강조하지만, 서로 관련된 증상을 선택하는 것이 얼마나 중요한지 알 수 있습니다.

Sarah는 처음에는 NF1을 사용하여 표면 뇌파를 일관성 내에서 훈련하고 위상 이동 및 위상 잠금을 사용하여 이러한 측정치 내의 이상 징후를 해결하기로 결정했습니다. 사라의 초기 프로토콜에 포함된 선택 항목은 주의력 결핍-쉽게 산만함, 느린 읽기, 실행 기능 문제였습니다.

뉴로피드백 훈련 세션 진행하기

Sarah는 첫 번째 QEEG를 받은 직후부터 뉴로피드백 세션을 시작하여 일주일에 두 번 등교 전에 방문했습니다. 처음에는, 사라는 뉴로피드백 세션이 진행되는 동안 적절한 노력을 유지하지 못하는 경우가 많았습니다. 가만히 앉아 있기가 힘들어 팔을 뻗거나 다리를 차거나 세션 중에 치료사와 대화를 시작하려고 시도하는 경우가 많았습니다.

또한 사라는 12분을 넘기지 못했고 종종 피곤하다고 불평했습니다. 사라의 부모님과 치료사는 함께 협력하여 사라를 격려하는 보상 시스템을 만들었습니다. 사라는 뉴로피드백 게임을 하면서 획득한 포인트에 따라 상품을 받았고, 그 결과 스트레스가 완화되는 것 같았습니다. 예를 들어, Sarah가 뉴로피드백 게임에서 획득한 포인트가 750점에 도달하면 롤러블레이드 한 쌍을 상품으로 받았습니다. 14회기(2013년 11월 27일) 이후 사라의 부모는 긍정적인 변화를 보지 못했다고 우려를 표명했습니다. 그들은 또한 그녀의 선생님들과도 이야기를 나눴지만, 그 누구도 교실 행동과 관련하여 어떤 변화도 보고하지 않았습니다. 지금까지 뉴로피드백을 통해 어떤 변화가 있었는지 평가하기 위해 업데이트된 QEEG를 작성했습니다. 분석 결과, 프로토콜에 포함된 지표(일관성, 위상 이동/잠금)가 크게 개선되었지만 사라의 파워도 크게 감소한 것으로 확인되었습니다.

2단계: 19채널 LORETA Z 점수 훈련

지상 훈련이 끝난 후, 사라의 진행 상황을 점검하고 절대 전력 내에서 이상 징후를 평가하여 해당 영역을 더 잘 타겟팅하기 위해 업데이트된 QEEG 분석을 수행했습니다. 코히어런스와 위상 불일치는 대부분 해결되었지만, 갑자기 모든 주파수 대역에서 LORETA 전류 밀도에 여러 가지 결함이 발견되었습니다. 사라는 "블루 브레인" 증상을 보였습니다. 그림 15.19에서는 30 Hz 대역에서 만연한 결함과 초기 QEEG에서 이러한 결함이 어떻게 악화되었는지를 확인할 수 있습니다.

이 결과는 거의 모든 주파수 대역에서 일관되게 나타났으며, Z 점수는 23.64 표준편차에 달했습니다. 15번 세션(2013년 11월 29일)부터 사라는 주의력 결핍-쉬운 산만함, 느린 읽기, 실행 기능 문제 등의 증상이 다시 포함된 새로운 LORETA 프로토콜에 대한 훈련 세션을 시작했습니다. 하지만 이번에는 절대적인 힘을 훈련하는 데 중점을 두었습니다.

사라가 새로운 프로토콜에 따라 5회(2013년 12월 11일)의 뉴로피드백 세션을 더 받은 후, 치료사는 사라가 더 주의 집중하고 활기차며 적절하게 집중할 수 있게 되었다

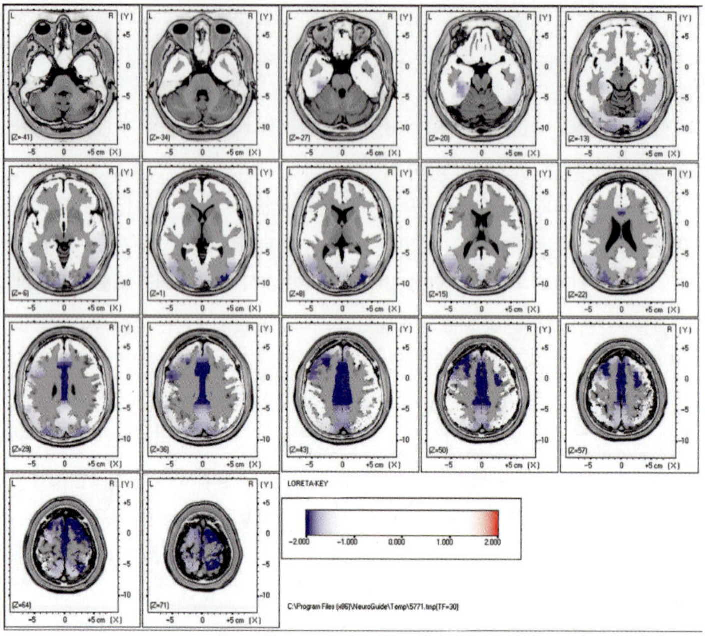

그림 15.19 뇌 전체에 걸쳐 30 Hz 대역에서의 결핍을 상세히 보여주는 피질 단면입니다. Sarah의 업데이트된 QEEG에서 2013년 11월 25일에 촬영되었습니다.

는 것을 알아차렸습니다. 사라의 부모님도 이때 사라의 행동에 몇 가지 변화가 있음을 알아차렸습니다. 사라의 부모님은 5번의 세션이 더 진행된 후(2013년 1월 16일) 이메일을 보내와 사라의 선생님들로부터 긍정적인 피드백을 받았습니다. 사라의 선생님들은 사라가 주어진 시간 내에 수업 과제를 완료하고, 오류를 스스로 수정하기 시작했다는 사실을 알아차리기 시작했습니다. 네 번의 세션이 더 진행된 후, 사라의 부모님과 선생님들은 사라의 행동과 직업 윤리에 눈에 띄는 변화를 발견했습니다. 사라의 선생님들은 사라의 수업 집중력이 크게 향상되었다고 보고했습니다. 또한 사라가 더 이상 교실을 나가기 위해 핑계를 대지 않고, 질문을 하고 다른 아이들을 도와주며 적극적으로 수업에 참여하는 것을 발견했습니다.

또한, 그녀의 선생님들은 그녀가 여전히 일부 읽기 개념에 어려움을 겪고 있지만, 시간을 들여 단어를 소리 내어 읽고 실수를 스스로 수정하고 있다고 보고했습니다. 부모님과 선생님들이 관찰한 이러한 변화 외에도 사라가 뉴로피드백을 받기 위해 저희 클리닉에 내원했을 때 태도에 상당한 변화가 있음을 발견했습니다. 뉴로피드백을 받은 첫

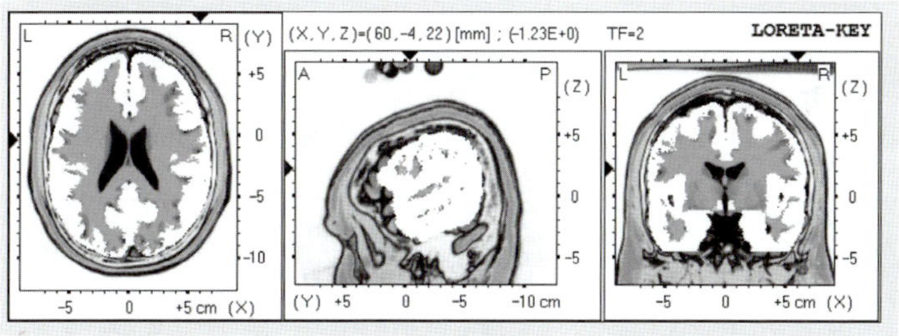

그림 15.20 현재 밀도의 이상이 완전히 해결된 2 Hz 구간을 보여주는 결과입니다. Sarah의 QEEG에서 2013년 3월 26일에 촬영된 것입니다

2개월 동안 사라는 자주 불평하고 자주 보상을 필요로 했습니다.

그녀는 실패했습니다. 적절한 노력을 기울이지 않고 의자에 앉아 다리를 쭉 뻗고 발로 차며 대화를 시도했습니다. 약 25회의 세션이 끝난 후, 사라가 더 이상 자주 방향을 바꿀 필요가 없어진 것이 눈에 띄었습니다. 대신 뉴로피드백 세션이 진행되는 내내 집중력과 노력을 유지할 수 있었습니다. 또한 적절한 타이밍에 대화에 참여하는 것을 즐겼고, 말할 때 훨씬 더 자신감을 갖게 되었습니다.

후속 조치

2013년 3월 26일에 실시한 업데이트된 뇌파 검사에서 Sarah는 여러 주파수 대역에서 눈에 띄게 개선된 모습을 보였습니다. 그림 15.20에서 델타 대역 내 결함의 해결을 볼 수 있습니나.

그림 15.21은 베타 범위, 특히 30 Hz 대역 내에서 이루어진 진전을 보여줍니다. 기억하시겠지만, 30 Hz 대역은 베타 범위에서 활동 부족이 확산되면서 상당한 편차를 보였습니다. 이는 사라의 경우 특히 중요한데, 이러한 빠른 조직화 주파수의 부족이 그녀의 인지 예비력 저하 증상에 크게 기여하고 있었기 때문입니다.

최종 업데이트 및 결과

사라의 뉴로피드백 치료는 매우 성공적인 것으로 판명되었습니다. 약 30회의 세션이 끝난 후 사라의 부모는 뉴로피드백 치료사에게 이메일을 보내(2014년 1월 16일) 놀라운 피드백을 제공했고, 부모와 교사 모두 사라의 행동과 직업 윤리에 상당한 변화가 있음을 알아차렸습니다. 교사들은 사라의 부모에게 학년 초에 관찰되었던 실행 기능 장애가 더 이상 문제가 되지 않는다고 보고했습니다. Sarah는 교실에서 집중력을 잃지 않고 과제를 쉽게 완수했습니다. 이전에는 교실에서 잦은 모니터링과 리디렉션이 필요

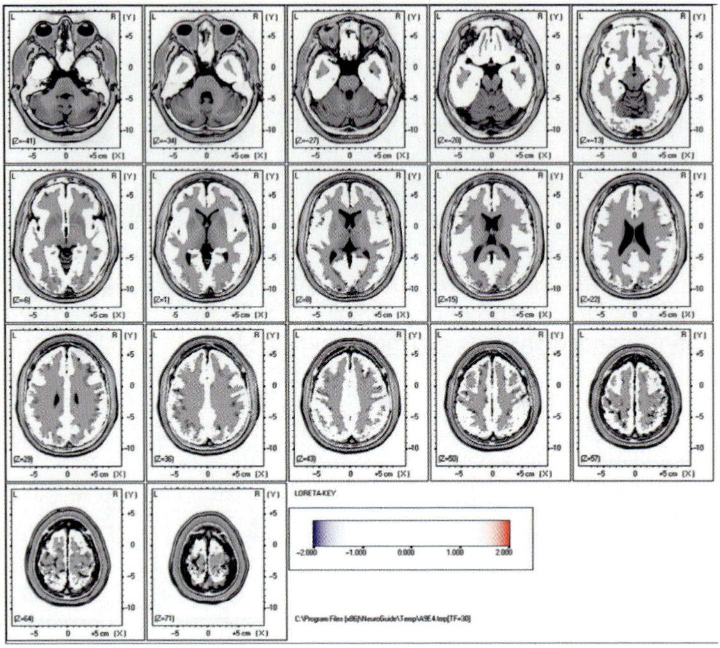

그림 15.21 2013년 3월 26일에 실시된 Sarah의 QEEG에서 30 Hz 대역을 보여주며, LORETA 현재 밀도 내에서 완전히 해결된 상태입니다.

했지만, 이제 체크리스트에 따라 작업하고 교실 과제를 스스로 관리할 수 있게 되었다고 교사들은 보고했습니다. 또한 교사들은 그녀가 자신의 작업에서 실수를 확인하고 오류를 스스로 수정하는 것을 발견했습니다. 수업 시간에 집중력이 크게 향상되었고, 더 이상 교실을 나가기 위해 핑계를 대지 않고 더 이상 교실을 떠날 핑계를 대지 않고 적극적으로 수업에 참여했습니다. 질문하고 다른 아이들이 과제를 계속할 수 있도록 도와주었습니다. 한 교사는 심지어 사라가 "처음 교실에 들어올 때와는 다르다."고 언급하기도 했습니다. 또한 부모님은 사라가 자신과 자신의 능력에 대해 더 많은 자신감을 갖게 되었다고 보고했습니다. 이제 사라는 이해가 되지 않는 부분이 있을 때 명확히 하기 위해 질문을 하고, 새로운 내용을 학습하고 기억하기 위해 적절한 노력을 유지할 수 있게 되었습니다. 19채널 표면 및 LORETA 뉴로피드백 훈련의 성공으로 Sarah는 교실과 실제 환경 모두에서 자신의 인지 능력을 활용할 수 있게 되었습니다. Sarah는 뉴로피드백 치료를 시작할 때 많은 실행 기능에 어려움을 겪었고 적절한 양의 노력과 집중력을 발휘하고 유지하지 못하는 경우가 많았습니다. 뉴로피드백 훈련을 받은 후 이러한 증상들이 해결되었습니다. 사라는 더 이상 집이나 수업에서 어려움을 겪지 않았고, 선생님과 부모님도 사라의 발전에 매우 만족해했습니다. 뉴로피드백으로 인한 사라의 생리적 변화는 학업의 다른 측면을 더욱 즐겁게 만들었고, 새로운 자료에 접근할 수 있는 정신적 체력을 갖게 되었으며, 뉴로피드백을 통해 경험한 성공은 그녀의 태도와 자신감을 극적으로 향상시켰습니다.

결론

예시된 사례에서 볼 수 있듯이 19채널 LORETA Z 점수 훈련은 학습 장애와 실행기능 결함을 치료하는 데 강력한 도구입니다. 단독으로 사용하거나 다른 기술 기반 중재와 함께 사용하여 생리학의 중요한 변화에 영향을 미칠 수 있습니다. 표준화된 측정과 신경심리 평가를 통해 근본적인 증상과 이를 유발하는 인지 과정을 전체적으로 이해하는 것이 중요하다는 점이 강조됩니다. 킴과 사라 모두 ADHD 진단을 받았지만, 전형적인 증상을 보이지 않았고 약물 치료와 같은 기존의 방법으로는 효과가 없는 것으로 판명되었습니다. 주의력 및 실행 기능 결핍은 학습 장애와 함께 얽히고설킨 증상의 그물망을 형성하여 전체적으로 해결해야 했습니다. 뉴로피드백은 새로운 연결을 구축할 수 있는 생리적 토대를 제공하여 더 많은 기술 기반 개입이 성공할 수 있는 길을 열어주었습니다. 이 통합 모델은 클리닉의 다른 많은 사례에서 성공적임이 입증되었으며, 유사한 프로필을 가진 많은 어린이와 성인을 계속 성공적으로 치료하고 있습니다.

참고문헌

Burton, M. W., Noll, D. C., & Small, S. L. (2001). The anatomy of auditory word processing: Individual variability. Brain Language, 77(1), 119-131.

Fichtenholtz, H. M., Dean, H. L., Dillon, D. G., Yamasaki, H., McCarthy, G., & LaBar, K. S. (2004). Cognitive Brain Research, 20(1), 67-80.

Friederici, A. D., Ru¨ schemeyer, S. A., Hahne, A., & Fiebach, C. J. (2003). The role of left inferior frontal and superior temporal cortex in sentence comprehension: Localizing syntactic and semantic processes. Cerebral Cortex, 13(2), 170-177.

Gray, S. A., Chaban, P., Martinussen, R., Goldberg, R., Gotlieb, H., Kronitz, R., et al. (2012). Effects of a computerized working memory training program on working memory, attention, and academics in adolescents with severe LD and comorbid ADHD: A randomized controlled trial. Journal of Child Psychology and Psychiatry, 53, 1277-1284

Heim, S., Eickhoff, S. B., & Amunts, K. (2008). Specialisation in Broca's region for semantic, phonological, and syntactic fluency. Neuroimage, 40(3), 1362-1368.

Jessen, F., Erb, M., Klose, U., Lotze, M., Grodd, W., & Heun, R. (1999). Activation of human language processing brain regions after the presentation of random letter strings demonstrated with event-related functional magnetic resonance imaging. Neuroscience Letters, 270(1), 13-16.

Krause, B. J., Horwitz, B., Taylor, J. G., et al. (1999). Network analysis in episodic encoding and retrieval of word-pair associates: A PET study. European Journal of Neuroscience, 11 (9), 3293-3301.

Lane, R. D., Reiman, E. M., Axelrod, B., Yun, L. S., Holmes, A., & Schwartz, G. E. (1998). Neural correlates of levels of emotional awareness. Evidence of an interaction between emotion and attention in the anterior cingulate cortex. Journal of Cognitive Neuroscience, 10(4), 525-535.

Mencl, W. E., Pugh, K. R., Shaywitz, S. E., et al. (2000). Network analysis of brain activations in working memory: Behavior and age relationships. Microscopy Research and Technique, 51(1), 64-74.

Okuda, J., Fujii, T., Yamadori, A., et al. (2000). Retention of words in long-term memory: A functional neuroanatomical study with PET. Neuroreport, 11(2), 323-328.

Rugg, M. D., Fletcher, P. C., Frith, C. D., Frackowiak, R. S., & Dolan, R. J. (1996). Differential activation of the prefrontal cortex in successful and unsuccessful memory retrieval. Brain(Pt 6), 2073-2083.

Yoo, S. S., Paralkar, G., & Panych, L. P. (2004). Neural substrates associated with the concurrent performance of dual working memory tasks. International Journal of Neuroscience, 114(6), 613-631.

부록

서문

1. 뉴로피드백: 자신의 뇌에서 발생한 뇌파정보를 활용하여 치료에 유용한 특정 뇌파를 훈련하는 치료 방법입니다. 예를 들면 집중할 때 나타나는 특수한 뇌파를 두피에서 측정하여 그 신호를 실시간으로 화면이나 소리를 통해 모니터링하고, 훈련을 통해 그 신호를 늘려 집중력에 도움이 되도록 할 수 있습니다.
2. 순응도(compliance): 의사의 처방이나 조인에 대하여 환자가 따르는 정도를 의미하는 개념입니다.
3. 유발전위(evoked potential): 외부자극에 대한 신경계의 전기적인 반응을 의미합니다.

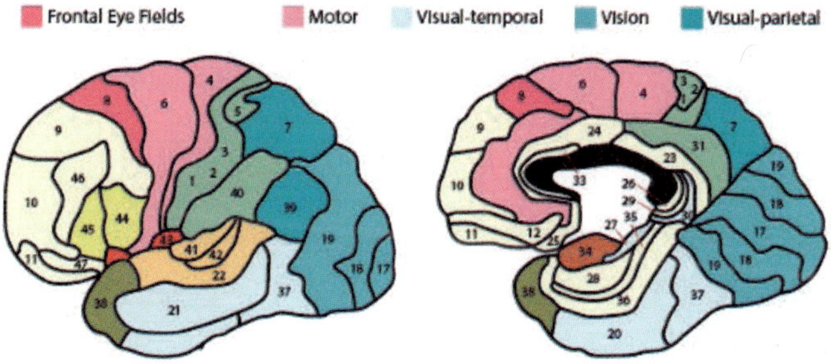

4. 브로드만 영역

뇌번지	영역	역할	기능
1,2,3	1차체감각	여러감각정보들을 받아들이는 역할	운동계
4	1차운동영역	신체운동영역의 중추	운동계
5	1차체감각연합영역	안정, 휴식	
7	1차체감각연합영역	감각의 기억관련	
6	전운동영역	보완, 운동영역: 운동기능조절	운동계
8	전두안구영역	운동기능조절, 안구운동조절	
9,10,11,12	배외측전전두엽	의사소통이나 행동을 할 때 정신적인 제어	사고계
17	일차시각영역	눈으로 본 정보들을 받아들이는 역할	시각계
18,19	시각연합영역	보고 있는 것의 인식, 기억하고 있는 것과 비교	시각계
20	하측두엽	음악과 멜로디를 이해하는 영역	기억계
21	중측두엽	언어와 소리의 연합관계	
22	베르니케영역	음의 소리. 의미판별	청각계
34	전후내피질	후각에 관한 인식, 기억하고 있는 것과 비교	
35	전후내피질	후각에 관한 인식, 기억하고 있는 것과 비교	
37	방추이랑	얼굴인식	
39	각회각이랑	몸의 위치 관계 인식	이해계
40	모서리위이랑	몸의 각부분을 인식: 손, 발 좌우 등에 관여	이해계
41,42	연합청각영역	들은 것의 정보처리, 음의 높낮이	청각계
44	브로카영역	말하기에 필요한 운동조절	전달계
45	브로카영역	문장을 말하는 것과 관련	전다례
46	전전두엽배외측부	의사소통이나 행동을 할 때 정신적인 제어	
47	하전전두엽	의사소통이나 행동을 할 때 정신적인 제어	

부록. 용어 설명

Chapter 1

1. **가우스분포**: 정규 분포라고도 불리며, 연속형 확률 변수의 분포를 설명하는 데 사용됩니다. 가우스 분포는 평균과 표준 편차에 의해 결정되며, 종 모양의 대칭적인 분포를 갖습니다. 이는 많은 자연 현상 및 통계적 데이터에서 나타나는 패턴을 설명하는 데 유용합니다.
2. **JTFA(joint time-frequency analysis)**: 시간-주파수 분석을 의미합니다. 이는 이는 신호를 시간과 주파수 도메인에서 동시에 분석하는 기술로, 신호의 주파수 성분이 시간에 따라 어떻게 변하는지를 파악하는 데 사용됩니다. JTFA는 FFT(빠른 푸리에 변환) 같은 알고리즘을 사용해 시간-주파수 특성을 추출하는데 도움이 됩니다.
3. **복합 변조(complex demodulation)**: 데이터 통신에서 수신된 신호를 원래 신호로 복구하는 과정입니다. 이를 통해 변조된 신호를 해독하여 데이터를 추출할 수 있습니다.
4. **윈도윙(windowing)**: 시계열 데이터를 분석할 때 사용되는 기술로, 주어진 시간 영역에서 신호를 분석하기 위해 윈도우 함수를 사용하여 신호를 일정 구간으로 분할합니다. 이를 통해 시계열 데이터를 작은 부분으로 나누어 각각을 개별적으로 분석할 수 있습니다. 윈도윙은 주로 주파수 분석 또는 시간-주파수 분석에서 사용됩니다.
5. **사인파의 콘볼루션(convolution)**: 두 개의 함수를 결합하여 새로운 함수를 생성하는 수학적 연산입니다. 사인파의 경우, 콘볼루션 연산은 두 개의 사인파를 조합하여 새로운 사인파를 생성합니다. 콘볼루션은 필터링, 신호 처리, 이미지 처리 등 다양한 응용 분야에서 사용됩니다.
   * 윈도윙은 시계열 데이터의 분석을 위해 데이터를 잘라내는 기술이며, 콘볼루션은 두 함수를 결합하여 새로운 함수를 생성하는 수학적 연산입니다.
6. **Normative Young Adult (NYU)**: 이 데이터베이스는 신경 이미징 연구에서 정상적인 젊은 성인 대조군의 대규모 데이터를 제공합니다. 이러한 데이터는 뇌의 구조와 기능에 대한 정상 범위를 확인하고 신경학적 이상을 식별하는 데 사용될 수 있습니다. 주로 청소년 및 성인 대상으로 수집되며, 대개 MRI (자기 공명 영상) 및 fMRI (기능적 자기 공명 영상) 형식으로 제공됩니다.

7. **Normative Aging Study (ANI)**: 이 데이터베이스는 노화 및 연령 관련 변화를 연구하기 위해 사용됩니다. ANI는 노인 대조군의 정상적인 뇌 구조 및 기능 데이터를 제공하며, 노화 과정에서 발생하는 변화를 이해하는 데 중요한 자료를 제공합니다. 이러한 데이터는 노화에 따른 뇌의 변화를 조사하고, 노인에서 발생하는 신경학적 및 심리적 이상을 이해하는 데 사용될 수 있습니다.
8. **Static(정적)**: 시간에 따라 변하지않는 것을 의미합니다.
9. **FFT(fast fourier transform)**: 시간 도메인의 신호를 주파수 도메인으로 변환하는 기술로, 주로 시간에 따른 변화를 고려하지 않고 특정 시점에서 신호를 분석할 때 사용됩니다.
   * "Static" FFT 도메인에서는 시간적 변화를 무시하거나 최소화하고 주파수 성분에 초점을 맞춥니다.

Chapter 2

1. **공간점유병변(space occupying lesion, SOL)**: 의학적으로 신체의 특정 공간을 차지하며 성장하는 비정상적인 덩어리를 의미합니다. 낭종, 결석, 석회화, 양성 종양, 악성 종양, 혈종 등이 여기에 포함됩니다.
2. **위상잠금(phase locked)**: 두 개 이상의 신호나 진동이 특정한 상대적인 위상 관계를 유지하며 함께 움직이는 현상을 말합니다. 다시 말해, 여러 신호나 진동이 동일한 주기나 주파수를 가지며, 특정한 위상 간격을 유지하면서 함께 진행됩니다. 이는 일종의 동기화 현상으로, 특정 시간에 여러 요소들이 함께 활동하거나 연결되어 있음을 의미합니다. 때로는 이러한 상태에서 서로 다른 구성 요소 간의 정보 흐름이 원활하게 이루어질 수 있습니다.
3. **항상성(homeostasis)**: 생물학적 시스템이 내부적으로 안정된 상태를 유지하려는 경향을 말합니다. 이는 외부 환경의 변화에도 내부 환경을 일정한 수준으로 유지하기 위한 조절 과정을 의미합니다. 생물학적인 홈오스태시스는 다양한 체액의 조성, 온도, pH 등과 같은 생리적 요소들을 일정한 수준으로 유지하려는 기능을 포함합니다. 예를 들어, 인간의 신장은 혈압을 조절하여 혈액의 산소 및 이산화탄소 농도를 유지하고, 신체 온도를 조절하여 내부 온도를 일정하게 유지하려는 홈오스태시스의 일부입니다.
4. **표준참조(normative reference)**: 특정한 행동, 상태 또는 결과를 평가하거나 비교하기 위한 기준이나 참조 지표를 의미합니다.

5. **시간의 특정한 지점(instances of time)**은 시간의 특정한 순간이나 경우를 나타냅니다. 여기서는 이 말이 시간의 특정한 지점을 가리키며, 이 지점에서 혼돈과 안정성의 균형을 강화하기 위한 노력을 설명하고 있습니다.
6. **확산 텐서 이미징(diffusion tensor imaging, DTI)**: 확산 텐서 이미징(DTI)은 뇌의 화이트 매터(tracks) 내에서 수직 확산과 같은 뇌의 미세 구조를 시각화하기 위해 사용되는 방법입니다. 이 기술은 뇌의 화이트 매터 구조와 뇌의 미세한 확산 방향을 보여줍니다. DTI는 자기 고유 방향성 확산(MR-DWI) 이미징 기술을 기반으로 하며, 이를 통해 화이트 매터의 마이크로 스트럭처와 인접한 조직 사이의 물질 확산을 측정합니다. 이렇게 하면 뇌의 화이트 매터 경로와 연결성을 이해하고 신경학적 질환의 변화를 탐지하는 데 도움이 됩니다. DTI는 뇌의 길이 방향 및 방향성을 추정하여 뇌의 화이트 매터를 시각화하는 데 사용됩니다. 이 기술은 인지 뇌 과학, 뇌 연결성 연구 및 신경 질환의 이해에 중요한 기여를 합니다.
7. **트랙토그래피(tractography)**: 뇌나 신경계의 연결을 시각화하고 이해하기 위해 사용되는 기술입니다. 트랙토그래피는 확산 자기 공명 영상(diffusion magnetic resonance imaging, dMRI)과 같은 기술을 사용하여 신경섬유 트랙을 추적하고 시각화합니다. 이를 통해 뇌의 다양한 영역 간의 연결과 그들이 어떻게 상호 작용하는지를 이해할 수 있습니다. 트랙토그래피는 뇌 연구에서 신경회로망의 구조와 기능을 연구하는 데 중요한 도구로 사용됩니다.
8. **뇌이랑(gyri)**: gyrus는 뇌의 표면을 이루는 주름이나 회중을 가리키는 용어입니다.
9. **뇌고랑(sulci)**: sulcus는 뇌의 표면을 가로지르는 강이나 도랑을 가리키는 용어입니다.
10. **ROIs (regions of Interest)**: 이미지 처리 및 분석에서 특정 관심 영역을 나타내는 용어입니다. ROIs는 데이터에서 관심 있는 부분을 정의하고 그 부분에 대한 통계적 분석이나 정보 추출을 수행할 때 사용됩니다.
11. **최대 중심성(maximum centrality)**: 네트워크 이론에서 사용되는 개념으로, 특정 노드가 네트워크 내에서 중심적인 역할을 하는 정도를 나타냅니다. 중심성은 네트워크 내에서 노드가 다른 노드들과의 연결에서 얼마나 중요한 역할을 하는지를 측정하는 지표입니다. 이때 "maximum centrality"는 네트워크 내에서 중심성이 가장 높은 노드를 의미합니다.
12. **자기참조적 루프 시스템(self-referential loop system)**: 시스템이 자체적으로 생성한 정보를 이용하여 자기 자신을 조절하거나 조작하는 시스템을 나

타냅니다. 이는 시스템이 자체적으로 만들어낸 정보를 다시 활용하여 그에 따른 행동이나 상태를 수정하거나 유지하는 메커니즘을 의미합니다. 뇌의 경우, 특히 피질 내에서 이러한 자기참조적 루프 시스템은 정보 처리와 조절에서 중요한 역할을 합니다.

13. **팬텀 헤드 검정(phantom hHead validations)**: LORETA와 같은 뇌 영상 기술의 유효성을 확인하기 위해 사용되는 기술 중 하나입니다. 이는 실제 사람의 머리를 모델링한 가상의 머리를 사용하여 실험을 수행하는 것을 의미합니다. 이러한 가상 머리는 뇌 영역의 활동을 모사하고 특정 조건에서 어떻게 영향을 받는지를 연구하기 위해 사용됩니다. 이러한 실험은 실제 사람의 뇌와 유사한 결과를 얻을 수 있는지를 확인하는 데 도움이 됩니다.
14. **ICN (intrinsic connectivity network)**: 뇌의 내재적 연결 네트워크를 의미합니다. 이는 뇌의 다양한 영역 간 상호작용을 나타내며, 인지, 감정, 운동 제어와 같은 기능을 조절합니다. Laird 등의 연구에서는 ICN을 18가지 그룹으로 분류했습니다.
15. **공기기아(air-hunger)**: 심장병및천식에서 기인한 호흡곤란을 의미합니다.
16. **갈증 과제(thirst tasks)**: 갈증에 관련된 작업을 의미합니다. 이러한 작업은 실험 참가자들에게 갈증을 유발하거나 측정하여 갈증에 대한 생리적 및 행동적 반응을 연구하는 데 사용됩니다. 일반적으로 음료를 제한하여 참가자들의 갈증을 유발하고, 그 후에 갈증을 해소하는 작업이나 갈증 관련 자극을 제시하는 작업 등이 이루어질 수 있습니다. 이러한 실험은 식욕 및 보상과 관련된 뇌 영역 및 갈증 관련 생리학적 및 행동적 메커니즘을 연구하는 데 활용될 수 있습니다.
17. **안구운동(saccades)**: 눈이 빠르게 이동하는 작고 빠른 눈동자의 움직임을 의미합니다. 안구운동은 일반적으로 매끄럽지 않고 불연속적입니다. 이러한 빠른 눈의 이동은 주로 시선을 변경하거나 새로운 대상을 집중적으로 관찰하기 위해 발생합니다. 안구운동은 시선을 움직이는 주요 메커니즘이며, 일상적인 활동에서 필수적입니다. 눈이 한 지점에서 다른 지점으로 빠르게 이동함으로써 시선을 신속하게 이동시키고 주변 환경을 탐색하며 정보를 수집할 수 있습니다. 안구운동은 신경학, 인지과학 및 인지 심리학 분야에서 연구되고 있으며, 시각적 지각 및 정보 처리에 대한 이해를 높이는 데 중요한 역할을 합니다. 또한 안구운동은 신경학적 또는 인지적 질환의 진단 및 치료에 사용될 수 있습니다.
18. **혀의 굴곡(flexion of the tongue)**: 굴곡은 물체를 자신의 축에 따라 굽히는

동작을 의미합니다. 혀의 경우, 굴곡은 혀의 중앙 부분을 아래로 굽히는 동작을 나타냅니다.

19. **혀의 신장(extension of the tongue)**: 연장은 물체를 자신의 축에서 멀리 뻗히는 동작을 의미합니다. 혀의 경우, 연장은 혀를 밖으로 뻗는 동작을 나타냅니다.
20. **단어 생성 및 은밀한 읽기(covert reading)**: 숨은 독서 또는 은밀한 독서를 의미합니다. 이는 독서 동작을 행하지 않으면서 글자나 단어를 뇌 속에서 읽는 것을 가리킵니다. 보통은 화면이나 책 등에 표시된 텍스트를 직접적으로 읽는 것이 아니라, 마음속으로 읽는 것을 말합니다. 이는 텍스트를 이해하고 처리하는 뇌의 인지 과정을 연구하거나 평가할 때 사용됩니다. 예를 들어, 신경과학 연구에서 환자들에게는 특정 시각적 자극이나 문제를 제시하고, 환자들이 그것을 마음속으로 읽거나 처리하도록 요구할 수 있습니다. 이러한 동작은 숨은 독서 또는 은밀한 독서로서, 외부에서는 확인할 수 없지만 뇌 활동으로서 감지될 수 있습니다.
21. **그랜저 인과관계(granger causality)**: 시계열 데이터 분석에서 사용되는 통계적 기법 중 하나입니다. 이 방법은 두 시계열 데이터가 서로 인과 관계가 있는지를 평가하는 데 사용됩니다.
    그랜저 인과관계는 그랜저(Ganger)와 레인보우(Rainbow)에 의해 개발되었습니다. 이 방법은 두 변수 중 하나가 다른 변수를 예측하는 데 도움이 되는 추가적인 정보를 제공한다면, 그 변수가 다른 변수를 인과적으로 영향을 미친다고 가정합니다. 즉, 만약 시계열 데이터 X가 시계열 데이터 Y를 예측하는 데 유의미한 정보를 제공한다면, X는 Y를 인과적으로 영향을 미친다고 말할 수 있습니다.
    그랜저 인과관계는 주로 경제학, 신경과학 및 기타 자연과학 분야에서 사용됩니다. 이 방법은 두 변수 간의 인과관계를 이해하고 예측 모델을 개발하는 데 도움이 됩니다. 그러나 그랜저 인과관계는 관련 데이터 분석의 한 도구일 뿐이며, 원인-결과 관계를 완전히 밝히는 것은 아닙니다. 따라서 그 결과를 해석할 때 주의가 필요합니다.

Chapter 3

1. **효과의 법칙(law of effect)**: 심리학 및 인지 과학에서 사용되는 개념 중 하나입니다. 이 법칙은 자극의 강도와 인지적 반응의 관계를 설명합니다. 효과의

법칙은 일반적으로 다음과 같이 설명됩니다: 자극의 강도가 증가할수록 처음에는 인지적 반응이 빠르게 증가하지만, 일정한 지점 이상에서는 추가적인 자극의 증가에 대한 인지적 반응의 증가량이 감소한다는 것입니다. 다시 말해, 자극의 강도가 증가할수록 처음에는 인지적 반응이 뚜렷하게 증가하지만, 어느 시점부터는 그 증가율이 점차 둔화됩니다. 이 법칙은 주로 간단한 감각 자극에 대한 반응을 설명하는 데 사용되며, 다양한 분야에서 응용될 수 있습니다. 예를 들어, 마케팅에서는 소비자의 반응을 예측하고 제품의 효과를 측정하는 데에도 사용됩니다. 또한, 교육 분야에서는 학습 과정에서 자극의 적절한 수준을 유지하고 학습 효과를 극대화하기 위해 이 법칙을 고려하는 것이 중요합니다.

2. **파라미터(parameters)**: 한정된 상황이나 시스템 내에서 조절 가능한 변수나 요인을 가리킵니다. 이것은 일반적으로 실험, 연구, 시뮬레이션 등 다양한 환경에서 사용됩니다. 예를 들어, 과학적 실험에서는 실험 조건에 따라 변하는 변수를 "parameters"라고 할 수 있습니다. 컴퓨터 프로그래밍에서는 함수나 알고리즘에 전달되는 값이나 설정을 말할 때도 사용됩니다.
3. **버스트 감지기(burst detector)**: 뇌파에서 특정 주파수 대역에서 발생하는 연속적이고 급격한 활동을 감지하는 장치나 알고리즘을 가리킵니다. 이러한 활동은 특정 뇌파 주기에 대응하여 발생할 수 있으며, 일반적으로 뇌파 분석 및 뇌 활동 모니터링에 사용됩니다. 예를 들어, 베타 뇌파에서의 버스트 활동은 집중력과 주의력에 관련이 있을 수 있습니다. 따라서 버스트 감지기는 이러한 활동을 식별하고 기록하여 뇌 활동의 특정 패턴이나 변화를 파악하는 데 사용될 수 있습니다.
4. **상관관계 측면에서(terms of contingency)**: 특정 사건이 다른 사건에 어떻게 의존하는지를 나타냅니다. 이 경우, DVD를 사용하는 피드백의 상관관계는 특정 조작 또는 사건과 그에 따른 피드백 간의 관련성과 의존성을 의미합니다. 예를 들어, DVD를 사용하여 특정 행동을 촉진하거나 억제하는 경우, 이 피드백의 효과가 행동과 얼마나 밀접하게 관련되어 있는지가 중요합니다. 그렇지 않으면, 원하는 행동을 촉진하는 대신 다른 요인이나 행동을 강화할 수 있으며, 이는 상관관계 측면에서 문제가 될 수 있습니다.
5. **천장효과(ceiling effect)**: 특정 처리나 행동에 대한 보상이나 이익이 특정 수준 이상으로 높아질 때, 추가적인 노력이나 변화가 더 이상 그 효과를 증가시키지 못하게 되는 현상을 의미합니다. 이는 일종의 제한점을 나타내며, 추가적인 노력이나 조치를 취해도 원하는 결과를 얻기 어려워지는 상황을 묘사합니다.

6. **라운드(round)**: 특정 활동이나 이벤트를 분리된 단위로 구분하여 수행하는 것을 말합니다. 이는 일련의 작업이나 활동을 일정한 시간 동안 진행한 후에 휴식이나 쉬는 시간을 가지는 것을 의미합니다. "라운드"는 특히 경기나 운동에서 흔히 사용되며, 각 라운드는 일정한 기간 동안 진행되고 그 사이에 휴식이나 전략적인 조정의 기회가 제공됩니다.
7. **위상변이기간(phase shift duration)**: 뇌파의 특성을 설명하는 개념으로서 위상 변이 기간은 뇌파의 위상 변화를 나타내는 지표입니다. 뇌 활동은 시간에 따라 주기적으로 변하기 때문에, 특정 주기에서 한 지점의 위상은 다음 주기에서는 다를 수 있습니다. 이러한 위상 변화의 지속 시간을 위상 변이 기간이라고 합니다. 이는 인지 기능과 관련된 뇌 영역 간의 상호 작용을 나타내는 데 사용될 수 있습니다.
8. **위상 잠금 기간(phase lock duration)**: 뇌파의 위상이 특정한 외부 자극과 동기화되는 정도를 나타내는 지표입니다. 즉, 특정 자극이 발생할 때 뇌파의 위상이 이와 일치하게 되는 시간을 나타냅니다. 이것은 외부 자극에 대한 뇌의 반응 패턴을 이해하는 데 도움이 됩니다.

   * 위상 변이 기간(phase shift duration) 및 위상 잠금 기간(phase lock duration)은 뇌파의 특성을 설명하는 두 가지 개념입니다.

   위상 변이 기간과 위상 잠금 기간은 뇌의 정보 처리 및 인지 능력과 관련된 중요한 지표로 간주됩니다. 이 연구에서는 이러한 뇌파 특성이 지능과 밀접한 관련이 있으며, Brodmann 지역 간의 거리와도 관련이 있다는 것을 입증하였습니다.

Chapter 4

1. **LORETA (low resolution electromagnetic tomography)**: 뇌 전기 활동의 분포를 추정하는 컴퓨터 기반의 뇌 이미징 기술입니다. 이 기술은 EEG (전자뇌파) 데이터를 분석하여 뇌의 다양한 부위에서 활동하는 영역을 3차원 공간에서 표시합니다. LORETA를 통해 뇌의 활동을 정확하게 위치시킬 수 있어서, 특정 뇌 영역의 활성화를 파악하고 조절하는 데 사용됩니다.
2. **Artifacted data**: 데이터 수집 과정에서 외부 요인이나 잘못된 측정 방법으로 인해 발생한 오류나 왜곡을 의미합니다. 이러한 왜곡된 데이터는 주로 노이즈, 시스템 오류, 잘못된 장비 설정, 또는 환경적 요인으로 인해 발생하며, 의도된 측정 결과를 방해하거나 왜곡시킵니다. "아티팩트(artifact)"는 원래 의

도한 실험이나 측정을 방해하는 요소를 의미하며, 이러한 왜곡이 포함된 데이터를 "artifacted data"라고 합니다. 이 데이터는 분석 과정에서 결과를 왜곡하거나 신뢰도를 낮출 수 있기 때문에 주의가 필요합니다. 예를 들어, 의료 영상에서 환자의 움직임이나 촬영 오류로 인해 이미지에 아티팩트가 발생할 수 있으며, 이를 바탕으로 진단을 내릴 경우 신뢰성이 떨어질 수 있습니다.

3. **Symptom checklist, functional neural network match (SCL-FNM)**: "SCL-FNM"은 "Symptom Checklist, Functional Neural Network Match"의 약어로, 신경과학 및 임상 심리학에서 사용되는 도구입니다. 이 도구는 신경망과 증상 척도를 결합하여 개별 환자의 심리적 증상과 관련된 신경 네트워크를 식별하고 매칭하는 데 사용됩니다. 일반적으로 이 도구는 뇌 활동과 특정 심리적 증상 또는 장애 간의 관계를 조사하거나 이해하기 위해 사용됩니다. SCL-FNM은 환자의 증상과 뇌 활동 사이의 상호작용을 조사하여, 개인화된 치료 계획을 개발하거나 심리적 장애의 진단을 지원하는 데 도움이 됩니다. 이 도구를 사용하면 개별적인 뇌 네트워크 패턴과 관련된 특정 증상 또는 증후군을 식별하고 이를 관리하는 데 도움이 됩니다. SCL-FNM은 임상 심리학, 신경과학, 신경치료 및 다른 관련 분야에서 활발하게 연구되고 적용되고 있습니다.
4. **전류원 밀도(current source density, CSD)**: 뇌 활동을 나타내는 전기 신호의 공간적 분포를 나타내는 측정 기술입니다. CSD는 뇌의 특정 부위에서 발생하는 전기적 활동의 패턴을 이해하고 분석하는 데 사용됩니다. CSD는 전기 생리학적 신호를 분석하는 데 주로 사용되며, EEG (전자뇌파) 및 기타 전기적 뇌 활동 측정 기술에서 주로 사용됩니다. CSD를 계산하면 전극 사이에서 발생하는 전류 흐름의 변화를 측정할 수 있습니다. 이러한 전류 흐름은 뇌의 특정 부분에서 활동하는 뉴런의 동작에 의해 발생합니다. CSD는 주로 다음과 같은 목적으로 사용됩니다:
    1) 뇌 활동 패턴 분석: CSD를 사용하여 특정 뇌 영역에서의 활동 패턴을 분석하고 이해합니다.
    2) 뇌 영역 간 상호작용 이해: CSD를 사용하여 뇌 영역 간의 상호작용을 이해하고 연구합니다.
    3) 신경약리학 연구: CSD를 사용하여 특정 약물 또는 신경 질환에 대한 효과를 연구합니다.
    4) 뇌 기능 재구성: CSD를 사용하여 뇌의 기능적 재구성을 시도합니다. CSD는 뇌 활동의 복잡한 공간적 패턴을 이해하는 데 중요한 도구입니다. 이를

통해 뇌의 특정 부분에서 어떤 종류의 신호가 발생하는지 이해하고, 뇌 기능에 대한 보다 심층적인 통찰력을 얻을 수 있습니다.

Chapter 5

1. **반복 경두개 자기 자극(repetitive transcranial magnetic stimulation, rTMS)**는 "반복적 경두개 자극술"을 나타냅니다. 이는 뇌의 활동을 변화시키기 위해 자극을 사용하는 비침습적인 신경과학적 치료 방법 중 하나입니다. rTMS는 전극을 사용하지 않고 전기 자극을 뇌에 전달하는 것으로, 주로 우울증 및 기타 정신 질환의 치료에 사용됩니다. 이 방법은 임상실험을 통해 효과적임이 입증되었으며, 우울증 및 두려움 및 불안 장애와 같은 다른 정신 건강 상태의 치료에도 효과적일 수 있습니다.
2. **경두개 직류 자극(transcranial direct current stimulation, tDCS)**: 뇌를 향해 직류 전류를 전달하여 뇌 활동을 조절하는 비침습적인 신경과학적 치료 방법입니다. 이 방법은 전극을 사용하여 뇌 표면에 약한 전류를 흐르게 함으로써 특정 뇌 영역의 활성화를 촉진하거나 억제합니다. tDCS는 우울증, 편두통, 통증 관리, 인지 기능 향상 등 다양한 응용 분야에서 연구되고 있습니다.
3. **미주신경 자극(vagus nerve stimulation, VNS)**: 미주신경 자극은 미주신경이라고 하는 대사신경에 전극을 이용하여 경전류를 전달하는 치료 방법입니다. 이는 전체적인 신경 시스템의 조절에 영향을 미치며, 주로 뇌의 활동을 변화시켜 우울증이나 뇌졸중 후 재활에 사용됩니다. VNS는 우울증, 발작, 편두통 및 기타 신경학적 및 정신질환의 치료에 사용될 수 있습니다.
4. **심부 뇌 자극(deep brain stimulation, DBS)**: 심부 뇌 자극은 뇌의 특정 지점에 전극을 이용하여 전기 자극을 전달하는 치료 방법입니다. 이는 주로 운동 장애를 포함한 신경학적 질환의 치료에 사용됩니다. 예를 들어, 파킨슨병, 특발성 진전성 외상성 평형 장애, 특발성 발성 히스테리, 특발성 불면증, 투머즈, 상태 발작 등 다양한 질환에서 DBS가 효과적으로 사용될 수 있습니다. DBS는 뇌의 신호 전달에 영향을 주어 증상의 완화를 이끌어내는 것으로 알려져 있습니다.

Chapter 7

1. **라플라시안(laplacian)**: 함수의 미분을 나타내는 연산자 중 하나로, 다차원

공간에서 함수의 두 번째 편미분을 나타냅니다. 이 연산자는 라플라스 방정식이나 특히 이미지 처리 및 신호 처리 분야에서 널리 사용됩니다. 또한 전기적인 또는 열적인 시스템에서 잠재적인을 나타내기 위해 사용되기도 합니다. 라플라시안은 주변 지점과의 평균적인 변화율을 계산하여 함수의 곡률이나 불연속성을 측정하는 데 사용됩니다. 이는 이미지나 신호에서 에지 검출 및 특징 추출과 같은 작업에 유용하게 적용됩니다.

2. **몽타주(montage)**: 주로 전자뇌파(EEG) 분석이나 신경생리학적 실험에서 사용되는 용어입니다. 몽타주는 여러 개의 전극에서 기록된 생리학적 신호를 조합하거나 가중치를 부여하여 새로운 전극의 신호를 생성하는 방법을 가리킵니다. 전자뇌파 분석에서, 몽타주는 여러 전극의 EEG 신호를 조합하여 특정한 생리학적 이벤트나 뇌파 활동을 분석하는 데 사용됩니다. 이를 통해 특정 뇌 영역의 활동이나 뇌파의 연관성을 보다 명확하게 이해하고자 할 때 유용합니다. 몽타주는 분석 목적에 따라 다양한 방식으로 구성될 수 있으며, 일부 몽타주는 특정 뇌 영역 간의 상호작용을 강조하기 위해 설계되었으며, 다른 몽타주는 특정 주파수 대역의 뇌파 활동을 강조하는 데 사용될 수 있습니다.

Chapter 8

1. **유발 전위(event related potentials, ERP)**: 전기생리학적인 반응으로, 특정 이벤트나 자극에 대한 뇌의 신호를 측정하는 것을 가리킵니다. ERP는 주로 전자뇌파(EEG)를 사용하여 측정되며, 시간적으로 정확한 뇌 활동의 패턴을 파악하는 데 사용됩니다.
2. **약식 원리(principle of parsimony)**: "오컴의 면도날"이라고도 불리는 이 원리는 과학 및 철학 분야에서 중요한 원칙 중 하나입니다. 이 원리는 복잡한 설명보다는 간단한 설명이 선호되는 것을 말합니다. 다시 말해, 더 적은 가정을 기반으로 한 설명이 더 나은 설명일 가능성이 높습니다.
3. **심박변이성(heart rate variability, HRV)**의 약어로, 심장 박동 간의 시간 간격 변이를 나타냅니다. 간단히 말해, 심장이 박동하는 간격이 얼마나 불규칙한지를 측정하는 지표입니다. 이는 심장과 관련된 자율신경계의 활동과 건강 상태를 반영하는 중요한 지표 중 하나입니다.
4. **베타 스핀들링(beta spindling)**: 수면 중에 발생하는 특정한 전기적 뇌 활동 패턴을 가리킵니다. 일반적으로 수면 단계 중인 N2 단계에서 나타나며, 고주파의 파동으로 특징 지어집니다. 이러한 스피들링은 주로 이완된 뇌파로 인식

되며, 중추신경계가 특정 기능을 수행하고 있는 동안 발생할 수 있습니다. 베타 스핀들링은 기억과 학습에 관련된 기능과도 관련이 있으며, 정상적인 수면 패턴을 유지하는 데 중요한 역할을 합니다. 이러한 스피들링은 일상 생활에서 경험한 정보를 처리하고 기억을 강화하는 데 도움을 줄 수 있습니다.

Chapter 10

1. **다중 전반적 뇌파 발작(multiple generalized electrographic seizures)**: 뇌파발작(electrographic seizure)은 잘츠부르크기준(Salzburg criteria)에 의거하여 다음 중 하나에 해당하면 정의합니다.
   (1) 뇌전증모양방전이 > 2.5 Hz로 10초 이상 관찰되는 경우(10초 이내에 25개의 이상의 방전)
   (2) 진화(evolution)로 정의할 수 있는 뇌파양상이 10초 이상 관찰되는 경우
2. **날카로운 모양(sharp contoured)**: 일반적으로 뇌파의 형태와 관련하여 사용됩니다. 이 용어는 뇌파 그래프의 파형이 뾰족하고 선명한 윤곽을 가지고 있음을 나타냅니다. 이는 뇌파 신호가 강하고 뚜렷한 특징을 가지고 있음을 의미합니다. 일반적으로 이는 활동적인 뇌 활동이나 특정한 인지 과정의 발생을 나타낼 수 있습니다. 예를 들어, 뾰족한 윤곽의 뇌파는 주의 집중이나 정보처리 과정과 관련되어 있을 수 있습니다.
3. **틈새리듬(breach rhythm)**: 뇌파에서 나타나는 특정한 현상을 나타내는 용어입니다. 이 용어는 뇌파의 주기가 일시적으로 또는 규칙적이지 않고 불규칙하게 변하는 것을 의미합니다. 일반적으로 정상적인 뇌파는 규칙적인 주기를 가지지만, 틈새리듬은 이러한 규칙성이 떨어지는 상태를 나타냅니다. 틈새리듬은 주로 수면 중에 나타나며, 특히 수면 단계 NREM 1 또는 NREM 2 단계에서 관찰됩니다. 이는 일시적으로 뇌의 전기적인 활동이 불규칙하게 변하는 것으로, 일부 경우에는 뇌의 신경세포들이 특정한 조건에 반응하여 발생할 수 있습니다. 틈새리듬은 일반적으로 정상적인 현상으로 간주되며, 특별한 치료가 필요하지 않을 수 있습니다. 그러나 때때로 다른 뇌 기능의 이상을 나타내는 데 사용될 수도 있습니다.

Chapter 11

1. **자극의 현저성(saliency)**: 뉴런 수준에서의 자극의 현저성은 뉴런이 외부 자

극에 반응할 때 자극의 현저성이 높을수록 뉴런의 활성화가 더 강력하고 빠를 것으로 예상됩니다. 뉴런은 자극의 감지, 신호 전달 및 처리를 담당하며, 자극의 현저성이 높을수록 더 많은 뉴런이 활성화되고 연결되어 정보 처리가 강화될 것으로 예상됩니다. 뇌파 수준에서의 자극의 현저성은 뇌의 전기적 활동을 측정하는데 사용됩니다. 자극의 현저성이 높을수록 뇌파에서는 해당 자극에 대한 반응이 뚜렷하게 나타날 것으로 예상됩니다. 이는 자극이 뇌에서 더 강력하게 처리되고, 뇌파의 주파수나 진폭 등의 특성에서 뚜렷한 변화가 나타날 것으로 예상됩니다. 자극의 현저성이 낮을 경우, 뇌파에서는 해당 자극에 대한 반응이 더 약하거나 덜 뚜렷하게 나타날 것입니다. 요약하자면, 뉴런과 뇌파 모두에서 자극의 현저성은 해당 자극에 대한 반응의 강도와 뚜렷함을 나타냅니다. 뉴런은 자극을 감지하고 처리하는데 관여하며, 뇌파는 이러한 뉴런의 활동을 측정하여 자극에 대한 뇌의 반응을 분석합니다. 따라서 뉴런과 뇌파를 통해 자극의 현저성을 이해할 수 있습니다.

2. **기억 흔적의 응고화(consolidation)**: 새로운 정보가 장기 기억으로 영구적으로 저장되는 과정을 가리킵니다. 이 과정은 주로 수면 중이나 일상적인 활동 중에 발생하며, 기억이 형성된 후 장기적으로 보존되는 데 중요한 역할을 합니다. 기억 흔적의 응고화는 두 가지 주요한 단계로 구성됩니다. 첫째, 단기 기억에서 장기 기억으로 정보를 옮기는 단계인 고정화(stabilization)가 있습니다. 이 단계에서는 뇌의 특정 구조와 회로가 활성화되어 정보를 일시적으로 유지하고, 이를 장기 기억에 저장하기 위해 변화가 발생합니다. 둘째, 정보가 장기 기억으로 영구적으로 저장되는 단계인 강화(enhancement)가 있습니다. 이 단계에서는 뇌의 신경 회로가 강화되고 재구성되어 기억이 더욱 안정화되고 보존됩니다.

   기억 흔적의 응고화는 신경 과학적 및 인지 심리학적 연구에서 많은 관심을 받는 주제 중 하나입니다. 이 과정은 학습, 기억, 의사 결정 등 다양한 인지 기능과 관련이 있으며, 뇌의 다양한 영역과 회로가 함께 작동하여 이루어집니다. 이러한 이해는 기억 장애와 관련된 질병 및 장애의 이해 및 치료에 중요한 기여를 할 수 있습니다.

3. **부정맥(arrhythmia)**: 일반적으로 정상적인 심박 조절 메커니즘에서의 이상으로 인해 발생하는 심장의 비정상적인 리듬을 나타냅니다. 정상적인 심장은 규칙적인 패턴으로 수축하고 이완하는데, 부정맥이 발생하면 이 패턴이 불규칙하거나 빠르거나 느릴 수 있습니다. 부정맥은 다양한 유형이 있으며, 그 중 일부는 상태가 경미할 수 있지만, 다른 일부는 심각한 심혈관 질환의 징후일

수 있습니다. 주요 부정맥 유형에는 다음과 같은 것들이 포함됩니다:

1) 서맥(bradycardia): 심장이 너무 느리게 박동하는 상태를 가리킵니다.
2) 빈맥(tachycardia): 심장이 너무 빠르게 박동하는 상태를 가리킵니다.
3) 심방세동(atrial fibrillation): 심장의 상단 부분인 뒷막(심방)이 빠르고 불규칙하게 박동하는 상태를 가리킵니다.
4) 심실세동(ventricular fibrillation): 심장의 하단 부분인 심실이 빠르고 불규칙하게 박동하는 상태로, 이는 긴급한 의료 조치가 필요한 생명을 위협하는 상황일 수 있습니다.

부정맥의 원인에는 심장 질환, 동맥경화, 고혈압, 당뇨병, 과다 음주, 스트레스, 흡연, 카페인 소비 등이 포함될 수 있습니다. 부정맥의 증상은 심장 박동의 불규칙성, 가슴 통증, 호흡 곤란, 현기증, 실신 등이 있을 수 있습니다. 부정맥의 치료 방법은 부정맥 유형과 심각성에 따라 다를 수 있습니다. 경미한 부정맥의 경우, 특별한 치료가 필요하지 않을 수 있지만, 심각한 부정맥의 경우 의약품 치료, 전기적 치료(예: 심박 조절 장치), 수술 등의 옵션이 있을 수 있습니다. 부정맥의 치료는 종종 심장 전문가와의 상담을 통해 결정됩니다.

4. **부정맥(dysrhythmia)**: 심장의 비정상적인 리듬을 나타내는 의학 용어입니다. 이 용어는 "dis-" (불규칙한, 비정상적인)와 "-rhythmia" (리듬)의 결합으로 이루어져 있습니다. 심장의 정상적인 기능은 규칙적인 리듬과 박동으로 유지되지만, 이상적인 상황에서는 심장의 전기적인 활동이 불규칙하거나 이상하게 변할 수 있습니다. Dysrhythmia는 다양한 형태와 심각도를 가질 수 있으며, 일부는 상대적으로 경미한 것으로 어거질 수 있지만, 다른 것들은 생명을 위협할 수도 있습니다. 심장의 비정상적인 리듬은 정상적인 심장 기능을 방해하고 혈액 순환에 문제를 일으킬 수 있으며, 심장마비나 다른 심혈관 질환으로 이어질 수도 있습니다.

* "dysrhythmia"와 "arrhythmia"는 실제로 거의 동의어로 사용되며, 의학적 문헌에서 종종 교환하여 사용됩니다. 그러나 몇몇 의료 전문가들은 약간의 차이를 두고 사용하기도 합니다.

일반적으로 "arrhythmia"는 심장의 비정상적인 리듬을 나타내는 일반적인 용어입니다. 이 용어는 "a-" (부정, 비)와 "-rhythmia" (리듬)의 결합으로 이루어져 있으며, 심장의 정상적인 리듬을 가리키는 "rhythm"에서 비정상적인 것을 나타냅니다. 따라서 "arrhythmia"는 심장의 어떠한 비정상적인 리듬이나 변화를 나타낼 수 있습니다. 반면 "dysrhythmia"는 "dys-" (이상, 비정상)와 "-rhythmia" (리듬)의 결합으로 이루어져 있습니다. 이 용어는 "arrhythmia"보다는 더 구체적으로 심장의 비정상적인 리듬이나 변화를 의미하는 것으로 간주될 수 있습니다. "dysrhythmia"는 심장의 리듬이 이상적인 것과 다른 경우, 특히 심장의 기능에 영향을 미칠 수 있는 이상한 리듬을 가리킬 때 사용될 수 있습니다.

따라서 이 용어들은 맥락에 따라 조금씩 차이가 있을 수 있지만, 일반적으로는 두 용어가 동일한 의미로 사용됩니다.

5. **빈맥(spiking)**: 일반적으로 심장의 빠른 박동 또는 높은 심박수를 나타내는 의학 용어입니다. 하지만 "빈맥"이라는 용어는 뇌파 또는 신경과학 분야에서 다른 의미로 사용되기도 합니다. 여기서 "빈맥"은 일반적으로 뉴런의 활동을 가리키는 것으로, 뇌파의 특정한 현상을 설명하는 데 사용됩니다. "빈맥" 또는 "spiking"은 뇌파에서 발생하는 특정한 현상을 나타냅니다. 뇌파는 뇌의 전기 활동을 측정하는 것으로, 뉴런의 활동에 따라 생성됩니다. "빈맥"이란 뇌파에서 나타나는 갑작스러운 높은 주파수와 진폭의 파형을 가리킵니다. 이러한 빈맥은 주로 뉴런의 발화나 활동의 동기화와 관련이 있으며, 특정한 신경적 상태나 활동 중에 나타날 수 있습니다. 뇌파에서의 빈맥은 신경과학 연구에서 중요한 지표 중 하나이며, 뇌의 기능과 활동을 이해하는 데 도움이 됩니다. 특히, 빈맥은 뇌의 특정한 영역이나 기능과 연관된 활동을 탐지하고 분석하는 데 사용될 수 있습니다. 또한 뇌 질환이나 장애와 관련된 뇌 활동의 변화를 연구하는 데에도 활용될 수 있습니다.
6. **저전압 서파 증가**: 일반적으로 심전도 검사에서 나타나는 현상을 가리키는 용어입니다. 이 용어는 심장의 전기 활동을 측정하는데 사용되며, 특히 심장의 전기 신호가 감지되는 전극의 전압이 낮은 상태를 나타냅니다. 심전도 검사에서는 심장의 전기 활동을 그래프로 기록합니다. 이 그래프는 시간에 따라 심장의 전기 활동을 나타내며, 이러한 활동은 서파(파도의 일부)와 증가(파도의 상승)로 표현됩니다. "저전압 서파 증가"는 이러한 심전도 그래프에서 서파 부분의 전압이 일반적인 수준보다 낮게 나타나고 있으며, 이로 인해 심장의 전기 활동이 약한 상태를 나타냅니다. 저전압 서파 증가는 다양한 심장 질환과 관련이 있을 수 있습니다. 이러한 질환에는 심근병증, 심부전, 심근경색, 심방 세동 등이 포함될 수 있습니다. 따라서 이러한 현상이 관찰될 경우, 심전도 결과를 종합적으로 평가하고 해당 질환의 가능성을 고려하는 것이 중요합니다. 추가적인 검사나 의학적 조치가 필요할 수 있습니다.
7. **tEEG (topographic electroencephalographic mapping)**: 뇌파의 활동을 공간적으로 매핑하고 시각화하는 기술입니다. tEEG는 각 뇌 전극 위치에

서의 전기적 활동을 측정하고 이를 지도 또는 그래픽으로 표시하여 뇌 활동 패턴을 이해하고 분석하는 데 사용됩니다. tEEG를 통해 뇌의 특정 부위에서의 활동이 어떻게 변화하는지를 관찰할 수 있습니다. 이를 통해 특정 뇌 영역이 특정 작업이나 상태와 관련이 있는지를 이해하고, 뇌 활동의 변화를 추적하고 연구할 수 있습니다. 또한 tEEG는 뇌 질환, 신경학적 이상, 뇌 손상 등의 다양한 상태에서의 뇌 활동을 조사하는 데에도 사용됩니다. tEEG는 다양한 측정 장비와 소프트웨어를 사용하여 구현될 수 있으며, 각 전극 위치에서의 전압 또는 전류를 측정하여 뇌파의 활동을 기록합니다. 이러한 데이터는 컴퓨터를 사용하여 처리되고 분석되어 전체 뇌 활동의 지도를 생성합니다. 이 지도는 전극 위치에 따라 다른 색상 또는 질감으로 표시되어 시각적으로 해석할 수 있습니다. tEEG는 뇌 활동의 분포와 패턴을 이해하는 데 중요한 도구이며, 뇌 기능 연구, 임상 진단, 뉴로피드백 훈련 등 다양한 분야에서 활용됩니다.

8. **기계적인 요추 부상**: 반복적 움직임, 정적 자세로 인해 특정 조직에 반복적인 부하가 누적되면서 나타나는 요추 부상[기계적 손상: 일반적으로는 외력이 가해져서 생기는 피부나 점막, 장기의 손상(간호학대사전 1996. 3. 1 대한간호학회)]을 말합니다.
9. **표준 잔(standard drink)**: 고정된 양의 순수 알코올을 포함하는 가상의 음료를 나타내는 알코올 섭취량을 측정하는 방법입니다.
   (National Institute on Alocohol Abuse and Alcoholism, https://www.niaaa.nih.gov/alcohols-effects-health/overview-alcohol-consumption/what-standard-drink)

Chapter 12

1. **가이거 계수기(geiger counter)**: 입자 또는 광량자를 하나씩 세는 장치이며, 이것을 개량한 것이 가이거-뮐러 계수기입니다.
2. **탈륨 스트레스 테스트(thallium stress test)**: 운동 중이거나 휴식 중일 때 혈액이 심장으로 얼마나 잘 흐르는지 나타내는 영상 테스트입니다.
3. **호화 관류 증후군(luxury perfusion syndrome)**: 뇌경색 같은 병터가 있을 경우 그 주위 조직의 혈액 흐름이 과다하게 되고 붓는 현상입니다.
4. **국소대뇌혈류량(regional cerebral blood flow, rCBF)**: 뇌 표면의 국소 혈류량으로, 뇌혈관장애의 감별진단 및 병태 파악에 유용합니다.
5. **편타성 손상(whiplash)**: 후방차량충돌과 같은 갑작스러운 가속 또는 감속에

의한 목이 앞뒤로 크게 흔들리면서 발생하는 목뼈와 주변 인대와 근육의 손상을 말합니다.

6. **흔들린 아이 증후군(shaken baby syndrome)**: 영유아에서 양육자가 고의로 아이를 강하게 흔들어 생기는 두부손상의 형태입니다. 주로는 2세 이하의 소아에서 많이 발생합니다. 아이가 울음을 그치지 않으면서 잘 달래지지 않는 상황에서 분노의 표현으로 아이를 흔들어 대면서 발생합니다.
7. **Daubert vs. Merrell Dow Pharmaceuticals의 기준**: 전문가 증언의 신빙성을 판단하여 증거로 채택할지 여부를 결정하기 위한 미국 연방법 증거규정으로, "도버트 vs. 메렐 도우 제약회사(Daubert vs. Merrell Dow Pharmaceuticals)" 판례에서 합의한 기준을 말합니다.
8. **충격-맞충격(coup contrecoup)**: 머리가 부딪힌 쪽에 충격손상(coup injury), 그 반대쪽에 맞충격 손상(contrecoup injury)이 발생한다는 의미입니다.
9. **무산소성 뇌병증(anoxic encephalopathy)**: 뇌에 산소가 장기간 공급되지 않아 뇌에 치명적인 결함을 일으키는 질병을 말합니다.
10. **피부그림감각(graphesthesia)**: 피부에 쓰여지는 숫자, 글자, 모양을 인식하는 능력. 도서감각이라고도 합니다(이우주 의학사전, 2012. 1. 20. 이우주).
11. **웨스트 증후군(west syndrome)**: 영아 연축이라고도 하며 고진폭부정뇌파(hypsarrhythmia) 및 발달 정지 혹은 퇴행을 특징으로 합니다. 발작양상은 갑작스런 근수축으로 머리, 몸통과 팔다리가 일시에 굴곡 되는 발작을 보이며 마치 접이칼(jack knife)이 꺾이는 모양과 같은 발작입니다.
12. **무강수두증(hydrocephalus ex vacuo)**: 뇌실질의 위축에 의하여 상실된 조직용적부분이 뇌척수액에 의하여 대상적으로 치환되어 있는 상태입니다.
13. **킬레이트화(chelation)**: 킬레이트(chelate)는 금속이온과 배위결합을 하는 배위기를 1분자 내에 복수로 갖는 배위자가 금속과 배위결합했을 때의 결합, 또는 그 결합에 의하여 생성된 복합체로 화학결합 형식의 일종입니다. 킬레이트에 의하여 복합체가 생성되는 것을 킬레이트화라 하고, 그 생성된 복합체를 킬레이트화합물 또는 킬레이트라고 합니다(영양학사전, 1998. 3. 15. 채범석, 김을상).
14. **티넬 징후(tinel sign)**: 말초 신경을 가볍게 두드릴 때 따갑고 저린 느낌이 나타나는 것. 손목터널증후군의 경우 정중신경이 통과하는 부분에 자극을 가할 때 저림이 느껴지는 것에 해당합니다.
15. **Scintophotos:** 신체나 조직의 방사능을 감지하고 측정하는데 사용되는 영상화 기술 중 하나입니다.

Chapter 13

1. **제어 루프(control loop)**: 폐쇄 시스템(closed system)의 주류를 이루는 것으로, 자동 제어 방식이라고도 합니다. 입력된 정보를 처리하고 그 결과를 출력할 뿐만 아니라 최종 조건이 충족될 때까지 반드시 그 출력의 일부를 어떤 방법으로든 재차 입력측에 되돌려 같은 처리를 하는 제어 방식을 말합니다(control loop, 制御-)(전자용어사전, 1995. 3. 1., 월간전자기술 편집위원회).
2. **락트인 증후군(locked-in syndrome)**: 의식은 있지만 전신마비로 인하여 외부자극에 반응하지 못하는 상태를 말합니다.

색인

국문 찾아보기

ㄱ

ㄴ

ㅅ

ㅇ

ㅈ

ㅊ

ㅋ

ㅌ

ㅍ

ㅎ

번호

영문 찾아보기

A

B

C

D

E

F

G

H

I

J

L

M

N

O

P

Q

R

S

T

V

W

Z